Freesmeyer · Zahnärztliche Funktionstherapie

Wolfgang B. Freesmeyer

Zahnärztliche Funktionstherapie

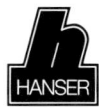

Carl Hanser Verlag München Wien

Der Verfasser
Prof. Dr. Wolfgang B. Freesmeyer, Fachbereich für Zahn-, Mund- und Kieferheilkunde
der FU Berlin, Abteilung für Klinische Prothetik

Die Deutsche Bibliothek – CIP-Einheitsaufnahme

Freesmeyer, Wolfgang B.:
Zahnärztliche Funktionstherapie / Wolfgang B. Freesmeyer. –
München ; Wien : Hanser, 1993
    ISBN 3-446-15657-7

Hinweis

Medizin und Zahnmedizin sind in ständiger Entwicklung begriffen. Der Fortschritt der
Wissenschaft führt permanent zu neuen Erkenntnissen. Der Leser dieses Buches ist daher
gehalten, Therapieempfehlungen, insbesondere Angaben zur Dosierung von Medikamenten, in eigener Verantwortung zu prüfen. Zwar verwenden Autoren, Herausgeber und
Verlag größte Mühe darauf, daß der Inhalt dieses Buches dem Wissensstand bei der Abfassung entspricht. Änderungen sind jedoch grundsätzlich möglich. Die Entscheidung für
eine bestimmte Therapie liegt letztlich in der Verantwortung des behandelnden Arztes
bzw. Zahnarztes.

Die im Text genannten Präparate und Bezeichnungen sind zum Teil patent- und urheber-
rechtlich geschützt. Aus dem Fehlen eines besonderen Hinweises bzw. des Zeichens ® darf
nicht geschlossen werden, daß kein Schutz besteht.

© Carl Hanser Verlag München Wien 1993
Umschlaggestaltung: Kaselow Design, München
Satz und Druck: Kastner & Callwey, Forstinning
Bindung: Conzella, Aschheim
Printed in Germany

Dieses Lehrbuch ist im Gedenken an meinen Lehrer der Funktionsdiagnostik,
Herrn Professor Dr. Krogh-Poulsen,
zusammengestellt und ihm in Dankbarkeit gewidmet.

Vorwort

Die Zahnheilkunde ist in den letzten 20 Jahren komplexer, aber auch freier geworden. Sie hat sich dem technologischen Fortschritt angeschlossen und dadurch einen Aufschwung in allen Teilgebieten errungen. Sie hat die territoriale Hürde »Zahn« überwunden und durch die komplexe Betrachtungsweise des »Stomatognathen Systems« oder des »Kraniomandibulären Systems« zu einer medizinischen Integration und Interpretation von Erkrankungen des Kausystems gefunden, die in früheren Jahren nicht zu dem Fachgebiet »Zahnheilkunde« gezählt wurden. Und letztlich hat sie sich an das Erbe vieler deutschsprachiger Zahnärzte erinnert, die schon zu Beginn dieses Jahrhunderts die funktionelle Betrachtung des Kausystems in ihre Überlegungen und Untersuchungen zur Physiologie einfließen ließen.

Erinnert sei an *Gisy, Schröder, Hanau, Kantorowicz, Thielemann, Gerber, Steinhardt, Balters* und viele andere, die eine isolierte Betrachtung des »Zahnes« ausschlossen und die »Funktion« in den Vordergrund ihrer Überlegungen stellten.

Krankheiten des orofazialen Systems unter dem Gesichtspunkt der Funktion und Dysfunktion zu sehen, war in den 60er und 70er Jahren in Deutschland ein Gedanke, der begeisterte. Über Amerika kam die Welle, die in den 20er und 30er Jahren in Europa ihre Wiege gehabt hatte, die funktionelle Betrachtung des Kausystems, mit *Stuart, Lauritzen, Thomas* und *Lundeen* zurück. *Krogh-Poulsen* war von dänisch-europäischer Seite der Vermittler zwischen Klinik und Euphorie und der Begründer der klinischen Funktionsdiagnostik und Funktionstherapie, der man, kann man sich aus der Betrachtung des »Zahnes« lösen, sich nicht verschließen kann.

Aufbauend auf dem Gedankengut *Krogh-Poulsens* und vieler Lehrer und Freunde, die sich der Herausforderung einer »funktionellen Betrachtung des kraniomandibulären Systems« gestellt und die ihr Wissen und Können an mich weitergegeben haben, soll in diesem Lehrbuch – eingeschlossen die eigene klinische Erfahrung – ein Überblick über die Funktionstherapie gegeben werden. Das Buch soll für den praktisch tätigen Zahnarzt ein Leitfaden sein, heutiges Wissen in die Praxis umzusetzen. Für den Studierenden der Zahnheilkunde soll es eine Aufforderung sein, funktionsdiagnostisches und funktionstherapeutisches Gedankengut in sein Wissen zu integrieren, um es im Sinne von *Krogh-Poulsen* – »Wohlbefinden ist Abwesenheit von Krankheit in physischem, sozialem und funktionellem Sinne« – auch in sein späteres wissenschaftliches und praktisches Tun zu integrieren. Denn unser Wissen, im humanistischen Sinne, wird zukünftig darüber entscheiden, wie wir dem Auftrag »Zahngesundheit«, gesamtbezogene medizinische Betrachtungsweise vorausgesetzt, gerecht werden können.
Der Autor hofft dieser Prämisse gerecht zu werden.

Mein Dank gilt in jedem Falle denen, die mich auf den Weg gebracht oder geschickt haben, und denen, die mir bei der Zusammenstellung dieses Lehrbuches hilfreich waren, sei es durch Anstöße, Schreibstöße oder Gedankenstöße. Anstoß gab in diesem Zusammenhang mein langjähriger Chef, Herr Prof. Dr. *E. Körber,* der mir dieses Gebiet 1978 zur Bearbeitung empfahl.

Schreibarbeit leisteten, und dafür sei besonders gedankt, Frau *K. May-Mészaros* und Frau *S. Strampp* bei der Erstellung der Zeichnungen und der Abfassung des Lehrbuches. Den Herren *J. Hesse, A. Schmierer, R. Schmelzle* und *M. Stopp* sei gedankt für die Durchsicht und Überarbeitung einzelner Kapitel. Herrn *F. Jenatschke* danke ich für die Hilfestellung bei der Behandlung kieferorthopädischer Fragen und Herrn *A. Luckenbach* für die Beratung der computermäßigen Aufbereitung von Graphiken und sonstige vielfältige Hilfestellungen. Den Mitarbeitern der Abteilung, Herr *F. Bader,* Frau *E. Engel,* Frau *Ch. Ruijsenaars,* Frau *A. Simonis* u.a. danke ich für die Mithilfe bei der Behandlung von Myoarthropathiepatienten und für die vielen Gedankenanstöße, die in dieses Lehrbuch eingeflossen sind. Ohne Hilfe all der Genannten und Ungenannten wäre das Lehrbuch nie zustande gekommen.

W. B. Freesmeyer

Inhalt

Einführung

Der größte Fortschritt in der Zahnheilkunde in den letzten 20 Jahren ist der Übergang zur komplexen Betrachtung des Kausystems. Damit wurden rein mechanistische Gedankengebäude und die Einzelorganbetrachtung verlassen und der Blick frei für die funktionellen Beziehungen zwischen den Determinanten des kraniomandibulären Systems.

Eine mechanistische Erklärung des Systems, wie sie *Hanau, Gisy, Gerber* und viele andere gegeben haben, ist zwar Grundlage für die Erkennung von biophysikalischen Zusammenhängen im orofazialen System, sie reichen aber nach heutigem Erkenntnisstand nicht aus, das Zusammenspiel aller Teile des Systems unter funktionellen Gesichtspunkten zu erklären. Die alleinige Betrachtung biophysikalischer, biochemischer und biomechanischer Vorgänge erlaubt es, funktionelle Zusammenhänge zu erkennen, die Schlüssel zur Funktionslehre und damit zur Funktionstherapie sind. Es sind aber oft nur Einzelbausteine, die letztendlich zu einem Gebäude zusammengefaßt werden müssen. Die Pathophysiologie des kraniomandibulären Systems steht deshalb heute unter ganz anderen Gesichtspunkten als noch vor 20 Jahren.

Trotzdem mußten einzelne physiologische und pathophysiologische Faktoren zwischen der Zahnbeziehung, dem Parodontium, der Muskulatur und den Kiefergelenken erst einmal für das Einzelorgan erkannt werden, um sie im zweiten Schritt in ihrem Zusammenspiel betrachten zu können.

Diese komplexe Betrachtung hat aber auch zur Verwirrung geführt, besonders in der Therapie von Dysfunktionserkrankungen. Man war aufgrund dieser Überlegungen der Meinung, alles gehöre zusammen. Somit kann auch jedes Dysfunktionssyndrom mit *einem* Therapiemittel, z. B. der Aufbißschiene, behandelt werden. Ein Irrtum, der sich oft in einer Therapieresistenz der Erkrankung zeigte. Die Erfolglosigkeit schob man einerseits den nicht »gesicherten« Erkenntnissen der Gnathologie in die Schuhe, oder setzte andererseits den Patienten auf die »psychosomatische Schiene«. Beide Schlußfolgerungen waren und sind falsch, obwohl ein Körnchen Wahrheit in ihnen steckt. So sind nicht alle Erkenntnisse der Gnathologie bis heute wissenschaftlich gesichert, obwohl sie in ein logisches Gedankengebäude passen, andere haben sich als nicht praktikabel, ja als unphysiologisch erwiesen. Erinnert sei an die Forderung, die retrale Kontaktposition (RKP) als alleinigen Ausgangspunkt für jede zahnärztliche Maßnahme und Rekonstruktion heranzuziehen. Heute weiß man, daß die retrale Kondylenposition mehr eine diagnostische und nur in wenigen Fällen eine therapeutische Position ist.

Auch die Aussage von *Krogh-Poulsen*, daß jede Dysfunktionserkrankung eine psychosoziale Komponente (Ursache) besitzt, ist vollkommen richtig, nur wurde sie benutzt, jeden Patienten als psychosomatisch krank zu bezeichnen, wenn der Therapieerfolg ausblieb. Eine Schlußfolgerung, die bestimmt nicht im Sinne von *Krogh-Poulsen, Graber, Müller-Fahlbusch* u.a. war und ist.

Um den Ansatzpunkt für eine mehr gesamtheitsorientierte Funktionstherapie zu finden, gilt es, die Erkenntnisse der Funktionsdiagnostik und der Funktionslehre mit der komplexen Betrachtungsweise des kraniomandibulären, kraniozervikalen und kraniovertebralen Systems zu vereinen und Erkenntnisse auf diesem Gebiet aus der allgemeinen Medizin mit einfließen zu lassen. Es können so leichter Rückschlüsse auf die primäre Ursache einer Erkrankung bzw. Schmerzsymptomatik im kraniomandibulären System gezogen werden. Auch ermöglicht dieser Ansatz »ganzheitsbezogen« zu denken und nicht nur zahnärztliche Betrachtungsweisen der Erkrankung des orofazialen Systems und seiner umliegenden Organe in unserem Handeln zu berücksichtigen. Damit werden neue Wege und neue Methoden der Behandlung beschritten, die zu einer Besserung bzw. Symptomlosigkeit führen können. Die ursachenbezogene Therapie trägt allein zum Wohle des Patienten bei und öffnet den Blick für neue Wege in der Funktionstherapie. Diese komplexe Betrachtung von physiologischen und pathophysiologischen Vorgängen im kraniomandibulären System ist mit hoher Wahrscheinlichkeit nicht nur ein Ansatz für die Therapie, sondern zukünftig Grundlage dafür, funktionelle Erkrankungen im Kauorgan erkennen und behandeln zu können.

1 Funktionserkrankungen

1.1 Entstehung funktioneller Erkrankungen

Funktionelle Erkrankungen des kraniomandibulären Systems sind, wie der Name schon ausdrückt, Erkrankungen, die auf eine veränderte Funktion zurückgeführt werden. Sie werden deshalb auch als Dysfunktionserkrankungen bezeichnet und können Symptome und Beschwerden an den Zähnen, an den Zahnreihen, den Parodontien, dem Knochen, den Kiefergelenken und der Kau-, Kopf- und Halsmuskulatur verursachen. Sie sind im allgemeinen eine Antwort eines oder mehrerer Organteile auf eine geänderte, höhere funktionelle Belastung im kraniomandibulären System, die *Krogh-Poulsen* [209] als *auslösenden Faktor* bezeichnet hat. Ändert sich die funktionelle Beanspruchung in einem biologischen System, treten Adaptationsmechanismen in Gang, die entsprechend der Einfluß- bzw. Reizgröße [197], ihrem zeitlichen Auftreten und ihrer Dauer zu einer Gewebereaktion führen. Die nun folgende Reizantwort des Gewebes ist abhängig vom allgemeinen Gewebezustand, nach *Krogh-Poulsen* [in 60] dem *lokalen Faktor* (Abb. 1).

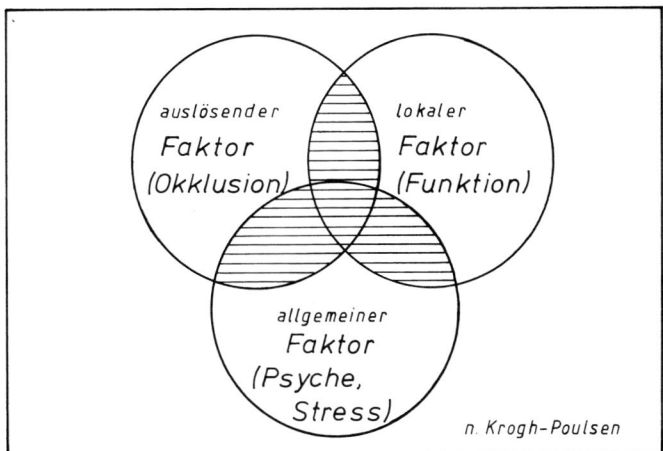

Abb. 1 Zusammenwirken verschiedener Faktoren: okklusale Beziehung als *auslösender* Faktor, Gewebszustand und funktionelle Komponenten als *lokale* Faktoren sowie psychoemotionale und psychosomatische Einflüsse als *allgemeine* Faktoren in der Entstehung von Funktionserkrankungen des kraniomandibulären Systems

Die Stärke des Reizes in Abhängigkeit von der Reizschwelle und die Resistenz bzw. Insuffizienz des Gewebes entscheiden darüber, ob eine funktionell höhere Belastung orthofunktionell oder pathofunktionell beantwortet wird. Eine wesentliche Rolle spielt somit die Höhe des Reizes und seine Häufigkeit sowie die Adaptationsbereitschaft des Gewebes auf eine veränderte funktionelle Belastung.

Ein Beispiel möge dies erläutern. Nehmen Sie an, Sie verspürten nach einer längeren Zeit wieder einmal Lust »Kaugummi« zu kauen. Es kann passieren, daß Sie, nachdem eine Packung aufgekaut ist, Zahn-, Muskel-, Kopf- oder Gelenkschmerzen bekommen! Lassen

Sie nun dem Gewebe Zeit, sich zu erholen, sich an die neue Belastung zu adaptieren, dann ist es schon beim nächsten Mal möglich, eine Packung Kaugummi zu kauen, ohne daß Beschwerden eintreten – »Trainingseffekt«. Ist diese Adaptationszeit aber zu gering, können wieder Beschwerden auftreten!

Dieses Beispiel kennt man von jeder sportlichen Belastung und scheint im Zusammenhang mit funktionellen Erkrankungen im Kausystem banal, ist aber Grundlage des Verständnisses und deshalb zu Beginn dieses Lehrbuches angeführt.

Betrachtet man das Beispiel aus funktioneller Sicht, so ergeben sich vier Ansatzpunkte, die sowohl für die Entstehung als auch für die Therapie von Funktionsstörungen Bedeutung haben:

1. Der Schwellenwert, wann auf eine höhere Belastung die pathologische Reaktion eintritt, ist nicht bekannt und nicht voraussehbar. Grundbelastung, Reizgröße, Reizhöhe, Reizdauer und Adaptationsvermögen des Gewebes stehen in Wechselwirkung zueinander [311, 197].
2. Bindegewebe, Muskulatur und Kiefergelenke des kraniomandibulären Systems reagieren auf eine Änderung der funktionellen Belastung in gleicher Weise wie alle übrigen korporalen Gewebe. Somit sind alle Erkenntnisse der Medizin auch auf funktionelle Erkrankungen des kraniomandibulären Systems anwendbar.
3. Liegt eine Insuffizienz eines Gewebeabschnittes z. B. durch eine primäre Erkrankung vor, so wird die Reaktion auf eine veränderte funktionelle Belastung viel eher in eine pathologische Reaktion übergehen als in eine Adaptation [209].
4. Abhängig von der Reaktionsbereitschaft (Suffizienz, Insuffizienz) braucht ein Gewebe Zeit, auf einen neuen Reiz zu reagieren und sich entsprechend zu adaptieren [67].

Je insuffizienter ein Gewebeabschnitt ist, desto geringer kann der Reiz sein, eine pathologische Reaktion hervorzurufen; umso länger braucht es, um sich an diese Veränderung zu adaptieren. Dies ist für unsere Therapiemaßnahmen wichtig.

Faßt man das bisher Gesagte zusammen, so sind funktionelle Erkrankungen des kraniomandibulären Systems »Belastungserkrankungen«, die einerseits durch eine Änderung in der Funktion oder andererseits durch die Reaktionsbereitschaft des Gewebes hervorgerufen werden können. Funktionszustand und Gewebezustand stehen somit in Wechselwirkung zueinander.

Funktionszustand ↔ Gewebezustand

Somit kann auch durch Änderungen des Funktionszustandes und/oder des Gewebezustandes eine funktionelle Erkrankung des kraniomandibulären Systems behandelt werden.

Allgemein geht man aufgrund vieler wissenschaftlicher Untersuchungen davon aus, daß zwischen den vier Determinanten des kraniomandibulären Systems:

- den Zähnen, Zahnreihen, Parodontien,
- der Muskulatur,
- den Kiefergelenken,
- dem Zentralnervensystem (Abb. 2)

eine Wechselwirkung besteht, die harmonisch aufeinander abgestimmt ist. Verändert sich der Funktionszustand einer der Determinanten, sind zwangsläufig alle anderen mitbetroffen und daran beteiligt, die Orthofunktion aufrechtzuerhalten. Diese Wechselwirkung unterliegt den genannten Adaptationsprozessen und der Adaptationsbereitschaft. Somit kann jede Änderung in der Funktion einer Determinanten zu pathologischen Veränderungen in ihr selbst oder in einem anderen Organabschnitt des kraniomandibulären Systems führen. Diese Wechselwirkung macht es oft sehr schwer, die Ursache (primärer Stressor) einer pathologischen Reaktion zu erkennen und entsprechende Therapieschritte einzuleiten.

Geht man von der Wechselwirkung der statischen und dynamischen Okklusion mit der Muskulatur, den Kiefergelenken und dem Zentralnervensystem (Abb. 3) aus, so ist das Zentralnervensystem der steuernde, die Muskulatur der aktive und die Zähne, das Parodontium und die Kiefergelenke der rezeptive, passive Teil des Systems.

Jede Belastungsänderung im kraniomandibulären System wird als Information über die Ia-, Ib-Afferenz an die motorischen Trigeminuskerne weitergegeben und führt zu einer Änderung der Muskelaktivität [*Rüdiger* in 311]. Man könnte diese Beziehung zwischen ZNS und Muskulatur auch als erste Schnittstelle bezeichnen, in die man therapeutisch eingreifen kann. Die zweite Schnittstelle ist die reflektorische Koppelung der Kaumuskulatur mit den Rezeptoren des Parodontiums und der Kiefergelenke.

Informationen aus den Propriorezeptoren des Parodontiums über Stellung und Belastung der Zähne nehmen bei Zahnkontakt Einfluß auf die Höhe der Muskelaktivität [129].

Informationen von den Rezeptoren des Kiefergelenks geben Auskunft über Lage und Belastung bei freien Unterkieferbewegungen und nehmen so Einfluß auf die Muskeltätigkeit. Daraus resultieren Hyper- oder Hypoaktivitäten der Muskeln oder Muskelgruppen. Hypo- oder Hyperfunktion von Muskeln sind aber als multikausales Geschehen anzusehen.

So ist aus vielen wissenschaftlichen Untersuchungen bekannt (die Arbeiten von *Krogh-Poulsen* [208], *Ramfjord* und *Ash* [286], *Guichet* [141] und *Kawamura* [182] sollen beispielhaft genannt werden), daß die Änderung der propriorezeptiven Information aus den Parodontien zu einer Änderung der Muskelaktivität führt. Dies kann sowohl eine Hypo- als auch Hyperaktivität sein (Abb. 4 u. 5). Eine Hyperaktivität führt eher zu einer funktionellen Erkrankung als eine Hypoaktivität. Eine Hypoaktivität einer Muskelgruppe führt in

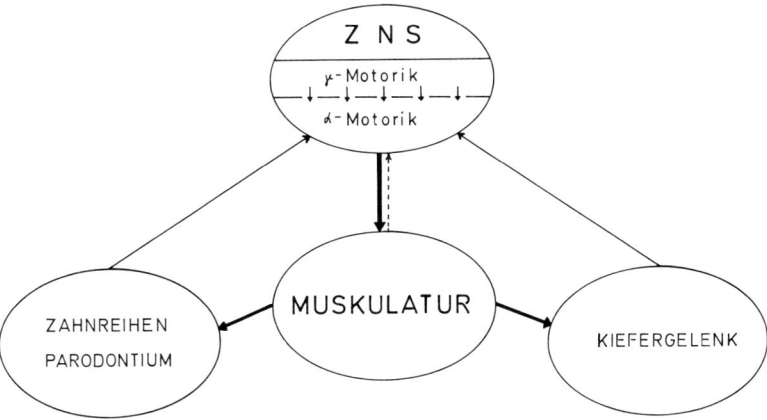

Abb. 2   Funktionelles Zusammenspiel zwischen den vier Determinanten des Kauorgans, dem Zentralnervensystem als steuernden, der Muskulatur als aktiven und der Zahnreihen und der Kiefergelenke als rezeptiven Teil. Auf diese funktionelle Verknüpfung wirken Einflüsse aus der Gammamotorik ein

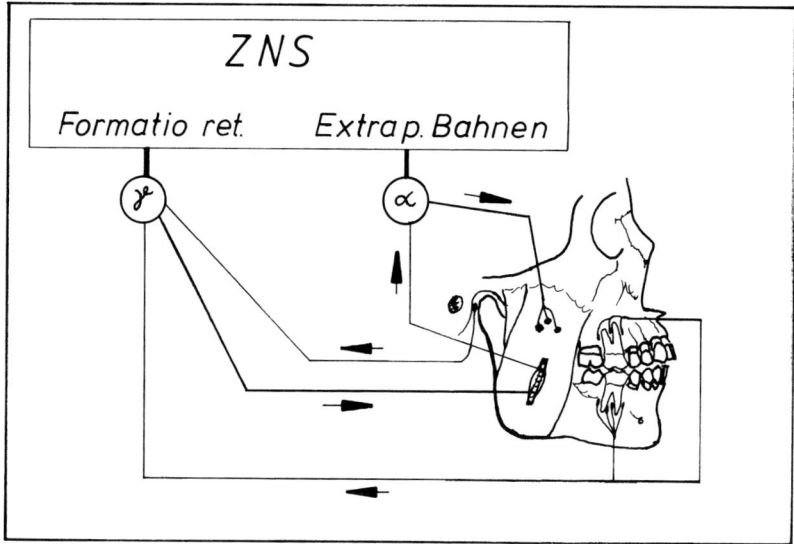

Abb. 3   Neuroreflektorische Verknüpfung zwischen der Alphamotorik, die hauptsächlich über extra-
pyramidale Bahnen geschaltet ist, und der Gammamotorik als rezeptive Komponente des Systems,
die durch Einflüsse aus der Formatio reticularis den Aktivitätsgrad der Kaumuskulatur bestimmt

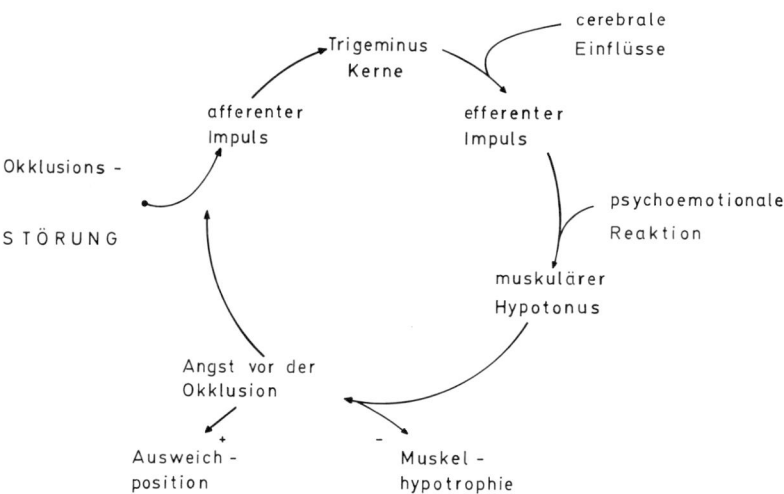

Abb. 4   Wirkung einer primären Okklusionsstörung auf den Funktionszustand der Kaumuskulatur. In
der ersten Phase tritt reflektorisch ein muskulärer Hypotonus ein, und Zahnkontakt wird vermieden.
In der zweiten Phase kann sich aus diesem Zustand eine Muskelhypotrophie entwickeln, oder das
System versucht über eine neue habituelle Interkuspidation (Ausweichposition) die bestehende okklusale Störung zu umgehen [85]

FUNKTIONSSTÖRUNGEN

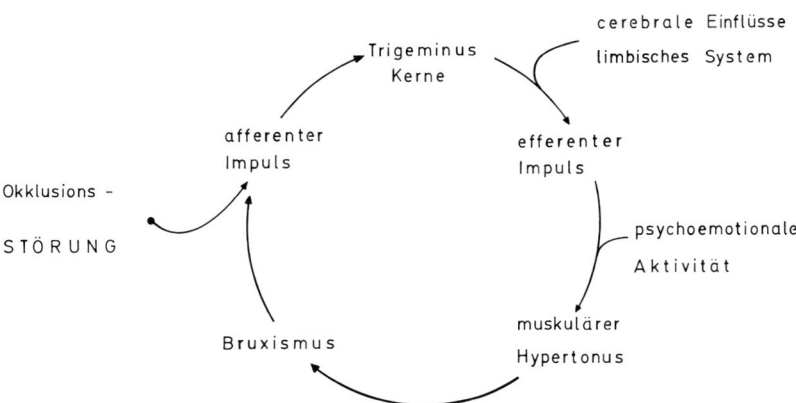

Abb. 5   Einfluß einer okklusalen Störung auf den Funktionszustand der Kaumuskulatur. Im zweiten Stadium kann das System versuchen durch parafunktionelle Knirsch- und Preßmechanismen die okklusale Störung zu beseitigen. Auf diesen Funktionskreis haben zerebrale Einflüsse aus dem lymbischen System und psychoemotionale Aktivitätsänderung einen Einfluß

der Regel zu Hyperaktivität der antagonistisch wirkenden Muskelgruppe. Das kann wiederum zu funktionellen Überlastungen anderer Gewebeabschnitte führen. Das Zusammenspiel der synergistischen oder antagonistischen Muskelgruppe zu den einzelnen Bewegungsrichtungen des Unterkiefers muß deshalb beachtet werden.

Kommen wir zurück zur reflektorischen Koppelung zwischen Propriorezeptoren des Parodontiums und der Kaumuskulatur. Jede Abweichung in der Kontaktbeziehung der Zähne zueinander führt zu einem veränderten Informationsmuster. Abweichende Kontaktbeziehungen von der individuellen Norm können iatrogen verursacht sein, wie durch Füllungen, Kronen, Brücken, chirurgische Eingriffe oder kieferorthopädische Maßnahmen. Sie kommen aber auch durch Zahnwanderungen, -kippungen, -elongationen und erhöhter Muskelaktivität bei Habits vor. Tritt durch einen Eingriff in die Okklusion ein vorzeitiger Kontakt auf, kommt es über α-afferente Fasern zu einem Impuls aus den Propriorezeptoren des Zahnes zu den motorischen Zentren des N. trigeminus im Rhombenzephalon (Abb. 4). Über α-efferente Fasern wird die Muskelaktivität zuerst blockiert, um eine Überlastung des Zahnes zu vermeiden. Es tritt ein Hypotonus der Muskulatur auf, den man auch mit »Angst vor der Okklusion« bezeichnen könnte [85]. Wie Untersuchungen an Probanden reproduzierbar zeigten [84, 87, 165], tritt auf eine künstlich eingebrachte Okklusionsstörung immer eine Erniedrigung der elektromyographischen Aktivität ein. Diese ist aber, wie *Möller* [254] zeigen konnte, mit einem Anstieg der Halteaktivität (Grundaktivität) verbunden, die auch zur Überlastung des Muskels führen kann (siehe unten).

Es ergeben sich nun drei Mechanismen für das System im Sinne der Kompensation.

1. Der Patient nimmt eine Schonhaltung ein, weil die habituelle Interkuspidation durch den vorzeitigen Kontakt oder wegen bestehender Schmerzen nicht mehr aufgesucht werden kann. Bleibt diese Schonhaltung lange bestehen, kann eine Hypotrophie der Elevatoren (M. temporalis, M. masseter) eintreten. Es kann durchaus vorkommen, daß

ein Patient angibt, er habe das Gefühl, seine Schläfe oder Wange sei eingefallen. Ein Befund, der diagnostischer Beachtung bedarf. Ist keine subjektive Schmerzempfindung vorhanden, tritt die Hypotrophie der Muskeln auf der Seite der Infraokklusion auf, da die höhere (kaustabilere) Seite zur Zerkleinerung von Nahrung genutzt wird! Es wird auch in elektromyographischen Untersuchungen bestätigt, daß auf der Seite des vorzeitigen Kontaktes eine höhere, wenn auch gegenüber der Norm verminderte Aktivität vorhanden ist als auf der kontralateralen Seite [84, 87].

2. Die okklusale Störung wird durch Änderung der Lage des Unterkiefers zum Oberkiefer umgangen, eine neue habituelle Interkuspidation stellt sich ein, die physiologischen Charakter annehmen kann [62].

   Diese Position ist als eine quasi pathologische, labile Position anzusehen. Bei erneuten Störungen kann es zu funktioneller Überlastung und zu Dysfunktion kommen. Zeichen einer solchen Zwangsposition sind diskoordinierte Bewegungsmuster bei Einnahme der habituellen Interkuspidation, protrusives und/oder laterotrusives Gleiten aus der retralen Kontaktposition in die habituelle Interkuspidation. Bei zahnärzlichen Maßnahmen, die die Okklusion verändern, sollte man darauf achten, daß die IKP symmetrisch 0,5–0,75 mm vor der RKP liegt, um den Schwellenwert der Anpassung nicht zu übersteigen und durch einen erneuten Trigger eine funktionelle Erkrankung auszulösen [85].

3. Durch Abrufen eingefahrener Abrasionsprogramme wird versucht, die Okklusionsstörung zu entfernen (Abb. 5). Dieses Kompensationsprogramm setzt nie sofort ein, sondern erst nach Stunden oder Tagen. Sowohl am Tage (Bruxomanie) als auch in der Nacht (Bruxismus) versucht das System, psychoemotionale Einflüsse eingeschlossen, durch Pressen und/oder Knirschen die Störung zu eliminieren. Größe, Lage und Abrasionsfestigkeit der Störung bestimmen darüber, ob es gelingt, die Interferenz zu beseitigen. Bleibt die Störung trotz Preß- und Knirschmechanismen erhalten, ist sie Ursache und Trigger für parafunktionelle Tätigkeit und schließlich Auslöser funktioneller Erkrankungen [129, 130].

Drum [61, 62], *Schulte* [318, 319], *Guichet, Graber* [129, 130], *Ramfjord, Ash* [286] und *Krogh-Poulsen* [208, 209] (um nur einige Autoren zu nennen) haben die Auswirkungen von Parafunktionen auf die orofazialen Gewebe eingehend beschrieben und ihre pathogene Wirkung dargestellt. Die Parafunktion ist die Hauptursache für Funktionserkrankungen, weil sie mit erhöhter Kraft und Zeitintensität stattfindet und außerdem die normale Reflextätigkeit des kraniomandibulären Systems außer Kraft setzt. Normale Schutzmechanismen wie die Rezeptorfunktion der Parodontien, die die Muskelaktivität begrenzen könnten, sind während Knirsch- und Preßphasen weitgehend außer Funktion [85]. Somit ist parafunktionelle Tätigkeit eines Patienten nicht nur die Hauptursache einer Funktionserkrankung, sondern auch der größte »Feind« in der Funktionstherapie.

Entscheidend ist daher, wodurch die parafunktionelle Tätigkeit (Knirschen oder Pressen) ausgelöst wird: durch einen okklusalen oder psychischen Faktor [85, 125, 126]. Während das Knirschen mehr durch den auslösenden, okklusalen Faktor hervorgerufen wird, z. B. posteriore Verlagerung der Mandibula, Vorkontakte usw., ist das Pressen mehr auf den allgemeinen, psychischen Faktor zurückzuführen. Somit ist auch das Pressen von zahnärztlicher Seite viel schwieriger zu beherrschen und die Rezidivgefahr wesentlich höher.

Bis heute ist die Meinung darüber geteilt, ob »die primäre okklusale Interferenz«, wenn sie durch Abrasion entfernt werden konnte, weiterhin als auslösender Faktor (Triggerfaktor)

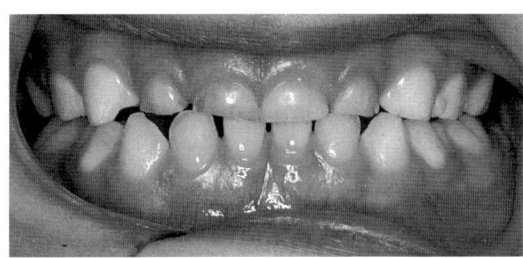

Abb. 6   Abrasionen im Milchgebiß eines
4jährigen Knaben, die auf starke parafunktionelle, meist physiologische
Knirsch- und Preßphänomene hinweisen

besteht und die Parafunktion aufrechterhält [126, 129] oder die Parafunktion allein aus
psychosomatischen und psychoemotionalen Gründen eine Erkrankung auslöst.

Die Möglichkeit, daß Abrasionsmuster, die während der Dentition und des Zahnwechsels
erlernt wurden (Abb. 6), um physiologische Zahnkontakte herzustellen, latent immer ab-
rufbar bleiben und psychosomatisch bzw. psychoemotional genutzt werden, bleibt immer
bestehen und kann ursächlich für die genannte Beziehung herangezogen werden. Die allgemeinen Redensarten wie: »mit den Zähnen knirschen«, »auf die Zähne beißen«, »die
Zähne zeigen«, machen dies deutlich. Untersuchungen von *Graber* [126, 127, 133] zeigen
eindeutig, daß durch eine erhöhte psychoemotionale Belastung das Aktivitätsniveau der
Kaumuskulatur ansteigt. Dieser psychosomatische und psychoemotionale Faktor macht es
auf der einen Seite schwer, die wahre Ursache funktioneller Erkrankungen zu erkennen
und in einer organisch orientierten Therapie zu beseitigen. Er ist aber auch dafür verantwortlich, daß eine auf die rein organische Erkrankung ausgerichtete Therapie nicht immer
erfolgreich sein kann.

Betrachtet man das Schema von *Krogh-Poulsen* [206, in 60] (Abb. 1), den Funktionskreis
der Entstehung funktioneller Erkrankungen, so wird deutlich, daß ein auslösender Faktor,
ein lokaler Faktor und ein allgemeiner Faktor immer vorhanden sein müssen, um eine Erkrankung auszulösen. Aus ihm ergeben sich auch mehrere Möglichkeiten, therapeutisch
tätig zu werden:

1. Die Verbesserung der statischen und dynamischen Okklusion.
   Dabei spielt die Frage, ob eine Okklusionsstörung primärer oder sekundärer Faktor ist,
   keine Rolle. Deshalb ist es möglich, über die »Harmonisierung« der Okklusion auf den
   genannten Circulus vitiosus Einfluß zu nehmen [142] und eine funktionelle Erkrankung positiv zu beeinflussen.
2. Durch Beeinflussung des psychoemotionalen bzw. psychosomatischen Zustandes kann
   der Reflexkreis harmonisiert und eine vorliegende muskuläre Hyperaktivität erniedrigt
   werden. Liegt die Ursache rein auf psychoemotionalem Gebiet, so kann sich mit der
   Änderung dieses Zustandes (aktiv oder passiv) das allgemeine Wohlbefinden verbessern
   und eine Erkrankung geheilt werden [317].
3. Die Beeinflussung des Gewebezustandes durch Verbesserung der Reaktion auf eine
   veränderte, höhere Belastung. Durch physiotherapeutische Maßnahmen oder allgemeine medizinische Therapieansätze kann der Gewebezustand der Muskulatur, der Kiefergelenke, der Zähne und der Parodontien verbessert und ein funktionelles Krankheitsbild aufgehoben werden [150].

Daraus ergeben sich drei hauptsächliche Therapieansätze:

- die Behandlung der Okklusion *(auslösender Faktor),*
- die Verbesserung des Gewebezustandes *(lokaler Faktor)* und
- die Veränderung des psychosozialen, psychoemotionalen oder psychosomatischen Zustandes *(allgemeiner Faktor).*

Aus zahnärztlicher Sicht ist die Verbesserung der Okklusion das mit Einschränkung wirksamste Mittel, funktionelle Erkrankungen zu therapieren und Einfluß auf den physiologischen Zustand des Systems zu nehmen. Wie *Guichet* [143] sagt, »ist die Okklusion der Schlüssel der Funktion« und damit auch ein Schlüssel für die Funktionstherapie.

Natürlich darf man in diesem Zusammenhang nicht vergessen, daß allgemeine Erkrankungen, *primäre Erkrankungen,* der kraniomandibulären Organe die Funktion des kraniomandibulären Systems beeinflussen und zu Symptomen einer »scheinbaren« Funktionserkrankung führen. Die Entscheidung, ob es sich um eine primäre oder sekundäre Erkrankung handelt, ist differentialdiagnostisch äußerst wichtig, um zu einem Therapieerfolg zu gelangen.

In den letzten Jahren ist von *Gelb* [115], *Hansson* et al. [150], *Rocabado* [295, 296], *Travell* und *Simons* [360], *Cross* und *Stute* [48] u. a. die enge Verflechtung des orofazialen Systems mit der Kopf- und Halsmuskulatur, dem kraniozervikalen und kraniovertebralen System herausgearbeitet worden. Funktionsstörungen in diesen Abschnitten können sich allein in funktionellen Erkrankungen des kraniomandibulären Systems äußern oder Störungen in seiner Funktion verursachen. Die Ursache von Schmerzen im kraniomandibulären System kann durch ein Halswirbelsäulensyndrom entstehen oder durch Projektionsphänomene ausgelöst werden, obwohl man funktionelle Ursachen vermutet. Die funktionelle Verflechtung des orofazialen Systems mit den umliegenden Organen und muskulären Systemen ist für diese Erscheinungen verantwortlich. Daraus ergibt sich aber auch die Forderung, bei vorliegenden funktionellen Störungen und Erkrankungen eine allseitige Betrachtungsweise anzuwenden und diese in therapeutische Überlegungen einfließen zu lassen. Nur so kann in vielen Fällen die primäre Ursache erkannt und erfolgreich therapiert werden.

Funktionelle Erkrankungen sind also ursächlich auf eine veränderte Belastung der kraniomandibulären Strukturen zurückzuführen, durch Änderung der okklusalen Beziehung oder im allgemeinen physischen und psychischen Zustand des Patienten. Darüber hinaus kann es bei gleicher Belastung, aber verminderter Gewebereaktion auch zum Ausbruch einer Funktionserkrankung kommen, ohne daß auslösende oder allgemeine Faktoren nachgewiesen werden können. In diesen Fällen überwiegt der Gewebefaktor. Übergreifende Reaktionen, funktionelle Zusammenhänge mit anderen Organen und Systemen, nervale Koppelungen und vasomotorische Verknüpfungen [115, 360, *Laskin* in 329] können nicht zuletzt eine funktionelle Erkrankung vortäuschen oder verstärken.

Aus zahnärztlicher Sicht liegt die Ursache für Funktionserkrankungen hauptsächlich in der Veränderung der Okklusion, der des psychischen Zustandes des Patienten und der des Gewebezustandes. Eine Erkrankung kann sich somit entsprechend der Gewebeinsuffizienz in allen Organabschnitten des kraniomandibulären Systems als *sekundäre Erkrankung* auswirken (Tab. 1), in den Zähnen *(Dentopathie),* den Parodontien *(Parodontopathie),* der Muskulatur *(Myopathie),* dem Kiefergelenk *(Arthropathie)* und dem Kopf-Hals-Bereich *(Kraniopathie).*

Nur wenn man die Ursache einer Dysfunktion ermittelt hat und sie in Beziehung zum Erkrankungsort setzen kann, ist es möglich, therapeutisch gezielt tätig zu werden und eine

Tabelle 1   Einteilung dysfunktioneller Erkrankungen des kraniomandibulären Systems

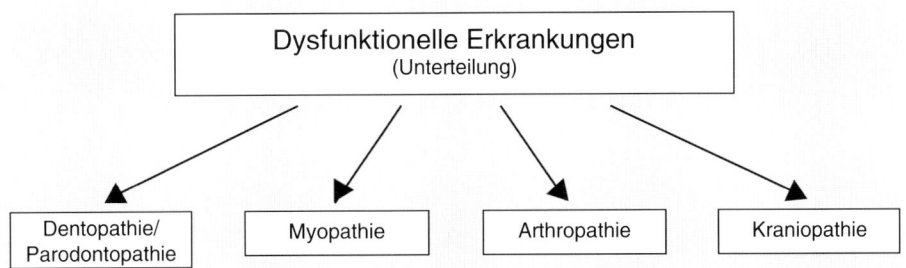

Normfunktion wiederherzustellen. Im folgenden soll auf die Symptome, die Entstehung und die Folgen dieser Arten dysfunktioneller Erkrankungen eingegangen werden.

1.2   Dentopathien (sekundäre)

Hohe Belastungen der Zähne und der Zahnreihen tragen zu Veränderungen bei, die zu funktionellen Erkrankungen der Zähne führen. Die Ursache dieser Überlastungsreaktionen kann sowohl in der Beziehung der Zahnreihen zueinander, in okklusalen Interferenzen und in parafunktionellen Tätigkeiten liegen. Primäre Ursachen wie Karies oder entzündliche Reaktionen der Pulpa müssen differentialdiagnostisch ausgeschlossen werden.

Dysfunktionelle Symptome, fälschlich oft als dentogene Dysfunktionssyndrome bezeichnet, richtiger: sekundäre Dentopathien, können in drei Formen auftreten:

• Zahnschmerzen,
• keilförmige Defekte,
• Abrasionen.

1.2.1   Zahnschmerzen

Dysfunktionelle, sekundäre Zahnschmerzen sind oft nicht von primär verursachten Zahnschmerzen zu unterscheiden, wodurch die Diagnostik erschwert wird. Endodontisch oder chirurgisch eingeleitete Therapiemaßnahmen führen nicht zum Erfolg.

Als häufigste Symptome einer Überlastung eines Zahnes oder einer Zahngruppe werden angegeben:

• Temperaturempfindlichkeit,
• Aufbißempfindlichkeit,
• unspezifischer Zahnschmerz.

Temperaturempfindlichkeit

Bei Temperaturempfindlichkeit überwiegt die Kaltempfindung. Hervorgerufen wird diese Sensibilitätsstörung durch Torquierung (Verwindung, Durchbiegung) des Zahnes durch vorzeitige Kontakte oder Laterotrusions- bzw. Mediotrusionsstörungen. Pressungen der

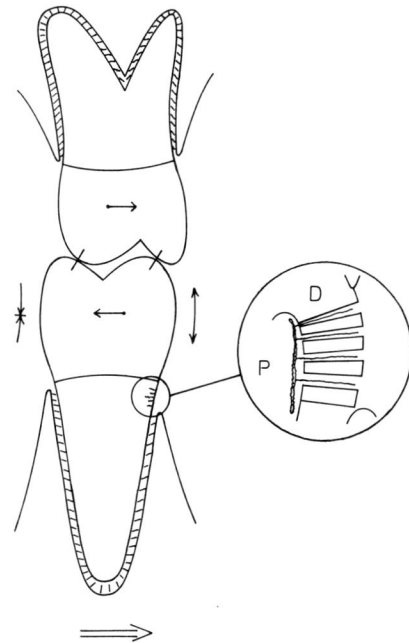

Abb. 7 Entstehung von überempfindlichen Zahnhälsen durch vorzeitige Kontakte auf Klasse-I- und -III-Kontakten, die zu einer Biegebeanspruchung des Zahnes führen. Dadurch werden im Bereich der Schmelzzementgrenze (freiliegende Zahnhälse) Dentinkanälchen eröffnet, und es tritt eine Überempfindlichkeit der Odontoblastenfortsätze ein. Dieser Effekt ist auch bei lateralem Bruxismus auf den entsprechenden Facetten mit Biegebelastung der Zähne nachzuweisen

Odontoblastenfortsätze und Reizungen freier Nervenendigungen sind für diese Schmerzphänomene verantwortlich.

An den Prämolaren sind besonders Laterotrusionsstörungen und an den Frontzähnen vorzeitige Kontakte für diese Symptome verantwortlich. Auf diese Weise können auch hypersensible Zahnhälse entstehen. Durch eine horizontale Überlastung werden die Dentinkanälchen eröffnet [276], wie z. B. durch Laterotrusionsstörungen (Abb. 7), so daß eine Überempfindlichkeit über die Odontoblastenfortsätze auf kalt, warm, süß, sauer sowie auf Berührung erklärt werden kann.

Aufbißempfindlichkeit

Aufbißempfindlichkeit eines Zahnes oder einer Zahngruppe kann in der Regel – sofern ein primär entzündliches Geschehen ausgeschlossen ist – auf vorzeitige Kontakte in habitueller Interkuspidation oder auf punktförmige Hyperkontakte während der Funktion zurückgeführt werden. Die Patienten geben an, daß sie beim Kauen in einer ganz bestimmten Unterkieferposition plötzlich stechende Zahnschmerzen empfinden. Oft ist der Fehlkontakt – Laterotrusions- oder Mediotrusionsstörungen – in der klinischen und auch in der instrumentellen Analyse nicht eindeutig zu verifizieren.

Die Schmerzsensationen können so dramatisch sein, daß der Patient verlangt, der Zahn müsse extrahiert werden. Entlastungsmaßnahmen durch eine Schienenbehandlung oder eine Einschleiftherapie (nur wenn die Störung eindeutig erkannt wurde) bringen schon nach kürzester Zeit Beschwerdefreiheit. Bei diesem Schmerz handelt es sich um einen Parodontalschmerz, der durch seinen stechenden, unangenehm ausstrahlenden Charakter auffällt. Meist tritt dieser nach nächtlichem Bruxismus auf. Es kann sich aber auch um ei-

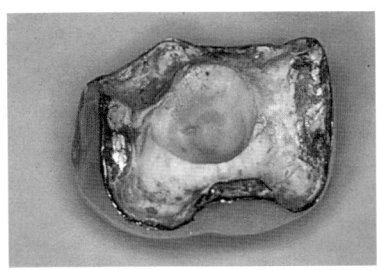

Abb. 8   Vakuolenbildung im Bereich des
Befestigungszementes, welche zu einer
Aufbißempfindlichkeit des versorgten
Zahnes geführt hat

nen Dentinspannungsschmerz handeln, der ebenfalls nach starken Knirsch- und Preßphasen auftritt. Differentialdiagnostisch ist bei Aufbißempfindlichkeit auch an Dentinfrakturen
[319, 260] und an liquorgefüllte Vakuolen in einer Unterfüllung oder im Befestigungsze-
ment von Kronen zu denken (Abb. 8). Beide Befunde haben symptomatisch die gleiche
Aufbißempfindlichkeit zur Folge.

Unspezifischer Zahnschmerz

Der unspezifische Zahnschmerz wird einem Zahn oder einer Zahngruppe zugeordnet,
wechselt sowohl in seiner Lokalisation als auch in seiner Art. Der Schmerz ist im primären
Stadium dumpf bis ziehend und kann in andere Gebiete ausstrahlen. Zeichen einer primär
entzündlichen Erkrankung sind meist nicht feststellbar oder ihre Behandlung bringt keinen
Erfolg! Im sekundären Stadium wird dieser »unerträgliche« Schmerz auf einen Zahn projiziert, und vom Patienten wird dann oft die Extraktion gewünscht. Eine Extraktion führt
zu keinem bzw. nur zu einem zeitweisen Erfolg.

Die Ursache des unspezifischen Zahnschmerzes kann auf drei Gründe zurückgeführt werden:

• dem Überlastungsschmerz durch Preß- und Knirschphänomene (siehe oben),
• dem Spannungsschmerz durch prothetische Rekonstruktionen,
• dem Projektionsschmerz aus anderen Gebieten des kraniomandibulären-kraniozervika-
  len Systems [360].

Der unspezifische Zahnschmerz setzt deshalb eine genaue Diagnostik sowohl klinisch als
auch instrumentell voraus, um die Ursache eindeutig zu erkennen und keine unüberlegten
Therapieschritte einzuleiten. Differentialdiagnostische Hilfsmittel wie die Heilanästhesie
können herangezogen werden, um zwischen primärer und sekundärer Erkrankungsform
zu unterscheiden. Wird der Schmerz durch eine Lokalanästhesie ausgeschaltet, ist mehr an
ein primär dentogenes oder dysfunktionelles Geschehen zu denken als an einen Projektionsschmerz und umgekehrt.

1.2.2   Keilförmige Defekte

Die keilförmigen Defekte (Abb. 9) zählen zu den Erkrankungen der Zahnhartsubstanz und
werden auf zwei Ursachen zurückgeführt:

1. Aussprengungen von Schmelzprismen durch Knirsch- und Preßphänomene bei Torquierung des Zahnes oder der Zahngruppe (Abb. 10). Die Aussprengungen entstehen
   durch hohe Zug- und Druckbelastung [56, 276] im Bereich der Schmelzzementgrenze.

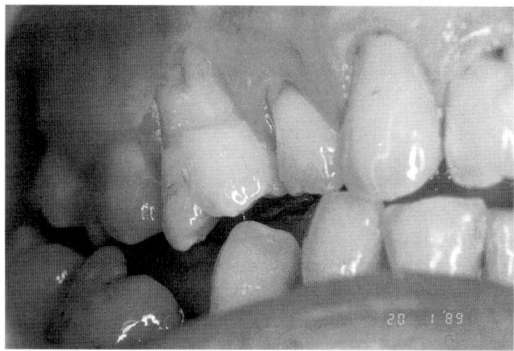

Abb. 9   Auswirkung des vorzeitigen Verlustes eines unteren 6-Jahr-Molaren auf die Zahnreihenbeziehung des Ober- und Unterkiefers. Es ist die Elongation des oberen ersten Molaren mit Gingivarezession und keilförmigen Defekten, die auf Laterotrusionsstörungen zurückzuführen sind, deutlich
zu erkennen. Außerdem ist durch die Mesialwanderung und Kippung der unteren Molaren eine deutliche Abknickung der Okklusionskurve zu erkennen, die zu einer retralen Auslenkung des Unterkiefers
und damit Kiefergelenkproblemen beitragen kann

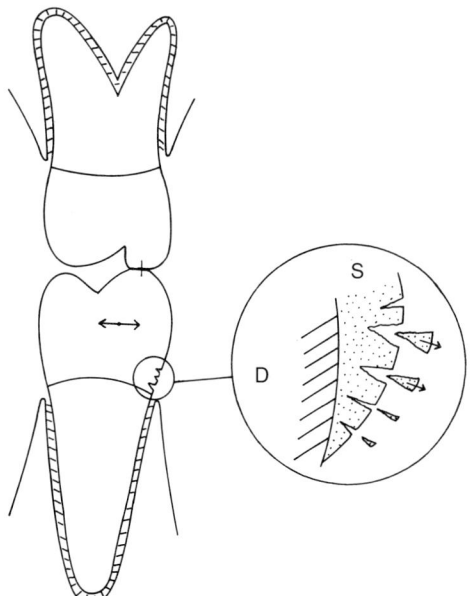

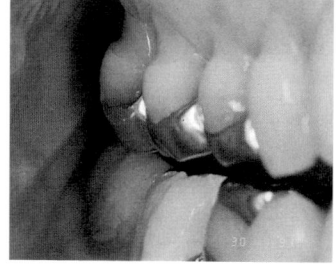

Abb. 11   Keilförmige Defekte
im Bereich der Prämolaren und
Molaren, die sowohl auf Laterotrusionsstörungen und den damit
verbundenen Knirsch- und Preßmechanismen als auch auf Putzschäden zurückzuführen sind

Abb. 10   Entstehung von Schmelzdefekten im zervikalen Bereich durch Knirsch- und Preßmechanismen in latero- oder latero-protrusiver Richtung. Durch diese Krafteinwirkung gelangt der Zahn unter eine Biegebelastung, wodurch im zervikalen Schmelzbereich (S) Schmelzprismen herausge-
sprengt werden. Hält dieser Zustand an, können daraus keilförmige Defekte im Bereich des Schmelzes entstehen [276]

Hier ist zum einen der Schmelz viel dünner und zum anderen in einem höheren Prozentsatz mit Schmelzlamellen bzw. Schmelzbüscheln [315] durchsetzt. Schmelzsprünge
und Aussprengungen können deshalb in diesem Bereich viel eher auftreten als im koro-
nalen Teil des Schmelzmantels. Die zervikalen Schmelzanteile befinden sich auch im
Bereich der größten Biegebelastung bei Knirschphänomenen (Abb. 11).
2. Keilförmige Defekte können auf Putzschäden durch falschen Gebrauch der Zahnbürste
und den Einsatz schleifkörperhaltiger Zahnpasten zurückgeführt werden [253, 254]. Sie
treten am Übergang von Schmelz zum Dentin auf.

Entsprechend diesen beiden Ursachen, die sich auch ergänzen können, muß man bei Vorliegen keilförmiger Defekte entscheiden, ob es sich um einen Putzschaden oder ein dysfunktionelles Geschehen handelt.

Treten keilförmige Defekte bei Jugendlichen und jungen Erwachsenen auf, ist eher an ein
dysfunktionelles Geschehen zu denken. Die allgemeine Kariesneigung und die Härte des
Schmelzes können differentialdiagnostische Hinweise geben. Keilförmige Defekte bei freiliegenden Zahnhälsen nur im Bereich des Dentins sind eher auf Putzschäden zurückzuführen.

1.2.3   Abrasionen

Abrasionserscheinungen im Schmelz, sofern primäre Erkrankungen wie Schmelzhypopla-
sien ausscheiden, sind auf dysfunktionelle Tätigkeit zurückzuführen [127, 319, 303, 208,
194 u.a.]. Sie gehören zu den Zahnhartsubstanzerkrankungen.

Man unterscheidet *physiologische* und *pathologische* Abrasionen. Physiologische Abrasionen
sind auf Knirschphänomene während der Einstellung der Zähne zueinander, der Dentition
und des Zahnwechsels zurückzuführen. Sie können, müssen aber nicht, in höherem Alter
zu parafunktioneller Tätigkeit genutzt werden (Abb. 12).

Funktionelle Abrasionen, die auf die Zerkleinerung von Nahrung zurückzuführen sind –
Demastikation [194] – scheiden bei den heutigen Ernährungsgewohnheiten weitgehend
aus. Funktionelle Abrasionen sind eher rund, Attritionen bei parafunktioneller Tätigkeit
dagegen eher flächig. Die parafunktionellen Knirsch- und Preßphänomene haben ihrer-
seits wieder psychoemotionale oder psychosomatische Ursachen [127, 318, 113]. Auch
können sie auf statische und dynamische Okklusionsstörungen zurückgeführt werden. Sie
können auf einzelne Zähne oder Zahngruppen beschränkt sein (lokale Abrasionen) oder
die gesamte Ober- und Unterkieferzahnreihe betreffen (generalisierende Abrasionen)
(Abb. 13).

Krogh-Poulsen [206, in 60, 329] unterscheidet in *stumme* und *lebende* Schliffflächen.

Stumme Schliffflächen sind matt und oft nicht in eine Schlüssel-Schloß-Beziehung zu
bringen. Sie sind dann Zeichen einer früheren physiologischen Abrasion oder dysfunktionellen Tätigkeit, die zum Zeitpunkt der Untersuchung nicht mehr für Parafunktionen genutzt wird.

Lebende Schliffflächen sind glatt, glänzend und können in Schlüssel-Schloß-Beziehung
zueinander gebracht werden (Abb. 14). Im positiven Provokationstest *(Krogh-Poulsen)*
kann durch Einnahme der Schlüssel-Schloß-Beziehung und bei Preß- oder Knirschbewe-
gungen für 1–3 Minuten die Schmerzsymptomatik beim Patienten ausgelöst werden!

a

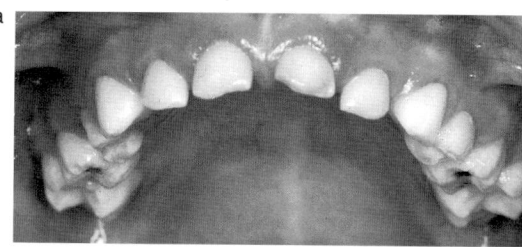

b

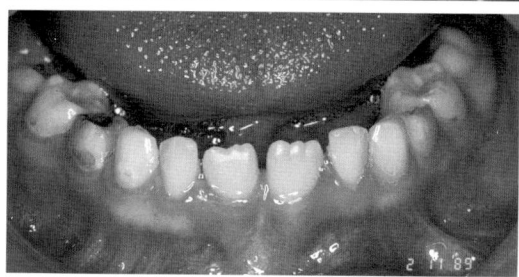

Abb. 12 a u. b   Abrasionsgebiß eines 4jährigen Mädchens, welches sowohl auf eine physiologische Abrasion als auch auf starke parafunktionelle Tätigkeit hinweist

a

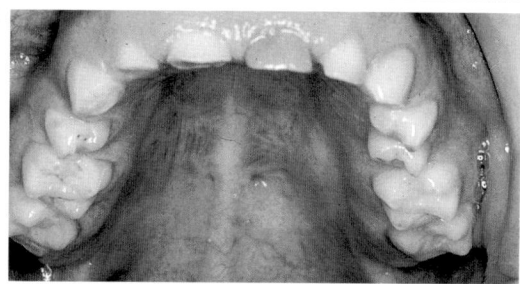

b

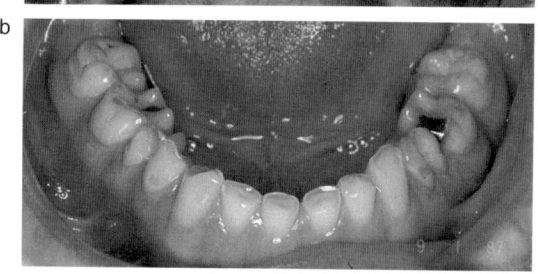

Abb. 13 a u. b   Generalisierende Abrasion bei einem 24jährigen Mann. Die hohe parafunktionelle Tätigkeit ist sowohl auf eine bestehende Distalverzahnung als auch auf psychoemotionale Einflüsse zurückzuführen. Zu beachten ist, daß der vertikale Hartsubstanzverlust im Frontzahngebiet wesentlich größer ist als im Molarengebiet, wodurch der parafunktionelle Reflexkreis durch sich selbst einstellende okklusale Veränderungen aufrechtgehalten wird

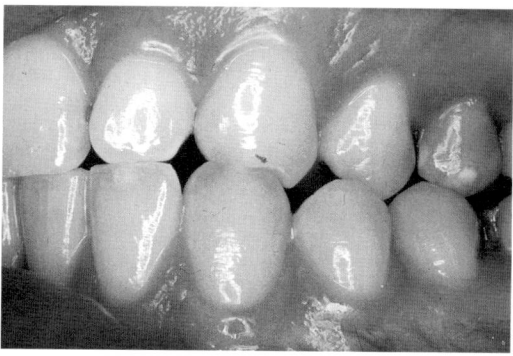

Abb. 14   Schlüssel-Schloß-Beziehung im Eckzahnbereich durch latero-protrusiven Bruxismus

Beim negativen Provokationstest treten die Schmerzsymptome nicht auf. Es kann davon ausgegangen werden, daß die vorliegende dysfunktionelle Erkrankung auf andere Ursachen zurückzuführen ist.

Trotz negativem Provokationstest sollten Schliffacetten genau betrachtet werden, da sie Hinweise auf vorliegende Okklusionsstörungen und auf bestehenden Bruxismus oder Bruxomanie geben. Hochglänzende Flächen im Kontaktbereich der tragenden Höcker sind Zeichen vorzeitiger Kontakte. Finden sich glänzende Schliffflächen auf Laterotrusions- (Abb. 15) oder auf Mediotrusionsflächen (Abb. 16), weisen sie auf dynamische Okklusionsstörungen hin. In gleicher Weise können glänzende Flächen auf Protrusions- (Abb. 17) (im Oberkiefer distale, im Unterkiefer mesiale Höckerabhänge) und Retrusionsfacetten (Abb. 18) (im Oberkiefer mesial, im Unterkiefer distale Höckerabhänge) auf parafunktionelle Tätigkeit hinweisen und auch Zeichen von statischen und dynamischen Okklusionsstörungen sein. Schliffacetten auf Protrusions- und Laterotrusionsflächen weisen auch darauf hin, daß sich der Unterkiefer in dieser Richtung einstellen möchte und deshalb in dieser Richtung geknirscht wird. Sie sind dann auch ein Zeichen für eine bestehende Unterkieferverlagerung.

Die Entscheidung darüber, ob es sich bei einer Schliffacette um eine statische oder dynamische Okklusionsstörung oder um eine Unterkieferverlagerung handelt oder die Schlifffläche durch parafunktionelle Tätigkeit hervorgerufen wurde, ist oft nicht eindeutig zu treffen. Ist der Provokationstest positiv, ist dies ein Hinweis dafür, daß die Schlifffläche parafunktionell genutzt wird und ursächlich mit einer bestehenden Schmerzsymptomatik in Zusammenhang gebracht werden kann. Ist der Provokationstest negativ, ist eher an eine Okklusionsstörung oder eine Fehlposition des Unterkiefers zum Oberkiefer zu denken. Die parafunktionelle Tätigkeit ist in diesen Fällen als gering oder nicht ursächlich beteiligt anzusehen. Ist die Schlifffläche Ursache und Störung zugleich, kann durch entsprechende Maßnahmen (siehe unten) eine erfolgreiche Therapie eingeleitet werden. Wird sie psychoemotional bzw. psychosomatisch als parafunktionelles »Spielfeld« genutzt [125, 126, 127], muß die psychische Ursache therapiert werden, um die dysfunktionelle Erkrankung kausal erfolgreich zu behandeln (s. Therapie, S. 173).

Ein Beispiel mag dies erläutern:

Bei einem Patienten mit Beschwerden finden sich nach prothetischer Versorgung Schliffflächen im Frontzahngebiet. Beruflich steht er unter hoher Belastung. Als Ursache für seine Beschwerden könnte sowohl eine Zwangsposition des Unterkiefers durch die prothetische Versorgung als auch der psychoemotionale Zustand verantwortlich gemacht werden. Die psychoemotionale Ursache scheidet in dem Fall aus, wenn keine weiteren Zeichen dysfunktioneller Tätigkeit zu finden sind und der Provokationstest negativ ausfällt.

Sind hochglänzende Abrasionsflächen im Frontzahngebiet bei sonst ausgeglichener Okklusion vorhanden und ist der Provokationstest positiv, ist die psychoemotionale Belastung als Ursache wahrscheinlicher.

Weisen diese hochglänzenden Abrasionsflächen eher auf vorzeitige Kontakte im Frontzahngebiet hin und ist der Provokationstest negativ, muß an die Ursache »Okklusionsstörung« durch eine Zwangsposition des Unterkiefers in retraler Richtung gedacht werden.

An diesem Beispiel wird deutlich, daß eine Okklusionsstörung Ursache einer dysfunktionellen Erkrankung sein kann, die Okklusion aber auch nur zu parafunktionellen Tätigkei-

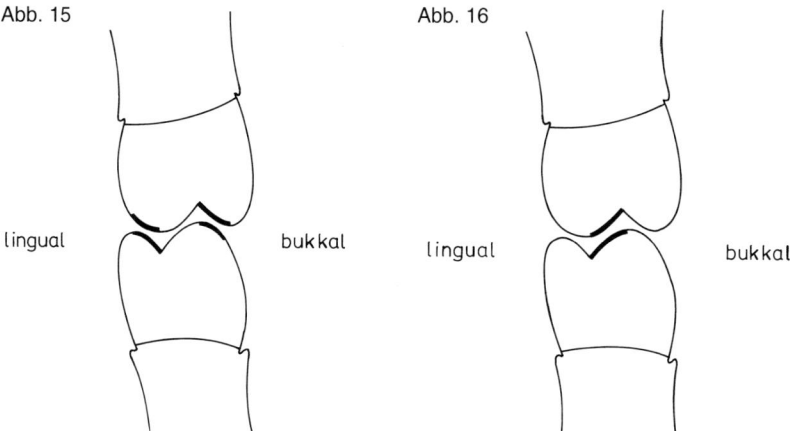

Abb. 15   Laterotrusionsfacetten zwischen den tragenden und nichttragenden Höckern des Ober- und Unterkiefers

Abb. 16   Mediotrusionsfacetten zwischen den tragenden Höckern (innere Abhänge) des Ober- und Unterkiefers

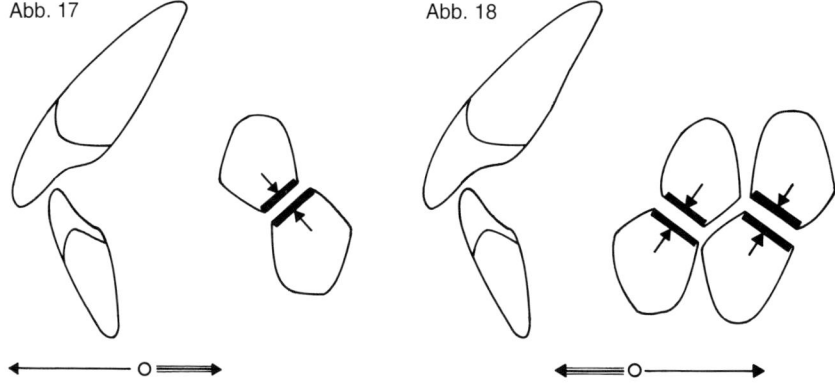

Abb. 17   Protrusionsfacetten zwischen den Ober- und Unterkieferseitenzähnen, Oberkiefer distale Abhänge, Unterkiefer mesiale Abhänge. Protrusionsfacetten stehen parallel zueinander bei einer Protrusionsbewegung (dünner Pfeil). Vorzeitige Kontakte auf Protrusionsfacetten retrudieren den Unterkiefer (dicker Pfeil)

Abb. 18   Retrusionsfacetten zwischen den Ober- und Unterkieferseitenzähnen, Oberkiefer mesiale, Unterkiefer distale Abhänge. Bei einer Retrusionsbewegung stehen sich diese Flächen parallel gegenüber (dünner Pfeil). Vorzeitige Kontakte protrudieren den Unterkiefer (dicker Pfeil)

ten genutzt wird, wenn eine psychische Ursache vorherrschend ist. Ein Umstand, der die Entscheidung über die primäre Ursache einer funktionellen Erkrankung so schwer macht und auch für therapeutische Mißerfolge verantwortlich ist.

Trotzdem kann die Lokalisation von Schliffflächen im Zahnbogen entsprechend ihrer Wirkrichtung (Protrusions-, Retrusions-, Laterotrusions- und Mediotrusionsfacette)

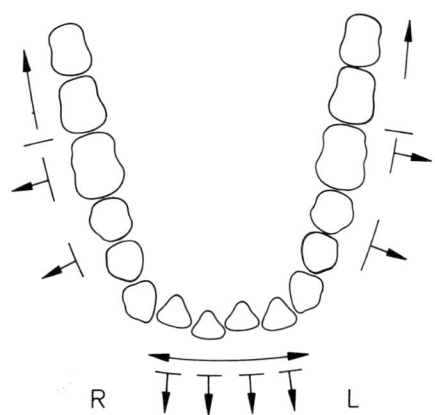

Abb. 19 Verteilung von Schliffflächen im Unterkieferzahnbogen, die protrusivem, laterotrusivem und retrusivem Bruxismus zugeordnet werden können. Bei der Beurteilung dieser Schliffflächen muß immer berücksichtigt werden, ob sich der Unterkiefer aus einer Fehlstellung in die entsprechende Richtung einstellen will. So weisen z. B. protrusive Schliffflächen auf Retralverlagerung des Unterkiefers hin

(Abb. 15–18) Aufschluß darüber geben, in welcher Richtung die parafunktionelle Tätigkeit erfolgt oder in welche Richtung der Unterkiefer durch die Zahnreihenbeziehung verlagert ist (Abb. 19).

Schliffflächen im Frontzahngebiet (Protrusionsfacetten), seien sie rein protrusiv oder laterotrusiv (exzentrische Schliffflächen, *Schulte* [319]), weisen eher auf eine parafunktionelle Tätigkeit hin. Sie können aber auch, wie dargestellt, okklusionsbedingt sein, wenn z. B. der Unterkiefer zu weit retral oder laterotrusiv-retral eingestellt wurde oder sich aufgrund der Zahnstellung in dieser Position befindet. Durch eingefahrene Abrasionsprogramme versucht das System den Unterkiefer in eine »harmonische« Position einzustellen, wodurch Abrasionsspuren entstehen. Auf gleiche Weise kann man Schliffacetten auf Retrusions-, Laterotrusions- und Mediotrusionsflächen betrachten.

Die Frage nach der Ursache einer Abrasion sollte immer gestellt werden, denn eine parafunktionelle Schliffläche muß anders therapiert werden als die, die auf statische oder dynamische Okklusionsstörung zurückzuführen ist (s. S. 179, 236). Therapiert man eine parafunktionell entstandene Abrasionsfläche mit Maßnahmen, die die Okklusion betreffen, z. B. Einschleiftherapie, kann es zur Verschlechterung des Beschwerdebildes kommen.

Auch sind die Abrasionsstadien zu beachten [190]:

- im Schmelz,
- im Dentin,
- im Dentin mit Sekundärdentinbildung.

Nur Abrasionen im ersten Stadium können mit selektiven Einschleifmaßnahmen therapiert werden. Handelt es sich um Abrasionen des zweiten Stadiums – beim dritten Stadium ist dies selbstverständlich – muß die ursprüngliche Zahnform aufgebaut werden, um ein weiteres Absinken der Vertikaldimension zu verhindern. Eine abgesunkene Vertikaldimension ist ein Grund dafür, daß eine dysfunktionelle Erkrankung aufrechterhalten bleibt und weitgehende Therapieresistenz besteht.

1.3 Parodontopathien (sekundäre)

Erkrankungen der marginalen Gingiva und des Parodontiums können in primäre, d.h. entzündliche oder endogene, und sekundäre, dysfunktionelle Erkrankungen gegliedert werden [289, 290]. Im Rahmen dieses Buches sollen nur die sekundären, dysfunktionellen Veränderungen behandelt werden. Es sei aber darauf hingewiesen, daß primäre Parodontopathien eine dysfunktionelle Erkrankung im orofazialen System auslösen und unterhalten können. Eine Behandlung von primären Parodontopathien ist damit im Rahmen der Funktionstherapie nicht nur richtig, sondern auch notwendig.

Darüber hinaus können sekundäre Parodontopathien primäre Erkrankungen in ihren klinischen Symptomen verstärken. Wenn diese Wechselwirkung nicht erkannt wird, kann es zu parodontal-therapeutischen Mißerfolgen führen. Die Wechselwirkung zwischen primären und sekundären Parodontopathien sollte von parodontologischer und funktionstherapeutischer Seite immer in ätiologischer und therapeutischer Hinsicht beachtet werden.

Parodontale Dysfunktionssymptome sind:

• Zahnlockerungen,
• Gingivarezessionen,
• Zahnfleischtaschen,
• McCall-Girlanden,
• Stillman-Clefts.

Reaktionen auf eine dysfunktionelle Überlastung sind parodontaler Schmerz nach Knirsch- und Preßphasen, Zahnlockerungen und Gingivaretraktionen. In keinem Fall ist für diese Veränderungen eine alleinig infektiöse Ursache eruierbar. Zahnlockerungen und Gingivaretraktionen können dann ursächlich mehr mit Knirschphänomenen bei bestehen-

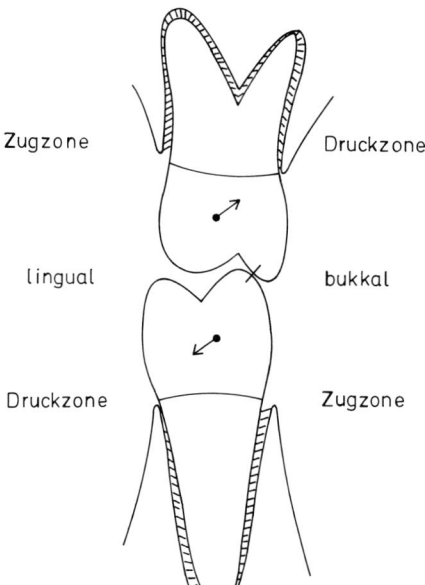

Zugzone

Druckzone

lingual

bukkal

Druckzone

Zugzone

Abb. 20 Auswirkung von vorzeitigen Kontakten auf Laterotrusionsflächen auf den Zahnhalteapparat. Es können parodontale Überlastungen im Sinne der Druck- und Zugbelastung entstehen. Dabei ändert sich die Druck- und Zugzone zwischen Ober- und Unterkiefer

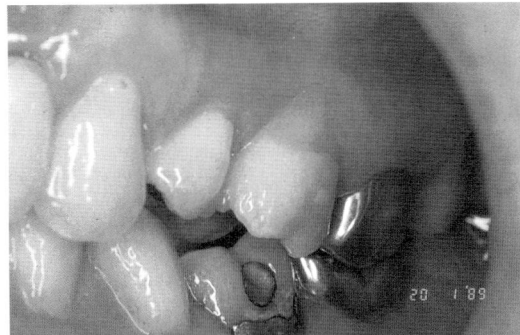

Abb. 21   Auswirkung von okklusalen Störungen auf den parodontalen Zustand: Gingivarezessionen im Bereich der bukkalen Druckbelastung

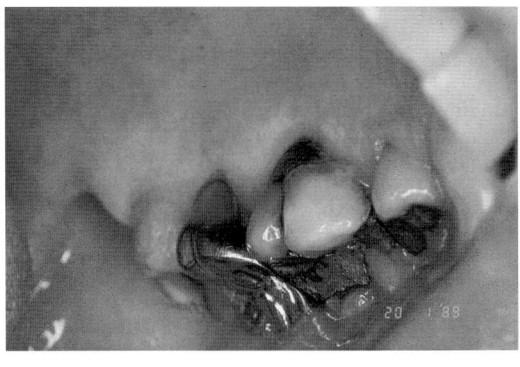

Abb. 22   Auswirkung von okklusalen Störungen auf den parodontalen Zustand: Zahnfleischtaschen im Bereich der Zugbelastung, die durch eine höhere Plaqueanlagerung oft kariöse Läsionen zeigen (b)

den Laterotrusions-, Mediotrusions- und Protrusionsstörungen in Zusammenhang gebracht werden [289, 290]. So ist in der Regel, wenn keine primären Erkrankungen des Parodontiums im Vordergrund stehen, bei einer Entlastung des Zahnes durch Eingliederung einer Aufbißschiene oder nach Einschleiftherapie ein Rückgang des Lockerungsgrades zu beobachten.

Preßphänomene führen demgegenüber eher zu parodontalen Schmerzphänomenen und der Intrusion von Seitenzähnen und sind deshalb den dentogenen Funktionserkrankungen zuzuordnen (s. S. 24).

Zahnfleischretraktionen, die zu freiliegenden Zahnhälsen führen, treten in der Regel auf der Druckseite des Zahnes auf (Abb. 20). In diesem Bereich werden die parodontalen Fasern gequetscht, minder durchblutet und verfallen infolge der abakteriellen Nekrose. Auch kommt es im Druckzonenbereich zu einem Abbau des Knochens, was den Verlust der parodontalen Fasern verstärkt [290].

Auf der Zugseite des Zahnes (Abb. 21) können durch hohe Belastungen die parodontalen Fasern zerreißen, dadurch entstehen Zahnfleischtaschen. Sehr oft findet man in diesem Bereich kariöse Läsionen bzw. Zahnhalsfüllungen (Abb. 22). Durch die Zahnfleischtasche kommt es zu erhöhtem Plaquebefall und daher vermehrt zu Karies. Gingivaretraktionen auf der einen und Zahnfleischtaschen auf der anderen Seite sind somit ein wichtiger Hinweis auf dysfunktionelle Schädigungen und sollten in der funktionellen Diagnostik beachtet werden.

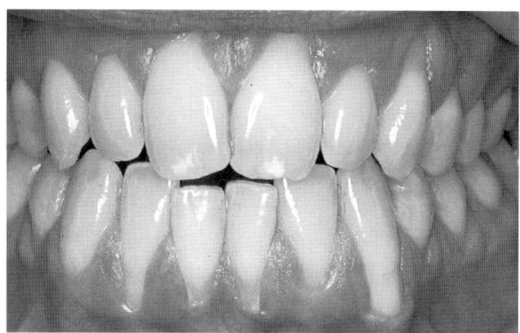

Abb. 23 Parodontale Veränderung im Bereich der Ober- und Unterkieferfrontzähne (Gingivarezession) und Stillman-Clefts, die keiner zahngeführten Parafunktion, sondern einer Zungenfehlfunktion ursächlich zuzuordnen sind

McCall-Girlanden und Stillman-Clefts können auch auf eine parodontale Überlastung in horizontaler Richtung zurückgeführt werden (Abb. 23).

Ätiologische Zusammenhänge zwischen Überlastung des Zahnes, bukkalem Knochenverlust und parodontaler Gewebeinsuffizienz in Relation zur Plaquebesiedelung sind bisher nach *Renggli* eindeutig geklärt [290]. In der klinischen Praxis zeigt sich z. B. nach Einschleiftherapie, daß McCall-Girlanden und Stillman-Clefts teilweise wieder zurückgehen und daß in seltenen Fällen auch eine Restitutio ad integrum erfolgt.

Alle dysfunktionell bedingten Parodontopathien sind aus funktioneller Sicht durch eine Entlastung der betroffenen Zähne, durch eine Äquilibrierungsschiene, durch Einschleifmaßnahmen oder restaurative Maßnahmen zu behandeln. Der therapeutische Ansatz liegt somit in der Wiederherstellung einer achsialen Belastung des Zahnes in Richtung der physiologischen Zahnachse in statischer Okklusion und der Vermeidung horizontaler traumatischer Kräfte in dynamischer Okklusion. Die Herstellung einer harmonischen Kieferrelation in Einklang mit der Kiefergelenkposition und der Muskelfunktion trägt in jedem Fall zu diesem Ziel bei.

Auch sollten immer allgemeine und spezielle parodontologische Maßnahmen entsprechend dem Ausmaß der Erkrankung mit herangezogen werden, wie z. B. die Gingivoplastik, das freie Schleimhauttransplantat und in neuerer Zeit die Gore-Tex-Membran, um gingivale Defekte zu decken [288, 304], Knochentaschen einer Regeneration zuzuführen, um durch sie die parodontale Gesamtsituation zu verbessern.

Für Einzelheiten sei auf die Fachbücher der Parodontologie hingewiesen, z. B. *Rateitschak* [288].

1.4 Myopathien

Erkrankungen der Kaumuskulatur, die mit einer Schmerzsymptomatik verbunden sind, können in *primäre* oder *sekundäre* Erkrankungen eingeteilt werden. Auch wenn klinisch eine Unterscheidung nicht leicht ist, ist sie therapeutisch notwendig, um einen Therapieweg zu finden. Dies ist besonders dann wichtig, wenn auf eine begonnene Therapie keine oder eine negative Reaktion erfolgt. Dann sollte man immer auch an eine primäre Kaumuskelerkrankung denken.

Zu den primären Myopathien können die bakterielle Myositis und Erkrankungen aus dem rheumatischen Formenkreis, dem Weichteilrheumatismus, gezählt werden [128].

Eine *primäre,* bakteriell bedingte Myositis ist in der Regel mit den Zeichen der Entzündung – *Schwellung, Rötung, Wärme, Funktionseinschränkung* – verbunden. Es kann auch ein direkter Zusammenhang zwischen der betroffenen Muskulatur und einer bakteriellen Infiltration in der Umgebung, z. B. durch ein Trauma oder einen Entzündungsprozeß, hergestellt werden. Die betroffenen Muskeln sind in der Regel hochgradig palpationsempfindlich und zeigen einen Muskelhartspann. Die Unterkieferbewegung ist eingeschränkt, muskulär limitiert durch eine reflektorische Ruhigstellung (»muscel splinting«). Wärmebehandlung kann das Beschwerdebild initial verstärken, führt aber in einem späteren Stadium zur Linderung oder Beschwerdefreiheit. Besteht der Verdacht auf eine primäre Erkrankung der Muskulatur, ist in jedem Fall eine internistische Abklärung und Therapie notwendig, um das Krankheitsbild zu beherrschen (weiter s. S. 36).

Zu den *sekundären* Myopathien werden alle Erkrankungen der Kaumuskulatur gezählt, die durch eine funktionelle Überlastungsreaktion hervorgerufen werden. Zu ihnen gehören die abakterielle, funktionell bedingte *Myositis,* die *Fibrositis* und die *Tendomyositis* [130, 150, 257]. Sie zählen aus zahnärztlicher Sicht zu den häufigsten Krankheitsbildern der Kaumuskulatur. Auch können die Muskelhypotrophie und -hypertrophie, die Muskelnekrose, die Muskelverspannung bis hin zum Trismus funktionsbedingte Ursachen haben (weiter s. S. 41).

1.4.1   Muskelschmerz, Myogener Schmerz

Die Entstehung von myogenen Schmerzen nach Traumen, Entzündungen und auch nach Hyperaktivität des Muskels wird auf die Freisetzung von körpereigenen algetischen Substanzen, wie KCl, H^+-Ionen, Serotonin, Bradykinin und Prostaglandinen zurückgeführt [377]. Es sind die gleichen Substanzen, die auch das Entzündungsgeschehen, wie bei der rheumatischen Arthritis dargestellt (s. S. 48, 49), beeinflussen. Diese Stoffe wirken auf der einen Seite neuroaktiv, erregen und sensibilisieren die Nervenendigungen, auf der anderen Seite vasoaktiv, indem sie eine Vasokonstriktion oder -dilatation bewirken. Beide Wirkungen beeinflussen das Schmerzgeschehen. Durch die vasoaktive Wirkung kommt es zu einer Änderung des physio-chemischen Milieus im Muskel, was auch die Erregbarkeit der Nozizeptoren bestimmt [377]. Ein ischämischer Schmerz, der durch Hyperaktivität der Kaumuskulatur entsteht, ist ebenfalls durch chemische Einflüsse auf die Nozizeptoren des Muskels zu erklären. Nach *Zimmermann* [377] wird angenommen, daß durch den Sauerstoffmangel direkt eine höhere Erregbarkeit der Nozizeptoren eintritt und damit der Schmerz ausgelöst wird. Auch wird durch eine Ischämie die Freisetzung von algetischen Substanzen gefördert. Beide Geschehen sind verantwortlich für die Entstehung des myogenen Muskel- und/oder Kopfschmerzes [358].

Somit kann durch die Aufhebung der Sauerstoffschuld, das Herabsetzen der Erregbarkeit des Muskels und damit der Nozizeptoren, ein myogenes Schmerzgeschehen behandelt werden. Vielfältige Möglichkeiten stehen hierfür zur Verfügung, die im Kapitel »Initialtherapie« Seite 147 behandelt werden.

1.4.2 Myogener Schmerz durch gestörte Motorik

Die nervöse Steuerung der Skelettmuskulatur kann zu myogenen Schmerzen beitragen, wenn durch sie die Nozizeptoren in eine erhöhte Erregbarkeit gelangen [377], wobei die ursprünglich sinnvolle zentralnervöse Steuerungsfunktion entgleist. Durch den zu hohen Tonus der Skelettmuskulatur können die Nozizeptoren in den Sehnen und in der Muskulatur weiter erregt werden und zur Schmerzauslösung beitragen. So können durch Fehlhaltungen Spannungskopfschmerzen entstehen [377]. Durch einen Schmerzreiz werden motorische Reflexe und Aktivitäten bewirkt, im allgemeinen mit dem Ziel: heraus aus der Schmerzsituation! Wirkt diese Reaktion des Muskels auf die Nozizeptoren und halten diese die Erregung aufrecht, z. B. wenn sich die Informationen aus Muskulatur und Sehnen widersprechen, so schaukeln sich die Erregung und der Schmerz auf [67, 130]. Daraus resultieren Muskelverspannungen (Hartspann, Myogelosen, Insertionstendopathien) [377]. Das Phänomen, daß sich Spannungsschmerzen aufschaukeln, findet man im Kopf-Gesichts-Halsbereich sehr häufig, da durch muskulären Schmerzreiz keine »Wegziehbewegung« – weg von der Ursache des Schmerzes – erfolgen kann. Therapeutisch ist es notwendig, den Aufschaukelprozeß so bald wie möglich zu durchbrechen. Schon bei den geringsten Zeichen eines Spannungsschmerzes im kraniomandibulären, kraniovertebralen System sollten Analgetika (Salicylate o.ä.) genommen werden. Auch funktionstherapeutische Maßnahmen, die zu einer Entspannung der Muskulatur führen, sind in diesem Stadium angezeigt [129, 150]. Eine Stimulierung transkutaner Nervenaustrittspunkte durch Akupressur, Akupunktur, Tiefenmassage u. ä. kann das motorische und sympathische System beeinflussen und den Reflexkreis unterbrechen. Im späteren Stadium reichen diese Mittel meist nicht mehr aus (chronisches Schmerzstadium), dann ist eine Nervenblockade (Infiltrationsanästhesie in die schmerzhafte Stelle oder den Triggerpunkt – Novocain, Bubicain) zur dauerhaften Schmerzbefreiung notwendig [360, 377].

1.4.3 Myositis (primär)

Die infektiöse Erkrankung der Kaumuskulatur kann traumatisch, hämatogen, aber auch durch übergreifende Infektionen aus der Umgebung verursacht werden. Die Myositis, wie auch die Fibrositis oder die Tendomyositis, wird am häufigsten bei Patienten jungen und mittleren Alters [259] angetroffen. Infektiöse Erkrankungen der Kaumuskulatur gehen mit den Zeichen einer Entzündung – Schwellung, Rötung, Temperaturanstieg, Funktionseinschränkung – einher. Typisch für die Myositis der Kaumuskulatur ist ein dumpfer Schmerz im Bereich des Muskels, der bei Anspannung und bei Palpation des Muskels zunimmt. Die Unterkieferbewegungen sind eingeschränkt, je nach Schweregrad unterschiedlich stark, und werden zögernd ausgeführt. Nach *Hansson* et al. [150] ist aber ein positives »end feel« vorhanden, das heißt, der Unterkiefer kann bei maximal möglicher Mundöffnung noch um 1–3 mm weiter gedehnt werden. In einigen Fällen einer primären Myositis ist ein muskulärer Hartspann bis hin zum Trismus nachzuweisen [52].

Besteht der Verdacht auf eine primäre Myositis, so kann der Muskel durch Kältetherapie und anschließender leichter Wärmezuführung und Oberflächenmassage und durch eine Ruhigstellung [67], die über eine Äquilibrierungsschiene hergestellt werden kann, therapiert werden. In jedem Fall sollten zur Schmerzbeseitigung Medikamente, Analgetika oder bei Muskelhartspann Muskelrelaxantien, verordnet werden (s. S. 150) [81].

1.4.4   Muskelhypotrophie (Atrophie)

Quergestreifte Muskeln bedürfen der reflektorischen Steuerung. Ist diese Steuerung durch unterschiedlichste Ursachen, zentral oder peripher bedingt, nicht mehr vorhanden, wird der Muskel also nicht innerviert, tritt in kürzester Zeit eine Atrophie (Muskelschwund) ein (52).

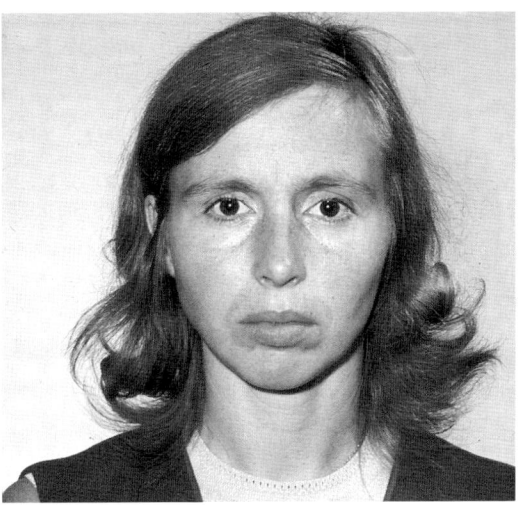

Abb. 24   Beispiel für eine reflektorisch eingetretene Muskelhypotrophie im Bereich der Schläfen und Wangen nach Zahnverlust. Gleichzeitig bestehen myogene Beschwerden im Bereich des M. masseter aufgrund einer höheren Haltetätigkeit durch das Fehlen aller vier Stützzonen

Eine eintretende Muskelhypotrophie im kraniomandibulären System, wie eingefallene Schläfen (M. temporalis) und Wangen (M. masseter), können ein Hinweis auf eine funktionelle Störung sein (Abb. 24). Durch eine funktionelle, okklusale Störung kann auch über die Propriorezeptoren eine reflektorische Unterbrechung der Innervation der Kaumuskeln eintreten, die zur Muskelhypotrophie führt. So kann die Angabe eines Patienten, er habe das Gefühl, »seine Schläfen oder Wangen seien in der letzten Zeit eingefallen«, ein wichtiger diagnostischer Anhaltspunkt sein, besonders wenn diese Empfindung zeitlich mit zahnärztlichen Maßnahmen oder anderen, auch psychoemotionalen Ereignissen in Zusammenhang gebracht werden kann. Eine reflektorische Unterbrechung der Innervation der Kaumuskulatur kann auch durch Kiefergelenkerkrankungen (Kiefergelenkkompression, Retralverlagerungen und primäre Erkrankungen der Kiefergelenke) eintreten, die dann zur Muskelatrophie führen [*Pullinger* in 42]. Diese Blockierung der Muskelaktivität tritt auf, um eine weitere Belastung und Schädigung der Kiefergelenke zu vermeiden. Man bezeichnet es in gleicher Weise wie bei primären Erkrankungen der Muskulatur als »muscel splinting«. In der klinischen Analyse ist es deshalb notwendig, sehr genau die Ursache einer Muskelhypotrophie zu erfragen, um eine entsprechende Therapie einleiten zu können. Ist der ursächliche Stressor ausgeschaltet, kann durch Bewegungsübungen entsprechend der Wirrichtung des Muskels der normale Zustand aufgebaut werden (s. Muskelübungen S. 165).

1.4.5 Muskelhypertrophie

Eine Zunahme der Muskelmasse eines Kaumuskels kann zwei Ursachen haben:

• die Zunahme an reflektorischen Impulsen zur Kontraktion und
• die Zunahme an isometrischer Muskelarbeit.

Um eine Muskelmassenzunahme zu erklären, kann das Training eines Muskels im isometrischen Bereich (body building) herangezogen werden. Durch eine isometrische Muskelarbeit, wie sie auch beim Knirschen und Pressen beobachtet werden kann, und wenn sich die aktiven (Arbeit) und passiven (Erholung) Phasen physiologisch ablösen, kommt es zu einer Zunahme des Muskelumfanges, auch der Kaumuskulatur. Deutlich sichtbar wird diese Zunahme an Muskelmasse der Kaumuskulatur in der *Masseterhypertrophie* (Abb. 25), aber auch der M. temporalis, der M. pterygoideus medialis und lateralis und die suprahyoidale Muskulatur können hypertrophieren. Sind Aktivphasen (Knirschen, Pressen) und Erholungsphasen (Ruhe oder Bewegung) ausgeglichen, kommt es meist nur zur Muskelhypertrophie, nie zur Ischämie und damit nur im initialen Stadium zum Muskelschmerz. In der Sportmedizin will man diese Steigerung der Muskelmasse [67, 281] durch ein gezieltes, individuell abgestimmtes Training erreichen.

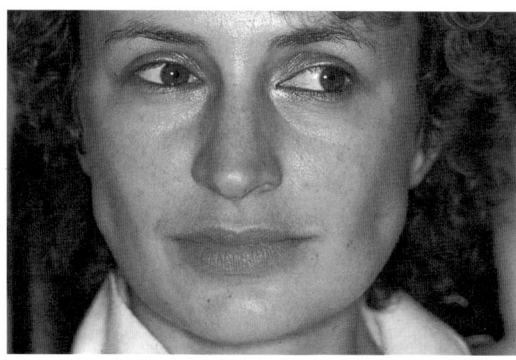

Abb. 25 Beispiel für eine reflektorische Muskelhypertrophie (Masseterhypertrophie), die mit einem starken zentrischen Bruxismus in Verbindung stehen

Da sich im kraniomandibulären System bei hoher isometrischer Muskelaktivität während Knirsch- und Preßphasen auch veränderte statische und dynamische okklusale Beziehungen ergeben, aktive funktionelle Störungen, die wiederum zu Knirsch- und Preßphänomenen reflektorisch anregen, verselbständigt sich der genannte Kreislauf, wodurch sich neben der Masseterhypertrophie die generalisierende Abrasion ohne jegliche Schmerzsymptomatik entwickeln kann. Voraussetzung dafür ist immer, daß der Muskel nicht in ein Stadium der relativen oder absoluten Ischämie gerät. Tritt dies ein, so werden auch bei einer Muskelhypertrophie Muskelschmerzen empfunden. Aus diesem Grunde muß man zwischen symptomloser und schmerzhafter Muskelhypertrophie unterscheiden, auch wenn therapeutisch daraus keine wesentlichen Konsequenzen in der Vorgehensweise resultieren.

Bei einer schmerzhaften Muskelhypertrophie steht primär die Behandlung des Schmerzempfindens im Vordergrund, sekundär wird die Muskelhypertrophie behandelt. Alle Möglichkeiten der *Initialtherapie,* seien sie medikamentös, reflexmäßig oder physiotherapeutisch, können angewendet werden (s. S. 147). Bei einer asymptotischen Muskelhypertrophie ist die Vermeidung hoher isometrischer Muskeltätigkeit nach Ausschaltung des primären Stressors wichtigstes therapeutisches Ziel. Zu den primären Ursachen gehören okklusale Interferenzen, Unterkiefer- und damit Kiefergelenkverlagerungen, psychoemotionale Belastungen und psychosomatische Verhaltensweisen (Habits) [150].

Therapeutisch kann bei okklusaler Störung eine Äquilibrierungstherapie, bei Kiefergelenkverlagerungen eine Positionierungstherapie, bei hoher psychischer und physischer Belastung eine Entspannungstherapie und bei Verhaltensstörungen eine Verhaltenstherapie indiziert sein. Im Fall einer Muskelhypertrophie ist der Einsatz dieser therapeutischen Maßnahmen sehr genau zu erwägen, um kausal einen Therapieerfolg zu erhalten. Ohne genaue Diagnose arbeitet man zwar symptomatisch erfolgreich, kann aber die Ursache nicht ausschalten. Dies ist auch ein Grund, warum kieferchirurgische Maßnahmen (Muskelverkleinerungen) nicht indiziert erscheinen, da durch sie eine Muskelhypertrophie nur symptomatisch therapiert wird.

Eine umfangreiche anamnestische, klinische und instrumentelle Analyse kann helfen, die kausale Ursache einer Muskelhypertrophie sowie einer Atrophie zu finden. Man muß sich im therapeutischen Spiel aber immer bewußt sein, daß möglicherweise eine Kausalität nicht erkannt wurde, die für einen eingetretenen therapeutischen Mißerfolg oder ein Rezidiv verantwortlich ist. Am Beispiel der Muskelhypertrophie, deren Ursache meist funktionell zu suchen ist, wird die Problematik der gesamten Funktionstherapie besonders deutlich.

Viele somatische und psychische Einflüsse bestimmen den Funktionszustand des kraniomandibulären Systems, dessen Gewebe darauf unterschiedlich reagieren, teils mit physiologischer Anpassung, teils mit pathophysiologischen Veränderungen, die dann eine Erkrankung, eine Fehlfunktion anzeigen. Was momentan noch als Anpassung zu werten ist, wie am Beispiel der Masseterhypertrophie dargestellt, kann später auch durch andere Einflüsse zum pathologischen Zustand exazerbieren.

1.4.6 Muskelnekrose, Muskelkontraktur

Eine Muskelnekrose kann abakteriell schon dadurch auftreten, daß die Blutzufuhr im Muskel für etwa 6 Stunden unterbunden ist [52]. Das Muskelgewebe unterliegt durch die langandauernde Ischämie dem Zerfall und wird bindegewebig infiltriert. Daraus resultiert eine Verkürzung des Muskels, was man als *ischämische Kontraktur* bezeichnet. Unterliegt nur ein Teil des Muskels der ischämischen Nekrose, so resultieren bindegewebig verhärtete Knoten, *Myogelosen, Myofibrosen* [*Krogh-Poulsen* in 60].

Aus funktionellen Gründen kann eine Muskelnekrose dann auftreten, wenn der Kaumuskel über lange Zeit kontrahiert wird und er in das Stadium des Muskelhartspanns übergeht. Auch bei einem längeren Muskelspasmus (Trismus) kann der Zustand einer ischämischen Nekrose und damit der ischämischen Kontraktur erreicht werden [52]. Dies betrifft sowohl die Elevatoren der Kaumuskulatur, besonders aber die Kopf- und Halsmuskulatur.

Durch eine ischämische Kontraktur verliert der Muskel seine Dehnbarkeit [52, 150], was im irreversiblen Falle die Beweglichkeit einschränkt und damit zur muskulären Limitation der Unterkiefer- und Kopfbewegungen führen kann (Abb. 26). In jedem Fall wird durch eine Muskelkontraktur die Belastung der Gelenke erhöht, wodurch auch eine Schädigung der Kiefergelenke eintreten kann.

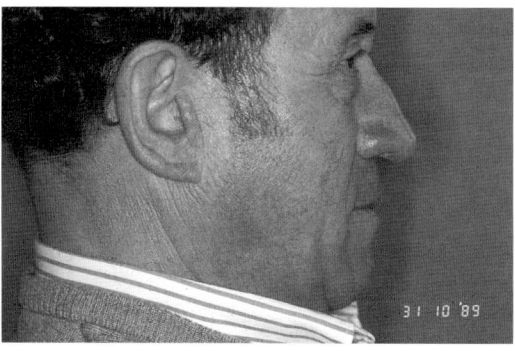

Abb. 26   Eingeschränkte Beweglichkeit des Kopfes durch eine Kontraktur im Bereich der Kopf- und Halsmuskulatur mit typischer Kopfhaltungsänderung

Therapeutisch muß man bei Verdacht auf eine ischämische Muskelnekrose (Muskelkontraktur, Myofibrose) zuerst die Ursache erfragen und in zweiter Linie durch physiotherapeutische Maßnahmen, wie Massagen, Dehnübungen und durchblutungsfördernde Maßnahmen, versuchen, die Muskelkontraktur bzw. Myogelose aufzulösen (s. S. 161 ff.) [35, 67, 98, 111, 115, 129, 259, 281 u.a.].

1.4.7   Trismus

Im allgemeinen wird ein Trismus, also die tonische Kontraktion der Kaumuskulatur mit Kieferklemme, als erstes Zeichen einer Tetanusinfektion angesehen. Ein Trismus der Kaumuskulatur kann aber auch durch Injektionen, z. B. Leitungsanästhesie, im Bereich eines Muskels oder durch arthrogene Erkrankungen ausgelöst werden. Der Trismus kann wiederholt auftreten und Minuten oder sogar Stunden anhalten. Während des Trismus geraten die Patienten in Panik, was die tonische Kontraktion noch verstärkt [377].

So konnten in den letzten Jahren zwei Fälle mit Trismus der Masseteren beobachtet werden, bei welchen eine intrakapsuläre Verlagerung bestand. Immer dann, wenn die Patien-

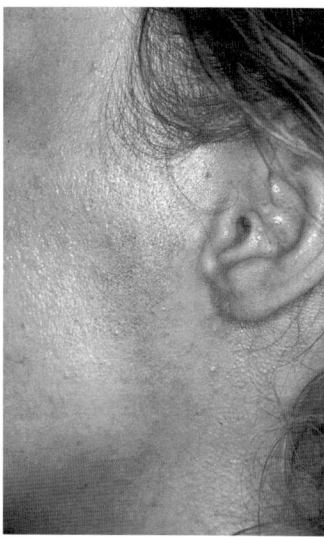

Abb. 27   Hämatöse Veränderung im Bereich des M. masseter nach einem reflektorischen Trismus. Durch den vollständigen arteriovenösen Stau kommt es im Bereich der zuführenden Gefäße zu einem Blutaustritt in das subkutane Gewebe

ten eine Unterkieferbewegung durchführten, bei der der Kondylus in das sehr schmerzhafte Gebiet des Gelenks eintrat, wurde ein tonischer Muskelkrampf des M. masseter auf der gleichen Seite ausgelöst. Gleichzeitig trat bei einer Patientin eine hämatogene Schwellung im Ansatzgebiet des Muskels auf. Solche Schwellungen können auf eine vollständige Vasokontraktion durch den muskulären Hartspann zurückgeführt werden, wodurch sich im Extremfall ein Hämatom ausbilden kann (Abb. 27). Therapeutisch ist eine sofortige Entlastung des betroffenen Gelenks, Aufbeißen auf einen Mundspatel im Molarengebiet, die Gabe von Sedativa und Muskelrelaxantien, angezeigt. Das Gelenk ist durch Eingliederung einer Positionierungsschiene zu therapieren (s. S. 198 ff.).

Als Folge von langanhaltendem Trismus kann es zu Muskelverkürzungen (Kontraktur) kommen und zu Verklebungen der Faszien mit dem umliegenden Gewebe durch das aufgetretene Hämatom.

Treten solche Veränderungen auf, kann die Muskelverkürzung durch Dehnübungen, Dehnmassagen und die Verklebung durch Trennmassagen behandelt werden. Beim Versuch der Trennung verklebter Gewebeanteile tritt oft ein Geräusch auf, das dem beim Aufreißen eines Klettverschlusses ähnelt [162].

1.4.8 Myopathie (sekundär)

Myopathien, die als Funktionserkrankungen des Kauorgans anzusehen sind, beruhen auf einem veränderten Aktivitätszustand der Kaumuskulatur. Für die Entstehung einer Myopathie können aus funktioneller Sicht mehrere Ursachen in Frage kommen:

- Änderungen in der statischen oder dynamischen Okklusion,
- Änderungen in der vertikalen und horizontalen Kieferrelation,
- psychoemotionale und psychosomatische Einflüsse,
- Änderungen im neuromuskulären Leitungssystem.

Da diese unterschiedlichen Ursachen auch zu unterschiedlichen Reaktionen und damit Erkrankungsformen des Muskels, speziell des Kaumuskels führen, sollen im folgenden die pathophysiologischen Zusammenhänge herausgearbeitet werden. Okklusionsbedingte Myopathien, die auf eine plötzliche Änderung in der Funktionsbeziehung der Zahnreihen zueinander, wie nach Eingliederung einer Krone, Brücke oder Prothese, zurückgeführt werden können, sind in ein primäres und ein sekundäres Stadium zu unterteilen.

Primäres Stadium

Wird eine okklusale Störung iatrogen eingebracht, so ist die erste Reaktion über die afferente und efferente α-Motorik eine Herabsetzung der maximalen Muskelaktivität, was in mehreren Untersuchungen der letzten Jahre immer wieder bestätigt wurde [84, 85, 87, 165, 246, 275]. Gleichzeitig tritt der Effekt ein, daß Zahnkontakte vermieden werden und eine Abstandshaltung der Zahnreihen zueinander entsteht (Angst vor der Okklusion [85]), wodurch der normale Funktionsablauf, Kauen, Schlucken, aus den reflektorisch eingefahrenen Bahnen gerät. So wird z. B. viszeral geschluckt oder die Zunge zwischen die Zahnreihen gelegt, um diese Abstandshaltung (Abb. 28) zu erleichtern. *Möller* [254] konnte nachweisen, daß durch diese Änderung des Reflexkreises die Grundaktivität der Kaumuskeln wesentlich erhöht wird und dies zu muskulären Schmerzen im stomatognathen System führt (siehe unten).

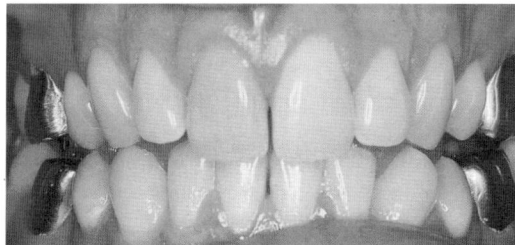

Abb. 28   Beispiel für viszerales Schlucken durch okklusale Störungen im Seitenzahngebiet, die auch zu einer Lageveränderung des Unterkiefers geführt haben. Es ist zu beachten, daß beim Schlucken die Zunge zwischen die Seitenzahnreihen gelegt wird und dabei eine Mittellinienübereinstimmung entsteht. Als Folge dieser Fehlfunktion kann es zu einem seitlich offenen Biß kommen

Um aus diesem Zustand, dem Stadium muskulärer »Hypoaktivität«, bezogen auf die Maximalaktivität, herauszukommen, gibt es neuromuskulär drei Möglichkeiten:

1. Das System verbleibt im Stadium der »Hypoaktivität« der Elevatoren, woraus sich auch eine Hypotrophie dieser Muskeln ergibt. Aussagen wie »meine Schläfen oder Wangen sind in der zurückliegenden Zeit stark eingefallen«, sprechen dafür [209]. Dieser Zustand muß dann durch andere Muskelgruppen stabilisiert werden, wie z. B. die Zunge und die suprahyoidale Muskulatur. Dann können in diesen Muskeln durch die Erhöhung der Grund- und Maximalaktivität Beschwerden entstehen.
2. Das System versucht durch eine Änderung der Unterkieferlage eine quasi stabile habituelle Interkuspidation einzunehmen, die physiologischen Charakter annehmen kann [61–63]. In dieser neuen Position kann sich das neuromuskuläre System und damit die einzelnen Muskelgruppen, Elevatoren, Retraktoren, Protraktoren, stabilisieren. Die Grundaktivität wie die Maximalaktivität in den verschiedenen Muskelgruppen erreichen aber nicht die Werte wie bei einer harmonischen okklusalen Beziehung [165]. Dies ist ein funktionell labiler Zustand, der sehr schnell bei wiederum eintretenden Änderungen in eine pathologische Reaktion umschlagen kann. Da dieser labile funktionelle Zustand des kraniomandibulären Systems nie eindeutig definiert werden kann, ist auch die Gefahr groß, daß durch völlig normal erscheinende zahnärztliche Verrichtungen (Füllungen, Kronen u.a.) plötzlich der Zustand einer akuten Myopathie eintritt.
3. Das System ruft vorhandene Reaktionsmuster, Knirsch- und Preßmechanismen auf [130], um die vorliegende Störung zu beseitigen. Diese reflektorische Reaktion, die unbewußt eingeleitet wird, tritt meist nach einer Adaptationszeit von 1–8 Tagen auf. Sie leitet das sekundäre Stadium nach Einbringen einer iatrogenen Störung ein, der parafunktionellen »Hyperaktivität« [85].

Sekundäres Stadium

Dieses Stadium ist durch Erhöhung muskulärer Aktivität der Elevatoren, Retraktoren und Protraktoren beim Versuch, eine okklusale Störung durch Knirschen oder Pressen zu eliminieren, gekennzeichnet. Diese als Abrasionsprogramme zu bezeichnenden Mechanismen wurden während der Einstellung der Zähne (Zahnung) und dem Zahnwechsel programmiert und als Engramme abgelegt [130]. Für diese Überlegung spricht auch, daß hohe Knirschphasen zwischen dem 1. und 3., dem 6. und 9. und dem 12. und 16. Lebensjahr zu beobachten sind. Sie werden im weiteren Leben immer dann abgerufen, wenn okklusale Interferenzen auftreten, die das harmonische Zusammenspiel im kraniomandibulären System stören. Es sind somit funktionelle Abrasionsprogramme, die zur Äquilibrierung in der Beziehung der Zahnreihen zueinander eingesetzt werden. Die Programme können auch bei iatrogen verursachten okklusalen Interferenzen abgerufen werden und bewirken eine Hyperaktivität der Muskulatur. Die Hyperaktivität kann, wie oben dargestellt, zu einer Myopathie führen. Gelingt es dem System durch die aufgerufenen Programme, die Interferenzen zu beseitigen, stellt sich ein normales Aktivitätsniveau wieder ein [285, 285]. Bleibt die Störung bestehen, dann ist für die Muskulatur und die anderen Gewebe ein pathologischer Reflexkreis geschaffen.

Die Abrasionsprogramme können auch bei psychoemotionalen Belastungen (Streßzeiten, Streßreaktionen) [126, 127] und durch psychosomatische Reaktionen abgerufen werden, wodurch dieser primär funktionelle Reflexkreis parafunktionellen Charakter bekommt. Nach *Graber* [126] zählt »Knirschen und Pressen« zu nicht funktionellen Zwecken zu den Parafunktionen, und er räumt ihnen bei der Entstehung von Myopathien einen hohen Stellenwert ein. *Miller* [zit. 62] unterschied in »Bruxismus« als nächtliche Parafunktion und »Bruxomanie« als Knirschen und Pressen am Tage. Der Bruxismus produziert enorme Belastungen für alle Teile des stomatognathen Systems und besitzt damit eine hohe traumatische Potenz für alle Gewebe des kraniomandibulären Systems. Die parafunktionelle Tätigkeit, sowohl okklusal als auch psychoemotional bedingt, ist die häufigste Ursache einer sekundären Myopathie [32, 36, 79, 102, 103, 125, 135, 180, 190, 205, 214, 224, 225, 360].

Hinzu kommt bei einer psychoemotional bedingten Myopathie neben dem hohen Aktivitätsniveau während Knirsch- und Preßphasen, daß eine Erhöhung der Grundaktivität des Muskels über die Veränderung der Muskelspindelaktivität via Gammamotorik besteht.

Diese hohe Belastung der Muskeln während der fast »isometrischen« parafunktionellen Tätigkeit führt zum Muskelschmerz bis hin zur abakteriellen Muskelnekrose. Die Ursache liegt in der Erhöhung der Grund- und Maximalaktivität, die zu einem hohen Energiebedarf, einem hohen ATP-Bedarf des Muskels führt. Da die ATP-Neubildung über den Weg der oxidativen Phosphorilierung (anaerobe und aerobe Kreatinphosphatspaltung) geschieht, kommt es zum einen zu einer »Sauerstoffschuld« (relative Ischämie) und zum anderen zur Anreicherung von Milchsäure, Phosphorsäure, Kreatin u.a. im Muskel [*Ruegg* in 311]. Außerdem werden durch die isometrischen Kontraktionsphasen die Gefäße komprimiert, was die Ischämie im Muskel noch verstärkt und den Abtransport der Stoffwechselprodukte verhindert [*Ruegg* in 311].

Die relative Ischämie und die Anreicherung von Stoffwechselprodukten führen zur metabolischen Azidose und damit zur Einschränkung der Leistungsfähigkeit und Schädigung des Muskelgewebes. Dieser Ablauf ist in allen Muskeln gleich. Je länger die Aktivitätsphase gegenüber der Ruhephase ist, umso größer wird die Gewebeschädigung. Man ist sich heute darüber einig [*Ruegg* in 311 u.a.], daß die dabei auftretenden Schmerzen nicht durch die Anreicherung von Milchsäure im Muskel ausgelöst werden, sondern auf Metaboliten, da die Milchsäure nur eine Halbwertzeit von ca. 15 Minuten besitzt und dann neutralisiert ist (siehe vorne).

Aufgrund der geschilderten Zusammenhänge kann man die sekundäre Myopathie in mehrere Stadien einteilen:

1. Stadium: Muskelmüdigkeit, Muskelschmerz (Muskelkater, Myalgie),
2. Stadium: Muskelverspannung, Muskelhartspann,
3. Stadium: Muskelentzündung (ischämische Myositis), Myogelose, Muskelverkürzung (Kontraktur),
4. Stadium: Muskelnekrose, bindegewebige Infiltration (Myofibrose).

Das erste Stadium ist vom zweiten zeitlich und qualitativ kaum zu trennen. Es ist der Zustand nach allgemeiner hoher Muskelleistung.

Das dritte Stadium ist dadurch gekennzeichnet, daß Muskelverspannungen aufgrund der oben beschriebenen Zusammenhänge auftreten. Hält dieser Zustand an, so weiß man, daß es schon nach sechs Stunden relativer Ischämie zur ischämischen, abakteriellen Entzündung des Muskels kommt [52]. Hält auch dieser Zustand über längere Zeit an oder tritt er wiederholt auf (mikrotraumatische Wirkung! *Krogh-Poulsen* [209]), entstehen nekrotische Bezirke, eng umschriebene Knoten *(Myogelosen)*, die stark druckempfindlich sind. Inwieweit diese nekrotisierten Knoten mit den von *Travell* und *Simons* [360] beschriebenen Triggerpunkten identisch sind, ist bisher umstritten [358]. Auch ist bisher nicht nachgewiesen, ob sich diese Knötchen an Zentren hoher muskulärer Aktivität bilden oder an Punkten auf den Akupunkturmeridianen liegen. Auffällig ist in der klinischen Routine, daß diese Knötchen in ganz bestimmten Bereichen eines Muskels immer wieder angetroffen werden. Diese Knötchen, die der ischämischen Muskelnekrose unterliegen, werden in einem späteren Stadium bindegewebig infiltriert und als *Myofibrosen* bezeichnet.

Die Folge einer umschriebenen oder generalisierenden abakteriellen Myositis, nachfolgenden Muskelnekrose und Myofibrose ist eine Muskelverkürzung *(Kontraktur)* [52], die zur Funktionseinschränkung beiträgt (muskuläre Limitation) und mit dumpfen Schmerzen verbunden sein kann.

Werden ansetzende Sehnen in diesen Prozeß einbezogen, spricht man von *Tendinitis, Tendomyositis* oder *Insertionstendomyositis* [130].

Bis heute ist nicht eindeutig geklärt, wie durch eine relative Ischämie bis hin zur Muskelnekrose die Schmerzempfindung an das Zentralnervensystem weitergeleitet wird, da im Muskelgewebe selbst keine Nozizeptoren nachgewiesen werden konnten. Möglicherweise ist die Weiterleitung an das Zentralnervensystem nur über eine Beteiligung der Faszien und Sehnenansätze eines Muskels möglich [*Ruegg* in 311].

Muskelschmerzen erscheinen meist als dumpf bis ziehend und nehmen bei Aktivität des Muskels zu – *statischer Schmerz* bei isometrischer Kontraktion und *dynamischer Schmerz* bei Unterkieferbewegungen [150]. Auch ist der Muskel entsprechend dem Grad der Schädigung palpationsempfindlich.

Letztendlich sei noch darauf hingewiesen, daß ein so vorgeschädigter Muskel auch neurogen ausgelösten Spontanaktivitäten über die Muskelendplatten unterliegen kann, was zur Verstärkung eines Muskelhartspanns führt. Der Patient schildert einen einschießenden Muskelkrampf mit stechenden Schmerzen und dem Gefühl der Bewegungsunfähigkeit. Dabei ist der Muskel druck- bzw. berührungsempfindlich. (Da diese Erscheinungen am Muskel mehr den neuralgiformen Erkrankungen zuzuordnen sind, sei im therapeutischen Vorgehen auf diese Kapitel verwiesen.)

Der therapeutische Ansatz zur Behandlung funktionsbedingter Myopathien liegt darin, den aufgezeigten Circulus vitiosus zu unterbrechen und bei bestehender Schmerzsymptomatik den »Aufschaukelprozeß« über den Muskeleigenreflex zu verhindern. Der zweite Schritt ist die Erniedrigung der Hyperaktivität der Muskulatur und die Förderung der Durchblutung durch physiotherapeutische Maßnahmen, wie Kältereize, Wärme, Massagen u.a., um die bestehende relative Ischämie aufzuheben und den Abtransport von Stoffwechselprodukten zu beschleunigen. Als dritter Schritt folgt die Ausschaltung möglicher

Ursachen, z. B. okklusaler Interferenzen durch Eingliederung einer Äquilibrierungsschie-ne, Ausschaltung psychoemotionaler Belastungen und die Wiederherstellung des normalen Zustandes des Muskels. Kontrakturen und Myofibrosen werden durch manuelle Therapie, Stretching und Bewegungsübungen behandelt. Erst nach Wiederherstellung der normalen Muskelfunktion kann der primäre okklusale bzw. psychoemotionale Stressor, soweit dies aus zahnärztlicher Sicht möglich ist, kausal ausgeschaltet werden. Bei psychosomatisch be-dingten Myopathien wird dies mit zahnärztlichen Mitteln nur symptomatisch möglich sein.

1.5 Arthropathien

Bei der Betrachtung von Kiefergelenkerkrankungen bietet sich die gleiche Einteilung an wie bei Myopathien und Dentopathien, nämlich primäre und sekundäre Arthropathien.

Zu den primären Kiefergelenkerkrankungen sind alle Erkrankungen zu zählen, die infek-tiöse, endogene oder systemische Ursachen haben, wie Arthritis, Synovitis, Chondritis, Arthrose, degenerative Arthrose (Arthropathia deformans), und Erkrankungen des rheu-matischen Formenkreises wie z. B. primärchronische Polyarthritis (PCP) [*Mahan* in 329]. Zu den sekundären, funktionsbedingten Kiefergelenkerkrankungen sind Veränderungen im Kiefergelenk zu rechnen, die ursächlich mit Veränderungen in der Okklusion und parafunktionellen Tätigkeiten in Verbindung gebracht werden können [42, 60, 109, 115, 130, 150, 258, 286, 375, 376].

Aus funktioneller und therapeutischer Sicht hat sich die Einteilung der Erkrankungen in Stellungsänderungen, Belastungsänderungen und Strukturveränderungen des Kieferge-lenks bewährt (Abb. 29).

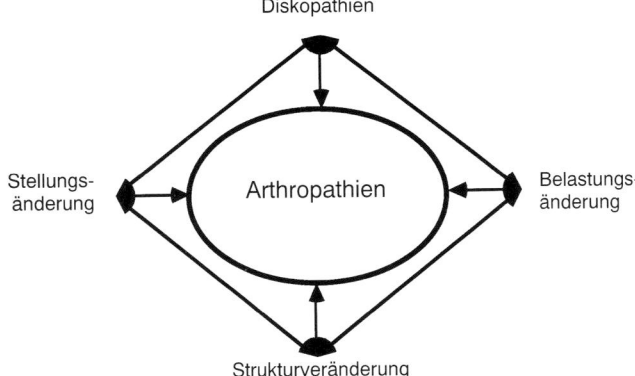

Abb. 29   Einteilung der sekundären Kiefergelenkerkrankung und ihre mögliche Verknüpfung. So können Stellungs- und Belastungsänderungen mit einer Diskopathie verbunden sein

Im folgenden soll auf die verschiedenen Kiefergelenkerkrankungen aus diagnostischer und differentialdiagnostischer Sicht unter Betrachtung der theoretischen und funktionellen Grundlagen eingegangen werden. Dies betrifft auch die primären Erkrankungen, wobei bei diesen mehr auf die Symptomatik und die Auswirkung auf den Funktionszustand des kraniomandibulären Systems eingegangen werden soll als auf medizinische Hintergründe. Um diese zu erfassen, sei auf internistische und orthopädische Lehrbücher verwiesen.

1.5.1   Primäre Gelenkerkrankungen

Primäre Gelenkerkrankungen unterscheiden sich in ihrer Schmerzqualität und -intensität nicht wesentlich von sekundären Erkrankungen, wodurch es klinisch schwerfällt, von vornherein die Diagnose »primäre Kiefergelenkerkrankung« zu stellen. Auch die Zeichen einer Entzündung bei Vorliegen einer Arthritis, Osteochondritis, Synovitis usw., wie Rötung, Schwellung, Temperaturanstieg und Funktionseinschränkung, die mit Sicherheit vorhanden sind, sind klinisch nur schwer nachweisbar. So ist eine Rötung der bedeckenden Haut nur selten anzutreffen, eine Schwellung im Bereich des Kiefergelenks kaum nachweisbar. Ein Temperaturanstieg kann möglicherweise wegen der geringen Größe des Kiefergelenks nicht vorhanden sein. Sind aber diese Befunde anzutreffen, sind sie ein sicheres Zeichen für eine primäre Kiefergelenkerkrankung [*Mahan* in 329].

Funktionseinschränkungen, wie Schmerzen bei Bewegung des Kiefergelenks (dynamischer Schmerz!), Limitation und Krepitation, sind sowohl bei primären Gelenkerkrankungen als auch bei sekundären Veränderungen im Kiefergelenk vorhanden. Somit kann bei Therapieresistenz auf funktionstherapeutische Maßnahmen nur die medizinisch-internistische Abklärung einen sicheren Aufschluß über das Bestehen einer primären Kiefergelenkerkrankung geben. Die internistische Abklärung ist bei Kiefergelenkerkrankungen, die länger als 4–8 Wochen bestehen und wenn keine funktionelle Ursache eindeutig nachgewiesen werden kann, nicht nur sinnvoll, sondern notwendig.

Arthritis (allgemein)

Die Arthritis als primäre Erkrankung kommt im Kiefergelenkbereich hin und wieder vor und ist deshalb differentialdiagnostisch von der Arthritis sekundärer Genese abzugrenzen. Die Infektion kann im Kiefergelenk hämatogen oder direkt (Trauma, Injektionen, chirurgischer Eingriff) erfolgen. Eine sekundäre Infektion ist über die nahe Nachbarschaft zum Ohr und zur umliegenden Muskulatur denkbar. Als Erreger stehen Staphylokokken an erster Stelle, gefolgt von Streptokokken, die eine Arthritis, Synovitis, Kapsulitis, Chondritis und Osteomyelitis im Gelenk auslösen können [52]. Eine genaue Abgrenzung ist klinisch nicht möglich. Typisches Zeichen einer Arthritis ist ein *quietschendes Gelenkgeräusch* bei der Auskultation. Es folgen andere Entzündungszeichen wie Rötung, Schwellung, Wärmeempfinden und Einschränkung der Funktion. Auch durch einen Gelenkerguß, der über die Synovialmembran produziert wird, kann eine *Infraokklusion* auf der Seite des betroffenen Gelenkes eintreten!

Diagnostisch verifizierbar ist eine Arthritis nur durch eine Gelenkpunktion mit dem histologisch mikrobiologischen Nachweis, die man im Kiefergelenk aus Furcht vor einer sekundären Infektion aber nur im Ausnahmefall durchführen wird [*Steinhardt* in 120]. Die Gefahr einer nichterkannten Arthritis besteht darin, daß es durch die Infektion zur Osteomyelitis oder zur Ankylose im Kiefergelenk kommt, was schwerwiegende strukturelle und funktionelle Veränderungen nach sich zieht. Kommt es zu solchen Veränderungen, ist nur eine internistische, medikamentöse und in schwerwiegenden Fällen eine kieferchirurgische Therapie (Kondylotomie s. S. 303) durchführbar [*McCarty* in 329].

Unter medikamentöser und evtl. chirurgischer Therapie gelingt es, das Beschwerdebild zu beherrschen. Man sollte in der Prognose gegenüber dem Patienten zurückhaltend sein, da sich in einigen Fällen (s. chirurgische Therapie, S. 301) gezeigt hat, daß besonders bei chronischen Arthritiden nur eine Beschwerdebesserung, keine Beschwerdefreiheit erreicht werden konnte [199].

Dies liegt darin begründet, daß präoperativ auch mit großem diagnostischen Aufwand nicht immer eine exakte allseitige Diagnose möglich ist [307].

Im primären Stadium einer infektiösen Arthritis gelingt es über eine medikamentöse Therapie, Gaben von Indomedazin (s. S. 108) und einer Gelenkentlastung mittels einer Äquilibrierungsschiene, die die Infraokklusion im Seitenzahngebiet ausgleicht. Im sekundären Stadium, nach Abklingen der Beschwerden, sollten bei bestehenden funktionellen Einschränkungen physiotherapeutische Maßnahmen helfen, den Primärzustand wiederherzustellen (s. S. 166 ff.).

Arthritis infectiosa

Die Infektion des Kiefergelenks kann, wie oben ausgeführt, traumatisch oder auf dem Blutweg erfolgen. Sie ist insgesamt sehr selten anzutreffen und liegt im Häufigkeitsbereich von wenigen Promillen der Kiefergelenkerkrankungen. Trotzdem ist bei Kiefergelenkschmerzen immer auch an eine infektiöse Arthritis zu denken, besonders wenn im Umfeld des Kiefergelenks Infektionen z. B. der pterygomandibulären Logen vorgelegen haben. Im allgemeinen ist nur *ein* Kiefergelenk betroffen [38]. Eine Trennung zwischen aseptischer und septischer Arthritis ist klinisch schwierig, da die Symptomatik ähnlichen Charakter besitzt. Liegen Hinweise für ein vorangegangenes infektiöses Geschehen vor, ist eher die Diagnose infektiöse Arthritis zu stellen. Neben den Symptomen Druckempfindlichkeit, Schwellung, evtl. Rötung im Bereich des Kiefergelenks, fällt die Funktionseinschränkung bei Bewegung mit Zunahme der Beschwerden besonders auf. Die Limitation entwickelt sich innerhalb von Tagen schleichend und erreicht Werte unter 10 mm Schneidekantendistanz (SKD) [*Mahan* in 329, 376].

Die »schleichende« Limitation dient auch der differentialdiagnostischen Abgrenzung zur Gelenkblockade (closed lock) durch einen akut total nach anterior-medial verlagerten Discus articularis. In diesen Fällen tritt die Limitation plötzlich auf und erreicht Werte um 18–22 mm SKD. Außerdem werden vom Patienten anamnestisch meist knackende Gelenkgeräusche angegeben [74–76].

Bei einer infektiösen Arthritis kann im hoch akuten Stadium Fieber auftreten, und der Patient fühlt sich schwach und krank. Außerdem kann durch Exsudat innerhalb der Gelenkspalten eine Distraktion eintreten. Der Patient hat das Gefühl, seine Seitenzähne auf der betroffenen Seite nicht mehr in Kontakt bringen zu können, oder dies bereitet ihm Kiefergelenkschmerzen [376].

Differentialdiagnostisch ist diese Infraokklusion zum seitlich offenen Biß durch eine posteriore Diskusverlagerung in statischer Okklusion abzugrenzen, dieser tritt plötzlich, besonders am Morgen oder nach Traumen auf, während bei infektiöser Arthritis ein schleichender Verlauf zu beobachten ist [209].

Die infektiöse Arthritis führt zu einer Destruktion des Diskus und des Knorpels sowie zu Veränderungen im Kapselapparat (Vaskulitis, Synovitis). So sind Fibrosierungen, Kapselschrumpfungen bis hin zur schweren Knochendestruktion (Osteoporose) und Ankylose zu beobachten [*Mahan* in 329]. Die Diagnose Arthritis infectiosa und ihre verschiedenen Formen, wie postinfektiöse, psoriatrische, traumatische Arthritis urica und Pyrophosphat-Synovitis (Ablagerung von Pyrophosphatkristallen in der Kapsel und der Synovialflüssigkeit), kann nur durch internistische Abklärung erfolgen, z. B. Blutbild, Synovialpunktur [376].

Die Therapie der Arthritis infectiosa wird somit auch nur in konsiliarischer Abstimmung erfolgen, z. B. durch Antibiotika oder Tetrazykline.

Von zahnärztlicher Seite sollte bei Verdacht auf eine infektiöse Arthritis eine Immobilisierung in der akuten Schmerzphase in Erwägung gezogen werden. Bei Abnahme der Schmerzsymptomatik (ca. 8–14 Tage) ist in jedem Fall die Verschnürung aufzuheben und mit leichten Bewegungsübungen zu beginnen, um einer fibrösen oder knöchernen Ankylose vorzubeugen [*Clark* in 42].

Besteht eine Infraokklusion durch ein Gelenkexsudat, wenn keine Punktion indiziert ist, sollte eine Entlastungsschiene (Äquilibrierungsschiene) im Unterkiefer eingegliedert werden. Diese Entlastungsschiene wird nach einem habituellen Registrat in der bestehenden Unterkieferposition hergestellt. Eine weitere Distraktion im Artikulator ist nicht empfehlenswert, da durch eine Zugbelastung auf die Kapsel, besonders wenn die Kapsel in das Krankheitsgeschehen eingebunden ist, das Beschwerdebild noch verstärkt wird.

Die Entlastungsschiene wird dauernd getragen und in regelmäßigen Kontrollen (8–14 Tagen) auf eintretende Veränderungen nachgeschliffen. Treten keine wesentlichen destruktiven Veränderungen ein, kann nach Abklingen der Erkrankung die Aufbißschiene abgesetzt werden. Die frühere okklusale Beziehung bleibt in diesen Fällen erhalten. Treten aber Umbauvorgänge im Gelenk ein, die die frühere okklusale Beziehung verändert, müssen definitive okklusale Korrekturen in Erwägung gezogen werden.

Arthritis rheumatica

Die rheumatische Arthritis zählt zu den systemischen Erkrankungen der Gelenke. Sie kann aber auch nur auf das Kiefergelenk beschränkt sein [42, 43]. Es handelt sich dabei um eine chronische Entzündung der Gelenke, der kapsulären Strukturen und des Bindegewebes [376]. Die Erkrankung verläuft meist schleichend und führt zu einer Destruktion von Knorpel, Knochen und anderen kollagenen Strukturen.

Die Häufigkeit der Erkrankung wird auf 0,5–1% geschätzt, wobei Frauen häufiger betroffen sind als Männer und in den mittleren Altersklassen ein Häufigkeitsgipfel nachzuweisen ist [376, 42, 52].

Als Ursachen für eine rheumatische Arthritis werden genetische, immunologische und mikrobielle Ursachen diskutiert. Die genaue Ursache ist bisher aber noch unbekannt. Angenommen wird, daß es sich um einen Autoimmunprozeß handelt, bei welchem durch eine Entzündung freiwerdende Gewebskomponenten als Fremdkörper angesehen werden und vermehrt Immunglobulin freigesetzt wird. Dieser Prozeß unterhält sich selbst und führt durch die Wirkungsweise des Interleukin 1 zur Zerstörung der Gelenkstrukturen [52].

Der Prozeß beginnt, im Gegensatz zur Osteoarthrose (s. S. 51), an der Peripherie des Gelenks mit einer Synovitis mit zellulärer Infiltration in tiefere Schichten, wobei besonders Monozyten und Plasmazellen nachzuweisen sind. Diese Infiltration bewirkt eine Exsudation in den Gelenkräumen mit einem hohen Anteil von Leukozyten, Proteinen und lysosomalen Enzymen [375, 376]. Das chronisch entzündete granulomatöse Gewebe beginnt von den Rändern her zu wachsen und zerstört die Gelenkoberfläche von peripher nach zentral. Dabei wird die Gelenkoberfläche und der Diskus mit einem Pannus (gefäßhaltiges Granulationsgewebe = Vaskularisation) überdeckt. Gleichzeitig wird der subchondrale Knochen von der Oberfläche her zerstört, wodurch Usuren und Zysten entstehen (Abb. 30). Dieser Prozeß kann soweit voranschreiten, daß die Gelenkfläche und der Gelenkkopf zerstört werden, wodurch der Gelenkkopf verkürzt wird und ein frontal-offener Biß auftreten kann [*Mahan* in 329] (Abb. 31).

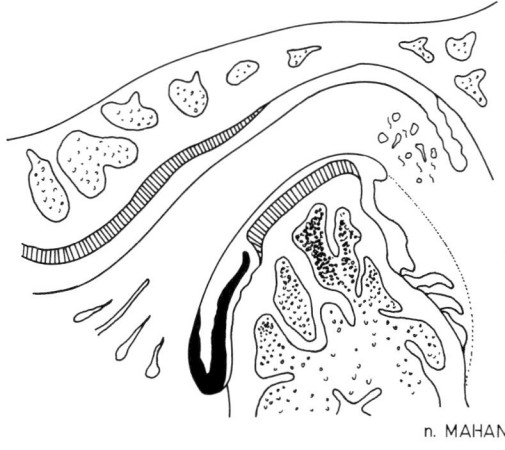

Abb. 30   Schematische Darstellung struktureller Veränderungen am Kiefergelenk bei Bestehen einer Polyarthritis in Anlehnung an *Mahan* [in 325]. Die destruierenden Prozesse laufen von peripher nach zentral (s. Text)

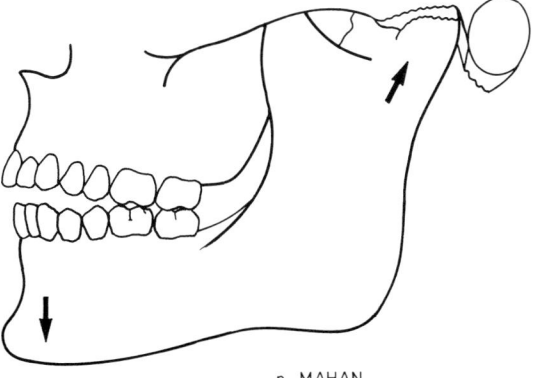

Abb. 31   Durch einen polyarthritischen Prozeß kann es zu einem vollständigen Verlust des Kondylus kommen, wodurch die vertikale Abstützung im Kiefergelenk verlorengeht und sich durch die Rotation des Unterkiefers um die Molaren ein frontal-offener Biß einstellt [*Mahan* in 325]

Im Verlauf dieser Gelenkzerstörung werden Fibrozyten freigesetzt, die zur Fibrosierung der Gelenkflächen beitragen und eine fibröse Ankylose bewirken können.

Als Symptome einer rheumatischen Arthritis fallen besonders auf und nehmen während der Erkrankung zu: Gelenkschmerzen, Palpationsempfindlichkeit des Gelenks, Einschränkung der Beweglichkeit (beim Kiefergelenk schleichende Limitation von 40 bis auf 10 mm und weniger SKD), Krepitationsgeräusche (im Anfangsstadium quietschend, später reibend). Muskelschwäche, Muskelhypotrophie und Muskelschmerzen sind während der Erkrankung zu beobachten, stehen aber nicht im Vordergrund des Geschehens. Im Röntgenbild des Kiefergelenks fallen besonders erosive Veränderungen im Randbereich und am Tuberculum articulare auf. Auch ein Restgelenkkopf kann auf eine rheumatoidale Veränderung hinweisen (Abb. 32). Allgemein kann aber bei Vorliegen einer strukturellen Veränderung im Kiefergelenkbereich nicht die Diagnose »rheumatische Arthritis« gestellt werden, da auch bei der Osteoarthrose und nach einer Arthritis Strukturveränderungen beobachtet werden können. Nur bei Nachweis eines Rheumafaktors und wenn mehrere Gelenke des Körpers betroffen sind, kann die Diagnose eindeutig gestellt werden [52]. Einschränkend muß aber gesagt werden, daß beim solitären Befall des Kiefergelenks der Nachweis von Rheumafaktoren sehr schwierig und aufwendig ist.

a

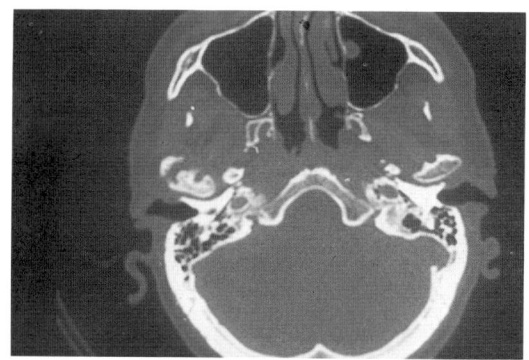

b

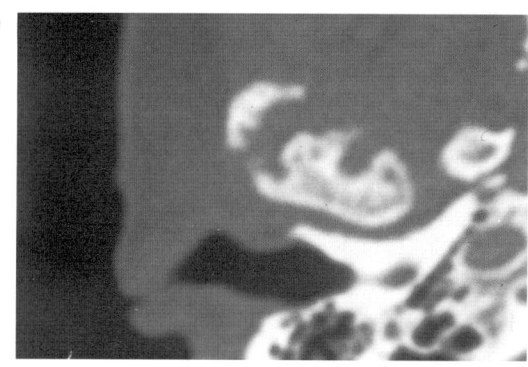

Abb. 32 a u. b   Beispielhafte Darstellung der Veränderung bei einer nachgewiesenen primär chronischen Polyarthritis des linken Gelenks durch computertomographische Aufnahmen

Die Behandlung der rheumatischen Arthritis sollte nur in konsiliarischer Zusammenarbeit erfolgen. Dabei steht die systematische Therapie mit Analgetika (Salycilaten), Antiphlogistika (Voltaren) und Antirheumatika (Diclofenac) (s. medikamentöse Therapie S. 188) zur Verbesserung des Allgemein- und Gelenkzustandes im Vordergrund [11], von zahnärztlicher Seite: Herabsetzen der Gelenkbelastung (weiche Nahrung, keine maximalen Unterkieferbewegungen), Entlasten der Kiefergelenke durch Eingliederung einer Distraktionsschiene mit gelenkentlastender Wirkung von ca. 0,6–0,9 mm Distraktion. Im akuten Schmerzstadium ist eine gewisse Ruhigstellung über die Entlastungsschiene angezeigt, im chronischen Stadium sollten leichte Bewegungsübungen durchgeführt werden, um einer Bewegungseinschränkung durch Fibrosierungen vorzubeugen. Daher kann der Mund mehrmals täglich bis zu einer SKD von 35 mm geöffnet werden. Dabei dürfen Spannungen, aber keine Schmerzen entstehen. Liegt eine Limitation vor, sollte die Mundöffnung durch die Bewegungsübungen langsam gesteigert werden. Gelingt dies nicht, ist eine manuelle Mobilisierung (s. S. 170) angezeigt. Neben dieser entlastenden Maßnahme sind sowohl im akuten als auch im chronischen Stadium physikalische Maßnahmen wie Wärme, Kurzwelle u.a. indiziert [162].

In schweren Fällen muß auch die intraartikuläre Injektion von Hydrocortison in Erwägung gezogen werden. Dies sollte aber immer in Absprache mit dem Internisten oder Rheumatologen erfolgen. In neuerer Zeit wird die Verabreichung von Ox-Indolen (CP 66.248) diskutiert, die die Wirkung von Interleukin 1 hemmen, die Synthese von Prostaglandinen und Leukotrinen, einer an der Entzündung beteiligten Gruppe von Gewebshormonen, herabsetzen und damit den Verlauf der rheumatischen Arthritis stoppen soll. Über allgemeine klinische Erfahrungen liegen noch keine Berichte vor [42].

Im chronischen Stadium bzw. nach Abklingen einer rheumatischen Kiefergelenkerkrankung sollten auf jeden Fall definitive zahnärztliche Maßnahmen eingeleitet werden (Einschleiftherapie zur Beseitigung eines eingetretenen offenen Bisses und von okklusalen Störungen, rekonstruktive prothetische Maßnahmen bei desolaten Gebißzuständen und im Lückengebiß), um stabile okklusale Beziehungen zu schaffen, die weiteren destruktiven Prozessen vorbeugen.

Osteoarthrose (Arthrose)

Die Osteoarthrose nimmt im Kiefergelenk mit dem Alter an Häufigkeit zu, wobei dies vom Geschlecht unabhängig ist [*Carlsson* in 376]. Untersuchungen von *Öberg* [273] zeigen allerdings eine größere Häufigkeit der Osteoarthrose bei Frauen. Häufigstes klinisches Anzeichen einer Osteoarthrose ist die Krepitation in den Gelenken und der röntgenologische Nachweis von Strukturveränderungen (Sklerosierung) [52]. Als hauptsächlicher ätiologischer Faktor für die Arthrose im Kiefergelenk wird eine erhöhte mechanische Belastung angesehen [376]. Dabei werden besonders beim Kauen die lateralen Gelenkanteile einer hohen Belastung ausgesetzt [258, 150]. Hinzu kommen Überlastungen durch muskuläre Hyperaktivität (Bruxismus) und durch Stützzonenverlust im Molarenbereich [337].

Durch diese erhöhte Druckbelastung werden sowohl der Knorpel als auch die subchondralen Knochenanteile beeinflußt. Erstes Zeichen ist eine Fibrilation, wodurch der Knorpel seine glatte, glänzende Oberfläche verliert [*Carlsson* in 376]. Anschließend kommt es zum Abbau von Proteoglykanen und Glycosaminoglykanen. Eine Schädigung der Chondrozyten mit freigesetzten Lysosomen (Interleukin 1), die die Proteoglykane abbauen und dadurch die Widerstandskraft des Knorpels weiter schwächen, tritt ein, bis die Knorpelbedeckung vollständig verlorengeht. Das freigesetzte Knorpelmaterial ruft eine Synovitis (abakterielle Entzündung) hervor, die zur Fibrose mit Kapselbeteiligung führt. Die freiliegenden subchondralen Knochenanteile werden nun in gleicher Weise überlastet, was zu Deformation, Destruktion und Erosion führt.

Von den Rändern des Gelenks laufen Adaptationsprozesse mit einem überschießenden Knochen- und Knorpelwachstum ab, die das Gelenk umformen (Remodelling) [71]. Im allgemeinen werden diese überschießenden Wachstumserscheinungen als Osteophyten bezeichnet [52], die solitär vorkommen können und so mechanisch die Gelenkbewegung blockieren. Im Kiefergelenk sind diese Osteophyten als Randzacken zu erkennen, die eine Umformung des arthrotischen Gelenks in ein reines Gleitgelenk bewirken (Abb. 33) [*Mahan* in 329].

Die Kiefergelenkarthrose, auch deformierende Arthrose, Osteoarthrose oder Arthropathia deformans, ist somit zu den Belastungserkrankungen (s. S. 57) zu rechnen und auf Fehlbelastungen zwischen den artikulierenden Flächen zurückzuführen. Für eine Arthrose ist charakteristisch, daß es zu einem fortlaufenden Knorpelabbau bis hin zum subchondralen Knochen kommt. So sind zentral am Belastungspunkt Einbrüche, Erosionen, Sklerosierungen bis in die Spongiosa nachzuweisen (Abb. 34). Im Verlauf der Erkrankung ist von der Peripherie ein proliferatives Knochen- und Knorpelwachstum zu beobachten, was in einer typischen Randzackenbildung im Röntgenbild zu erkennen ist (Abb. 35) [*Mahan* in 329, 340, 341].

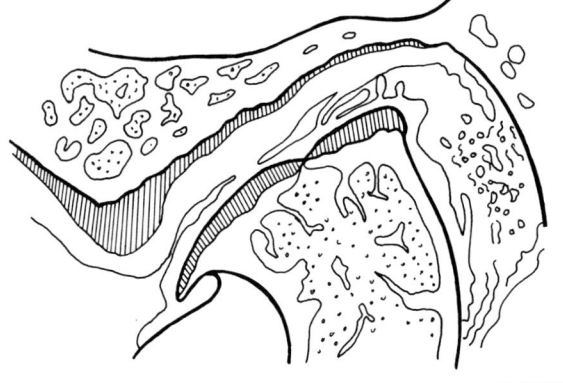

n. MAHAN

Abb. 33   Schematische Darstellung einer osteoarthrotischen Veränderung des Gelenkkopfes im Endstadium in Anlehung an *Mahan* [in 325]. Die Osteoarthrose beginnt im Zentrum der anterioren Gelenkfläche und wird durch ein peripheres Remodelling mit anteriorer Lippenbildung abgeschlossen (Arthropathia deformans)

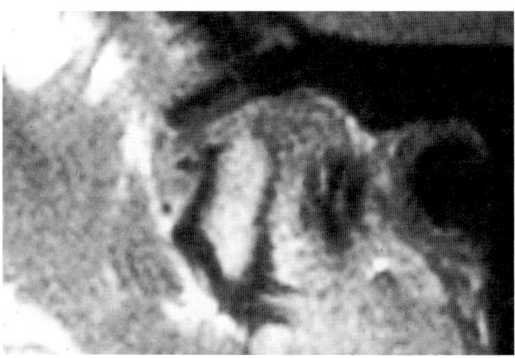

Abb. 34   Zeigt eine beginnende Osteoarthrose im linken Kiefergelenk. Die kernspintomographische Aufnahme zeigt erosive Veränderungen an der anterioren Gelenkfläche mit Auflösung der Kompakta

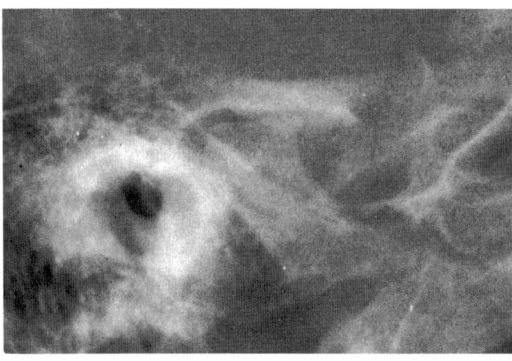

Abb. 35   Röntgenologische Darstellung einer Arthropathia deformans im rechten Kiefergelenk bei einer 56jährigen Patientin. Man erkennt die anteriore Randzackenbildung

Die deformierende Arthrose verläuft in drei Stadien, die sich differentialdiagnostisch unterscheiden.

1. Stadium (Frühstadium, latentes Stadium)

Das erste Stadium ist das der aseptischen Nekrose innerhalb des Knorpels und der Gelenkkapsel. Durch den ständigen Abschliff von Knorpel kommt es innerhalb der Kapsel zu einer Übersättigung, wodurch der Austausch von frisch gebildeter Synovia nicht mehr funktioniert und die normale Ernährungsfunktion im Gelenk unterbunden wird. Dadurch kommt es zur aseptischen Arthritis mit einem weiteren Anstieg von Abbauprodukten, zu-

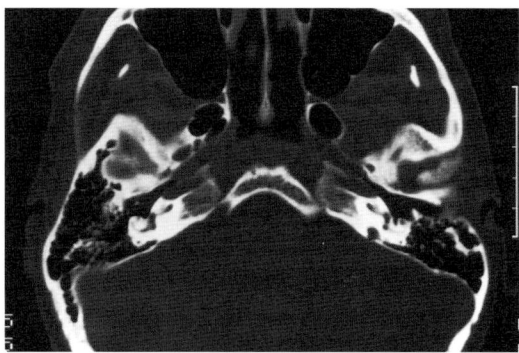

Abb. 36   Beginnende Osteoarthrose im
rechten Kiefergelenk, lateraler Pol bei
einer 36jährigen Patientin

mal durch die Hyaluronidase, die nun verstärkt produziert wird, eine Übersäuerung im
Gelenk eintritt. In diesem Stadium kann es durch auswandernde Fibrozyten zwischen den
artikulierenden Gelenkflächen zu Verklebungen (Fibrosierungen) kommen. Dieses Stadium der Arthrose kann jahrelang ohne Schmerzen vorliegen, solange nur die nervenfreien
artikulierenden Flächen betroffen sind [52]. Häufigstes Symptom ist die Krepitation und
das Gefühl, eingerostet zu sein, besonders am Morgen, was sich im Laufe des Tages verliert. Im Röntgenbild fällt eine Verminderung der Gelenkspaltbreite und eine Aufhellung
im Bereich der anterioren Gelenkfläche mit Kortikalisausdünnung bzw. -auflösung auf
(Abb. 36).

2.   Stadium (aktives Stadium, Schmerzstadium)
Durch weitere Exazerbation des degenerativen Krankheitsgeschehens kommt es zur
Sklerose der artikulierenden Flächen mit Eröffnung der Spongiosa, Auflösung des Discus
articularis und Überspringen des aseptisch-nekrotischen Prozesses auf den Kapselapparat
und die bindegewebigen Strukturen [52]. Es treten stechende Schmerzen, Bewegungs-,
Kapsel- und Belastungsschmerzen besonders morgens und beim Kauen auf, die mit fort-
schreitender Erkrankung unerträglichen werden können [*Mahan* in 329]! Außerdem sind
starke krepitative Geräusche, Bewegungseinschränkung (teils arthrogene, teils muskuläre
Limitation (Splinting)), Muskelhartspann und hohe intra- und präaurikuläre Druckschmerzhaftigkeit zu beobachten. Die Limitation liegt unter 20 mm SKD!
Nach *Carlsson* [in 376] und *Mahan* [in 329] kann dieses Stadium bis drei Jahre andauern, es
ist relativ therapieresistent (siehe unten).

3.   Stadium (Spätstadium, regeneratives Stadium)
In dieser Periode der Erkrankung treten regenerative Prozesse (Remodelling), die von den
Rändern des Gelenks her beginnen, mit überschießendem Knorpel- und Knochenwachs-
tum in den Vordergrund. Die Schmerzen nehmen langsam ab, und ein relativ normaler
Bewegungsablauf stellt sich im Gelenk ein. Hierbei überwiegt die Translationskomponen-
te gegenüber der Rotation im Bewegungsablauf. Auffallend ist nach *Mahan* [in 329], daß
im Gegensatz zu anderen Erkrankungen, die mit einem vertikalen Höhenabbau im Kiefergelenk verbunden sind, sich bei der degenerativen Arthrose keine wesentlichen okklusalen
Verschiebungen wie Vorkontakte im Molarenbereich, offener Biß u.a. zu beobachten sind
und eine recht ausgeglichene okklusale Beziehung bestehenbleibt. Dies mag darin begründet sein, daß auch für dieses Stadium der Erkrankung ein Zeitraum von 1–5 Jahren angegeben wird, was für einen schleichenden Verlauf und eine anpassungsfähige Periode
spricht.

Trotzdem muß bei einer deformierenden Arthrose und einem vollständigen Gebiß aufgrund des vertikalen Abbaus mit okklusalen Veränderungen, vorzeitigen Molarenkontakten, Entstehung eines sekundären offenen Bisses und nach *Thielemann* [354] mit der Entstehung einer lückigen Protrusion der Oberkieferfrontzähne gerechnet werden. Letztere entstehen durch eine Überlastung der oberen Frontzähne in horizontaler Richtung, weil über die Muskulatur durch eine protrusive Abstützung des Unterkiefers das Kiefergelenk zu entlasten versucht wird.

In gleicher Weise könnte die anteriore Lippenbildung im Kiefergelenk als Kompensationsmechanismus angesehen werden, da durch muskuläre Aktivität des M. pterygoideus lateralis versucht wird, das Gelenk aus der Schmerzzone herauszuziehen und die artikulierenden Flächen zu entlasten. Hierfür spricht im histologischen Schnitt, daß sich die knöchernen Randzacken hauptsächlich im Ansatzgebiet dieses Muskels bilden.

Negative Auswirkungen einer deformierenden Arthrose sind das Entstehen von Osteophyten, Chondrophyten (Osteochondrosis dissecans (Gelenkmäuse)) und freier verknöcherter Gelenkkörper sowie ankylotischer Prozesse, die einer Ausheilung degenerativer Prozesse entgegenstehen und die schmerzhafte Situation im wesentlichen aufrechterhalten (52, 376, 150).

Die Therapie einer deformierenden Arthrose kann unter funktionstherapeutischen Aspekten gesehen werden, da die Gelenkentlastung einen entscheidenden Aspekt in der Beherrschung des Krankheitsbildes darstellt. Deshalb muß auch vor einer Einschleiftherapie, wenn es sich um vorzeitige Kontakte im Molarenbereich handelt und der Verdacht auf eine deformierende Arthrose besteht, eindringlich gewarnt werden. Werden diese Kontakte entfernt, wird die Gelenkbelastung erhöht und das Krankheitsbild wird unterhalten, wenn nicht sogar drastisch verstärkt!

Das Gelenk sollte mit einer Unterkiefer-Entlastungsschiene (Distraktionsschiene) behandelt werden. Die Größe der zu erreichenden Entlastung sollte sich unabhängig vom Stadium der Erkrankung zwischen 0,6 und 1,2 mm Distraktion bewegen (s. Entlastungsschiene, S. 238). Größere Werte sind nicht erfolgversprechend, da eine zu hohe Zugbelastung auf den Kapselapparat wirkt und reflektorisch muskulär einer Gelenkentlastung entgegengearbeitet wird. Auch können, besonders im zweiten Stadium, durch das Vorliegen einer Kapsulitis Kapselschmerzen auftreten, die subjektiv das Beschwerdebild verstärken und vom Patienten als Fehltherapie eingeschätzt werden, was den weiteren Behandlungserfolg in Frage stellen kann.

Die Schiene muß 24 Stunden getragen und darf auch beim Kauen nicht abgelegt werden. Auch ist es während des Behandlungs- bzw. Erkrankungszeitraumes notwendig, dem Patienten eine Umstellung auf weiche Kost zu empfehlen. Demgegenüber ist eine vollständige Ruhigstellung in allen drei Stadien der Erkrankung nicht ratsam, da anfänglich die Gefahr der Fibrosierung und später die der Ankylose besteht. Leichte Bewegungsübungen, die mit einer Gelenkentlastung verbunden sind, sollten immer empfohlen werden (s. S. 168).

Neben diesen gelenkentlastenden Therapiemaßnahmen stehen für die Behandlung von deformierenden Arthrosen entsprechende Maßnahmen zur Verfügung:

Stadium 1:
Die Gelenkentlastung steht im Vordergrund, damit die Erkrankung nicht weiter fortschreitet. Daneben sollen regenerative Prozesse gefördert werden, wofür physiotherapeuti-

sche Möglichkeiten wie Wärmetherapie, Elektrotherapie (Kurzwelle, Lasertherapie) und Bewegungstherapie genutzt werden (s. S. 155 ff.) [150].

Stadium 2:
Die Schmerzbekämpfung mit Analgetika und Antiphlogistika ist die wichtigste Aufgabe. Daneben steht die Gelenkentlastung, um den destruktiven Prozeß zu stoppen und in einen regenerativen Prozeß umzuwandeln im Blickpunkt der Therapie. Gerade in diesem Stadium kann die Eingliederung einer Entlastungsschiene das Krankheitsbild verstärken, darauf ist der Patient hinzuweisen! Weiche Kost, Vermeidung von hohen Gelenkbelastungen (Sprache, Kauen, Singen usw.) sind zu empfehlen. Gelenkbelastende Schlaflagen sind zu vermeiden. Auf chinesische Schlafkissen oder den Spruch »Schlafe auf den Schläfen, nicht auf dem Unterkiefer (Kiefergelenke)« [327], ist hinzuweisen. Daneben kann über gelenkentlastende Bewegungsübungen erreicht werden, daß die bestehende Gelenkbewegung aufrechterhalten und ein Remodelling eingeleitet wird [162]. Um ein Remodelling zu unterstützen, können medikamentöse, physiotherapeutische und physikalische Therapiemaßnahmen herangezogen werden. Es gilt der Grundsatz im zweiten Stadium der degenerativen Arthrose: »Schieße mit allen Mitteln, um dieses Stadium zu überwinden und in das regenerative Stadium zu gelangen«.

Als medikamentöse Mittel sollten Analgetika, Antiphlogistika und Arthrosepräparate in Absprache mit dem Internisten bzw. Hausarzt verordnet werden. Physiotherapeutische Maßnahmen (Thermotherapie, Lasertherapie, Midlaser mit der größeren Tiefenwirkung [150], Kurzwelle und Ultraschall (mit Einschränkung)), gelenkentlastende Bewegungstherapie und muskelentspannende manuelle Therapie (Massagen) sind, wenn sie das Beschwerdebild nicht verschlechtern, zu empfehlen. Es gilt auch hier für den Patienten der Grundsatz, »Tue, was Dir gut tut und was eine Regeneration unterstützt, tue dies, so oft Du willst und kannst«.

Stadium 3:
Im dritten Stadium der Erkrankung, das im deutschen Sprachraum als Arthropathia deformans bezeichnet wird, steht die Gelenkentlastung und die Unterstützung der Regeneration im Mittelpunkt. Hinzu kommen Bewegungsübungen, um ein normales Bewegungsmuster herzustellen und Fibrosierungen zu vermeiden. Da diese Phase der Erkrankung lange dauern kann, sollte auch an eine frühzeitige definitive prothetische Versorgung gedacht werden. Diese muß aber eine okklusale Nachadjustierung bei Veränderungen in der Kontaktbeziehung ermöglichen. So sollte ein festsitzender prothetischer Ersatz nur provisorisch eingegliedert werden. Die Versorgung mit Keramikkauflächen (seltener Kunststoffkauflächen, bei Laborprovisorien aber möglich) ist empfehlenswert, um durch Nachbrennen die Kauflächen an eine notwendig werdende Gelenkentlastung anpassen zu können.

Auf traumatische Kiefergelenkveränderungen, wie Kollumfraktur, Weichteilverletzungen, soll in diesem Lehrbuch nicht eingegangen werden. Es sei auf die einschlägige kieferchirurgische Literatur hingewiesen.

1.5.2 Arthropathien (sekundär)

Sekundäre Arthropathien sind auf funktionelle Ursachen in anderen Organabschnitten des kraniomandibulären Systems zurückzuführen und wirken sich in pathologischen Veränderungen im Kiefergelenk aus. Ursächlich kommen Änderungen in der Zahnreihenbeziehung (Okklusion), ihrem funktionellen Zusammenspiel und in der Muskelfunktion in Betracht (Abb. 37). Aus diesem Grunde hat es sich als sinnvoll erwiesen, funktionelle Kiefergelenkerkrankungen in *Belastungs-* und/oder *Stellungsänderungen* zu unterteilen.

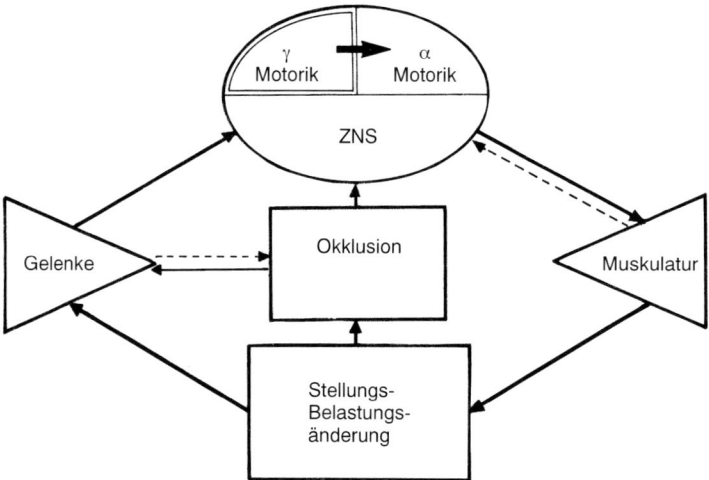

Abb. 37   Veränderungen in der okklusalen Beziehung und der Stellung bzw. Belastung der Kiefergelenke bewirken über die Alphamotorik eine Veränderung des Aktivitätszustandes der Kaumuskulatur und somit Stellungs- und Belastungsänderungen für die Zähne und die Kiefergelenke

Belastungs- und/oder Stellungsänderungen im Kiefergelenk führen zu einer Gewebereaktion, die regenerativen oder degenerativen Charakter haben kann. Eine degenerative Veränderung führt in der Folge zu Strukturveränderungen. Differentialdiagnostisch und pathophysiologisch ist bei strukturellen Veränderungen im Kiefergelenk nicht eindeutig zu entscheiden, ob es sich um eine primäre oder sekundäre Erkrankung handelt, da, wie oben dargestellt, primäre Kiefergelenkerkrankungen mit Strukturumwandlungen einhergehen. Somit ist das strukturell veränderte Kiefergelenk immer ein schwer geschädigtes Gelenk, das diagnostisch und therapeutisch hoher Aufmerksamkeit bedarf. Im Gegensatz zu den meisten Gelenken des menschlichen Körpers ist das Kiefergelenk durch den Discus articularis zweigeteilt, wodurch sich Änderungen in der Belastung und der Stellung des Kondylus zur Fossa glenoidalis auch auf den Discus articularis auswirken. Veränderungen in Stellung und Struktur des Diskus können im vierten Krankheitsbild, den Diskopathien zusammengefaßt werden.

Dysfunktionelle Erkrankungsformen des Kiefergelenks

- Belastungsänderungen,
- Stellungsänderungen,
- Strukturveränderungen,
- Diskopathien.

Diese vier Arten der Kiefergelenkerkrankungen haben teils gemeinsame, teils gegensätzliche Ursachen. Sie weisen die gleichen oder gegensätzliche Symptomatiken auf und können solitär oder in Kombination miteinander vorkommen (Abb. 29). Eine Einteilung der sekundären Kiefergelenkerkrankung in diese vier Hauptgruppen ist durch ihre unterschiedlichen Ursachen der »Schlüssel« für die Therapie. Nur wenn es gelingt, anhand der Symptome und Befunde die richtige Diagnose zu stellen, ist auch mit einer hohen Erfolgswahrscheinlichkeit in der Therapie zu rechnen.

1.5.2.1 Belastungsänderungen

Belastungsänderungen, die eine Kiefergelenkerkrankung bewirken, sind unphysiologische Druck- oder Zugkräfte, die durch die Funktion der Zahnreihen oder durch die Muskulatur auf die Gelenkstruktur wirken. Somit kann in Anlehnung an *Gerber* [116, 117, 119] in

• Kiefergelenkkompression und
• Kiefergelenkdistraktion

unterschieden werden (Abb. 38). Bei einer Kiefergelenk*kompression* sind die artikulierenden Strukturen belastet, die ligamentären Kapselstrukturen entlastet. Bei einer Kiefergelenk*distraktion* sind in entgegengesetzter Richtung die ligamentären Strukturen belastet. Daraus wird verständlich, daß auch die Symptome dieser Erkrankungsformen unterschiedlich sind.

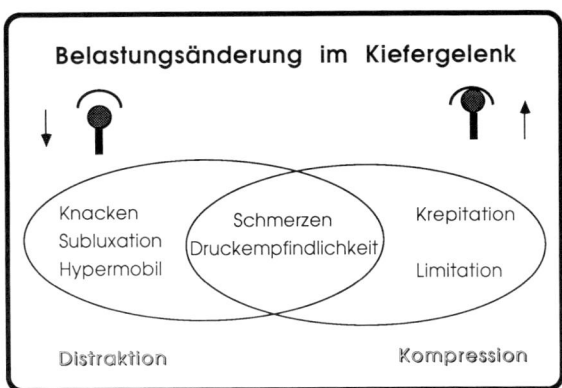

Abb. 38 Belastungsänderungen im Kiefergelenk, Distraktion und Kompression mit den für sie typischen Symptomen

Kiefergelenkkompression

Die Ursache einer Kiefergelenkkompression ist der Verlust der seitlichen Abstützung (Stützzonen), sei sie iatrogen verursacht oder erworben. Der Verlust der Seitenzahnabstützung kann durch verschiedene Mechanismen entstehen:

1. dem Zahnverlust,
2. der Seitenzahnabrasion,
3. in Infraokklusion stehende prothetische Versorgungen und
4. durch Intrusion der Seitenzähne.

Die unter 1. bis 3. genannten Ursachen sind in ihrer Wirkung auf die Kiefergelenke gleich zu bewerten. Immer dann, wenn die posteriore Abstützung verlorengeht, steigt bei Ein-

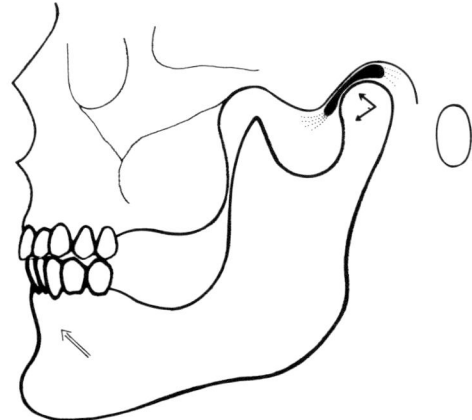

Abb. 39 Entstehung einer Kiefergelenkkompression durch den Verlust der Molaren und vorzeitigen Kontakten auf Retrusionsflächen

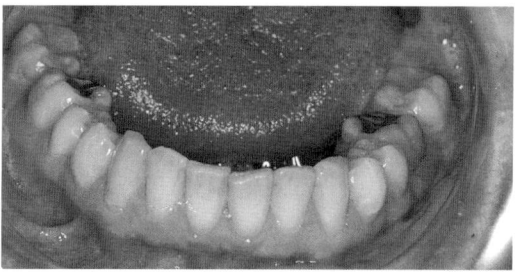

Abb. 40 Zeigt die Okklusionskurve des Unterkiefers mit starker sagittaler Stufe zwischen Front- und Seitenzahngebiet bei Vorliegen einer beidseitigen Kiefergelenkkompression. Diese ist mit hoher Wahrscheinlichkeit auf die Intrusion der Seitenzähne durch angegebene starke Preßphänomene zurückzuführen

nahme der statischen Okklusion die Druckbelastung für die Kiefergelenke (Abb. 39). Kommen parafunktionelle Knirsch- und Preßmechanismen hinzu, ist die traumatische Wirkung verständlich (siehe unten). Die unter 4. genannte Intrusion der Seitenzähne ist durch parafunktionelles Pressen zu erklären und bei Jugendlichen mit natürlichen kariesfreien Gebissen als mögliche Ursache für eine Kiefergelenkkompression anzusehen und konnte wiederholt beobachtet werden (Abb. 40). Für diese These spricht auch folgende Überlegung: »Wenn Zähne durch kieferorthopädische Maßnahmen intrudiert werden können, muß dies auch durch wiederholte langandauernde Preßmechanismen möglich sein!« Besonders wenn keine frontale Abstützung vorhanden ist, wie z. B. bei der Klasse II/2, fehlt die reflektorische Rückkopplung über die Frontzähne, wodurch die Seitenzähne höherer Belastung während der Parafunktion ausgesetzt sind und dadurch intrudiert werden. Auch ist in diesem Zusammenhang zu diskutieren, ob bei fehlendem Frontzahnkontakt während der Wachstumsphase und bei hoher Belastung der Seitenzähne diese in ihrem vertikalen Wachstum nicht behindert werden und damit hohe Druckbelastungen für die Kiefergelenke, die eine Kiefergelenkkompression bewirken können, resultieren.

Hohe Druckbelastungen auf das Kiefergelenk sind sowohl in habitueller Interkuspidation als auch bei exzentrischen Parafunktionen, Knirschen in Laterotrusion bei Disklusion der Seitenzähne, vorhanden.

Geht man nun davon aus, daß die habituelle Interkuspidation bei jedem Schlucken, ca. 1000mal pro Tag, eingenommen wird [134, 135] und/oder psychoemotionale Belastungen die Gesamtbelastung für die Kiefergelenke verstärken, so wird verständlich, daß eine fehlende seitliche Abstützung die Ursache für eine Kiefergelenkkompression ist.

Der seitlichen Abstützung in den vier Stützzonen kommt somit eine Gelenkschutzfunktion zu, denn bei Einnahme der habituellen Interkuspidation sollen die Kiefergelenke entlastet werden und keine Druckkräfte auf die artikulierenden Flächen wirken!

Wirken hohe Druckbelastungen in habitueller Okklusion, so führen sie zu Degenerationserscheinungen am Diskus bis hin zur Diskusperforation und an den artikulierenden Flächen des Kondylus und der Eminentia articularis (siehe oben).

Neben dieser höheren Belastung der Kiefergelenke in statischer Okklusion können sie auch in dynamischer Okklusion bei parafunktioneller Tätigkeit, z. B. Knirschen, unter hohe Druckbelastungen kommen. Beim Knirschen in protrusiver oder laterotrusiver Richtung, *Schulte* [319] spricht bei letzterem von der »exzentrischen« Parafunktion, treten hohe Druckkräfte in den Kiefergelenken auf. Werden unter Inzisalkanten- oder Eckzahnkontakt Parafunktionen ausgeführt, ohne daß Seitenzahnkontakte bestehen, wirkt posterior die ganze aufgewendete Muskelaktivität auf die artikulierenden Flächen des Kiefergelenks (Abb. 41). Da parafunktionelle Knirsch- und Preßphasen wiederholt von langer Dauer und erhöhter Intensität ablaufen [32, 36, 99, 102, 126, 214, 285, 319, 337 u.a.], ist es auch verständlich, daß Gewebeveränderungen im Kiefergelenk stattfinden müssen.

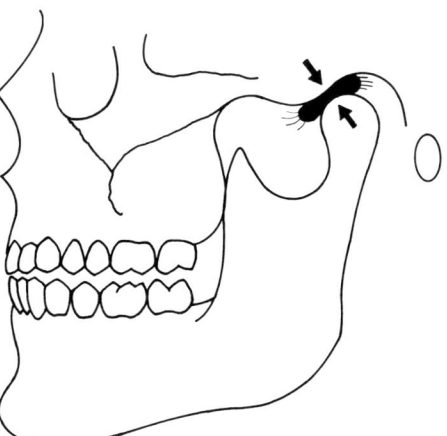

Abb. 41   Schematische Darstellung der Kraftentwicklung auf die artikulären Strukturen bei protrusivem Bruxismus mit Disklusion des Seitenzahngebietes

Seitenzahnkontakte in exzentrischer Stellung unter maximaler Belastung des Systems (eingeschlossen die natürliche Intrusion der Zähne, die Verwindung der Mandibula und die Ausschöpfung der Gelenkresilienz) kommt somit eine Kiefergelenkschutzfunktion zu. Solche laterotrusiven oder/und mediotrusiven Kontakte im Seitenzahngebiet dürfen deshalb nicht vorschnell entfernt werden (s. Einschleifen, S. 244)!

Durch eine hohe Druckbelastung im Kiefergelenk tritt eine verminderte oder unterbrochene Ernährung des Knorpels, der Gelenkflächen und des Discus articularis ein. Die Folgen hiervon sind Ausdünnungen des Diskus und der Knorpelbedeckung mit erosiven Veränderungen, Fibrosierungen bis hin zu Sklerosierung und damit zu strukturellen Gelenkumbauprozessen (s. Strukturveränderungen, S. 67) [375, 376].

Als Symptome einer Kiefergelenkkompression fällt eine schleichend einsetzende, im Primärstadium oft auch nur zeitweise auftretende Beeinträchtigung der Gelenkbewegung und Einschränkung der maximalen Mundöffnung auf. Die Mundöffnung geht bei Exazerbation der Erkrankung kontinuierlich zurück. Die Patienten haben das Gefühl der Steifheit im Gelenk. Die Translationsbewegungen im Gelenk sind verlangsamt, im späteren Stadium limitiert. Als auskultatorischer Befund treten reibende Gelenkgeräusche (Krepitation) besonders im fortgeschrittenen Stadium in Erscheinung. Die Krepitation kann von leise sandartig bis zu einem lauten harten Geräusch variieren! Letzteres tritt bei Kiefergelenkkompression mit Strukturveränderungen, Formveränderungen, *Hansson* [147, 148, 150] spricht von *»deviation in form«*, auf. (Quietschende krepitative Geräusche weisen mehr auf ein entzündliches Geschehen im Gelenk hin, s. S. 46!)

Im Initialstadium einer Kiefergelenkkompression werden keine Schmerzen im Kiefergelenkbereich angegeben. Erst im fortgeschrittenen Stadium mit Fibrosierungen und Sklerosierungen treten stechende Gelenkschmerzen bei Bewegung und unter Belastung wie Kauen oder Pressen auf (s. deformierende Arthrose, S. 51, 67).

Die Therapie einer Kiefergelenkkompression besteht in einer gezielten Gelenkentlastung (s. Distraktionsschiene, S. 198) und einer physiotherapeutischen Anregung zur Regeneration der veränderten Gewebe durch Wärme, Kurzwelle und Bewegungsübungen (s. S. 155).

Arthritis microtraumatica

Unter einer Arthritis microtraumatica versteht man eine abakterielle Entzündung des Kiefergelenks, die durch wiederholt hohe Belastungen, wie sie bei Pressen und Knirschen entstehen, hervorgerufen wird [208]. Durch diese wiederholt starken Belastungen der artikulierenden Gelenkanteile kommt es zu Umformungsvorgängen, die der Arthrose bzw. Osteoarthrose gleichzusetzen sind. Auch sind abakterielle Entzündungen der Synovia, der Kapsel und der Ligamente im Gelenk zu beobachten. Da die Pathophysiologie der Erkrankung der der Osteoarthrose entspricht, sei auf dieses Kapitel verwiesen (s. S. 51).

Kiefergelenkdistraktion (Hypermobilität der Kiefergelenke)

Die Kiefergelenkdistraktion ist ursächlich auf Hyperkontakte im Molarengebiet in statischer Okklusion und bei Unterkieferbewegungen zurückzuführen. Dadurch kommt es zu einer Entlastung der artikulierenden Flächen und einer Zugbelastung auf die ligamentären Strukturen. Erreichen diese Zugbelastungen Werte, die zu einer Dehnung der ligamentären Strukturen über 10% führen, ist mit einer dauernden Schädigung im Sinne einer Überdehnung zu rechnen [256]. Geht man von einer durchschnittlichen Länge z. B. des Ligamentum laterale von 17 mm aus, führt eine Dehnung des Bandes von über 1,7 mm zu dieser momentan nicht reversiblen Überdehnung. Wie Modellrechnungen von *Sörgel* [328] zeigen, können okklusale Fehler im Molarenbereich in der Größenordnung von 250 μm die Scharnierachse und damit das Kiefergelenk um 3,5 mm auslenken. Diese Auslenkung ist abhängig von der anatomischen Lagebeziehung der Okklusionsebene zum Kiefergelenk, der Höckerhöhe und Steilheit der Kompensationskurven. Somit könnte ein okklusaler Hyperkontakt von ca. 50 μm eine vertikale Auslenkung und Distraktion von 1 mm bewirken. Wenn diese Modellrechnungen auch nicht direkt auf das kraniomandibuläre System übertragbar sind, zeigen sie doch, daß okklusale Interferenzen sich stark auf das Kiefergelenk auswirken und eine Distraktion hervorrufen können.

Die Folge einer Distraktion ist, wie dargestellt, eine Überdehnung des Band- und Kapselsystems, was sich auf die Führung und damit auf die Mobilität auswirkt. Zeichen einer

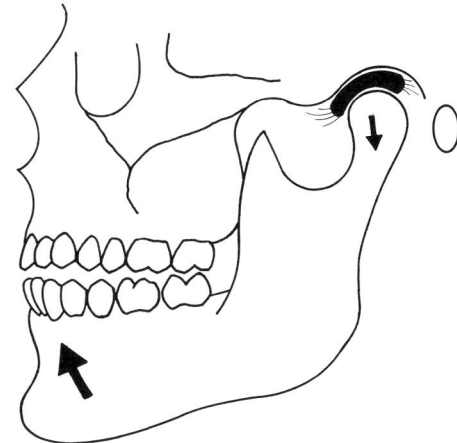

Abb. 42   Auswirkung vorzeitiger Kontakte im Molarengebiet, die zu einer Distraktion im Kiefergelenk führen. Das System versucht, gleichmäßigen Zahnkontakt herzustellen, wenn nicht die Zunge als okklusales Kissen ausgleichend eingesetzt wird

Kiefergelenkdistraktion sind somit Hypermobilität (maximale Mundöffnungsbewegungen über 45–50 mm) und weite laterale (über 14 mm) und protrusive (über 10–12 mm) Bewegungen.

Eine Folge der Kiefergelenkdistraktion ist, daß der Diskus in der Bewegung nicht mehr vom Kondylus zentriert wird, was zu diskoordinierten Bewegungsmustern beiträgt (Abb. 42, Bewegungsmuster, s. S. 139). Auch der transversale Bewegungsspielraum ist vergrößert und trägt so zu einer Zunahme des Bennett-Winkels und der Bennett-Bewegung (immediate side shift) bei. Außerdem tritt durch eine Kiefergelenkdistraktion häufig eine Kondylusluxation über das Tuberculum articulare hinaus ein (Kondylusluxation fixiert oder nicht fixiert). Vom Patienten werden ziehende Schmerzen oder Spannungsschmerzen im Gelenkbereich angegeben, die bei Einnahme der habituellen Interkuspidation (zentrischer Hyperkontakt) oder der parafunktionellen Position (exzentrischer Hyperkontakt) zunehmen können. Oft ist ein präaurikulärer Druckschmerz des Kiefergelenks vorhanden, Kapselschmerz!

Therapeutisches Ziel bei einer bestehenden Kiefergelenkdistraktion ist es, das Kiefergelenk zu zentrieren, entweder über ein anteriores Plateau oder eine Äquilibrierungsschiene (s. S. 191), und kausal Hyperkontakte in statischer oder dynamischer Okklusion zu entfernen (Einschleiftherapie, S. 244ff.).

Patienten, die an Hypermobilität und Kondylusluxation leiden, ist zu empfehlen, weite Mundöffnungen zu vermeiden und beim Gähnen die Mundöffnung durch Handunterstützung zu begrenzen. Das Kiefergelenk kann auch über einen Druck auf den Kieferwinkel in der Fossa stabilisiert werden, wodurch die Bewegung des Kondylus begrenzt wird. Zudem sollte der Patient nur kleinere Bisse zu sich nehmen. Als Zungenübung kann empfohlen werden, die Zunge an die Gaumenfalte zu führen und den Mund dabei mehrmals zu öffnen. Durch diese Übungen werden die Retraktoren aktiviert, und im Kiefergelenk wird mehr eine Rotationsbewegung ausgeführt [115, 318]. Diese Übung sollte 3mal täglich 20–30mal ausgeführt werden (s. Bewegungsübungen, S. 176f.).

Liegt der Verdacht auf eine anterior-mediale Diskusverlagerung vor, ist die Zungenbewegung kontraindiziert, da durch die Aktivierung der Retraktoren der Kondylus noch stär-

ker in die bilaminäre Zone verlagert wird und eine vollständige anterior-mediale Diskusverlagerung entstehen kann!

Die konservative Therapie bei Hypermobilität ist eine Langzeittherapie, da mit einem Erfolg erst nach ca. einem Jahr gerechnet werden kann [162]. Ist der Patient nicht gewillt,
die Therapiedauer mitzutragen, sind chirurgische Maßnahme in Erwägung zu ziehen.

In hartnäckigen Fällen, bei häufiger fixierter Kondylusluxation, ist auch eine chirurgische
Intervention, z. B. Kapselstraffung, Versteilerung des Tuberculum articulare u.ä., möglicherweise angezeigt.

1.5.2.2   Stellungsänderungen

Stellungsänderungen im Kiefergelenk können nach ventral, lateral und retral vorliegen,
bezogen auf die zentrische Kondylenposition.

Stellungsänderungen entstehen durch okklusale Zwangsführungen, seien sie iatrogen verursacht, durch Wanderungen, Kippungen und Elongationen von Zähnen, oder während
des Wachstums erworben.

Je nach Art der Verlagerung unterscheidet man:

• Ventralverlagerung,
• Lateralverlagerung,
• Retralverlagerung.

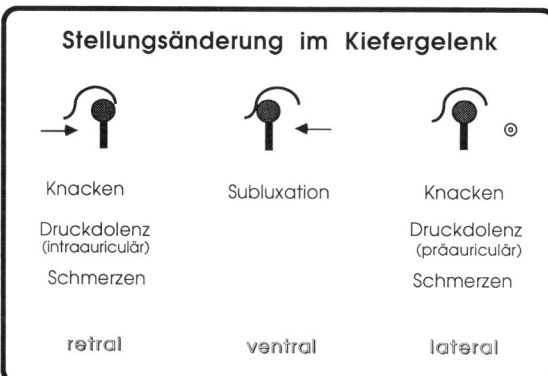

Abb. 43   Stellungsänderung
im Kiefergelenk nach retral,
ventral, lateral, mit den für sie
typischen Symptomen

Da durch die räumlich variable Veränderung der Stellung des Kondylus in der Fossa glenoidalis unterschiedliche Gewebe mehr oder weniger traumatisiert werden können, ist
auch das Beschwerde- und Befundbild bei den einzelnen Verlagerungsarten nicht gleich
(Abb. 43). Hinzu kommt, daß die funktionelle Beziehung zwischen beiden Gelenken dazu führt, daß sich eine Stellungsänderung in einem Gelenk immer auch auf das andere Gelenk auswirkt. Letztendlich kann durch den Einfluß der Kontaktbeziehung der Zähne die
Richtung der Verlagerung in beiden Gelenken variieren. So kann in einem Gelenk eine
Ventrallage, im anderen eine Retrallage angetroffen werden. Die komplexen Zusammenhänge gelten auch für die Therapie, denn es ist verständlich, daß eine Ventralverlagerung
anders therapiert werden muß als eine Retralverlagerung.

Ventralverlagerung

Die Ventralverlagerung des Kiefergelenks wird durch vorzeitige Kontakte auf »Retrusionsfacetten« verursacht, die den Unterkiefer und damit das Kiefergelenk in eine anteriore Stellung führen (Abb. 44). Diese Zwangsführung läuft entlang der artikulierenden Flächen (Kondylus-Diskus-Eminentia) [260]. Kommen keine anderen Effekte hinzu, wie Kiefergelenkkompression oder Distraktion, sind keine Gewebeschädigungen zu erwarten! Somit ist auch die Kiefergelenksymptomatik gering!

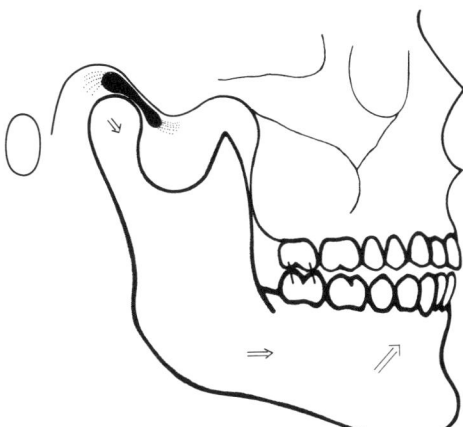

Abb. 44   Ventralverlagerung des Kiefergelenks durch vorzeitige Kontakte im Molarengebiet auf Retrusionsfacetten

Diese Fehlstellung des Kondylus hat aber reflektorisch durch die Information aus den Spannungs- und Druckrezeptoren im Band- und Kapselapparat des Gelenks zur Folge, daß neuromuskulär signalisiert wird: Fehlstellung im Kiefergelenk, höhere Muskelaktivität der Retraktoren. Da es der Muskulatur durch die okklusale Verschlüsselung nicht gelingt, die Kiefergelenke zu zentrieren, resultiert eine Hyperaktivität der Retraktoren mit allen Zeichen einer Myopathie. Somit stehen Muskelbeschwerden, besonders der Retraktion (Temporalis posterior, Digastricus posterior), im Vordergrund einer Ventralverlagerung. Klinisch ist eine große RKP-IKP-Differenz über 1 mm oft mit *lateralem* Gleiten ein Hinweis für diese Stellungsänderung. Kommen Belastungsänderungen zur Ventralverlagerung hinzu, können auch die Symptome einer Kiefergelenkdistraktion (s. S. 60) oder Kiefergelenkkompression (s. S. 57) eintreten.

Therapeutisch steht die Zentrierung der Kondylus-Diskus-Einheit in der Fossa articularis über ein anteriores Plateau (kurzfristig) oder über einer Äquilibrierungsschiene (langfristig) (s. S. 152) im Vordergrund. Das anteriore Plateau sollte bei akuter Ventralverlagerung, z. B. iatrogen verursacht, angewandt werden, um dann über Korrekturen der Okklusion, z. B. Einschleifen, Remontage, die Gelenke wieder zu zentrieren. Die Äquilibrierungsschiene kann sowohl bei akuten als auch bei chronischen Ventralverlagerungen eingesetzt werden. Auch hier müssen definitive Maßnahmen folgen, um die erzielte Gelenkposition zu fixieren.

Lateralverlagerungen

Die Lateralverlagerung der Kiefergelenke wird durch vorzeitige Kontakte auf Laterotrusions- oder Mediotrusionsfacetten (Abb. 45), die den Unterkiefer transversal verschieben, hervorgerufen [260]. Eine transversale Zwangsführung des Unterkiefers in habitueller In-

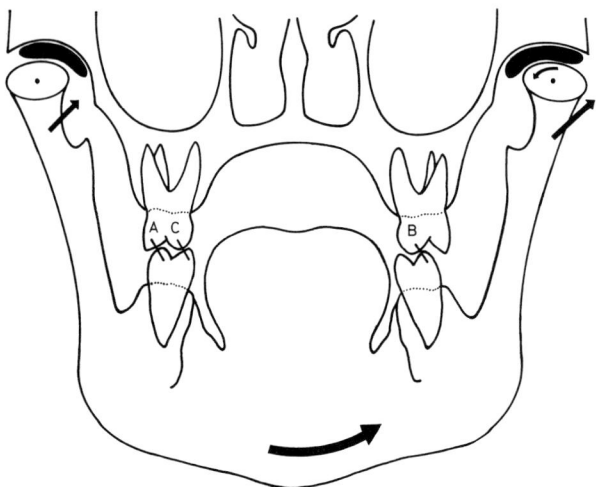

Abb. 45 Lateralverlagerung durch vorzeitige Kontakte auf Laterotrusions- oder Mediotrusionsflächen im Seitenzahngebiet. Durch Laterotrusionsfacetten wird der Unterkiefer zur Gegenseite, bei
vorzeitigen Kontakten auf Mediotrusionsflächen zur gleichen Seite verschoben

terkuspidation ist immer an eine Lateralverschiebung des einen und an eine Medialver-
schiebung des anderen Gelenkes gebunden. Sie tritt alleine und in Kombination zu anderen Stellungs- und Belastungsänderungen der Kiefergelenke auf [260].

Da die Symptomatik im lateral verlagerten Gelenk größer ist als die im medial versetzten,
bezieht man das Krankheitsbild auf das laterale Gelenk.

Durch eine transversale Verschiebung der Kiefergelenke werden die lateralen Gewebeabschnitte, Ligamentum laterale, Kapselbereiche und Diskusansatz überdehnt und damit
traumatisiert.

Die Patienten können über einen ziehenden Spannungsschmerz am lateralen Pol des Gelenks klagen, der sich bei Bewegung des Unterkiefers zur gleichen Seite noch verstärken
kann. Das Gelenk zeigt einen präaurikulären Druckschmerz, und es kann klinisch ein intermediäres ligamentäres Knacken bei Öffnungsbewegungen auftreten [209]. Dieses
Knacken kommt dadurch zustande, daß der laterale Pol bei Öffnungsbewegungen das Ligamentum laterale kreuzt, anreißt und damit zur Schwingung bringt. Dieses Schwingen
ergibt ein leicht knackendes Geräusch, wobei palpatorisch eine kurze Bewegung am lateralen Pol zu palpieren ist. Verschiebt man durch leichten manuellen Druck am Kieferwinkel das Gelenk nach medial, so ist das ligamentäre Knacken nicht mehr zu hören bzw. zu
fühlen. Da klinisch eine Lateralverlagerung oft nicht eindeutig zu verifizieren ist, besonders dann, wenn die Zwangsführungsflächen sich im Molarengebiet befinden, empfiehlt
es sich, eine instrumentelle Artikulatoranalyse durchzuführen. Durch sie kann das transversale Versetzen eindeutig bestimmt werden. Wird zu dieser Analyse ein Buhnograf
(DENAR), TMR-Gerät (Wip-Mix) oder MPI-Gerät (SAM) herangezogen, kann die
transversale Verlagerung auch metrisch erfaßt werden.

Zur Behandlung einer Lateralverlagerung ist in jedem Fall eine Äquilibrierungsschiene zu
empfehlen (s. S. 191), um neben der Zentrierung des Gelenkes in einer 4–8wöchigen Be-

handlungsphase eine Regeneration der lateralen Gelenkanteile zu erreichen. Definitive Maßnahmen, je nach Gebißzustand und Lückentopographie, schließen die Behandlung ab.

Retralverlagerung

Die Retralverlagerung des Kondylus wird verursacht durch vorzeitige Kontakte auf Protrusionsfacetten, die eine retrusive Zwangsführung der Mandibula in habituelle Interkuspidation darstellen [260].

Sowohl vorzeitige Kontakte im Molaren-, Prämolaren- als auch im Frontzahnbereich können eine Retrallage verursachen. Während bei vorzeitigen Kontakten im Molarenbereich eher eine distraktive Komponente vorhanden ist (Abb. 46), tritt bei Kontakten im Frontzahnbereich, besonders bei Verlust von Stützzonen, eine kompressive Wirkung ein (Abb. 47). So führen Molarenkontakte zu einer retrokaudalen, Frontzahnkontakte zu einer retrokranialen Verlagerung. Da Frontzahnkontakte reflektorisch die Aktivität der Retraktoren erhöhen [165], wird initial die Retralverlagerung muskulär noch verstärkt.

Aber auch im Verlauf einer kieferorthopädischen Behandlung, wenn Zähne so bewegt werden, daß Kontakte auf diesen Facetten entstehen, kann eine retrale Kondylenstellung mit anterior-medialer Diskusverlagerung eintreten [91].

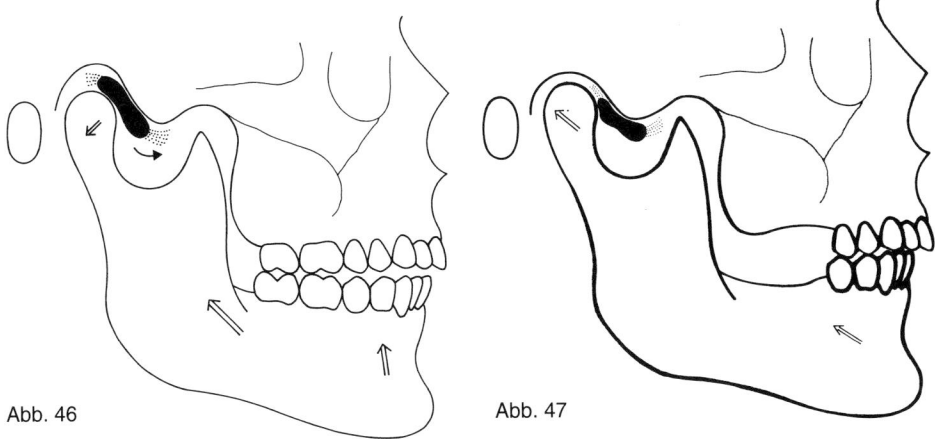

Abb. 46   Abb. 47

Abb. 46   Retralverlagerung des Kiefergelenks durch vorzeitige Kontakte im Molarengebiet auf Protrusionsfacetten

Abb. 47   Entstehung einer Retralverlagerung mit anterior-medialer Diskusverlagerung durch Stützzonenverlust im Molarengebiet und vorzeitigen Kontakten auf Protrusionsfacetten im Prämolarengebiet

Im Gegensatz zur Ventralverlagerung wird bei einer Retralverlagerung der Kondylus in den bindegewebigen Bereich des Gelenks, die bilaminäre Zone, gedrückt. So kann sekundär über Druck-, Spannungs- und Schmerzrezeptoren eine muskuläre Hyperaktivität der Protraktoren (Pterygoideus lateralis und medialis, Masseter superficialis) ausgelöst werden. Durch diese Hyperaktivität versucht das neuromuskuläre System, den Kondylus aus seiner Fehlstellung herauszubringen. Bei einer Retrallage der Kiefergelenke wird sehr oft in protrusiver Richtung bruxiert oder eine protrusive Schonhaltung (Inzisalkantenstellung) eingenommen. Diese Hyperaktivität der Protraktoren kann neben der Kiefergelenksymptomatik zu einer Myopathie dieser Muskelgruppe führen.

Durch die Traumatisierung (Quetschung) des posterioren Kapselapparates und der bilaminären Zone können vom Patienten stechende Schmerzen angegeben werden, die bei Einnahme der habituellen Interkuspidation und beim Kauen zunehmen [376]. Diese Schmerzen können in den Ohr-, Schläfen- und Oberkieferbereich ausstrahlen, auch werden in den Augenhintergrundbereich ausstrahlende Schmerzen geschildert [115, 360].

Klinisch fällt eine einseitige oder beidseitige Übereinstimmung der RKP und IKP auf!

Da das posteriore Bindegewebe einer Verlagerung des Kondylus sehr wenig Widerstand entgegensetzt, kann eine Retrallage relativ leicht iatrogen verursacht werden. Auch das Ausmaß der Gewebeschädigung in diesem Bereich kann relativ hoch sein. Auffällig ist, daß bei ca. 80% aller Arthropathiepatienten, die in den letzten Jahren zur Behandlung kamen, eine Retralverlagerung mit und ohne Diskusverlagerung (s. Intrakapsuläre Verlagerung, S. 71) diagnostiziert wurde, was die gemachte Aussage unterstreicht [95].

Die Folgen einer Retralverlagerung sind hauptsächlich die Schädigung der bilaminären Zone in ihren Grundfunktionen:

• Ernährungsfunktion des Discus articularis,
• Rezeptorfunktion: Druck-, Spannungs- und Schmerzrezeptoren,
• Rückführung des Diskus in die Fossa glenoidalis durch die elastischen Fasern im oberen Bereich der bilaminären Zone,
• Pufferfunktion des arterio-venösen Gefäßgeflechts.

So stellt *Pullinger* [in 42] fest, daß Retralverlagerungen die häufigste Ursache für degenerative Prozesse im Gelenk sind.

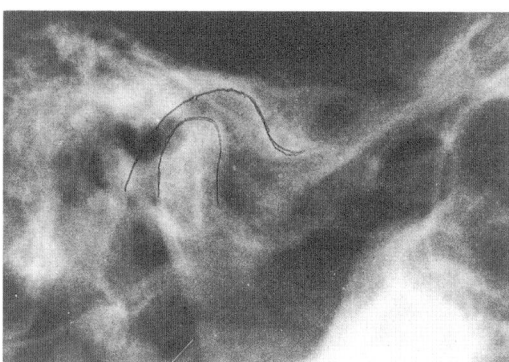

Abb. 48   Darstellung einer Retralverlagerung im schräglateralen Kiefergelenkröntgenbild (SLA) einer 18jährigen Patientin (umzeichnet)

Eine intraaurikuläre Druckempfindlichkeit und palpatorisch eine Verengung des Porus acusticus bei Einnahme der habituellen Okklusion sind wichtige diagnostische Zeichen einer Retrallage. Radiologisch ist eine Verengung des posterioren Gelenkspaltes im Verhältnis zur anterioren Gelenkspaltbreite nachzuweisen (Abb. 48).

Therapeutisch ist bei einer Retralverlagerung ein Okklusionsausgleich über eine Äquilibrierungsschiene oder eine Positionierungsschiene möglich. Da sich durch eine Positionierungsschiene in der Regel eine neue habituelle Interkuspidation einstellt und dies umfangreiche rekonstruktive Maßnahmen nach sich zieht, wie kieferorthopädische und/oder prothetische Rekonstruktionen, ist eine Äquilibrierungsschiene primäres Therapiemittel. Nach Einsatz einer Äquilibrierungsschiene sind diese Maßnahmen geringer und beschränken sich möglicherweise auf Einschleifmaßnahmen des natürlichen Gebisses.

Liegt eine starke Retralverlagerung bei unzureichender okklusaler Beziehung vor, die später restaurativer Maßnahmen bedarf, ist, wenn auch der Verdacht auf eine Diskusverlagerung besteht, der Einsatz einer Positionierungsschiene gerechtfertigt. Durch sie wird die Erfolgswahrscheinlichkeit der Therapie erhöht und kausal das Gelenk in eine physiologischere Position eingestellt.

Um eine Regeneration der posterioren Gelenkbereiche zu erzielen, ist eine 8–12wöchige Aufbißschienenbehandlung angezeigt, bevor weiterführende definitive Maßnahmen eingeleitet werden (s. S. 198).

1.5.2.3 Gewebeveränderungen, Strukturveränderungen

Gewebe- und Strukturveränderungen im Kiefergelenk sind die Folge einer Kiefergelenkkompression oder Retralverlagerung. Sie betreffen den Diskus und die artikulierenden Flächen am Kondylus und an der Eminentia glenoidalis [12, 42, 60, 71, 115, 120, 262, 329, 330, 340, 341, 366, 367]. Hohe Druckbelastungen führen im ersten Stadium zu einer Adaptation und einer Hyperplasie des Knorpels auf den artikulierenden Flächen. Im zweiten Stadium kommt es zu Spannungsspitzen in diesen Bereichen und Stoffwechselstörungen durch eine verminderte Ernährung, da zum einen das Angebot an Synovialflüssigkeit abnimmt und zum anderen der Anteil des Knorpels, der durch Diffusion ernährt werden muß, ansteigt [71]. Tritt in diesem Stadium eine verminderte Resistenz des Knorpels ein, kommt es zur Degeneration der belasteten Bereiche und zur Proliferation der unbelasteten Zonen. Histologisch findet man das Bild der »Fibrillation«. Auffaserung der bedeckenden Knorpelzellen, Abtragung der Knorpelschicht und Sklerosierung des darunterliegenden Knochens. Daneben können Nekrosen, fibröse Umbauprozesse, Geröllzysten und reaktive Knochensklerose mit Osteophytenbildung auftreten [52, 376]. Dieses Bild der degenerativen Arthrose ist auch im Kiefergelenk unter dem Krankheitsbild der Arthropathia deformans bekannt [337] (s. S. 51).

Die ersten Auswirkungen einer erhöhten Belastung zeigen sich in Form von Diskusausdünnungen und späteren Diskusperforationen im Bereich des lateralen Pols, da in diesem Abschnitt der Diskus dünner als in den medialen Gelenkbereichen ist [36, 276]. Sie greifen dann auf den Kondylus und die Gelenkfläche über, da der Diskus seine druckdämpfende Wirkung verloren hat. So sind auch die ersten Erscheinungen einer strukturellen Umwandlung (»deviation in form«, *Hansson* [147, 148]) am lateralen Pol anzutreffen.

Erst wenn Erosionen und Nekrosen den Knochen erreicht haben, tritt das Stadium hoher Schmerzempfindlichkeit ein. Diese stechenden, oft unerträglichen und bei jeder Bewegung des Kondylus und unter Belastung verstärkt auftretenden Schmerzzustände halten solange an, bis die Umbauprozesse am Kondylus und an der Gelenkfläche ein Maß relativer Entlastung erreicht haben. Greifen proliferative Prozesse von den unbelasteten Bereichen auf die geschädigten Gelenkflächen über, ist das Stadium der degenerativen Arthrose erreicht [*Krogh-Poulsen* in 60, 36]. Werden die geschilderten Prozesse durch ein therapeutisches Vorgehen nicht beeinflußt, resultiert das diskuslose Gleitgelenk mit abgeflachten Gelenkflächen und einer anterioren Lippenbildung am Kondylus (Abb. 49) [337]. Die anteriore Lippenbildung befindet sich im Ansatzbereich des M. pterygoideus lateralis pars inferi-

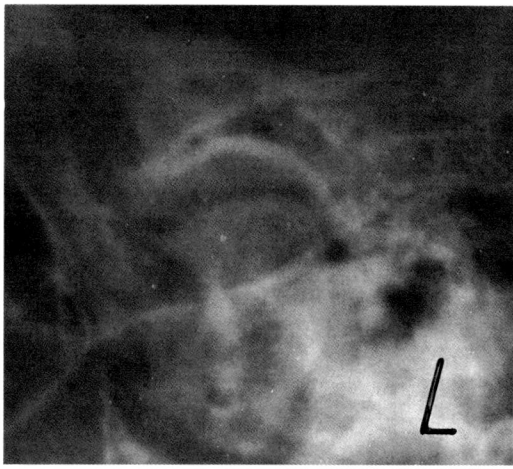

Abb. 49   Röntgenologische Darstellung
einer retrokaudalen Kondylenstellung
mit anteriorer Lippenbildung bei einer
24jährigen Patientin mit Kiefergelenkproblemen

or und ist auf Knochenapposition zurückzuführen. Diese resultiert aus einer hohen Zugwirkung dieses Muskels, da das System im Verlauf der Erkrankung versucht, durch
eine gesteigerte Muskelaktivität den Kondylus aus dem schmerzhaften Bereich zu ziehen.
Die anteriore Lippenbildung ist somit als ein positiver Prozeß auf ein überlastetes Kiefergelenk anzusehen.

Die Symptomatik einer strukturellen Veränderung im Kiefergelenk ändert sich vom akut
destruierenden zum chronisch remodellierenden Stadium [22].

Im akuten Stadium stehen stechende, andauernde, unerträgliche Schmerzen mit Einschränkung der Unterkieferbewegung auf Werte unter 18 mm im Vordergrund (s. Osteoarthrose, S. 51).

Im chronischen Stadium sinkt die Schmerzschwelle. Zwar besteht noch eine latente
Schmerzempfindlichkeit, die bei Belastung zunimmt, der stechend quälende Dauerschmerz geht jedoch zurück (Anamnese). Die Mundöffnung ist noch behindert, zeigt aber
eine ansteigende Tendenz auf 22, 26, 30 mm und mehr. Therapeutisch unterscheidet sich
das Vorgehen bei akutem und bei chronischem Stadium. Im akuten Stadium steht die
Schmerzbeseitigung durch eine medikamentöse Therapie und durch die Entlastung des
Kiefergelenks im Vordergrund, während im chronischen Stadium unterstützende medikamentöse und physiotherapeutische Behandlungsmaßnahmen eingesetzt werden (s. auch
Osteoarthrose, S. 51).

1.5.3   Diskopathien

Strukturveränderungen am Diskus und Stellungsänderungen des Diskus zum Kondylus in
statischer und dynamischer Okklusion zählen zu den funktions- bzw. dysfunktionsbeding-
ten Erkrankungen der Gelenkscheibe. Diese Veränderungen des Discus articularis sind immer auch an Stellungs-, Belastungs- und Strukturveränderungen des Kondylus gebunden
und können deshalb diagnostisch und therapeutisch nie solitär betrachtet werden.

Am Diskus können folgende Strukturveränderungen angetroffen werden:

- Diskushypertrophie,
- Diskusausdünnung,
- Diskusperforation.

Zu den Stellungsveränderungen des Diskus, den intrakapsulären Verlagerungen, sind zu zählen:

- Diskusverlagerung in statischer Okklusion,
- Diskusverlagerung bei exkursiven Kiefergelenkbewegungen.

Während Strukturänderungen am Diskus bei Kiefergelenkerkrankungen eine nicht genau zu bestimmende Rolle spielen, da sie an Strukturveränderungen des Kondylus und der Fossa eng gebunden sind, spielen intrakapsuläre Verlagerungen eine große Rolle und sind hauptsächlich am Krankheitsbild »Arthropathie« beteiligt [*Pullinger* in 42].

1.5.3.1   Strukturveränderungen am Diskus

Strukturveränderungen am Diskus sind eng verknüpft mit Belastungsveränderungen, der Kiefergelenkdistraktion und der Kiefergelenkkompression.

Im Verlauf einer lang bestehenden Kiefergelenkdistraktion (Ursache, Symptome, Therapie, s. S. 60) kann es zu einer Diskushyperplasie kommen (Abb. 50), d.h. der Gelenkspalt wird durch den hypertrophierten Diskus voll ausgefüllt. Diese Diskushyperplasie ist somit kein pathologischer, sondern ein adaptativer Vorgang. In diesen Fällen gelingt es nicht, auch wenn radiologisch ein stark verbreiterter Gelenkspalt (Abb. 51) diagnostiziert wurde, den Kondylus therapeutisch weiter in die Fossa glenoidalis zu führen. Eine kompensierte Kiefergelenkdistraktion ist meist nicht an Beschwerden im Kiefergelenk gebunden. Sind Beschwerden vorhanden, sollte auch an andere Ursachen gedacht werden.

Anders verhält es sich, wenn es sich um eine pathologische Diskushypertrophie handelt. In seltenen Fällen ist zu beobachten, daß die Gelenkspaltbreite im standardisierten Kiefergelenkröntgenbild über einen Beobachtungszeitraum ständig ansteigt und eine Infraokklusion im Seitenzahngebiet entsteht. Es ist sehr wohl vorstellbar, daß durch eine Diskushypertrophie mit steigender Spannung auf den Kapsel- und Bandapparat Beschwerden ausgelöst werden. Ist die Diagnose »Diskushypertrophie« als selbständiges Erkrankungsbild gesichert und kommt sie nicht selbständig zum Stehen, ist an ein kanzerogenes Geschehen zu denken und eine chirurgische Diskusexstirpation in Erwägung zu ziehen.

Hohe Druckbelastungen im Gelenk führen zu strukturellen Veränderungen am Discus articularis, der Diskusausdünnung (Abb. 52) und der Diskusperforation.

Eine Diskusausdünnung geht immer mit einer Kiefergelenkkompression (Ursache, Symptome, Therapie, s. S. 57) einher und ist die Vorstufe einer Diskusperforation. Beide Veränderungen sind fast ausschließlich im Bereich des lateralen Pols [376] zu beobachten.

Da im Diskus keinerlei Rezeptoren nachgewiesen werden können, ist eine Diskusausdünnung bzw. Diskusperforation solange symptomlos, bis andere Strukturen des Kiefergelenks traumatisiert werden. Dies macht es so schwierig, eine Diskusausdünnung oder -perforation klinisch frühzeitig zu erkennen und entsprechende therapeutische Schritte einzuleiten. Auch die Gelenkbewegung ist durch eine Diskusausdünnung bzw. -perforation durch

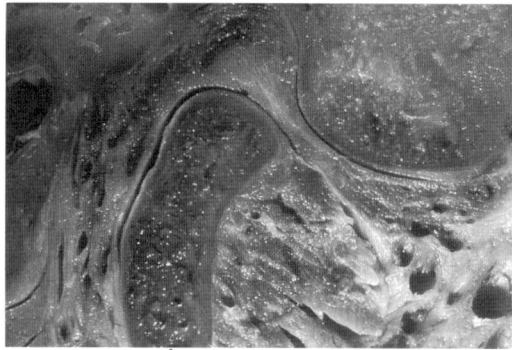

Abb. 50   Diskushyperplasie im anatomischen Schnitt, es ist deutlich die Vergrößerung des kranialen und ventralen Gelenkspaltes zu erkennen, der durch Diskusgewebe ausgefüllt ist

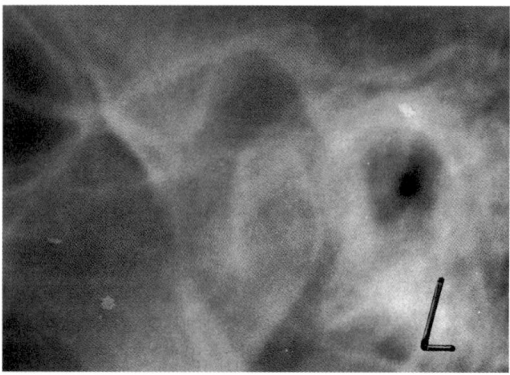

Abb. 51   Röntgenologische Darstellung einer kompensierten starken Gelenkdistraktion des linken Kiefergelenks. Eine therapeutische Rückführung des Kondylus in die Fossa articularis war nicht möglich

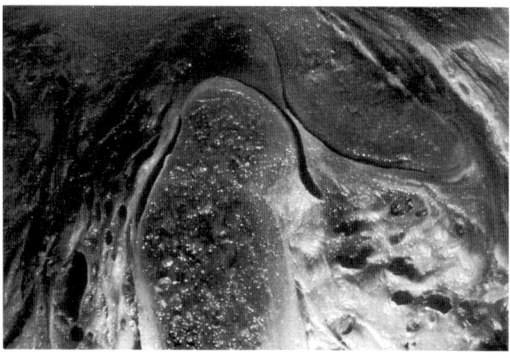

Abb. 52   Anatomische Darstellung einer Kiefergelenkkompression mit Ausdünnung des Discus articularis. Aufgrund der höheren Druckkomponente im Gelenk ist eine Verstärkung der Knorpelbedeckung auf der anterioren Gelenkfläche zu erkennen

fließende Übergänge zum normalen Gewebe nicht eingeschränkt, weshalb aus der instrumentellen Analyse keine Hinweise auf diese Veränderungen zu erhalten sind. Werden andere Strukturen mitbetroffen, kommt es auch zur Schmerzsymptomatik, zur Beeinträchtigung des Bewegungsablaufs und zu Symptomen, die bei der Kiefergelenkkompression beschrieben wurden (s. Kiefergelenkkompression, S. 57, Strukturveränderungen, S. 51).

Eine therapeutische Schlußfolgerung, die aus dem symptomlosen Vorkommen einer Diskusausdünnung bzw. -perforation gezogen werden sollte, ist, bei prothetischen Rekonstruktionen eine weitere Druckkomponente auf die artikulierenden Gewebe zu vermeiden. Deshalb sollte die vertikale und horizontale Kieferrelation drucklos und im entspannten Zustand der Muskulatur vorgenommen werden. Der Aufbau einer harmonischen Okklusion in Abstimmung auf die Kiefergelenkbewegungen, die Kopfposition und eine harmonische Körperhaltung trägt darüber hinaus dazu bei, daß das Diskusgewebe nicht überbelastet und damit erhalten wird.

1.5.3.2   Stellungsänderungen des Discus articularis (Intrakapsuläre Verlagerungen)

Intrakapsuläre Verlagerungen sind Stellungsänderungen des Diskus in Beziehung zum Kondylus bei Einnahme der habituellen Interkuspidation und bei exkursiven Kiefergelenkbewegungen. Sie können auf Belastungs- und Stellungsänderungen des Kondylus, auf muskuläre Hyperaktivitäten und auf wachstumsbedingte Fehlstellungen zurückgeführt werden (siehe unten) [36, 42, 59, 60, 76, 170, 187, 330, 337, 348, 369, 375, 376].

In jedem Fall stellen intrakapsuläre Verlagerungen Abweichungen von der Normfunktion dar und sind als pathologischer Zustand einzuschätzen, der auch Beschwerden verursachen kann.

Des besseren Verständnisses wegen sei die heutige Vorstellung über die Diskus-Kondylus-Beziehung kurz zusammengefaßt.

Der Diskus ist dem Kondylus zugeordnet und sitzt diesem kappenartig auf (Abb. 53 u. 54). Er ist am lateralen und medialen Pol des Kondylus befestigt und kann somit in anterior-posteriore Richtung auf dem Kondylus rotieren. Er bildet mit dem Kondylus eine funktionelle Einheit, die »Diskus-Kondylus-Einheit«. In habitueller Interkuspidation (IP) steht die Kondylus-Diskus-Einheit drucklos in der Fossa und ist räumlich mehr der Eminentia glenoidalis, nicht dem Fossadach und nicht der posterioren Fossawand, zugeordnet. Der Kondylus steht funktionell am günstigsten in einer physiologischen Position (PKP) [*Jähnig/Kubein,* 172], der zentrischen Kondylenposition (ZKP). Bei Öffnungsbewegungen wird der Diskus protrusiv durch die Formschlüssigkeit zum Kondylus und die vektorielle Kraftwirkung, die auf die artikulierenden Flächen einwirkt, mit nach anterior genommen (Abb. 55). Bei dieser Bewegung gleitet der Diskus auf der Eminentia nach anterior, während der Kondylus im Diskus rotiert. Insgesamt bleibt die Bewegung des Diskus hinter der des Kondylus zurück, wodurch der Diskus auf dem Kondylus nach posterior rotiert [*Solberg* in 329]. Während der Translationsbewegung des Diskus nach vorn wird die bilaminäre Zone entfaltet, und die elastischen Fasern werden im oberen Bereich gespannt! Gleichzeitig öffnen sich die posterioren oberen und unteren Gelenkkammern, die durch die nach posterior fließende Synovialflüssigkeit (ca. 1,2–1,5 ml) ausgefüllt werden.

Die Synovialflüssigkeit dient dabei als Schmierflüssigkeit und hält die Gleitreibung zwischen den artikulierenden Flächen gering. Im allgemeinen tritt bei Kiefergelenkbewegungen keine Haftreibung auf! Auch kommt der Synovialflüssigkeit bei ihrem Fluß von anterior nach posterior eine reinigende Funktion der Gelenkflächen zu, da durch sie abgeschilferte Zellen in die posterioren Gelenkräume transportiert und über die bilaminäre Zone resorbiert werden [*Hansson,* persönl. Mitt.]. Daneben hat sie über Diffusionsvorgänge Ernährungsfunktion für den Diskus und die faserknorpelig bedeckten Gelenkflächen.

Der Bewegungsablauf zwischen Diskus/Kondylus einerseits und Eminentia glenoidalis andererseits wird durch das Ligamentum laterale, stylomandibulare und sphenomandibulare begrenzt. Der Zustand dieser Bänder entscheidet darüber, wieweit der Kondylus auf das Tuberculum articulare aufläuft. In der Norm ist eine Öffnungsbewegung bis zu 45 mm SKD ohne Überdehnung des Bandapparates möglich. In der maximalen Öffnung sind die

elastischen Fasern der bilaminären Zone maximal gespannt und üben eine posteriore Zugwirkung auf den Diskus aus (Abb. 55). Unter dieser Zugwirkung wird während der
Schließbewegung der Diskus in die Fossa articularis zurückgeführt [*Solberg* in 329].

Bei der Retrusionsbewegung des Kondylus muß man zwischen zwei Bewegungsabläufen
unterscheiden. Einmal kann die Schließbewegung unter Kontakt der artikulierenden
Flächen, Kondylus/Diskus/Eminentia, ablaufen, andererseits kann der Kondylus unter
Bandführung (Ligamentum laterale) in die Fossa zurückgleiten, wodurch Kondylus und
Diskus zur Eminentia nicht mehr fixiert sind. Während unter Kontakt der artikulierenden
Flächen der Diskus aktiv durch den Kondylus zurückgeführt wird, übernehmen dies unter

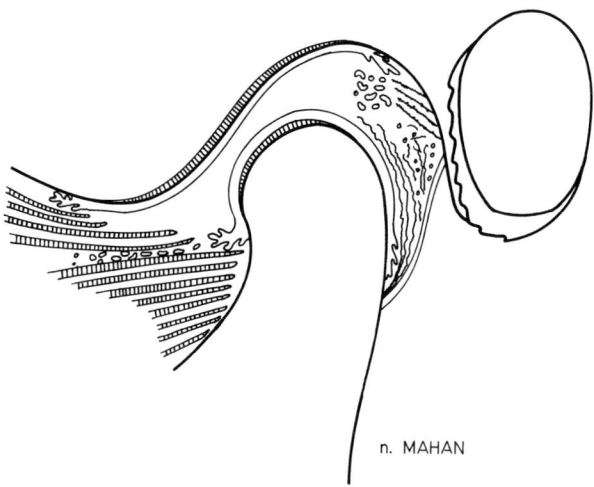

n. MAHAN

Abb. 53   Schematische Darstellung des Kiefergelenks mit bilaminärer Zone und einstrahlendem M.
pterygoideus lateralis pars superior in den Diskus und M. pterygoideus lateralis pars inferior am Kondylus. Die bilaminäre Zone ist in einen oberen elastischen und einen unteren bindegewebigen Anteil
getrennt. Dazwischen liegt ein arteriovenöses Gefäßgeflecht, freie Nervenendigungen und Spannungsrezeptoren (in Anlehnung an *Mahan* [in 325])

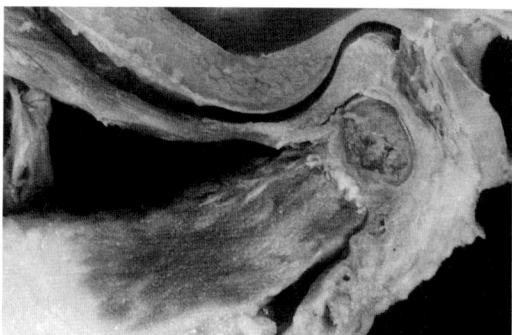

Abb. 54   Anatomische Darstellung des Kiefergelenks mit deutlicher Einstrahlung des M. pterygoideus lateralis pars superior in den Discus articularis und der Insertion des M. pterygoideus lateralis
pars inferior am Kondylus. Auch in diesem Präparat ist die Trennung der bilaminären Zone in einen
elastischen und einen unteren bindegewebigen Anteil zu erkennen. Weiterhin wird die Formschlüssigkeit des Discus articularis zur Gelenkfläche und dem Gelenkkopf besonders deutlich [85]

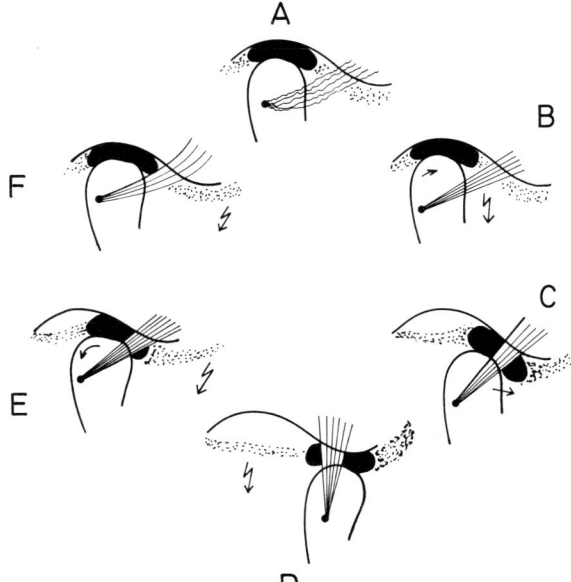

Abb. 55   Biomechanische Darstellung der Kiefergelenkbewegung im
Zusammenspiel des Kondylus mit
dem Diskus der Spannungsverän-
derung im Ligamentum laterale und
den Veränderungen in der Spannung der elastischen Zone im dorsalen Aufhängungsapparat und der
Aktivität des M. pterygoideus lateralis pars superior. A–D: Öffnungsbewegung, D–A: Schließbewegung

Bandführung allein die elastischen Fasern der bilaminären Zone. Um eine nichtkontrol-
lierte Rückführung des Diskus durch die elastischen Fasern im Sinne des Gummiband-
effektes zu vermeiden, kommt in dieser Schließphase durch Aktivitätsanstieg im M.
pterygoideus lateralis pars superior eine anteriore Kraftkomponente hinzu, wodurch der
Diskus harmonisch in die Fossa zurückgeführt wird (Abb. 55) [*Solberg* in 92, 329]. Dieser
Aktivitätsanstieg im M. pterygoideus lateralis pars superior ist synergistisch mit dem Aktivitätsverhalten der Elevatoren (M. masseter, M. pterygoideus medialis und M. temporalis)
und mit den Retraktoren (M. temporalis posterior und suprahyoidalen Muskulatur) [112].

Dieses synergistische Zusammenwirken baut eine wesentliche Schutzfunktion des Diskus
für das Kiefergelenk auf, die man auch als »Sprungtucheffekt« (*Slavicek*, persönl. Mitt.) um-
schreiben könnte. Immer dann, wenn Kräfte auf das Kiefergelenk einwirken, wie beim
Kauen, Schließen, Pressen, wird durch die Aktivitätssteigerung im M. pterygoideus lateralis pars superior ein nach kaudal wirkender Druck auf den Kondylus ausgeübt und damit
das sehr dünne Fossadach entlastet (Abb. 56).

Dieser Funktionszusammenhang erklärt auch, weshalb bei traumatisch einwirkenden Kräften das dünne bis pergamentartige Fossadach, auch bei stark einwirkenden Kräften, nur
selten eine Fraktur zeigt. Eher ist eine Kollumfraktur zu beobachten (*Schmelzle*, persönl.
Mitt.)! Dieser Synergismus zwischen Elevatoren/Retraktoren und M. pterygoideus lateralis pars superior ist auch dafür verantwortlich, wie später noch dargestellt wird, daß eine
intrakapsuläre Verlagerung entstehen kann.

Die Funktionsbeziehungen zwischen Diskus und Kondylus in der Öffnungsbewegung
wirken auch in der Protrusions- und der Laterotrusionsbewegung im Mediotrusionsgelenk. Nur sind die ansetzenden Kräfte bei diesen Bewegungen durch den Muskelzug des
M. pterygoideus lateralis pars inferior (Protraktor) höher. Dadurch wird der Diskus durch

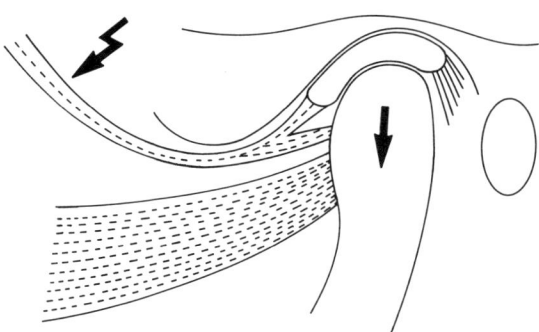

Abb. 56   Schematische Darstellung
der kaudal wirkenden Kraftkomponente
auf den Kondylus durch eine Aktivitätssteigerung im M. pterygoideus lateralis
pars superior (Sprungtucheffekt)

den Kondylus in seiner Vorwärts- und Seitwärtsbewegung stärker belastet als in einer Öffnungsbewegung.

Dieser biomechanische Zusammenhang ist wichtig, da er erklärt, weshalb bei Vorliegen
einer anterior-medialen Diskusverlagerung eine Reposition in der Öffnungsbewegung viel
leichter erfolgt als bei einer Protrusions- oder Mediotrusionsbewegung. Dies ist bei dem
Versuch einer Repositionierung eines total nach anterior-medial verlagerten Diskus zu beachten (s. S. 199 ff.).

Das geschilderte funktionelle Zusammenspiel zwischen Diskus-Kondylus zur Gelenkfläche
einerseits und zur Muskulatur andererseits kann durch statische und dynamische okklusale
Interferenzen, Zwangsführungen und durch Änderungen in der Muskelaktivität gestört
werden und zu intrakapsulären Verlagerungen führen.

Diskusverlagerung in statischer Okklusion

Eine Diskusverlagerung in statischer Okklusion liegt vor, wenn in habitueller Interkuspidation die Gelenkscheibe keine funktionelle Einheit mit dem Kondylus bildet. Der Diskus
kann dabei nach anterior-medial, nach lateral oder nach posterior verlagert sein [341].

Die häufigste Art der Diskusverlagerung in statischer Okklusion ist die anterior-mediale
Verlagerung. Seltener findet man die laterale Diskusverlagerung, die mit einer Diskusperforation verbunden sein muß, da die Hauptanteile des Diskus im medialen Bereich liegen
und die Zugwirkung des M. pterygoideus lateralis pars superior in medial-kranialer Richtung verläuft. Bei höheren Druckkomponenten im Gelenk bei Einnahme der habituellen
Interkuspidation und beim Kauen wird der laterale Diskusanteil nach außen verdrängt,
was Patienten als Vorwölbung im Bereich des Kiefergelenks schildern.

In einem nur sehr geringen Prozentsatz (in den letzten 10 Jahren zwei Fälle) kann eine
posteriore Diskusverlagerung beobachtet werden (Abb. 57a–c). Hierbei wird die Gelenkscheibe durch den Kondylus in den posterioren Gelenkraum verschoben, wodurch spontan eine Infraokklusion im Seitenzahngebiet auftritt. Eine posteriore Diskusverlagerung ist
entweder die Folge eines traumatischen Einflusses, z. B. Schlag auf den Unterkiefer bei
weit geöffnetem Mund (z. B. Sportunfall) oder hoher parafunktioneller Tätigkeit in weit
exzentrischen Okklusionsstellungen. Es ist immer das Mediotrusionsgelenk betroffen, in
dem sich der Kondylus in eine anterior-medialen Stellung zum Diskus befindet und bei
der Rückwärtsbewegung, ohne ihn zu reponieren, ihn in die Fossa schiebt. Hauptsympto-

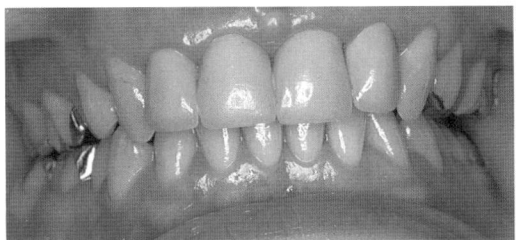

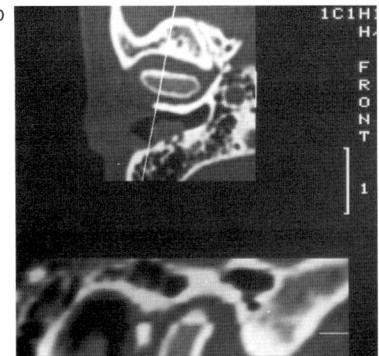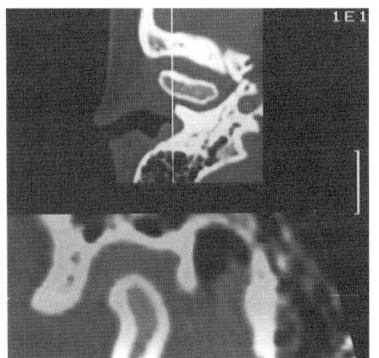

Abb. 57 Klinisches Beispiel für den Verdacht auf eine posteriore Diskusverlagerung in habitueller Interkuspidation. a) Infraokklusion des linken Seitenzahngebietes, die am Morgen nach starkem nächtlichem Bruxismus eingetreten ist. b) Computertomographische Darstellung des linken Kiefergelenkes 1 Jahr vor dem Ereignis bei klinischem Verdacht auf eine Retrallage mit anterior-medialer Diskusverlagerung in habitueller Interkuspidation. c) Gleiches Kiefergelenk nach der plötzlich eingetretenen Infraokklusion im linken Seitenzahngebiet. Es ist deutlich in der sagittalen Rekonstruktion die starke Verbreitung des Gelenkspaltes zu erkennen

me einer posterioren Diskusverlagerung sind Gelenkschmerzen und das Gefühl, die Seitenzähne auf der betroffenen Seite nicht mehr in Kontakt bringen zu können.

Die Therapie, sowohl bei der lateralen als auch bei der posterioren Diskusverlagerung, besteht darin, über eine Distraktionsschiene das Kiefergelenk zu entlasten. Das betroffene Gelenk wird in einer Größenordnung von 0,6–1,2 mm distrahiert, um bei einer posterioren Diskusverlagerung dem Diskus die Möglichkeit zu geben, sich wieder zu entfalten und eine regelrechte Position zum Kondylus einzunehmen.

Bei einer lateralen Diskusverlagerung sollen ein weiteres Fortschreiten der Perforation vermieden und strukturelle Veränderungen am Kondylus und der Gelenkfläche verhindert werden. Weitgehendes Ziel ist es, durch eine Distraktionstherapie zu erreichen, daß sich die Diskusperforation wieder schließt. In der klinischen Praxis und in der Literatur sind hierfür aber keine Hinweise zu erhalten. Über eine Distraktionsschiene wird auch eine muskuläre Entlastung erreicht, wodurch sich die Muskelaktivität verringert und die Druckkomponente auf die Kiefergelenke nachläßt.

Im Gegensatz zur lateralen und posterioren Diskusverlagerung gehört die anterior-mediale Verlagerung in habitueller Interkuspidation (Abb. 58) zu den häufigsten Arten der intrakapsulären Verlagerungen (ca. 80–90 %).

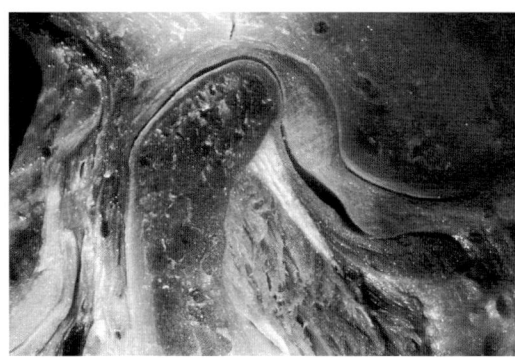

Abb. 58 Das anatomische Präparat zeigt eine anterior-mediale Diskusverlagerung mit retrokranialer Kondylenstellung [195]

Eine anterior-mediale Diskusverlagerung ist meist an eine retrale Verlagerung des Kondylus in der Fossa glenoidalis gebunden. Nur selten ist zu beobachten, daß bei einer regelrechten Kondylenstellung der Diskus nach anterior-medial verlagert ist. Aus diesem Grunde kann die anterior-mediale Diskusverlagerung in engen funktionellen Zusammenhang mit einer retralen Kondylenstellung gebracht werden. Für diese können drei Ursachen verzeichnet werden:

• die funktionelle Verlagerung,
• die muskuläre Verlagerung,
• die skelettale Verlagerung.

Unabhängig vom Alter des Patienten können alle Möglichkeiten der anterior-medialen Diskusverlagerung angetroffen werden, zumal die auslösende Ursache über Jahre zurückliegen kann.

Funktionelle anterior-mediale Diskusverlagerung
Eine funktionelle anterior-mediale Diskusverlagerung bei bestehender kondylärer Retrallage wird durch vorzeitige Kontakte hervorgerufen, die den Unterkiefer nach dorsal führen [260] (s. Retralverlagerung, S. 65). Dadurch wird der Discus articularis mechanisch in eine anterior-mediale Beziehung zum Kondylus verdrängt [76]. Man spricht in diesem Zusammenhang auch vom »Seifeneffekt« [187]. Gerät der Kondylus durch okklusale Interferenzen in eine retrale Stellung und damit auf die posteriore Lippe des Diskus, so kann bei Ansteigen der Druckkomponente und durch die geringe Gleitreibung im Kiefergelenk der Diskus nach anterior-medial verlagert werde. Ähnlich dem Versuch, eine runde oder ovale Seife mit den Fingern im Badewasser zu fassen. Diesen »Seifeneffekt« kann man auch deutlich palpatorisch bei Schließbewegungen am Kiefergelenk fühlen. In dem Moment, wo die Druckkomponente bei Einnahme der habituellen Interkuspidation ansteigt, sind von lateral oder von intraaurikulär eine Verengung des Gelenkspaltes und ein Ausweichen des Diskus nach anterior zu fühlen.

Je nach Lage vorzeitiger Kontakte im Zahnbogen wird das Kiefergelenk nach retrokranial oder retrokaudal geführt. Retrokraniale Verlagerungen des Kondylus führen eher zu einer funktionellen anterior-medialen Diskusverlagerung als retrokaudale Kondylenstellung (Abb. 59). Stützzonenverlust und unterkonturierter seitlicher Zahnersatz sind für diese Art der intrakapsulären Verlagerungen verantwortlich (s. auch Kiefergelenkkompression, S. 57). Aber auch massive Preßphänomene, durch die die Seitenzähne intrudiert werden

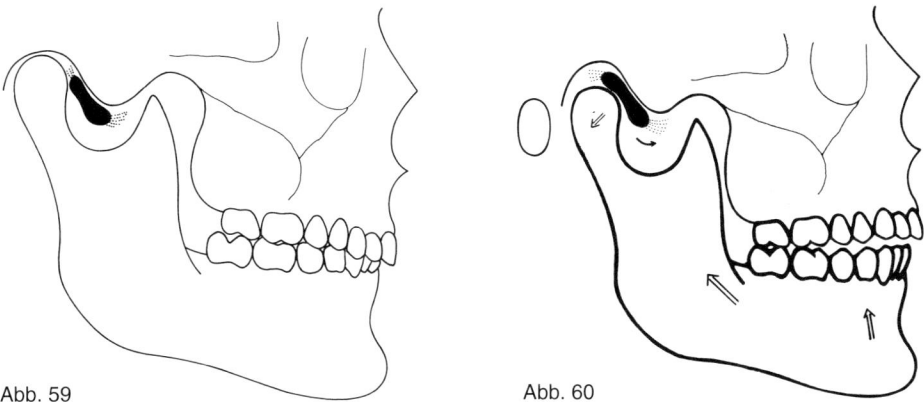

Abb. 59   Abb. 60

Abb. 59   Schematische Darstellung einer anterior-medialen Diskusverlagerung in habitueller Interkuspidation durch einen tiefen frontalen Überbiß und vorzeitige Kontakte auf Protrusionsfacetten

Abb. 60   Schematische Darstellung einer retrokaudalen Kondylenstellung durch vorzeitige Kontakte
im Molarengebiet. Durch diese retrokaudale Kondylenstellung geht die Fixierung des Discus articularis zur Gelenkfläche verloren, wodurch er durch eine Hyperaktivität des M. pterygoideus lateralis pars
superior leicht nach anterior-medial verlagert werden kann

können und der Unterkiefer über die Frontzahnkontakte nach retral abgleitet, sind für
funktionelle anterior-mediale Diskusverlagerungen verantwortlich zu machen.

Bei retrokaudaler Verlagerung des Kondylus (Abb. 60) (s. auch Kiefergelenkdistraktion,
S. 60) ist neben der okklusalen (vorzeitige Kontakte auf Protrusionsfacetten im Molarenbereich) eher die muskuläre Komponente für eine anterior-mediale Diskusverlagerung
verantwortlich (siehe unten).

Einen weiteren Mechanismus für eine anterior-mediale Diskusverlagerung in habitueller
Interkuspidation sieht *Müller* [264] in Fibrosierungen zwischen Diskus und Gelenkfläche
der oberen Gelenkkammer bei einer Kiefergelenkkompression. Durch diese Verklebungen wird die Translationsbewegung des Gelenks und damit die Mundöffnung eingeschränkt. Eine Zunahme der Mundöffnung kann nur dadurch eintreten, daß in der unteren Gelenkkammer eine Translationsbewegung ausgeführt wird, wodurch es zu einer
Überdehnung des posterioren Bandapparates des Diskus kommt. Lösen sich durch Änderung der Belastungsverhältnisse im Kiefergelenk die Fibrosierungen und tritt eine Translationsbewegung in der oberen Gelenkkammer wieder auf, kann eine anterior-mediale
Diskusverlagerung eintreten, da in sagittaler Richtung der Diskus nicht sicher zum Kondylus fixiert bleibt.

Muskuläre anterior-mediale Diskusverlagerung
Eine muskulär verursachte anterior-mediale Diskusverlagerung kann sowohl über eine retrokaudale Kondylenstellung (Abb. 61), als auch über eine Hyperaktivität des M. pterygoideus lateralis pars superior verursacht werden [*Solberg* in 329, *Helms* et al., 159].

Durch eine retrokaudale Kondylenstellung wird zum einen der Kapselapparat überdehnt
und zum anderen geht in habitueller Interkuspidation die Fixierung des Diskus durch den
Kondylus verloren. Da die Zugwirkung des M. pterygoideus lateralis pars superior ge-

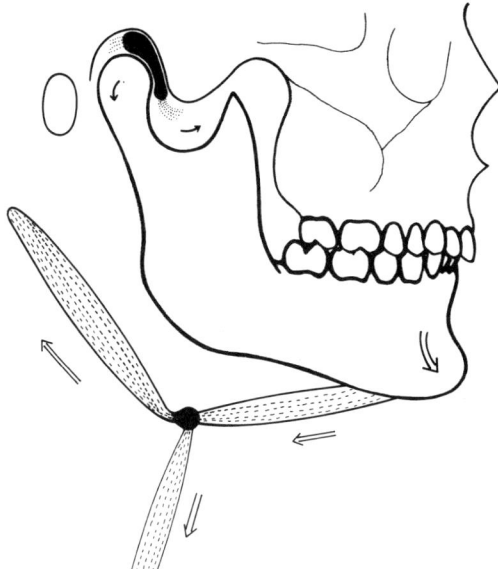

Abb. 61   Schematische Darstellung einer muskulären Retrallage durch Hyperaktivität der Retraktoren bei tiefem Überbiß, wodurch die Fixierung des Discus articularis verlorengehen kann und eine anterior-mediale Diskusverlagerung in habitueller Interkuspidation über eine Hyperaktivität des M. pterygoideus lateralis entsteht

genüber der Rückführungskraft der elastischen Fasern der bilaminären Zone überwiegt, wird der Diskus in eine anterior-mediale Lage zum Kondylus gezogen.

Eine anterior-mediale Diskusverlagerung kann aber auch rein muskulär durch eine Hyperaktivität des M. pterygoideus lateralis pars superior verusacht werden. Da dieser Muskel synergistisch mit den Elevatoren und den Retraktoren verknüpft ist, um über den Discus articularis in einer nach kaudal gerichteten Kraft zur Gelenkentlastung beizutragen, ist dieser Muskel auch bei Knirsch- und Preßphasen aktiv. Bei nächtlichem Knirschen und Pressen wird somit eine hohe Zugkraft über den Diskus auf die elastischen Fasern der bilaminären Zone ausgeübt. Im Laufe der Zeit werden die elastischen Fasern des posterioren Bandapparates überdehnt, wodurch die Rückführung des Diskus in die Fossa glenoidalis immer mehr verlorengeht. Der Diskus wird dadurch immer weiter nach anterior-medial verlagert, bis eine partielle oder totale Diskusverlagerung in habitueller Interkuspidation entsteht [159].

Eine anterior-mediale Diskusverlagerung kann neben einer Hyperaktivität des M. pterygoideus lateralis pars superior auch durch hohe Aktivitäten der Retraktoren, wie M. digastricus posterior und M. temporalis pars posterioris, auftreten. Dies besonders bei introvertierten Patienten, die gewohnheitsmäßig aus psychoemotionalen oder psychosomatischen Gründen den Unterkiefer nach posterior ziehen. Dieses Verhalten ist einer Abwehrhaltung gleichzusetzen, dem »In-sich-Zurückziehen«. Auch bei Patienten, die durch einen starken vertikalen Überbiß (Klasse II/2) gezwungen sind, die habituelle Interkuspidation über ein retrales Bewegungsmuster einzunehmen, ist eine Hyperaktivität der Retraktoren zu beobachten. Die Vermeidung des Frontzahnkontaktes zwingt diese Patienten in einen retralen Bewegungsablauf, wodurch die bilaminäre Zone stärker belastet wird. Außerdem kommt es nach *Gay* und *Picuche* [112] bei einer Hyperaktivität der Retraktoren zu einer synergistischen Aktivitätssteigerung des M. pterygoideus lateralis pars superior hinzu, wodurch eine hohe Zugkomponente auf den Diskus in anterior-medialer Richtung wirkt. Eine anterior-mediale Diskusverlagerung ist dann sowohl auf die Überlastung der bilaminären Zone als auch auf die muskuläre Hyperaktivität zurückzuführen. Auffallend bei dieser Patientengruppe ist, daß bei funktionellen Bewegungen, z. B. beim Sprechen, ein protrusiveres Muster bevorzugt wird (funktionelle Unterkieferposition) und beim Schlucken und bei Einnahme der habituellen Interkuspidation der Unterkiefer nach retral in die habituelle Interkuspidation geführt werden muß. Bei einem Teil dieser Patientengruppe ist auch zu beobachten, daß sie, um die funktionelle Unterkieferposition beizubehalten, beim Schlucken die Zunge zwischen die Seitenzahnreihe legen und viszeral schlucken [209]. Wird die habituelle Interkuspidation eingenommen, liegt sie in jedem Fall retral der funktionellen Unterkieferposition, und es kann keine RKP-IKP-Differenz bestimmt werden. Eine anterior-mediale Diskusverlagerung ist folglich teils mechanisch, teils muskulär verursacht. *Müller* [264, 265] ist aufgrund seiner Untersuchungen der Ansicht, daß eine anterior-mediale Diskusverlagerung in statischer Okklusion nicht auf eine muskuläre Komponente zurückzuführen ist, da er nur in 19% der untersuchten Gelenke ansetzende Muskelfasern des M. pterygoideus lateralis pars superior am Diskus nachweisen konnte. Er sieht die biomechanische Ursache einer anterior-medialen Diskusverlagerung mehr in der Zunahme der Translationsbewegung in der unteren Gelenkkammer mit Überdehnungserscheinungen am posterioren Bandapparat des Diskus (siehe oben).

Ein erster anamnestischer Hinweis auf eine muskulär bedingte, anterior-mediale Diskusverlagerung nach Knirschen und Pressen liegt vor, wenn Patienten angeben, daß sie morgendliche Knackphänomene in einem oder beiden Gelenken bemerkt haben (1. Stadium). Nach mehrmaliger Bewegung des Unterkiefers sei das Knacken verschwunden und während des Tages nicht mehr aufgetreten. Der biomechanische Mechanismus des ersten Stadiums läßt sich wie folgt erklären: Während nächtlicher Knirschphasen wird über den Muskelzug der Discus articularis in eine anterior-mediale Beziehung zum Kondylus gezogen und durch die morgendliche Bewegung und Entspannung wieder auf dem Kondylus reponiert [369].

Im weiteren Verlauf einer anterior-medialen Diskusverlagerung geben diese Patienten an, daß das Kiefergelenkknacken auch am Tage zu beobachten war und sich unter Belastung, z. B. beim Kauen, verstärkte. Nach einiger Zeit konnte der Mund ohne Knacken nicht mehr geöffnet oder geschlossen werden (2. Stadium). Dieses zweite Stadium ist auf eine partielle oder totale, nicht mehr reversible anterior-mediale Diskusverlagerung durch eine weitere Überdehnung des posterioren Bandapparates zurückzuführen.

Der Übergang von einer partiellen zur totalen anterior-medialen Diskusverlagerung ist durch das Repositionsverhalten gekennzeichnet. Eine partielle Diskusverlagerung ist an eine vollständige Reposition bei Mundöffnung gebunden. Eine totale Diskusverlagerung kann mit oder ohne Reposition des Kondylus im Diskus (Kiefergelenkknacken) einhergehen. Fehlt bei einer totalen anterior-medialen Diskusverlagerung die Reposition, so kommt es in der Regel zur Blockierung der Translationsbewegung im Kiefergelenk (3. Stadium) (siehe unten) [369].

Initiales und intermediäres Kiefergelenköffnungsknacken bzw. intermediäres bis terminales Schließknacken verbunden mit sprunghaften Bewegungen im Gelenk sind Hauptsymptome einer totalen anterior-medialen Diskusverlagerung mit Reposition. Weitere Hinweise auf diese Art der Diskusverlagerung ist eine Unterkieferdeviation zur betroffenen Seite zum Zeitpunkt des Knackens oder eine s-förmige Bewegung des Inzisalpunktes bei Mundöffnung [42, 58, 72, 75, 259, 369, 376].

Bei Bestehen einer totalen anterior-medialen Diskusverlagerung mit Reposition kann sich der Zeitpunkt des Auftretens von Knacken bzw. der sprunghaften Bewegungen im Kiefergelenk vom initialen über das intermediäre bis zum terminalen Mundöffnungsknacken in Abhängigkeit von der Überdehnung der bilaminären Zone ändern.

Im dritten Stadium der totalen anterior-medialen Diskusverlagerung stellt die posteriore Lippe des Diskus ein mechanisches Hindernis dar, welches bei Vorwärtsbewegung vom Kondylus nicht mehr überwunden werden kann. Man spricht auch vom blockierten Kiefergelenk, »lock joint«, »closed lock« oder artikulärer Limitation.

So geben diese Patienten anamnestisch an, das Knacken sei plötzlich verschwunden und sie könnten den Mund nicht mehr weit öffnen, auch seien Gelenkschmerzen aufgetreten.

Bei einer vollständigen anterior-medialen Diskusverlagerung sind Limitationen der Unterkieferöffnungsbewegung auf ca. 18–20 mm SKD zu beobachten. Die Patienten geben bei dem Versuch, den Mund weiter zu öffnen, Spannungen und/oder Schmerzen im betroffenen Kiefergelenk an. Bei einseitiger anterior-medialer Diskusverlagerung ohne Reposition tritt eine Deflexion zur erkrankten Seite auf. Die Translationsbewegung ist im erkrankten Gelenk fast vollständig eingeschränkt. Besteht längere Zeit eine einseitige oder beidseitige Diskusverlagerung, so kann sich die Mundöffnung schrittweise bis auf ca. 35 mm vergrößern. Eine eingeschränkte Mundöffnung auf ca. 35 mm SKD kann somit ein diagnostischer Hinweis auf eine Diskusverlagerung sein. In diesen Fällen fehlt ein Kiefergelenkknacken, und es ist keine sprunghafte Abweichung vom Bewegungsablauf nachweisbar. Nur ein steifes »end feel« mit Spannungsschmerzen kann klinisch auf diesen Zustand hinweisen [150].

Auch kann sich im Laufe des Bestehens der Verlagerung die Mundöffnung durch eine größere Translationsbewegung im nichterkrankten Gelenk erhöhen und die Deflexion zur erkrankten Seite dadurch verstärkt werden. Die zunehmende Mundöffnung ist somit nur

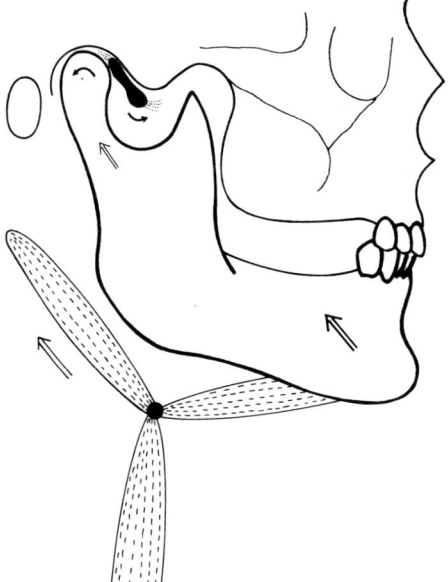

Abb. 62   Schematische Darstellung der gleichen Situation wie Abb. 61 mit hinzukommendem seitlichen Stützzonenverlust. Es wird besonders deutlich, daß durch die sich einstellende retrokraniale Druckkomponente der Diskus außerdem mechanisch nach anteriormedial verlagert wird

auf eine Hypermobilität des gesunden Gelenks, weniger auf eine Änderung im erkrankten Gelenk zurückzuführen!

Dieses dritte Stadium einer anterior-medialen Diskusverlagerung kann auch gänzlich fehlen, wenn der vollständig verlagerte Discus articularis kein mechanisches Hindernis darstellt und der Kondylus sich bei Kiefergelenkbewegungen ohne Knacken im Diskus reponiert.

Bei einer akuten totalen Diskusverlagerung ohne Reposition sind im betroffenen Gelenk Schmerzen vorhanden. Bei chronischer Diskusverlagerung können diese auch vollständig fehlen. Kiefergelenkbeschwerden sind auf traumatische Veränderung, Quetschung und Überdehnung der bilaminären Zone (abakterielle Entzündung; Kapsulitis) zurückzuführen. Symptome sind prä- und intraaurikuläre Druckempfindlichkeit, die auf den überdehnten Kapselapparat und die Traumatisierung des dorsalen Gewebes besonders bei einer retralen Kondylenstellung zurückzuführen sind (Abb. 62). Außer Kiefergelenkschmerzen können Ohrschmerzen, ausstrahlende Schmerzen in die Schläfen, hinter die Augen und in den Oberkiefer geschildert werden. Da eine chronische anterior-mediale Diskusverlagerung ohne Reposition bei langjährigem Bestehen in eine strukturelle Veränderung des Gelenks übergehen kann (Arthropathia deformans) [120, 340, 341, *Pullinger* in 42], treten erst in diesem Stadium Gelenkbeschwerden auf. Sie werden als stechende Schmerzen, die bei Belastung zunehmen und in das umliegende Gewebe ausstrahlen, beschrieben.

Der geschilderte chronologische Ablauf einer anterior-medialen Diskusverlagerung bis zur Limitation ist differentialdiagnostisch wichtig, um bei Verdacht auf strukturell bedingte Gelenkbeschwerden auch eine bestehende Diskusverlagerung mit zu erkennen und im Behandlungskonzept zu berücksichtigen.

Skelettale anterior-mediale Diskusverlagerung

Retrale Kondylenstellungen mit anterior-medial verlagertem Diskus können auch wachstumsbedingt hervorgerufen werden. Sie treten dann auf, wenn ungünstige Wachstumsgeschwindigkeiten zwischen der Schädelbasis, der Maxilla einerseits und der Mandibula und dem Kiefergelenk andererseits auftreten. Dies ist wohl auch ein Grund dafür, daß Patienten angeben, Knackphänomene in einem oder beiden Kiefergelenken zum erstenmal zwischen dem 12. und 16. Lebensjahr wahrgenommen zu haben.

Im wachsenden Gesichtsschädel geht man im allgemeinen von drei Wachstumsrichtungen aus, die unabhängig von der okklusalen Beziehung betrachtet werden: dem neutralen Wachstum, dem horizontalen Wachstum (anteriore Rotation, brachyfaziales Wachstum) und dem vertikalen Wachstum (posteriore Rotation, dolichofaziales Wachstum). Wachstumszentren in der Maxilla, der Mandibula und am Kondylus bestimmen die Größe und die Richtung des Wachstums (Abb. 63) [19, 21, 68, 249]. Zieht man beim Wachstum die Richtung und die Geschwindigkeit in den Wachstumszentren in Betracht, so ergeben sich mehrere Möglichkeiten, eine Retrallage der Kondylen mit anterior-medialer Diskusverlagerung in habitueller Interkuspidation hervorzurufen.

Bei einem vertikalen Wachstum (posteriorer Rotation) (Abb. 64) kann eine retrale Druckkomponente im Kiefergelenk nur dann auftreten, wenn das Wachstum im Kiefergelenk größer ist als in der Maxilla und der Mandibula. Somit ist eine hohe retrale Druckkomponente im Kiefergelenk nur im Extremfall zu erwarten, zumal das Untergesicht nach posterior rotiert. Patienten mit anterior-medialer Diskusverlagerung in statischer Okklusion, die dem vertikalen Wachstumstyp zugeordnet werden können, sind seltener zu beobachten.

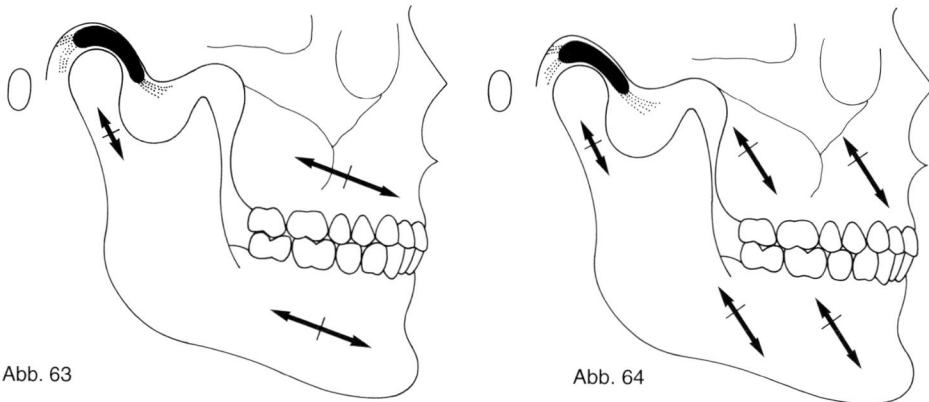

Abb. 63   Abb. 64

Abb. 63   Kondylus-Diskus-Relation bei harmonischem Wachstum zwischen Maxilla, Mandibula und Kondylus

Abb. 64   Wachstumsverhältnisse zwischen Maxilla, Mandibula und Kondylus bei dolichofazialem Wachstum. Da die kaudal-dorsale Wachstumsrichtung überwiegt, ist mit einer geringeren Druckkomponente auf die Kondylus-Diskus-Einheit zu rechnen

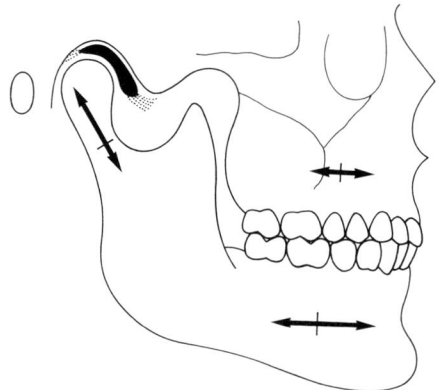

Abb. 65   Einfluß der Wachstumsbeziehung bei einer mehr brachyfazialen Wachstumsrichtung, wenn das Wachstum der Maxilla gegenüber Mandibula und Kondylus zurückbleibt. In diesen Fällen ist es sehr leicht möglich, daß durch eine höhere retrale Druckkomponente im Kiefergelenk eine Retrallage mit anteriormedialer Diskusverlagerung entsteht

Bei horizontaler Wachstumsrichtung ist die Möglichkeit, eine retrale Druckkomponente im Gelenk auszulösen, die eine anterior-mediale Diskusverlagerung bewirkt, größer. Ist das Wachstum der Mandibula und des Kiefergelenks größer als das der Maxilla, resultiert im allgemeinen eine Mesialverzahnung. Wird das anteriore Wachstum durch einen zu starken vertikalen Überbiß oder eine steile Höcker-Fossa-Beziehung in diese Richtung blockiert, resultiert ein posteriorer Wachstumsdruck auf die Kiefergelenke, der zu pathologischen Veränderungen führen kann (Abb. 65). Im Fernröntgenseitenbild ist ein normaler SNA- (Sella-Nasion-A-Punkt-) und ein vergrößerter SNB- (Sella-Nasion-B-Punkt-) Winkel nachweisbar. In den Abbildungen 66 und 67 sind die umzeichneten Fernröntgenbilder eines jugendlichen Patienten gegenübergestellt, der während einer kieferorthopädischen Behandlung plötzlich Kiefergelenkprobleme bekam. Die Fernröntgenbilder des 14. und 16. Lebensjahres zeigen eindeutig die enorme Entwicklung des Unterkiefers gegenüber dem Oberkiefer bei eingestellter neutraler Verzahnung.

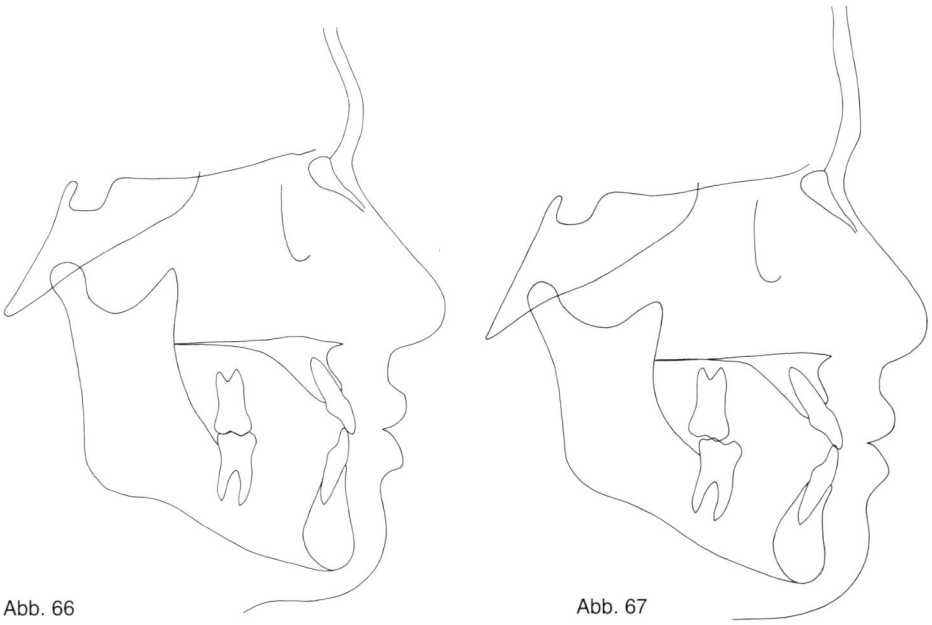

Abb. 66   Abb. 67

Abb. 66   Durchzeichnung eines Fernröntgenbildes eines 14jährigen Jungen ohne Kiefergelenkprobleme (Abb. 67)

Abb. 67   Durchzeichnung des Fernröntgenbildes des gleichen Jungen mit 16 Jahren und sich inzwi-
schen einstellenden Kiefergelenkbeschwerden mit initialem Kiefergelenkknacken. Es ist gegenüber
Abb. 66 die deutliche Größenzunahme des Unterkiefers gegenüber dem Oberkiefer bei brachyfazia-
ler Wachstumsrichtung zu erkennen

In ähnlicher Weise kann bei normalem Wachstum der Mandibula und der Kondylen das
Krankheitsbild einer retralen Kondylenstellung mit anterior-medialer Diskusverlagerung
auftreten, wenn die Maxilla in ihrem Wachstum zurückbleibt. Das Problem liegt dann im
geringeren Wachstum des Oberkiefers und nicht des Unterkiefers! Bei diesen Patienten ist
dann der SNA-Winkel verkleinert.

In Abbildung 68 ist das Fernröntgenbild einer 18jährigen Patientin wiedergegeben, deren
Kiefergelenkproblematik auf ein vermindertes Wachstum der Maxilla zurückgeführt werden kann, worauf der verminderte SNA-Winkel (unter 79 Grad) hinweist [95].

Im höheren Alter ist, wenn eine anterior-mediale Diskusverlagerung diagnostiziert wird,
oft nicht eindeutig zu klären, welche Ursache der intrakapsulären Verlagerung zugrunde-
liegt. Dies nicht nur deshalb, weil eine anterior-mediale Verlagerung bei jugendlichen, erwachsenen und älteren Patienten auftreten kann, sondern auch, in welchem Alter die Verlagerung begonnen hat. Es kann durchaus sein, daß eine anterior-mediale Verlagerung
schon lange Jahre symptomlos bestanden hat und durch eine geringe Änderung im Funktionszustand des kraniomandibulären Systems exazerbiert! Auch wenn die Ursache einer
anterior-medialen Diskusverlagerung durch die klinische und instrumentelle Diagnostik
gesichert erscheint, ist es im Einzelfall letztendlich sehr schwierig, den Grund der Verlagerung eindeutig zu verifizieren.

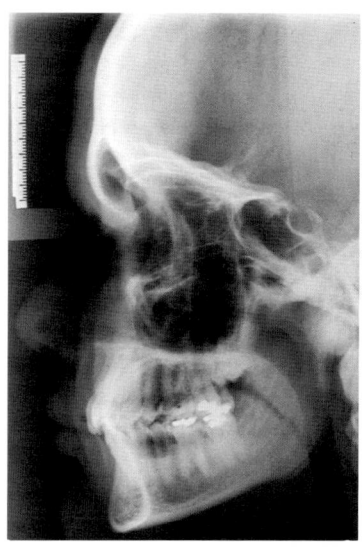

Abb. 68   Fernröntgenseitenbild einer 17jährigen Patientin mit Kiefergelenkbeschwerden und Knacken besonders im rechten Kiefergelenk. Es besteht eine Distalverzahnung bei tiefem vertikalem Überbiß, wodurch das Wachstum in der anterioren Richtung nicht fortschreiten konnte und eine retrale Kondylenstellung resultierte

So kann das Auftreten von Kiefergelenkbeschwerden aus der Sicht eines Patienten allein auf zahnärztliche Maßnahmen wie Einschleifen, Extraktion des Weisheitszahnes, Eingliederung einer Brücke/Prothese oder kieferorthopädische Maßnahmen zurückgeführt werden, obwohl in Wirklichkeit eine anterior-mediale Diskusverlagerung symptomlos vorlag und nur durch den Eingriff in ein akutes Stadium überging. Der Nachweis der Kausalität ist in solchen Fällen äußerst schwierig. Hier kann das Fernröntgenseitenbild über den Vergleich des SNA-Winkels mit dem SNB-Winkel weiterhelfen, eine möglicherweise wachstumsbedingte Diskopathie zu verifizieren (s. auch S. 288).

Diskusverlagerung bei exkursiven Kiefergelenkbewegungen

Eine Diskusverlagerung bei Kiefergelenkbewegungen liegt dann vor, wenn der Kondylus bei Mundöffnung den Discus articularis verläßt, sich in der Rückwärtsbewegung wieder in ihm zentriert und in habitueller Interkuspidation eine regelrechte Diskus-Kondylus-Beziehung besteht [69, 187, 188].

Für das Entstehen einer Diskusverlagerung bei exkursiver Kiefergelenkbewegung können drei Ursachen verantwortlich gemacht werden.

1. Besteht eine Hypermobilität im Kiefergelenk (Kiefergelenkdistraktion), so kann der Kondylus einen vergrößerten Bewegungsspielraum gegenüber dem Discus articularis aufweisen und bei Mundöffnung in eine Kondylusluxationstellung gehen, d.h. der Kondylus verläßt zum Schluß der Bewegung den Discus articularis und tritt vor das Tuberculum articulare. Dieses Abspringen vom Diskus kann mit einem knackenden Geräusch verbunden sein (meist ein intermediäres bis terminales Knacken) [170]. Liegt eine Diskusverlagerung bei Kiefergelenkbewegung aufgrund einer Hypermobilität vor, so ist das therapeutische Ziel, den Bewegungsraum des Kondylus durch Bewegungsübungen zu begrenzen (s. S. 165), um dadurch eine Straffung des Kapselapparates zu erreichen und eine regelrechte Kondylus-Diskus-Relation wiederherzustellen [162]. Auch müssen die Ursachen einer bestehenden Kiefergelenkdistraktion beseitigt werden.

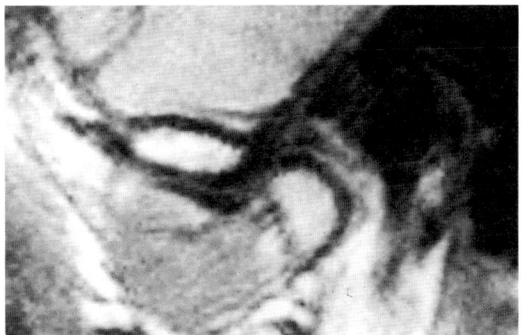

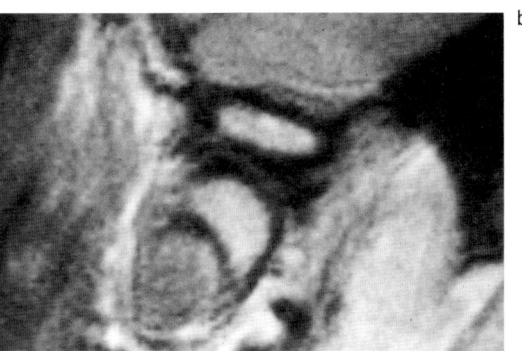

Abb. 69 Kernspintomographische Darstellung einer Diskusverlagerung bei exkursiven Kiefergelenkbewegungen.
a) Regelrechte Kondylus-Diskus-Relation in habitueller Interkuspidation. b) Kondylus in nichtfixierter Luxationsstellung zum Tuberkulum und den nach posterior ausgelenkten Discus articularis. Bei diesen Patienten war ein intermediäres Kiefergelenköffnungsknacken klinisch auffällig

2. Eine Bewegungseinschränkung des Discus articularis in der Fossa glenoidalis gegenüber der Kondylusbewegung kann auch eine Ursache für eine Diskusverlagerung bei Kiefergelenkbewegungen sein. Hierfür können Narbenbildungen in der bilaminären Zone, die zu einer Einschränkung des Bewegungsfreiraumes des Diskus führen, und Fibrosierungen zwischen dem Discus articularis und der Gelenkfläche beitragen. Diese Verklebungen zwischen dem Discus articularis und der Fossa können bei Kiefergelenkkompression auftreten und sind nach der eigenen klinischen Erfahrung die häufigste Ursache für eine Diskusverlagerung bei Kiefergelenkbewegungen. In diesen Fällen gleitet in der intermediären Öffnungsbewegung (SKD 30–35 mm) der Kondylus vom Diskus nach anterior ab (Abb. 69). Dieses intermediäre Abgleiten des Kondylus vom Diskus kann an Kiefergelenkknacken gebunden sein.

3. Bei exkursiven Kiefergelenkbewegungen wird der Diskus nach medial zum Kondylus verlagert und in der Rückwärtsbewegung wieder zu ihm zentriert. *Isberg-Holm* und *Westesson* [170] konnten an anatomischen Präparaten das Verdrängen des Discus articularis nach medial beobachten, was einer Diskusverlagerung bei exkursiven Kiefergelenkbewegungen gleichkommt. Der Mechanismus, der hinter dieser Verlagerung steht, ist folgender: Nur die lateralen Bandanteile des Diskus sind überdehnt, es besteht keine Formschlüssigkeit der medialen Diskusanteile zum Kondylus mehr und bei Vorwärtsbewegung wirkt eine hohe Druckkomponente im Gelenk, wodurch der Diskus nach medial ausgelenkt wird. Diese Dislokation des Diskus nach medial bei protrusiven Bewegungen im Kiefergelenk kann, muß aber nicht, mit knackenden Geräuschen verbunden sein.

Nach *Klett* [187] ist bei Bestehen eines intermediären Kiefergelenkknackens in ca. 40 % der Fälle davon auszugehen, daß es sich um eine Diskusverlagerung bei exkursiven Kiefergelenkbewegungen handelt. Aufgrund eigener klinischer Befunde ist dieser Prozentsatz auf ca. 10 % zu reduzieren. Ungeachtet dessen weist ein intermediäres Kiefergelenkknacken auch auf eine Diskusverlagerung bei exkursiven Unterkieferbewegungen hin und sollte diagnostisch vollständig abgeklärt werden.

Hinweis auf eine Diskusverlagerung bei exkursiven Kiefergelenkbewegungen ist allein ein intermediäres bis terminales Knacken bei Öffnungsbewegungen. Beschwerden (Schmerzen) sind, wenn nicht andere pathologische Veränderungen im Kiefergelenk ablaufen, nicht zu erwarten. Auffällig in der Anamnese ist, und dies stellt die Beziehung zur Kiefergelenkkompression her, daß die Patienten angeben, morgens, besonders nach nächtlichen Knirsch- und Preßphasen, eine Gelenksteifigkeit zu verspüren; erst nach mehrmaliger Mundöffnung und nach Lockerungsübungen könne der Mund wie gewohnt geöffnet werden; zu einem späteren Zeitpunkt sei dann bei weiter Mundöffnung das Kiefergelenkknacken aufgetreten. Die enge Beziehung der Diskusverlagerung bei Kiefergelenkbewegung mit einer Kiefergelenkkompression ist auch der Ansatz für eine Behandlung. Die Kiefergelenkentlastung über eine Äquilibrierungsschiene (s. S. 191) oder Distraktionsschiene und die Vermeidung von hohen Druckkomponenten auf die artikulierenden Strukturen, d.h. auch die Vermeidung von Parafunktionen, stehen im Vordergrund der Therapie. Bei Eingliederung einer Distraktionsschiene ist darauf zu achten, daß die habituelle Interkuspidation in sagittaler und transversaler Richtung nicht wesentlich verändert wird. Die Distraktion des betroffenen Gelenkes ist in der Größenordnung des Resilienzspielraumes auf 0,3–0,9 mm zu begrenzen. Im initialen Behandlungsstadium sollte die eingegliederte Distraktionsschiene für 8–14 Tage ganztägig und anschließend zu Zeiten hoher Belastung und bei Bruxismus getragen werden. Auch sollten Entspannungsübungen für die Muskulatur und physiotherapeutische Maßnahmen zur Regeneration des geschädigten Gewebes eingeleitet werden (s. S. 155).

Bei intermediärem Knacken und sprunghafter Bewegung im Kiefergelenk sollte differentialdiagnostisch eine anterior-mediale Diskusverlagerung in habitueller Interkuspidation, welche auch mit intermediärem Knacken einhergehen kann, ausgeschlossen werden. Dieser Ausschluß ist mit Hilfe instrumenteller Bewegungsanalysen und bildgebender Verfahren (Kernspintomographie) möglich [158, 159, 323]. In der instrumentellen Analyse zeigt sich bei Öffnungs- und Schließbewegungen im Gegensatz zur Diskusverlagerung in statischer Okklusion ein nach anterior-kranial gerichteter Sprung, ohne daß ein transversales Versetzen in der Horizontal- bzw. Frontalebene zu beobachten ist [85, 88]. Das Kernspintomogramm zeigt in habitueller Interkuspidation eine normale Diskus-Kondylus-Relation, während beim geöffneten Mund der Spalt zwischen Kondylus und Tuberculum articularis frei von Diskusgewebe ist.

Wird eine Diskusverlagerung bei Kiefergelenkbewegung mit einer in habitueller Interkuspidation verwechselt und mit einer Positionierungsschiene behandelt, können durch die Einstellung des Kondylus im nicht physiologischen Bereich Beschwerden auftreten. Diese sind dann auf eine Traumatisierung des anterioren Bandapparates und des Ansatzes des M. pterygoideus lateralis pars superior zurückzuführen.

Wie schon ausgeführt, ist bei Vorliegen einer anterior-medialen Diskusverlagerung in habitueller Interkuspidation die Positionierung des Kondylus im Discus articularis das therapeutische Ziel. Bei Vorliegen einer Diskusverlagerung bei exkursiver Kiefergelenkbewegung ist die Aufhebung der Hypermobilität anzustreben oder die Mobilisierung des fixierten Diskus herzustellen, um einen physiologischen Bewegungsablauf zwischen Diskus-Kondylus-Einheit und Eminentia glenoidalis zu erreichen.

1.5.4 Limitation der Unterkieferbewegung

Eine Einschränkung der Unterkieferbewegung unter 40 mm ist als eine funktionelle Beeinträchtigung anzusehen, [150, 319, 329 u.a.] für die muskuläre, arthrogene, skelettale und neurogene Ursachen verantwortlich gemacht werden können. Da mehrere Faktoren gleichzeitig beteiligt sein können, ist eine Unterscheidung in der klinischen Diagnostik oft nicht leicht zu treffen. Auch kann eine gegenseitige Beeinflussung vorliegen, so daß eine muskulär erscheinende Limitation eigentlich arthrogenen Ursprunges ist. Trotz dieser komplexen Zusammenhänge soll versucht werden, entsprechend der Einteilung die Einschränkungen der Mundöffnung zu beschreiben.

Die *muskuläre Limitation* der Unterkieferbewegung kann einmal ihre Ursache im Muskel selbst besitzen, oder sie wird aus anderen Gebieten des orofazialen Systems in die entsprechenden Muskelgruppen getriggert [150]. Das heißt, auf neuralem Wege wird der Muskel in seiner Bewegung gehemmt, man spricht von »splinting« der Muskulatur. Aufgrund primärer oder sekundärer Erkrankungen in anderen Gebieten z. B. der Zähne, Zahnreihe oder des Kiefergelenks (letzteres ist hauptsächlich betroffen) wird der Muskel in seiner Aktivität blockiert und damit die Unterkieferbewegung beschränkt [85]. Diese muskuläre Limitation tritt besonders nach Entfernung von Weisheitszähnen, bei strukturellen Veränderungen im Kiefergelenk, seien sie primär oder sekundär, auf. Sie ist gleichzusetzen mit muskulären Hemmungen, die aus anderen Bereichen unseres Körpers bekannt sind, wie Muskelsplinting infolge von Traumen.

Eine primäre muskuläre Limitation des Unterkiefers tritt auch bei Muskelverspannungen und Muskelhartspann auf [150]. Besonderheit der muskulären Limitation ist, daß der Mund nur zögernd und langsam, meist mit zitternden Bewegungen bis zur maximalen Schneidekantendistanz, die 20–35 mm betragen kann, geöffnet wird. Zum Ende der Bewegung werden *Spannungsschmerzen in den betroffenen Muskeln* angegeben. Bei primär muskulärer Limitation empfiehlt sich die Behandlung mit Analgetika zur Schmerzausschaltung, der Gabe von Muskelrelaxantien zur Reflexunterbrechung und die Einleitung von physiotherapeutischen Maßnahmen (Kryotherapie) zur Muskelentspannung [35, 358]. Liegt die Ursache einer muskulären Limitation in anderen Gebieten des kraniomandibulären Systems, so reicht im allgemeinen die initial eingeleitete Therapie nicht aus, und es muß versucht werden, die primäre Ursache der muskulären Limitation auszuschalten. Man spricht dann von sekundärer muskulärer Limitation, da in der Regel die Blockierung der Unterkieferbewegung durch eine reflektorische Ruhigstellung der Muskulatur ausgelöst wird. Beim Vorliegen einer sekundären muskulären Limitation sind somit dentogene, arthrogene, neurogene Ursachen primär auszuschließen. Besteht der begründete Verdacht einer neurogenen Ursache der Limitation, sollten in jedem Fall ein Neurologe bei neuraler Triggerung und ein Psychiater bei psychosomatischen Hintergründen zu Rate gezogen werden. Rein funktionstherapeutische Maßnahmen bringen in diesen Fällen keinen andauernden Therapieerfolg.

Eine *arthrogene Limitation* der Unterkieferbewegung kann auf folgende Ursachen zurückgeführt werden:

- Einschränkung durch strukturelle Veränderungen im Kiefergelenk,
- Blockierung der Kiefergelenkbewegung durch einen anterior-medial verlagerten Discus articularis,
- Behinderung der Kiefergelenkbewegung durch skelettale Einflüsse.

Strukturelle Veränderungen im Kiefergelenk können eine Limitation durch Erhöhung des Reibungswiderstandes im Gelenk bewirken. Entsprechend dem Grad der strukturellen Umwandlung kann es bis zur vollständigen Einschränkung der Translationsbewegung kommen. Auffällig bei einer Limitation durch strukturelle Veränderungen ist die ständige Abnahme der Mundöffnung bis auf Werte von 10–15 mm [115, 259, 329]. Bei Bewegungen im Kiefergelenk sind Krepitationsgeräusche nachweisbar.

Die weitere Möglichkeit einer Bewegungseinschränkung bei strukturellen Veränderungen im Kiefergelenk ist die reflektorische Blockade der Bewegung, das Muskelsplinting [286]. Strukturelle Veränderungen können eine Traumatisierung der Gewebe hervorrufen, in denen Schmerzrezeptoren vorhanden sind, die ein Muskelsplinting reflektorisch auslösen.

Eine Blockierung der Unterkieferbewegung kann durch einen total nach anterior-medial verlagerten Discus articularis hervorgerufen werden (Abb. 70). Das auffälligste Zeichen dieser Art der Einschränkung ist, daß die Öffnungsbewegung auf 18–22 mm Schneidekantendistanz eingeschränkt ist [58, 69, 72, 85, 120, 150, 242, 330, 338, 369]. Die Öffnungsbewegung wird ausschließlich durch eine Rotationsbewegung im Kiefergelenk bewirkt. Im Laufe der Erkrankung kann die Unterkieferbewegung ständig gesteigert werden, bis auf Werte von 35–40 mm, was auf eine Überdehnung des posterioren Bandapparates des Diskus zurückzuführen ist. Bei maximaler Mundöffnung treten in der Regel Spannungsgefühle in den betroffenen Gelenken auf. In der instrumentellen Funktionsanalyse können folgende Bewegungsbahnen auf einen vollständig nach anterior-medial verlagerten Discus articularis hinweisen:

- reine Rotationsbewegungen,
- kurze geradlinige Bahnen, die eine Länge von 2–8 mm besitzen,
- gerade oder geschwungene, steile Translationsbewegungen mit einer Steilheit von 80–100 Grad zur Scharnierachsorbitalebene [85].

In Abbildung 71 ist der Bahnverlauf eines rechten limitierten Kiefergelenks dargestellt, in welchem nachweislich der vollständig nach anterior-medial verlagerte Discus articularis die Bewegungen im Kiefergelenk einschränkt. Besonders auffällig sind die geschwungenen Öffnungs- und Schließbahnen bei der Mundöffnungsbewegung, während die Translationsbahn in der Vorwärtsbewegung geradlinig, in der Rückwärtsbewegung geschwungen die Größenordnung einer normalen Laterotrusionsbahn erreicht. Diese Zunahme der Translation ist auf Verprojektionsphänomene einer graphischen, extrakondylären Aufzeichnung zurückzuführen.

Die dritte Möglichkeit einer Limitation der Unterkieferbewegungen ist auf skelettale Einflüsse zurückzuführen. So kann die Bewegung zum einen durch das Kiefergelenk, z. B. durch Hypertrophie des Gelenkkopfes blockiert werden und zum anderen durch Hypertrophie oder durch Verknöcherung des Processus muscularis der Temporalissehne (Abb. 72). Diese Verknöcherung wird möglicherweise durch eine hohe Aktivität des M. temporalis verursacht.

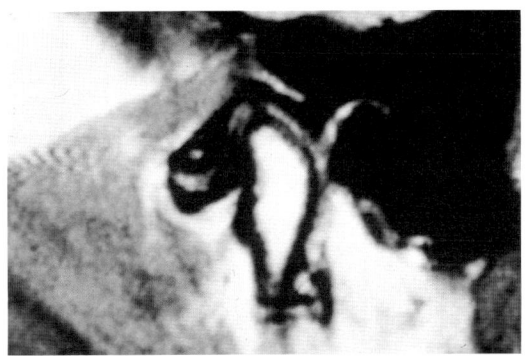

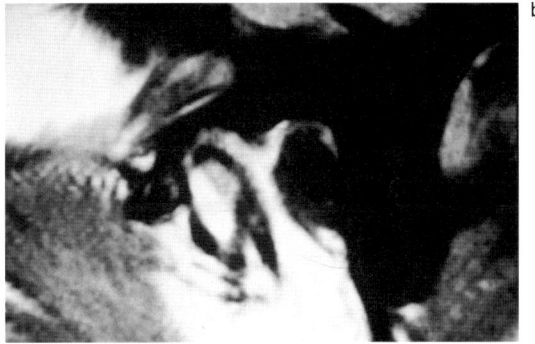

Abb. 70   Kernspintomographische Darstellung einer anterior-medialen Diskusverlagerung in habitueller Interkuspidation. a) Anterior verlagerter Discus articularis in habitueller Interkuspidation.
b) Verhältnisse bei maximaler Mundöffnung (28 mm). Es ist deutlich zu erkennen, daß der Discus articularis in dieser
Bewegung nicht reponiert werden konnte
und vor dem Kondylus aufgefaltet liegt

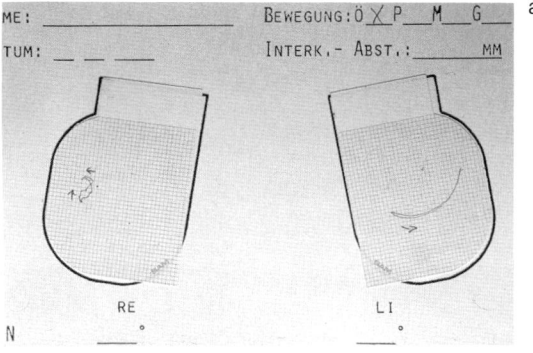

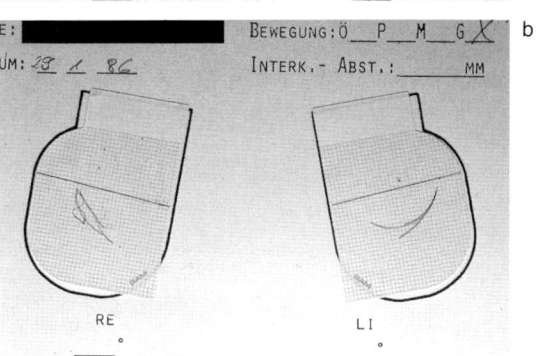

Abb. 71   Instrumentelle Bewegungsanalyse bei einem Patienten mit Verdacht auf totale anterior-mediale Diskusverlagerung in habitueller Interkuspidation. a) Bewegungsablauf bei Mundöffnung. Im rechten Gelenk ist deutlich eine
kaudal diskoordinierte Öffnungs- und
Schließbahn zu erkennen. Die Bewegungen im linken Gelenk sind annähernd
normal. b) Bewegung im rechten Gelenk
bei Öffnungs-, Protrusions- und Linksla-
teralbewegung. Es sind besonders in der
Protrusion die gerade Bewegungsbahn
im rechten Gelenk zu erkennen und der
diskoordinierte Bewegungsablauf in der
Öffnungs- und Lateralbewegung

a

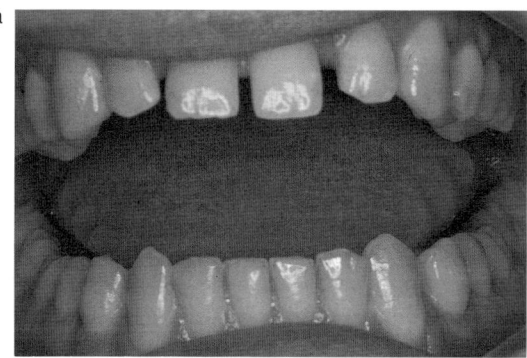

b

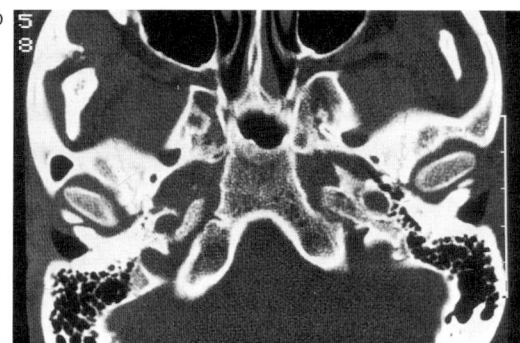

Abb. 72   a) Klinische und computertomographische Darstellung einer skelettalen Limitation der Mundöffnungsbewegung aufgrund eines hypertrophierten
Processus muscularis der linken Seite.
Die maximale Mundöffnung mit Links-
abweichung beträgt seit längerer Zeit
22 mm. b) In der achsialen Schichtung
im linken Gelenk der stark hypertrophier-
te Processus muscularis und Exostose
am Innenrand des Jochbogens. Bei
Mundöffnung verhindert der Kontakt eine
weitere Mundöffnung. Die Verhältnisse
im rechten und linken Kiefergelenk sind
als normal zu bezeichnen

a

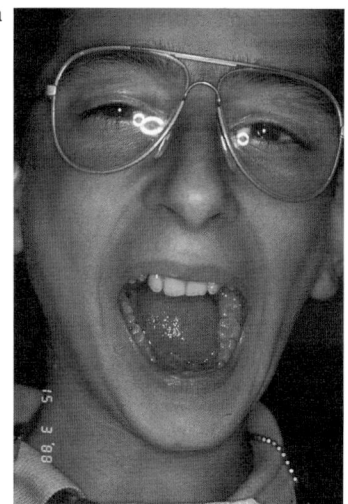

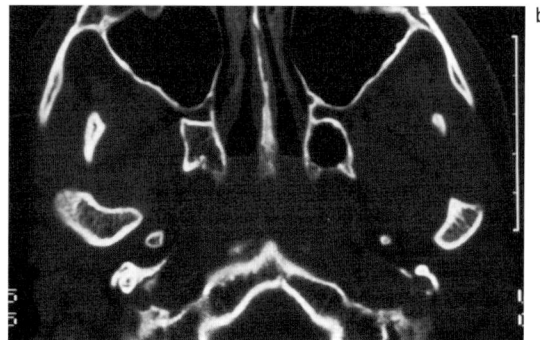

b

Abb. 73   Klinische und computertomographische Darstellung einer Limitation der Bewegung des linken Kiefergelenks durch Hyperplasie des Kondylus. a) Starke Deflexion des Unterkiefers bei maximaler Mundöffnung bei vollständiger Blockierung des linken Gelenks. b) Hyperplastischer Gelenkkopf im
achsialen Computertomogramm. Nur durch chirurgische Verkleinerung des Gelenkkopfes (Kiefer-
und Gesichtschirurgie des Zentrums für ZMK der Universität Tübingen, ärztl. Direktor Prof. Dr. Dr. *N.
Schwenzer*) konnte ein normales Bewegungsmuster wieder hergestellt werden

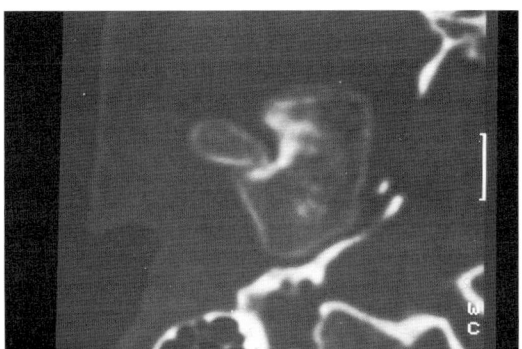

a

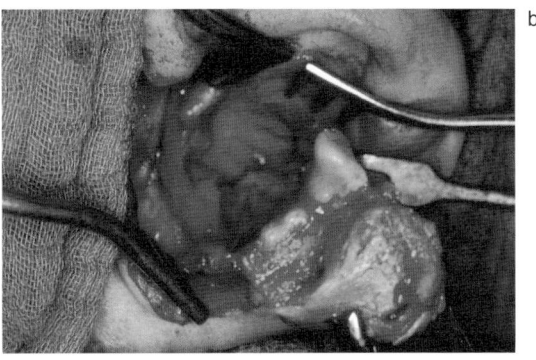

b

Abb. 74   Blockierung der rechten Kiefergelenkbewegung durch einen freien hyperplastischen Gelenkkörper. a) Anterior-medial liegender hyperplastischer freier Gelenkkörper; b) chirurgische Entfernung des mit dem Kondylus verbackenen Gelenkkörpers. Nur in Verbindung mit einer Kondylotomie gelang es, die Mundöffnung zu normalisieren (Operation Prof. Dr. Dr. *N. Schmelzle,* Abteilung für Kiefer- und Gesichtschirurgie des Zentrums für ZMK der Universität Tübingen)

Die Mundöffnung kann durch beide Phänomene auf Werte zwischen 10 und 30 mm eingeschränkt sein. Auffälligstes Zeichen ist, daß meist keine Schmerzen angegeben werden und der Patient sich plötzlich einer Einschränkung des Bewegungsraumes bewußt wird, so z. B. beim Abbeißen. Oft wird er aber auch von anderen Personen auf die Einschränkung der Mundöffnung aufmerksam gemacht.

Eine Kondylushypertrophie, die zu einer Einschränkung der Mundöffnung auf unter 20 mm führte, konnte bei einem 15jährigen Patienten nachgewiesen werden (Abb. 73). Bei einer Patientin führten hypertrophe, extrakondyläre Gelenkanteile (Gelenkmäuse) (Abb. 74) zu einer Einschränkung der Unterkieferbewegung auf 12 mm. Bei einem 22jährigen Patienten trug eine Exostose am Processus muscularis und dem Jochbogen (Abb. 72) zur Limitation auf 22 mm bei. Nur die operative Entfernung der extrakondylären Gelenkmäuse, der Exostosen oder des verknöcherten Processus muscularis führte in allen Fällen zur Verbesserung der Mundöffnung.

1.6   Kraniopathien

Leiden im Kopf-Hals-Bereich, die verschiedene Ursachen besitzen und nicht direkt den Funktionserkrankungen zugeordnet werden können, werden als »Kraniopathien« bezeichnet. Ihre Unterscheidung kann nach der Schmerzlokalisation, der Schmerzqualität und der Schmerzintensität vorgenommen werden. Als Hauptursachen kommen myogene, neurogene, infektiöse und neoplastische Geschehen neben funktionellen Ursachen in Frage. Um den Rahmen des vorliegenden Buches nicht zu sprengen, sei auf infektiöse und neoplastische Geschehen nicht eingegangen.

Der infektiöse Schmerz ist meist dumpf, pochend, klopfend bis ziehend und nimmt unter Belastung zu.

Der neurogene Schmerz ist ein spitzer, messerscharfer, meist einschießender, unerträglicher Schmerzzustand, der in der Regel dem Ausbreitungsgebiet eines Gesichts- bzw. Kopfnerven folgt. Sein Auftreten kann spontan oder in rhythmischen Intervallen erfolgen, deren Sequenz sehr unterschiedlich sein kann [150, 360, 377].

Der funktionelle Schmerz ist je nach betroffenem Organ (Zähne, Parodontium, Muskulatur, Kiefergelenk u.a.) dumpf, spitz, quälend, ausstrahlend, spannend oder ziehend und nimmt unter Belastung zu. Bei genauer Diagnostik ist ein Zusammenhang mit Zeiten hoher Belastung, Kauen, Stress, Parafunktion usw. herzustellen.

1.6.1 Neuralgien

Neuralgiforme Kopf- und Gesichtsschmerzen, zu denen z. B. die Trigeminusneuralgie gerechnet wird, können mit zentralnervösen, infektiösen und traumatischen Veränderungen, Quetschungen im Bereich des Ausbreitungsgebietes eines Nerven u.a. in Verbindung gebracht werden [198]. Liegen bei einem Patienten Schmerzzustände vor, die neuralgiformen Charakter tragen, so ist von zahnärztlicher Seite diagnostisch ein funktionelles Geschehen auszuschließen und die Behandlung vom entsprechenden Fachvertreter – Kieferchirurgen, Neurologen, Orthopäden, Chiropraktiker u.a. – vorzunehmen.

Als funktionelle Ursachen für neuralgiforme Schmerzen kommen dentogene, myogene und arthrogene Veränderungen, wie Kiefergelenkkompression, -distraktion oder auch primäre Kiefergelenkerkrankung in Frage. So ist z. B. zu beobachten, daß bei abgesunkener Vertikaldimension neuralgiforme Beschwerden im Bereich der Trigeminusäste auftreten können. Es ist aber nicht immer eindeutig zu bestimmen, ob ein neuralgiformer Schmerz funktioneller oder neurogener Ursache ist. Somit können zwei grundsätzlich unterschiedliche Ursachen bestehen:

1. Eine primär oder sekundär neurogene Noxe löst das Krankheitsbild, Schmerzen im kraniomandibulären, kraniozervikalen System aus – *idiopathische Neuralgie* – oder
2. eine somatische, funktionelle oder nicht näher bekannte Noxe führt zu Schmerzzuständen im kraniomandibulären, kraniozervikalen System – *symptomatische Neuralgie.*

Idiopathische Neuralgie

Als idiopathische Neuralgie sind Schmerzzustände anzusehen, die durch Noxen im Bereich des Ursprungs oder des Verlaufs eines Nerven einwirken und zu sensiblen Sensationen im Ausbreitungsgebiet führen [198, 377 u.a.].

Als bekannteste Neuralgiearten sind die *Trigeminusneuralgie,* die *Glossopharyngeusneuralgie* und die *Okzipitalisneuralgie* (s. Tabelle 2) anzusehen. Charakteristisch für eine idiopathische Neuralgie (auch primäre Neuralgie) ist der blitzartige oder einschießende, unerträgliche Schmerz (Tic douloureux)!

Liegt die Ursache im Verlaufsgebiet des Nerven, z. B. Quetschung des Nerven im Spinalkanal oder im Kiefergelenk (N. petrotympanicus), so kann der einschießende Schmerz auch bei bestimmten Bewegungen des Kopfes oder des Unterkiefers erfolgen. Typisch ist für die idiopathische Neuralgie, daß nach Abklingen der Beschwerden sich vollkommene Symptomfreiheit einstellt, so »als wäre nichts gewesen« [198].

Einer idiopathischen Neuralgie gehen in der Regel unangenehme Sensationen, wie Hitze, Spannungsgefühl, Kribbeln u.ä. voraus. Der Schmerz wird fast immer als einschießend, reißend, bohrend und brennend empfunden und tritt in Attacken auf. Diagnostisch wichtig ist, daß der Nerv in seinem Ausbreitungsgebiet druckempfindlich ist [377], was im kraniomandibulären System leider nur schwer nachgewiesen werden kann.

Ätiologisch kann eine idiopathische Neuralgie durch Infektionserkrankungen, grippale Infekte, rheumatische Erkrankungen, Stoffwechselerkrankungen (Diabetes, Gicht, Intoxikationen), traumatische Schädigungen, Narbenbildung, Vasokonstriktionen und Tumore ausgelöst werden (198). Differentialdiagnostisch kann eine idiopathische Neuralgie gegenüber einer Neuritis dadurch abgegrenzt werden, daß bei ihr keine Lähmungen, keine Sensibilitätsausfälle und keine Reflexstörungen beobachtet werden [198].

Bei Verdacht auf eine idiopathische Neuralgie ist immer der Kieferchirurg, Neurologe, Neurochirurg, Hals-Nasen-Ohrenarzt oder Orthopäde mit zu Rate zu ziehen. Nur in dieser Zusammenarbeit kann eine vollständige Diagnose erzielt und eine wirksame Therapie eingeleitet werden. Zur symptomatischen Behandlung werden Analgetika verordnet. In schwereren Fällen werden Injektionen von Novalgin oder Tegretal (Corbamazepin) an den Nerv oder in das Ausbreitungsgebiet injiziert. In sehr hartnäckigen Fällen wird auch die operative Nervenblockade zur Anwendung kommen müssen [309].

Wird bei Verdacht auf eine primäre Neuralgie die Schmerzattacke funktionell getriggert und kann durch funktionstherapeutische Maßnahmen wie Änderung der Vertikaldimension, Einstellung einer physiologischen Kondylenposition oder durch Verhinderung von Parafunktionen eine Besserung im Beschwerdebild erreicht werden, ist die Diagnose »idiopathische Neuralgie« nicht aufrechtzuhalten und an eine »symptomatische Neuralgie« zu denken.

Symptomatische Neuralgie

Als symptomatische Neuralgie sind Schmerzzustände, die in das Ausbreitungsgebiet eines Kopf- oder Gesichtsnerven projiziert werden und nicht auf neurogene Ursachen, wie Entzündungen, Traumen oder Quetschung von Nerven zurückzuführen sind, anzusehen.

Dabei kann die Ursache der Beschwerden nicht immer eindeutig eruiert werden. Schmerzauslösung und Schmerzqualität geben Hinweise auf eine symptomatische Neuralgie. So ist der Schmerz eher schleichender Art und von längerer Dauer als bei einer idiopathischen Neuralgie. Differentialdiagnostisch ist aufgrund der komplexen Zusammenhänge eine Abgrenzung oft nur sehr schwierig [111, 198]. Wird neurologisch oder von anderen Fachgebieten eine idiopathische Neuralgie ausgeschlossen, ist nach der primären Noxe und nach funktionellen Ursachen zu suchen. Der Provokationstest von *Krogh-Poulsen* [in 329] und die Testung von Projektionsschmerzphänomenen nach *Travell* und *Simons* (siehe unten) leisten hier diagnostische Hilfestellung. Ist eine funktionelle Ursache vorhanden, kann mit ihrer Ausschaltung eine Heilung erzielt werden. Dabei muß aber mit Fehlschlägen gerechnet werden. Es gelingt nicht immer beim ersten Ansatz, die primäre Noxe zu erkennen und auszuschalten. Eine genaue und erweiterte Diagnostik ist dann anzuraten. Da für eine symptomatische Neuralgie dentogene, arthrogene, myogene, kraniomandibuläre und kraniozervikale Ursachen verantwortlich gemacht werden können, ergeben sich auch verschiedene funktionstherapeutische Ansatzmöglichkeiten. Im folgenden sollen neuropathische Schmerzphänomene kurz gestreift und Therapiemöglichkeiten angedeutet werden.

Neuropathische Schmerzphänomene

Unter neuropathischen Schmerzphänomenen versteht man Mißempfindungen, z. B. Kribbeln u.ä. bis hin zu Schmerzen im Ausbreitungsgebiet eines Nerven, der Erregungen weiterleitet. Wird dieser Nerv mechanisch durch andauernde Kompression gereizt, so führen geringe weitere mechanische Reize zu langandauernden Impulsen, die in seinem peripheren Gebiet zu Mißempfindungen und Schmerzen führen [377]. Diese projizierten Schmerzphänomene findet man auch im Ausbreitungsgebiet der Kopf- und Gesichtsnerven.

Bei Quetschungen z. B. der sensiblen Trigeminusäste im Bereich der Halswirbelsäule (C0 – C3) kann es zu Mißempfindungen, Übelkeit, Schwindel bis hin zur Depression [278] und Kopfschmerzen im Bereich des Oberkiefers, der Augen, der Ohren, der Kiefergelenke [150] kommen (s. auch Kraniovertebrale Erkrankungen).

Auch die mechanischen Reizungen eines Nerven durch Muskelhyperaktivität kann zu Schmerzphänomenen beitragen [150]. So führen z. B. Hyperaktivitäten des M. frontalis – durch ihn verläuft der N. supraorbitalis – zu dumpfen Schmerzempfindungen im Bereich der Stirn; Hyperaktivitäten des M. semispinalis capitis, durch welchen der N. occipitalis major verläuft, führen zu drückenden Schmerzempfindungen im Bereich des Hinterhauptes und der Galea. Die mechanische Irritation des N. auriculotemporalis durch Hyperaktivität des M. pterygoideus lateralis kann zu Ohrenschmerzen, Tinnitus und Nausea beitragen [150].

Durch Beachtung der Schmerztopographie erhält man Hinweise darauf, welcher Nerv oder welche Spinalwurzel geschädigt wurde [377]. Daher muß auch daran gedacht werden, daß diese mechanische Kompression nicht nur durch Verengungen im Spinalkanal, durch muskuläre Quetschung aufgrund von Hyperaktivitäten der Muskulatur, sondern auch vaskulär durch Dilatation von Gefäßen oder eines Gefäßgeflechtes verursacht werden kann (*Hildebrandt* und *Jansen* [in 198]). So konnten beide Autoren eine Hemikranie auf eine vaskuläre Kompression im Bereich von C2 nachweisen und durch operative Entfernung des umhüllten Gefäßgeflechts vollständig therapieren. Der anfallsartige, halbseitige und unerträgliche Nacken-, Kopf- und Gesichtsschmerz, auch chronische paroxysmale Hemikranie, kann durch eine mechanische und vaskuläre Kompression im Bereich C2, C3 hervorgerufen werden. Er kann vom Cluster-Kopfschmerz, dessen Ursache noch nicht vollständig geklärt ist, dadurch abgegrenzt werden, daß die Schmerzperioden häufiger auftreten und die sensorischen Begleiterscheinungen fehlen (Tab. 2). Diesem Schmerz liegt ein Projektionsmechanismus zugrunde, der über die absteigenden Fasern des N. trigeminus, die im Bereich der Halswirbelsäule komprimiert werden, entweder in Schulter, Nacken oder Hinterhaupt ausstrahlen oder in das Gesicht projiziert werden können [198].

In ähnlicher Weise kann eine »Otalgie« (ins Ohr ausstrahlender Schmerz ohne nachweisbare Ursache) [198] durch Kompression des N. auriculotemporalis, des N. trigeminus, N. facialis intermedius, N. glossopharyngeus, N. vagus, N. auricularis magnus und N. occipitalis minor hervorgerufen werden und sind als projizierte Schmerzen im Sinne einer idiopathischen Neuralgie zu betrachten.

Tabelle 2 Zusammenstellung der wichtigsten idiopathischen Neuralgieformen im Kopf-Halsbereich (in Anlehnung an *Zimmermann* [377])

Bezeichnung	Schmerzart	Schmerzort	Nerv
Trigeminus-neuralgie 2. und 3. Ast	blitzartiger Schmerz	Wangen, Zunge UK, OK, Nase Ohr	N. maxillaris N. mandibularis
Glossopharyngeus-Neuralgie	einschießend beim Schlucken	Pharynx Tonsilla	N. glosso-pharyngeus
N.-laryngeus-superior-Neuralgie	brennende Schmerzen am Larynx	Kehlkopf Ohr	N. laryngeus
Okzipitalis-Neuralgie	helmartiger Schmerz	Hinterkopf Ohr	N. okzipita-lis minor u. major
Intermedius-(HUNT-Neuralgie)	blitzartige Schmerzen, vaso-motor. Begleiter-scheinungen	Ohr Ohrmuschel	N. intermedi-us facialis

Funktionserkrankungen mit Ohrsymptomen

Übelkeit (Nausea), Schwindelgefühle, Gleichgewichtsstörungen (Vertigo), Ohrgeräusche (Tinnitus) und der Verlust des Gehörs (Hörsturz) können auch im Zusammenhang mit funktionellen Störungen im kraniomandibulären System auftreten. Sie werden ursächlich mit neurologischen Verknüpfungen der sensiblen Nerven im Ausbreitungsgebiet des Oh-res, des Kiefergelenks und der Kaumuskulatur in Zusammenhang gebracht [150].

Die ersten Zusammenhänge zwischen neuralgiformen Kopf- und Gesichtsschmerzen, Ohrsymptomen und Kiefergelenkbefunden hat *Costen* [1934] beschrieben. Er brachte Ohrschmerzen, Tinnitus, Hörsturz, Schwindel, Geschmacksstörungen und andere Symp-tome mit Kiefergelenkveränderungen in Zusammenhang. Auch wenn bis heute das Ge-samtbild des Costen-Syndroms bezweifelt wird [*Motsch* in 60], macht *Costen* [45] zum er-stenmal deutlich, daß sich Funktionserkrankungen in anderen Symptomen äußern kön-nen. Dies ist auf die komplexe sensible Innervation der einzelnen Kopforgane zurückzu-führen. Besonders im Kiefergelenk-Ohrbereich besteht eine enge Verflechtung zwischen den einzelnen Hirnnerven.

Eine enge sensible Verbindung wird in diesem Bereich durch den N. auriculotemporalis, R. auricularis, den N. petrotympanicus, den N. vagus und den N. auricularis magnus aus dem Zervikalplexus (C1–C4) angenommen [*Beck* 1979]. So können nach *Köper* und *Reu-ter* [198] Ohrschmerzen vom Kiefergelenk über den N. auriculotemporalis aus entfernten Regionen über die N. trigeminus, N. facialis, N. glossopharyngeus, N. vagus und aus der Hals- und Nackenregion über den N. auricularis magnus und den N. occipitalis minor projiziert werden.

Die Verflechtung stellt sich folgendermaßen dar [198]: »Das Trommelfell erhält zusätzlich Fasern aus dem Plexus tympanicus des N. tympanicus aus dem N. glossopharyngeus. Dieser Nerv ist der eigentliche sensible Nerv des Ohres. Er anastomosiert mit dem Ganglion geniculi des N. facialis und der Chorda tympani sowie dem N. petrosus major und entläßt den N. petrosus minor zum Ganglion oticum«. Außerdem enthalten das Mittelohr und das innere Trommelfell Fasern aus dem N. auriculotemporalis, aus dem N. glossopharyngeus neben Fasern des N. vestibulocochlearis. Über die Fasern des N. vestibulocochlearis werden Schmerzphänomene weitergeleitet, die dann in das Mittelohr, das Trommelfell oder den äußeren Gehörgang projiziert werden [17]. Somit können zervikale, pharyngiale, arthrogene u.a. Ursachen zu Schmerzen im Ohr führen. Eine Reizüberschreitung kann in den peripheren Ganglien stattfinden, aber auch von den sensiblen Endkernen der N. trigeminus, N. glossopharyngeus, N. vagus erfolgen. Diese Endkerne liegen in unmittelbarer Nachbarschaft zur Medulla oblongata. Auch die enge Nachbarschaft der zentralen Leitungsbahnen zu den Feldern im Gyrus postcentralis sorgt für eine zusätzliche Vermischungsmöglichkeit [111]. Über die Hirnnerven V, VII, IX und X kann eine periphere Noxe als Schmerz oder Mißempfindung in den Kiefergelenk- und Ohrbereich projiziert werden.

Schwindelgefühle können auf eine hyperaktive Kaumuskulatur und auf Schädigungen im Bereich des Kiefergelenks, die auf die oben genannten neurologischen Verknüpfungen beruhen, zurückgeführt werden. Im allgemeinen beruhen Schwindelgefühle darauf, daß die Information zwischen dem rechten und linken Gleichgewichtsorgan nicht übereinstimmt. Dies führt zu einer zentralen Irritation, die das Gefühl des Vertigo auslöst [17]. Die Mißempfindung tritt unabhängig vom funktionellen Zustand des kraniomandibulären Systems und des Allgemeinzustandes (Streß) auf.

Ein funktionell bedingter Vertigo nimmt unter funktionstherapeutischen Maßnahmen, wie Eingliederung einer Äquilibrierungsschiene, Änderung der Muskelaktivität, ab oder verschwindet sogar.

Aufgrund dieses Zusammenhangs ist es differentialdiagnostisch bei Ohrsymptomatik (Tinnitus, Vertigo, Nausea) immer, wenn keine primäre Ursache nachzuweisen ist, sinnvoll, durch eine Aufbißschiene den funktionellen Einfluß abzuklären. Ändert sich die Mißempfindung, wird sie stärker oder schwächt sie sich bis zur Symptomfreiheit ab, ist mit hoher Wahrscheinlichkeit anzunehmen, daß das Krankheitsbild funktionell verursacht wurde. Tritt unter dieser Therapie keine Änderung ein, so ist eine intensive konsiliarärztliche Untersuchung notwendig, um die Ursache für die Erkrankung zu eruieren. Auch eine Untersuchung der Halswirbelsäule sollte bei negativem HNO-ärztlichen Befund, neurologischer Diagnostik und funktionellem Behandlungsergebnis immer erfolgen, da Mißempfindungen im Bereich des Ohres auch durch eine Quetschung der sensiblen Äste des Trigeminus im Bereich der Halswirbelsäule ausgelöst werden können.

1.6.2   Kopfschmerz

Vaskulärer Kopfschmerz

Der vaskuläre Kopfschmerz ist oft nicht eindeutig vom muskulären Kopfschmerz und Spannungskopfschmerz zu unterscheiden. So halten Patienten einen Spannungskopfschmerz für Migräne und umgekehrt. Der vaskuläre Kopfschmerz (Migräne) tritt anfallsartig auf und liegt meist einseitig vor. Auch sind diese Kopfschmerzen, die in der Schläfengegend beginnen, mit sensorischen Begleiterscheinungen wie Übelkeit, Erbrechen, Schwindelgefühl, Sehstörungen, Lichtscheu und Flimmern vor den Augen verbunden. Die Anfälle halten Stunden, aber auch Tage an, wobei die Patienten das Bedürfnis haben »sich ins Bett zu legen«. Für die Migräne, auch als Hemikranie bezeichnet, wird eine Vasokontraktion mit anschließender Dilatation verantwortlich gemacht [150]. Betroffen können die extra- und intrakraniellen Kopfarterien sein, wodurch das Schmerzgebiet wechseln kann.

Da sowohl tumorale, toxische und allergische Einflüsse eine Migräne hervorrufen können, gehört die Behandlung allein in das Gebiet der Allgemeinmedizin. Von zahnärztlicher Seite sollte eine klinische und instrumentelle Diagnostik durchgeführt werden, um funktionelle Ursachen, die für die bestehenden Kopfschmerzen verantwortlich sein könnten, zu erkennen und auszuschalten. Funktionsstörungen im kraniomandibulären System können darüber hinaus einen Migräneanfall immer verstärken.

Muskulärer Kopfschmerz

Der muskuläre Kopfschmerz und Spannungskopfschmerz kann ursächlich auf Fehlfunktionen der Muskulatur zurückgeführt werden. Er beginnt meist schleichend in den betroffenen Muskeln und breitet sich dann in andere Gebiete aus, wie z. B. von der Nackenmuskulatur über die Galea in das Frontalisgebiet. Der Schmerz ist drückend bis ziehend und nimmt im Verlauf ständig zu. Dadurch entsteht das Gefühl, als lege sich ein Band oder Ring um den Kopf.

Wie *Hansson* et al. [150] nachweisen konnten, zeigt der betroffene Muskel oder die Muskelgruppe, z. B. der M. frontalis, zu Beginn einer Schmerzsensation eine hohe Amplitude, was auf einen Hypertonus hinweist. Auch sind die betroffenen Muskeln palpationsempfindlich. Durch diesen Hypertonus können Nerven, die durch den Muskel verlaufen, wie der N. supraorbitalis durch den M. frontalis, der N. occipitalis major durch den M. occipitalis und den M. semispinalis capitis, komprimiert und dadurch neuropathische Schmerzen ausgelöst werden (s. oben).

Die Zusammenhänge zwischen muskulärem Spannungsschmerz und neuropathischem Schmerz sind somit fließend (Tab. 3) und können nicht immer eindeutig unterschieden werden. *Hansson* et al. [150] spricht deshalb von Kombinationskopfschmerzen, wobei der vaskuläre Kopfschmerz integriert sein kann.

Projektionsschmerz

Neben den neuropathischen, muskulären und vaskulären Kopfschmerzen beschreiben *Travell* und *Simons* [360] und *Gelb* [115] den Projektionskopfschmerz. Danach werden Schmerzen durch myofaziale, meist hyperaktive Muskelzonen ausgelöst und in andere Gebiete projiziert, wie Stirn, Hinterkopf, Schläfe, Ohr, Kiefergelenke, Augen, Oberkiefer, Unterkiefer und Zähne (Abb. 75). Die Projektion dieser Schmerzen soll durch neuralgi-

Tabelle 3   Anamnestische differentialdiagnostische Unterscheidungskriterien zwischen myofazialen und neuralgiformen Schmerzen im kraniomandibulären System. Mit freundlicher Genehmigung Dr. Fischer, Braunschweig

Differentialdiagnostik – Gesichtsschmerz
Anamnestische Unterscheidungskriterien

Myofazialer Schmerz	*Neuralgiformer Schmerz u. a.*
einseitig und beidseitig	nicht beidseitig
kein Trigger	Trigger: Haut, Lippen, Gingiva
vager, unbestimmter Beginn	plötzlicher Anfall, auch mit Vorboten
tiefer Druckschmerz	stechend, akut, scharf
chronisch	Zeiten völliger Schmerzlosigkeit
unterschiedliche Intensität	ständig gleichbleibend
keine Parästhesien	Parästhesien
kein Brennen	Brennen
aus der Vorgeschichte ersichtlich	keine Beziehung zur Vorgeschichte
funktionsbezogen (bei weiter Öffnung, nach dem Essen)	keine Abhängigkeit von der Funktion
Zeitpunkt des Auftretens (beim Aufwachen, zunehmend am Tag)	unregelmäßig

Achtung:

Patient zeigt auf das Schmerzgebiet	Patient vermeidet Berührung

forme Impulse geschehen, aber nicht dem Ausbreitungsgebiet eines Nerven folgen, was aber bisher noch nicht gesichert ist [150]. Die Gebiete, wohin die Schmerzen projiziert werden, werden »referred pain« oder »pain area« genannt. Im Muskel, von welchem die Schmerzen ausgelöst werden, findet man eng umschriebene, sehr schmerzhafte Zonen, »trigger points«. Werden diese Punkte durch Fingerdruck mechanisch gereizt (Akupressur), werden Schmerzen im entsprechenden Projektionsgebiet ausgelöst. Nach *Travell* und *Simons* [360] sind die Triggerpunkte kleine umschriebene Knoten im Muskel, die eine erhöhte Aktivität aufweisen und an für den Muskel typischen Stellen zu finden sind. Sie können mit entsprechenden Akupunktur-/Akupressurpunkten im Meridianverlauf übereinstimmen. Dies könnte für die von *Travell* und *Simons* aufgestellte Theorie sprechen, daß »trigger points« Areale erhöhter Energie im Muskel darstellen. Sie können in Myogelosen und Myofibrosen übergehen. Sie können aber auch mit diesen verwechselt werden. Dieser Zusammenhang ist in der Diagnostik der Triggerpunkte zu beachten. Bei Palpation von Myogelosen und Myofibrosen wird aber kein Projektionsschmerz ausgelöst!

Das Schmerzprojektionsgebiet ist für jeden Muskel typisch, obwohl es zu Überschneidungen zwischen den einzelnen Muskeln kommen kann. *Travell* und *Simons* [360], *Gelb* [115] und *Morgan* [259] geben für die Kopf- und Halsmuskulatur teils gleiche, teils auch etwas unterschiedliche Schmerzgebiete im Muskel (pain area), Projektionsgebiete (pattern area) und Triggerpunkte (trigger points) an. Nach *Hansson* et al. [150] stimmen die Projektionsgebiete nur selten mit dem Verlauf der peripheren Kopfnerven überein.

Ein Projektionsschmerzphänomen liegt aber nur dann vor, wenn durch Reizung der Trigger points ein Schmerz im Projektionsgebiet ausgelöst wird [360].

Für den M. temporalis wird das Schmerzgebiet hauptsächlich in der Oberkieferzahnreihe angegeben, und zwar für den anterioren Teil die Frontzähne, für den mittleren Teil die Prämolaren und für den posterioren Teil die Molaren. Für den M. masseter werden sowohl Oberkiefer- als auch Unterkieferseitenzähne und das Gebiet der Augenbrauen benannt (Abb. 76). Das Schmerzgebiet für den Masseter profundus liegt im Ohrbereich, wobei der Triggerpunkt unterhalb des Jochbogens zu finden ist (Abb. 77). Das Schmerzgebiet für einen Projektionsschmerz aus dem M. pterygoideus lateralis befindet sich im Bereich des Kiefergelenks und des anterioren Jochbogens (Abb. 78). Einschränkend muß gerade für diesen Muskel gesagt werden, daß der Triggerpunkt, der in der Mitte des Muskels liegt, kaum zu erfassen und somit der Projektionsschmerz nur schwer auszulösen ist.

Für die Hals- und Kopfmuskulatur werden unterschiedliche Areale angegeben, für den M. sternocleidomastoideus Ohrschmerzen mit und ohne Schwindelgefühl und Schmerzen im Bereich des Kieferwinkels, der Molaren und hinter den Augen (Abb. 79). Das Projektionsgebiet des M. trapezius, wenn der obere Bereich betroffen ist, liegt im lateralen Bereich der Orbita, dem Kieferwinkel und dem Bereich des Mastoids. Für den unteren Bereich des Muskels wird eine Schmerzausstrahlung im Bereich der Schulter und tieferer Regionen angegeben. Das Projektionsgebiet der tiefen Nackenmuskulatur, so des M. semispinalis cervicis, liegt im Okzipitalbereich, und des M. semispinalis capitis im seitlichen Temporalisbereich (Abb. 80). Für den M. occipitalis wird ein Schmerzgebiet im Bereich der Galea und für den M. frontalis im Bereich der Stirn angegeben (Abb. 80). Besonders aufgrund eines Hypertonus des M. splenius cervicis können Schmerzen hinter die Augen projiziert werden. Dies ist von differentialdiagnostischer Bedeutung, weil hin und wieder Patienten über Schmerzen in diesen Bereichen klagen und dies mit iatrogenen Verände-

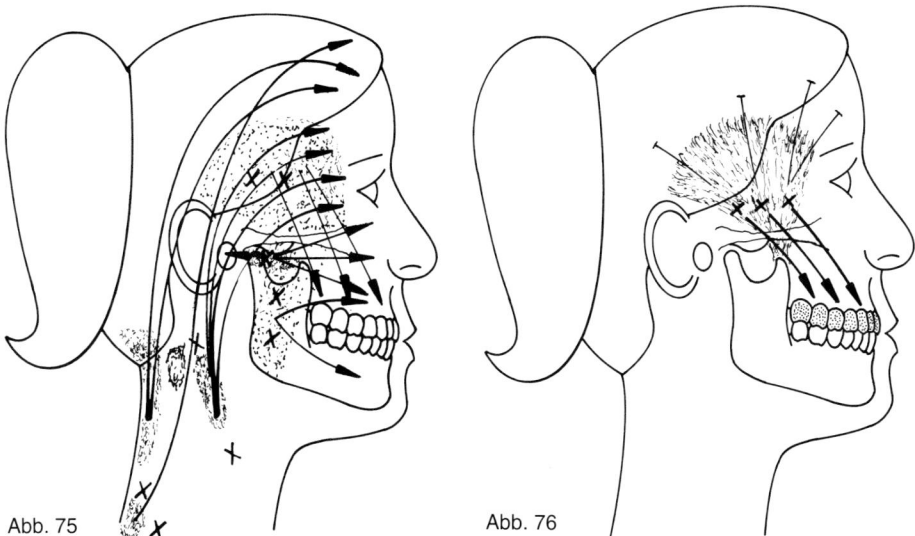

Abb. 75   Abb. 76

Abb. 75 Projektionsschmerzen im Kopf-Gesichtsbereich. Übersicht in Anlehnung an *Travell* und *Simons* [360] und *Morgan* [259]. Mit x sind die Trigger points umzeichnet, die Pfeile zeigen das Ausstrahlungsgebiet in die entsprechende Region, die Punkte die schmerzhaften Muskelregionen

Abb. 76 Projektionsschmerzen, die vom M. temporalis ihren Ausgang nehmen. Die Kreuze zeigen die Trigger points, die Pfeile die Projektionsgebiete Frontzähne, Prämolaren und Molaren an

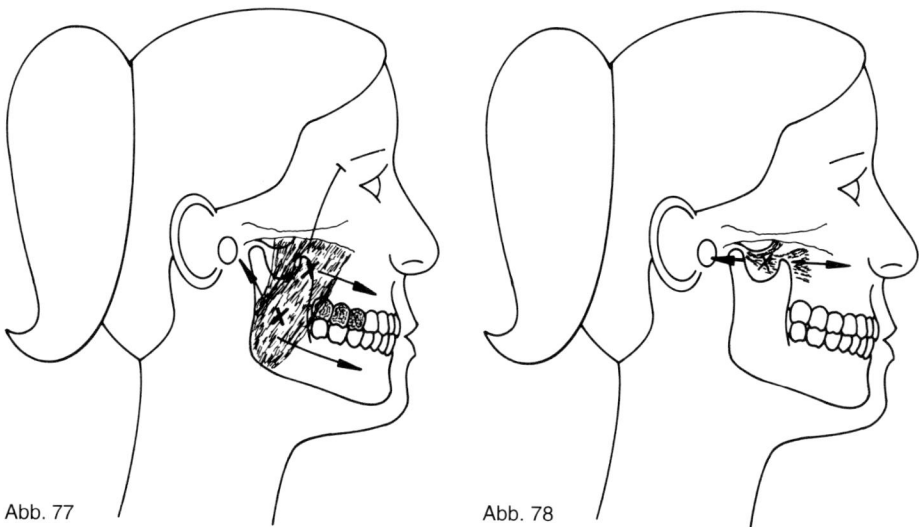

Abb. 77

Abb. 78

Abb. 77 Projektionsschmerzen, die vom M. masseter superficialis profundus und M. pterygoideus medialis ihren Ausgang nehmen. Mit x sind die Trigger points bezeichnet, die Pfeile zeigen die Ausstrahlungsgebiete

Abb. 78 Projektionsschmerzen, die vom M. pterygoideus lateralis sowohl ins Ohr als auch in den Oberkiefer ausstrahlen können

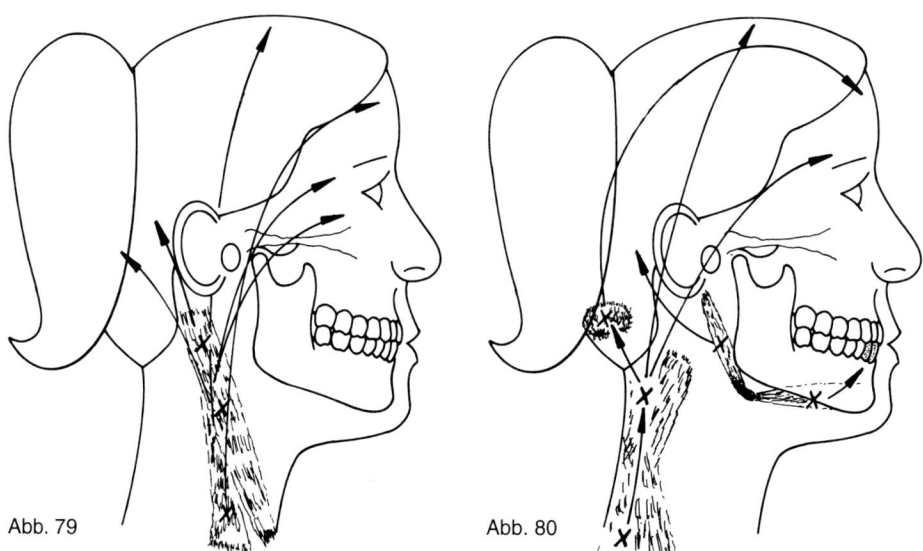

Abb. 79

Abb. 80

Abb. 79 Projektionsschmerzgebiete des M. sternocleidomastoideus. Mit x sind die Trigger points und durch die Pfeile die Projektionsschmerzgebiete aufgezeichnet

Abb. 80 Projektionsschmerzen, die vom M. digastricus anterior und posterior sowie vom M. trapezius, M. occipitalis, M. semispinalis capitis und M. semispinalis cervicis ihren Ausgang nehmen. Mit x sind die Trigger points der Muskeln und durch Pfeile die Ausstrahlungsgebiete markiert

rungen im orofazialen System in Verbindung bringen, obwohl die Schmerzen durch eine HWS-Symptomatik entstanden sind. Es ist dann kaum möglich, besonders wenn eine zeitliche Koinzidenz besteht, den Patienten von einer anderen Kausalität zu überzeugen.

Sind Schmerzphänome, die vom Patienten angegeben werden, durch Akupressur der Triggerpunkte auszulösen, so kann ein Projektionsschmerzphänomen ursächlich angenommen werden. Einschränkend muß aber gesagt werden, daß die Triggerpunkte, die von *Travell* und *Simons* [360] für einige Muskeln angegeben werden, palpatorisch kaum zu erreichen sind und damit ein Projektionsschmerz nur schwer eindeutig nachgewiesen werden kann. Bei begründetem Verdacht auf einen Projektionsschmerz können durch die Behandlung der Triggerpunkte die Schmerzen ausgeschaltet werden.

Zur Behandlung der Triggerpunkte können die Akupressur, die Akupunktur und, wie von *Travell* und *Simons* [360] angegeben, die Umspritzung der Punkte mit Novocain oder Kältebehandlung herangezogen werden.

Bei der Akupressur werden die Triggerpunkte mit relativ starkem Fingerdruck auf die knöcherne Unterlage gedrückt, bis der Patient ein eindeutiges Schmerzgefühl angibt. (Vorsicht bei weichgewebiger Unterlage!) Nun wird der Punkt mit gleichbleibendem Druck solange gehalten, bis sich ein Schmerz im Projektionsgebiet ergibt. Anschließend wird versucht, bei anhaltendem Druck und leichten rotierenden Bewegungen den Triggerpunkt zu zerdrücken, aufzulösen. Mit Abnahme der Konsistenz nehmen auch die Schmerzempfindungen ab, bis nur noch ein Druckgefühl bestehen bleibt. Wichtig ist, daß in jedem Fall bis zur Schmerzfreiheit der Punkt gehalten wird, was 1–5 Minuten dauern kann. Wird dies nicht beachtet, kann sich die Schmerzsymptomatik wesentlich verstärken.

Während einer Akupressur eines Triggerpunktes können sich sensorische Erscheinungen, wie vermehrter Speichel- und Tränenfluß, aber auch eine Vasokonstriktion (der Patient wird blaß) mit anschließender Vasodilatation (das Akupressurgebiet rötet sich) bemerkbar machen [352]. Treten solche Erscheinungen auf, sollte der Druck etwas zurückgenommen und der Patient durch psychologische Führung über diesen Punkt der Akupressur hinweggeführt werden. Danach kann weiter versucht werden, den Triggerpunkt aufzulösen.

In ähnlicher Weise kann ein Triggerpunkt durch Akupunktur oder Elektrostimulation aufgesucht und aufgelöst werden [115]. Wenn auch unterschiedliche Methoden zur Behandlung der Projektionsschmerzen angegeben werden, kann die Auflösung der Triggerpunkte für eine Zeit zur Beschwerdebesserung oder -freiheit führen. Es sollte aber immer auch nach der Ursache der Hyperaktivität des Muskels gesucht werden, um kausal-therapeutisch tätig zu werden. Die Ausschaltung der Hyperaktivität eines Muskels ist letztendlich der sicherste Weg, Beschwerdefreiheit zu erreichen.

Osteopathien

Mit kraniosakraler Osteopathie wird eine Miß- oder Schmerzempfindung im kraniomandibulären und kraniozervikalen Bereich umschrieben, die ihre Ursache in der Bewegungseinschränkung der Schädelknochen besitzt [*Lay* in 115, 362, 314].

Diese Einschränkung der Beweglichkeit der Schädelknochen wird auf eine Ankylose der Suturen des kranialen Systems zurückgeführt, was die normale Pulsation des Schädelskeletts einschränkt und Kompressionen auf nervale Strukturen zur Folge haben kann, die zur Schmerzauslösung führen. Besonders betroffen ist die Dura mater, wodurch es zur Einschränkung der Durchblutung, des Lymphabflusses und zu anderen unphysiologischen Einflüssen auf das Gehirn kommt [*Lay* in 115]. Unter Normalbedingungen geht man davon aus, daß eine Eigenmobilität des Gehirns vorliegt und diese die Schädelknochen über die Dura mater in Schwingung versetzt. Diese Eigenschwingung, die pulsierend über alle Schädelknochen verläuft, besitzt eine individuelle Frequenz von ca. 10–14 Hz [*Lay* in 115]. Wird durch ankylotische Prozesse in den Suturen oder durch ihre Verkeilungen die Pulsation eingeschränkt, sind die oben beschriebenen Symptome zu erwarten, deren Umfang und Auswirkungen bis heute noch nicht umfassend bekannt sind. Verkeilung der Schädelknochen können durch Unfälle, Muskelkontrakturen, z. B. des M. temporalis und M. masseter durch Dauerkontraktionen bei Bruxismus, eintreten.

Lay nimmt an, daß besonders durch Blockierungen zwischen dem Os sphenoidale und dem Os occipitale Mißempfindungen im kraniozervikalen Bereich entstehen, die den Charakter funktionsbedingter Erkrankungen im kraniomandibulären System haben können. Auch können sich solche Blockierungen und Verschiebungen in Stellungsänderungen des Unterkiefers zum Oberkiefer auswirken. Das würde die Entstehung von statischen und dynamischen Okklusionsstörungen erklären, ohne daß iatrogene Änderungen in der Okklusion nachzuweisen sind. *Lay* geht auch davon aus, daß sich eine veränderte Okklusion, wie nach Extraktion von Zähnen, in einer Osteopathie der Schädelknochen auswirken kann. Statik und Dynamik werden dadurch beeinflußt, und es können Blockierungen eintreten, die die Pulsation beeinträchtigen. Alle Formen einer kraniomandibulären und kraniozervikalen Dysfunktion können somit ausgelöst werden.

Um eine Osteopathie des Schädels ursächlich auszuschließen, empfiehlt *Lay* [in 115] und *Upledger* [362] die Überprüfung der Pulsation der Schädelknochen durch Palpation und therapeutisch die manuelle Mobilisierung, um die Suturen zu lösen. Man geht dabei schrittweise mit Entspannungstherapie und anschließender manueller Mobilisierung durch Fingerdruck auf die einzelnen Schädelknochen vor. Dadurch kann die Blockierung beseitigt und eine normale Pulsation wieder hergestellt werden. Auch wenn noch wenig über Entstehung, Symptomatik und Behandlung von »Osteopathien« bekannt ist, sei diese Art der Kraniopathien erwähnt, um auf die komplexen Zusammenhänge hinzuweisen und die Vielfalt der Therapieansätze zu verdeutlichen.

So zieht *Lay* aus seiner klinischen Erfahrung den Schluß, daß Osteopathien des Kraniums ihre Ursachen in Geburtstraumen haben und sich in späteren Jahren in einem Kiefergelenkproblem äußern können. Ein Bogen wird hier gespannt, der nicht von der Hand zu weisen ist und der die Komplexität der Erkrankungsmöglichkeiten umschreibt.

1.6.3   Kraniozervikale Funktionserkrankungen

Als kraniozervikale Funktionserkrankungen werden Schmerzphänomene im Kopf-, Gesichts- und Halsbereich bezeichnet, die ihre Ursache in Veränderungen der Struktur und Stellung der Halswirbelsäule besitzen. Als Ursachen kommen in Frage: strukturelle Veränderungen der Halswirbelsäule und haltungsbedingte Fehlstellungen (Habits) mit muskulärem Hypertonus der Hals- und Kopfmuskulatur. Dadurch können myogene Beschwerden im betroffenen Gebiet und Quetschungen der Nervenaustrittspunkte im Bereich der Halswirbelsäule entstehen. Kompressionen, die durch eine Hyperaktivität des M. splenius cervicis et capitis, des M. semispinalis capitis und des M. longissimus capitis und des M. trapezius ausgelöst werden, können zu neuropathischen Beschwerden führen (siehe oben) [150].

Für den Kopf- und Gesichtsbereich kommt dabei dem okzipito-atlanto-axialen Komplex (C0–C3) eine besondere Bedeutung zu, da in diesem Bereich die Nervenaustrittspunkte für die sensiblen Fasern des N. trigeminus verlaufen. Quetschungen unterschiedlichster Ursache im Bereich C0 – C3 können Schmerzphänomene im kraniomandibulären System auslösen, für die aus zahnärztlicher Sicht keine organische und funktionelle Ursache zu finden ist. Aus diesem Grunde ist die Kenntnis der Funktion und Pathofunktion der Halswirbelsäule notwendig, um Schmerzphänomene, die in das kraniomandibuläre System projiziert werden und deren Ursache im kraniozervikalen Komplex liegen, erkennen und behandeln zu können [66, 150].

Wechselwirkungen zwischen kraniomandibulären und kraniozervikalen Funktionen

Kraniomandibuläre und kraniozervikale Funktionen stehen in kausalem Zusammenhang und sind weder physiologisch noch pathophysiologisch voneinander zu trennen [356]. Jede Änderung in der Kopfhaltung hat eine Änderung in der Stellung der Halswirbelsäule und der Position des Unterkiefers zum Oberkiefer zur Folge. Dies liegt darin begründet, daß der Kopf über die Halswirbelsäule ausschließlich muskulär ausbalanciert wird – *posteriore Stabilisierung* – und über die Lage des Unterkiefers zum Oberkiefer reflektorisch und muskulär stabilisiert wird – *anteriore Stabilisierung* (Abb. 81). Auch jede Änderung in der Haltung der Halswirbelsäule hat durch diesen funktionellen Zusammenhang eine Änderung der Kopfstellung und damit der Lage des Unterkiefers zum Oberkiefer zur Folge. Dabei ändert sich durch die supra- und infrahyoidale Muskulatur auch die Lage des Zungenbeins [150].

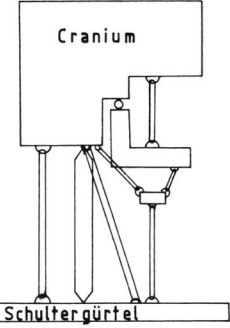

Abb. 81   Stabilisierung des Kraniums auf der Wirbelsäule durch die Halsmuskulatur, die infrahyoidale und suprahyoidale Muskulatur sowie die Kaumuskulatur. Jede Bewegung des Kopfes muß durch diese Muskeln stabilisiert werden. Jede Bewegung des Unterkiefers muß durch die Kopf-Halsmuskulatur durch Stabilisierung des Kopfes ausgeglichen werden (in Anlehnung an *Thompson* und *Brodin* [356])

Jede Änderung in der Kopfhaltung hat somit auch einen Einfluß auf die Kontaktbeziehung der Zähne in habitueller Interkuspidation. Wird der Kopf nach anterior flexiert, kommt der Unterkiefer nach vorn und die Frontzähne somit in stärkeren Kontakt. Wird der Kopf nach dorsal extendiert, wird der Unterkiefer nach retral geführt und der Molarenbereich in stärkere Kontaktbeziehung gebracht. Nur in orthostatischer Kopfhaltung ist gleichmäßiger Zahnkontakt vorhanden (Abb. 82). Dieser Verknüpfung zwischen Kopfposition und Kontaktbeziehung der Zähne wird eine reflektorische Funktion zuerkannt [150], d. h., daß über die Propriorezeption der Zähne der Kopf in seiner Position muskulär korrigiert und stabilisiert werden kann. Man denke nur daran, daß durch gleichmäßigen Zahnkontakt mehr Kraft entwickelt werden kann als bei geöffnetem Mund. Der Grund liegt in der Stabilisierung der Kopfposition und damit der Aktivierung der gesamten vertebralen Muskulatur. Dieser Zusammenhang besitzt auch psychologischen Charakter. In gleicher Weise wird jede Bewegung des Unterkiefers zum Oberkiefer, wie beim Sprechen, Kauen, bei

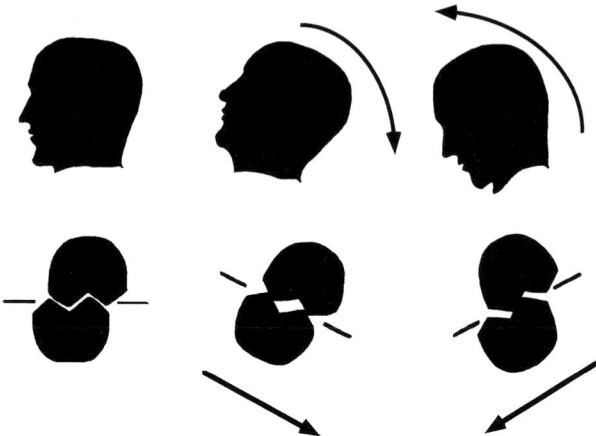

Abb. 82   Jede Änderung in der Kopfhaltung führt zu einer Lageverschiebung des Unterkiefers zum Oberkiefer und damit anderen Kontaktbeziehungen der Zähne zueinander (in Anlehnung an *Hansson* [150])

funktionellen und auch parafunktionellen Bewegungen, über die Kopf-Hals-Muskulatur stabilisiert, da der Unterkiefer sich quasi frei im Raum zwischen Kopf und Körper bewegt. Somit muß der Kopf zum Körper fixiert werden, damit sich der Unterkiefer frei bewegen kann. Vermittler zwischen diesen beiden scheinbar ruhenden Polen, *Kopf* und *Körper*, ist die Kaumuskulatur, die supra- und infrahyoidale Muskulatur und die Halsmuskulatur. Die einzige skelettale Verbindung bei freien Unterkieferbewegungen stellt dabei das Kiefergelenk her.

Wird z. B. der Mund geöffnet, so wird der Kopf durch die Extensoren nach dorsal stabilisiert, wird er geschlossen, über die Flexoren nach anterior fixiert. Auch bei Lateralbewegungen wird der Kopf für die Ausführung der Bewegung über die Kopfwender (Mm. sternocleidomastoidei) zur Gegenseite fixiert. Für die räumliche dreidimensionale Unterkieferbewegung ergibt sich somit ein komplexes Zusammenspiel der einzelnen stabilisierenden Muskelgruppen. Treten myofunktionelle Beschwerden in einzelnen Muskelgruppen auf, die parafunktionellen Hintergrund haben, ist es oft ein Puzzlespiel, die ursächliche Fehlfunktion zu erkennen (Abb. 83–86).

Unter Zahnkontakt in statischer Okklusion kommt es über die Zahnreihenbeziehung zu einer weiteren skelettalen Beziehung, denn Unter- und Oberkiefer bilden nun zum Kopf eine Einheit, die andere muskuläre Reaktionen zur Folge hat. Alle Kopfbewegungen werden nun von der Kau-, Hals- und Kopfmuskulatur gemeinsam durchgeführt oder unterstützt. Auch die Lagebeziehung des Unterkiefers zum Oberkiefer in statischer Okklusion hat Auswirkung auf die Position des Kopfes und die Stellung der Halswirbelsäule und somit auf das Aktivitätsverhalten der Muskelgruppen [150]. So wird bei einer retrusiv eingestellten bzw. erworbenen habituellen Interkuspidation der Kopf zur Einnahme der habituellen Interkuspidation nach anterior flexiert (Patienten mit retrusiv eingestellter Unterkieferposition erscheinen aufrecht!), bei einer protrusiv eingestellten Position mehr nach posterior rotiert (Aggressionshaltung).

Unterkieferposition und Kopfhaltung stehen somit in einer Wechselbeziehung:

Unterkieferposition   ↔
Kiefergelenkstellung   ↔   Kopfhaltung
Zungenbeinstellung   ↔   Halswirbelsäulenstellung

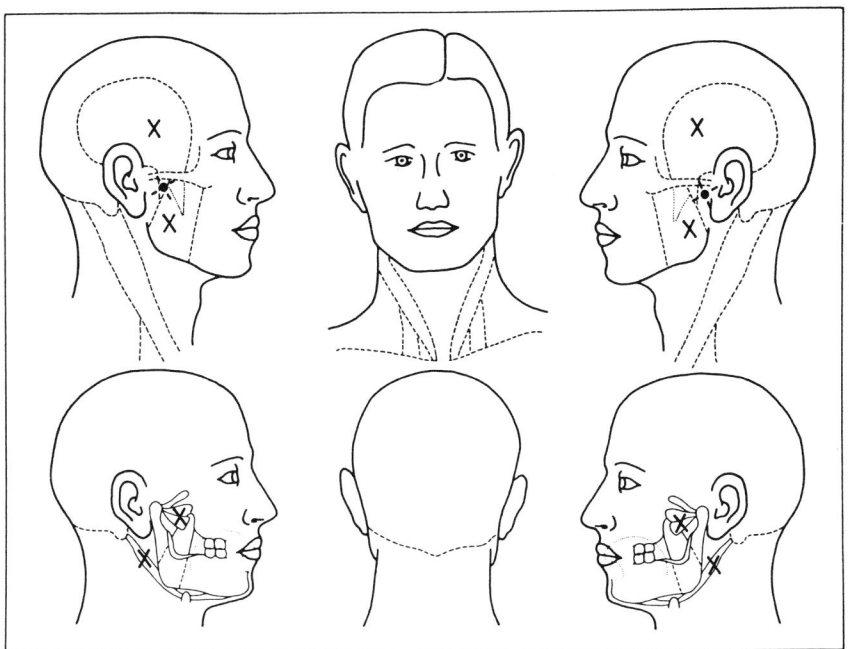

Abb. 83   Die am häufigsten anzutreffende Palpationsempfindlichkeit bei zentrischem Bruxismus

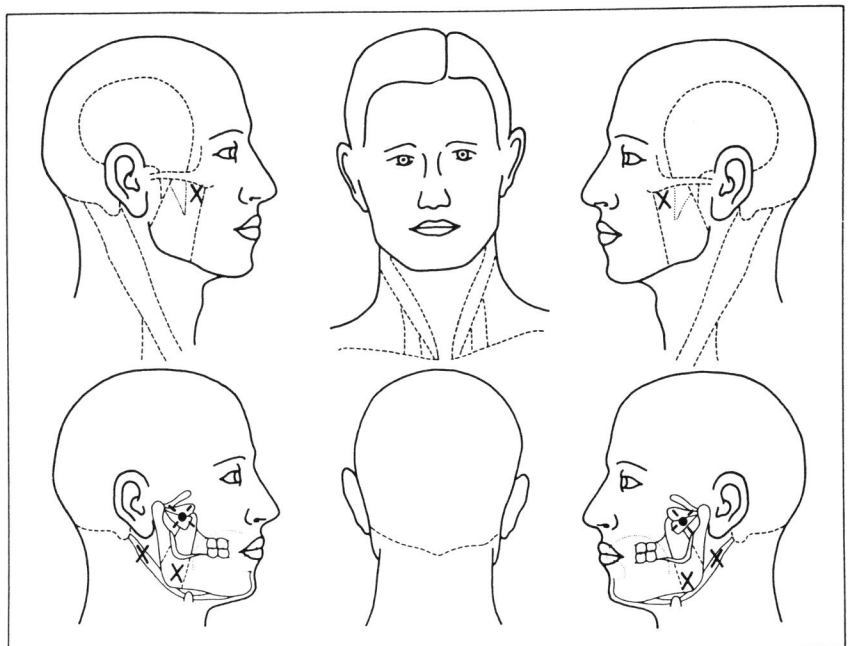

Abb. 84   Die am häufigsten anzutreffende Palpationsempfindlichkeit bei protrusivem Bruxismus

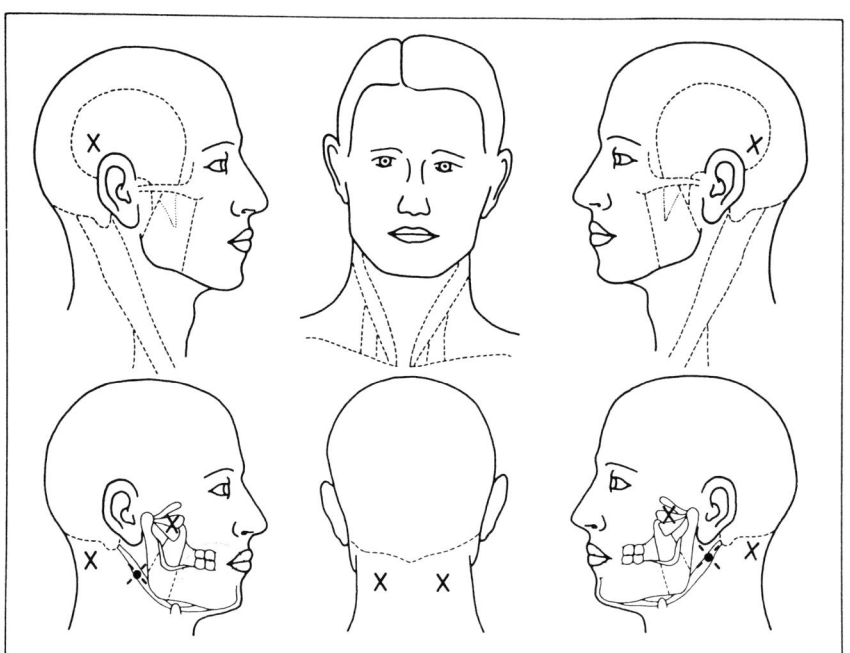

Abb. 85   Die am häufigsten anzutreffende Palpationsempfindlichkeit bei retrusivem Bruxismus

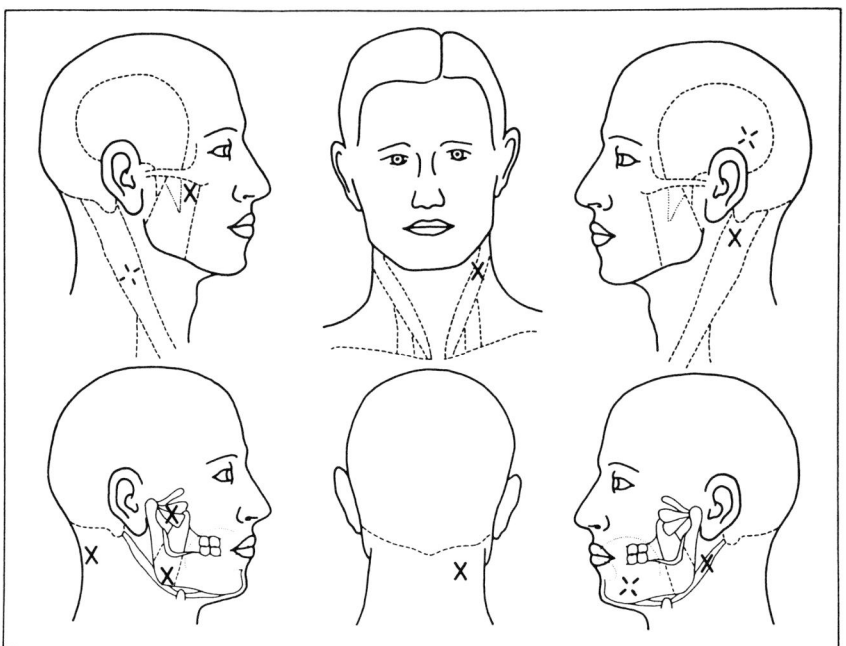

Abb. 86   Die am häufigsten anzutreffende Palpationsempfindlichkeit bei der Kau- und Kopfmuskulatur bei laterotrusivem Bruxismus nach links. Bei laterotrusivem Bruxismus nach rechts ändern sich die Seiten

Die Einstellung des Unterkiefers in einer physiologischen, vertikalen und horizontalen Kieferrelation zu einer ausgeglichenen frontalen und sagittalen Balanceposition des Kopfes und der Halswirbelsäule zählt zu den wichtigsten zahnärztlichen Maßnahmen, um rekonstruktiv tätig zu werden und kraniozervikale Fehlstellungen zu korrigieren.

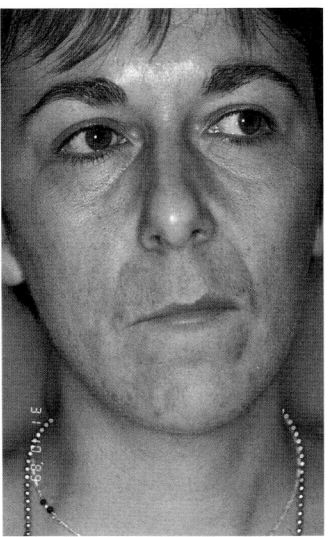

Abb. 87 Darstellung einer Patientin mit Kiefergelenkbeschwerden (Schmerzen, Knacken) links bei einer Laterogenie und Fehlhaltung des Kopfes nach rechts

Aus diesen Zusammenhängen wird aber auch deutlich, daß bei bestehenden Fehlhaltungen des Kopfes und damit der Halswirbelsäule keine definitive Rekonstruktion des Gebißzustandes erfolgen kann. Wird eine Restauration bei Fehlhaltungen des Kopfes und der Wirbelsäule vorgenommen, wird diese Position fixiert. Bei negativen Begleiterscheinungen kann dadurch eine funktionelle Erkrankung provoziert werden. Eine in Zwangshaltung, z. B. starker Überstreckung des Kopfes, genommene Kieferrelation führt dazu, daß bei Einnahme der habituellen Interkuspidation, wie beim Schlucken, der Kopf immer in diese Position eingesteuert werden müßte, um über einen optimalen Zahnkontakt den Schluckakt auszulösen. Auch wird bei orthostatischer Kopfhaltung eine falsch eingestellte statische Okklusion als störend unphysiologisch empfunden, wodurch der Circulus vitiosus einer Funktionserkrankung ausgelöst werden kann. Es ist somit verständlich, daß über eine Zwangsposition oder Fehlhaltung des Kopfes die Muskulatur teils in einen Hypo-, teils in einen Hypertonus gelangt. Diese Änderung im Aktivitätszustand der Muskulatur hat auch zur Folge, daß skelettale Veränderungen eintreten und gerade im sich entwickelnden Gesichtsschädel von Jugendlichen Dysgnathien, z. B. Laterogenie (Abb. 87), entstehen bzw. verstärkt werden können. Nach dem Leitsatz: Ist die Kopfhaltung schief, ist die Atlas-Ebene und auch die Okklusionsebene schief. Bipupillarlinie und Okklusionsebene verlaufen dann schräg zueinander [115]. In gleicher Weise wirken sich Hypo- und Hyperaktivitäten der Halsmuskulatur auf die Stellung und Belastung der Halswirbelsäule aus, was mit Kompressionserscheinungen und neuropathischen Schmerzsymptomen verbunden sein kann (siehe unten).

Es ist deshalb bei vorliegenden Befunden und notwendigen restaurativen zahnärztlichen Maßnahmen günstiger, die Gebißsituation über eine Vorbehandlung (Aufbißschienentherapie, Interimsprothese oder provisorische Versorgungen) zu stabilisieren und erst nach konsiliarischer Untersuchung und Therapie der Halswirbelsäule durch den Orthopäden und Physiotherapeuten eine definitive prothetische Versorgung vorzunehmen.

Die Herstellung einer orthostatischen Kopfhaltung mit Harmonisierung der Muskelfunktion durch zahnärztliche und physiotherapeutische Maßnahmen ist ein wesentlicher therapeutischer Ansatz, kraniozervikale und kraniomandibuläre Erkrankungen zu behandeln [115, 150, 162, 314].

Unter einer orthostatischen Kopfhaltung versteht man eine ausgewogene Muskelaktivität der Flexoren und Extensoren, um den Kopf ohne Kompressionserscheinungen für die Halswirbelsäule zu balancieren. Aus dieser Position soll jede Bewegung des Kopfes ohne Hyperaktivität einer Muskelgruppe und ohne Traumatisierung des Kopf-Hals-Gelenks ausgeführt werden können. Eine orthostatische Kopfhaltung liegt aus statischer und funktioneller Sicht dann vor, wenn der Kopf in folgender Position gehalten wird [150, 48]:

Orthostatische Kopfhaltung

Von frontal: Bipupillarlinie, Okklusionsebene und eine Verbindungslinie über beide Schultern laufen parallel zueinander, und die Medianlinie steht rechtwinkelig zur Horizontalebene.

Von sagittal: Eine gedachte Vertikallinie, beginnend im äußeren Gehörgang, verläuft anterior durch die zervikalen Wirbel und die Schulter nach kaudal und bildet mit der Horizontalebene einen rechten Winkel.

Abweichungen von dieser orthostatischen Position führen zu Fehlstellungen der Halswirbelsäule, wobei aus zahnärztlicher Sicht dem okzipito-atlanto-axialen Anteil eine besondere Rolle zukommt.

Das okzipito-atlanto-axiale Gelenk (C0 – C3) der Halswirbelsäule ist kompliziert und unterliegt vielfältigen muskulären Einflüssen, wodurch es in mannigfaltiger Hinsicht geschädigt werden kann [150]. Schädigungen dieses Abschnittes der Halswirbelsäule können sich in muskulären und neuropathischen Schmerzphänomenen darstellen (Abb. 88).

Das okzipito-atlanto-axiale Gelenk hat eine Schlüsselfunktion für die Bewegungen des Kopfes, und zwar in der Flexion, Extension und Rotation (Lateroflexion). Im atlanto-okzipitalen Teil ist eine Flexion oder Extension und nur eine geringe Lateroflexion möglich. Im atlanto-axialen Teil überwiegt die Rotation, während Flexion und Extension vollkommen fehlen. Diese Unterscheidung ist diagnostisch wichtig, denn so können Beschwerden, die bei bestimmten Bewegungen des Kopfes auftreten, den verschiedenen Bereichen des okzipito-atlanto-axialen Gelenks zugeordnet werden. Beschwerden, die bei Rotation auftreten, sind dem atlanto-axialen Teil, diejenigen, die bei Flexion oder Extension auftreten, dem atlanto-okzipitalen Teil der Halswirbelsäule zuzuordnen. Aus diesem Zusammenhang können therapeutische Schlüsse für physiotherapeutische Maßnahmen wie Bewegungsübungen und Mobilisierungstechniken abgeleitet werden, um Beschwerdefreiheit zu erzielen.

Beispiel: Fehlstellungen des Kopfes im Sinne der Aggressionshaltung (Anteversion mit posteriorer Rotation des Kopfes, Abb. 89) führen zu Fehlhaltungen der Halswirbelsäule und zu Einengungen im atlanto-okzipitalen Anteil, wodurch neuropathische Schmerzphänomene ausgelöst werden können, die bei weiterer Extension des Kopfes zunehmen [295,

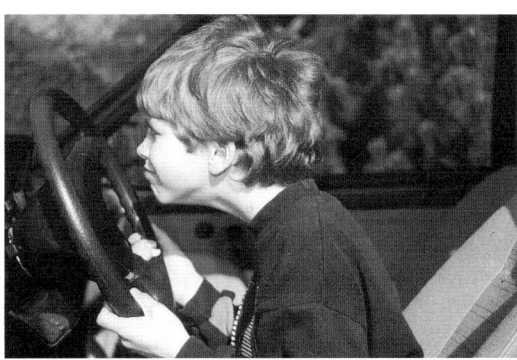

**HWS-Bereich
C0-C6**

- myofazialer Gesichtsschmerz
- Augenschmerzen, Ohrschmerz
- Kiefergelenkschmerzen
- Kopfschmerz, Nackenschmerz
- Schwindel, Übelkeit, Depression
- Herz- und Atembeschwerden

Abb. 88   Zusammenhänge zwischen kraniomandibulären Symptomen und kraniozervikalen Fehlbelastungen im Bereich C0 bis C6

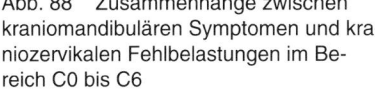

Abb. 89   Aggressionshaltung z. B. beim Autofahren, wodurch der Kopf nach dorsal rotiert und der zervikale Bereich C0 bis C3 stark eingeengt wird

297]. Die Aufrichtung der Wirbelsäule und die Öffnung des atlanto-okzipitalen Bereiches führen zu einer Besserung, wenn nicht zur Symptomfreiheit.

1.6.4   Kraniovertebrale Funktionserkrankungen

Fehlstellungen der Wirbelsäule oder Fehlhaltungen des Körpers, die auf Muskelfunktionsstörungen mit und ohne skelettale Veränderungen zurückzuführen sind, werden zu den kraniovertebralen Dysfunktionen gerechnet. Fehlhaltungen des Körpers können nach *Cross* und *Stute* [48] zu einer Fehlposition des Kopfes, des Unterkiefers und der Kiefergelenke führen und kraniomandibuläre Funktionserkrankungen auslösen. Fehlhaltungen des Körpers können durch muskuläre Fehlfunktionen oder skelettale Veränderungen, wie ein verkürztes Bein, Fehlstellung des Beckens, der Wirbelsäule und des Kopfes verursachen, ausgehend vom Iliosakralgelenk über die Lendenwirbelsäule, die Brustwirbelsäule bis zur Halswirbelsäule (Abb. 90).

Da der Kopf durch eine Fehlstellung des Körpers in eine andere Position gebracht wird, muß kompensatorisch die Unterkieferhaltung verändert werden, was zu Aktivitätsänderungen der Kaumuskulatur führt und Belastungs- oder Stellungsänderungen in den Kiefergelenken bewirkt. So gehen *Cross* und *Stute* [48] und *Gelb* [115] davon aus, daß eine funktionelle oder skelettale Beinlängendifferenz zu einer Fehlstellung des Beckens und des Iliosakralgelenkes führt, die sich auf die Körperhaltung auswirkt. Kompensatorisch kommt es

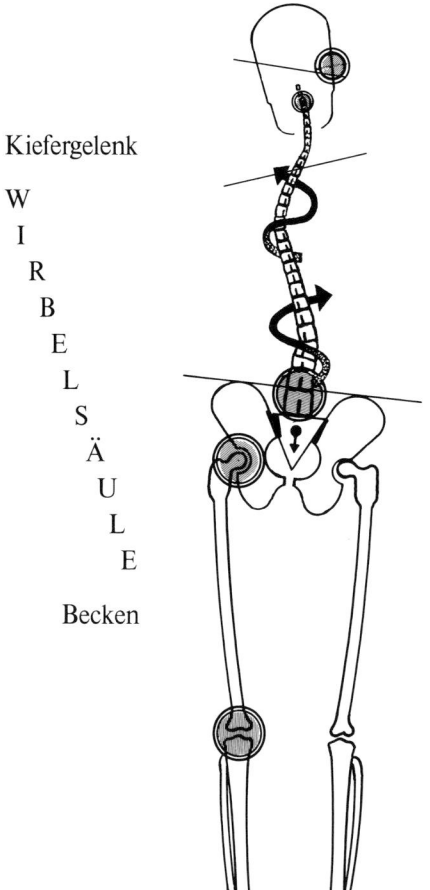

Kiefergelenk

W
 I
  R
   B
    E
     L
      S
       Ä
        U
         L
          E

Becken

Abb. 90   Zusammenhänge zwischen Fehlstellung des Beckens, kompensatorischer Skoliose im Bereich der Wirbelsäule und Fehlstellungen im Bereich des kraniomandibulären Systems, die zu Kiefergelenkbeschwerden auf der beckentiefstehenden Seite führen (nach *Stute* u. *Cross* [48])

zu einer Skoliose im Bereich der Lenden- und Halswirbelsäule, einem Schiefstand von Kopf und Schulter und einer Veränderung in der Unterkieferposition, die sich wiederum auf die Stellung und Belastung der Kiefergelenke auswirken.

Diese Fehlstatik führt zu einer muskulären Reaktion, einer Hyperaktivität der gesamten Muskulatur auf der Seite des Beckentiefstandes, die sich bis in die Kaumuskulatur fortsetzt und zu einer Kiefergelenkkompression beiträgt. So sind Kiefergelenksymptome auf der Seite des Beckentiefstandes häufiger zu beobachten als auf der anderen Seite. Außerdem kommt es durch die hyperaktive Muskulatur zu muskulären Reaktionen wie Kontrakturen und Muskelschmerzen.

Durch das unterschiedliche Aktivitätsniveau der Muskulatur können sich einerseits die Veränderungen in der Körperhaltung noch verstärken, andererseits sich skelettale Veränderungen ergeben. So werden Hüft- und Beingelenke nicht nur statisch, sondern auch funktionell unterschiedlich belastet, wodurch sich Belastungsreaktionen einstellen. So sind

Knie-, Hüftgelenkbeschwerden und Halswirbelsäulenveränderungen auf der Seite des Beckenhochstandes in einem höheren Prozentsatz zu beobachten.

Bestehen diese Fehlhaltungen längere Zeit oder bestanden sie schon vor der Entwicklung des Gesichtsschädels, so sind auch Veränderungen im skelettalen Aufbau des kraniomandibulären Systems zu finden (Stute-Cross-Zeichen [48]).

Es kann eine Abweichung der Unterkiefermittellinie und bei Mundöffnung eine Deviation zur Seite des Beckentiefstandes beobachtet werden, während die Achsneigung der mittleren oberen Inzisivi zur Seite des Beckenhochstandes ausgerichtet ist. Diese und andere funktionelle und skelettale Veränderungen, die in der statischen Veränderung der Körperhaltung und in einem Beckenschiefstand begründet liegen, sind in Anlehnung an *Gelb* [115], *Cross* und *Stute* [48] und *Schöttl* [314] in der Tabelle 4 zusammengefaßt.

Tabelle 4   Zusammenhänge zwischen Unterkieferbewegung und stabilisierenden Kopf-Halsmuskeln

Unterkieferbewegung	stabilisierende Kopf-Halsmuskulatur
Öffnungsbewegung	Extensoren
Schließbewegung (Kauen)	Flexoren
Protrusionsbewegung	Extensoren
Retrusionsbewegung	Flexoren
Lateralbewegung	M. sternocleidomastoideus Rotation (ipsilaterale Seite)

Übersteigen diese Änderungen einen Schwellenwert oder kommen andere funktionelle Faktoren hinzu, kann das Bild einer kraniomandibulären Funktionserkrankung entstehen, deren kausale Ursache in der Fehlhaltung des Beckens zu suchen ist. Bei funktionellen Erkrankungen des kraniomandibulären Systems, besonders der Kiefergelenkerkrankungen, sollte deshalb die Balance des Körpers beurteilt werden. Trifft man Fehlhaltungen an, sollten sie in funktionstherapeutische Überlegungen einbezogen werden, um die möglicherweise primäre Ursache, besonders bei therapieresistenten Fällen und Rezidiven, zu erkennen und orthopädisch oder physiotherapeutisch behandeln zu können.

Diagnostisch werden Fehlhaltungen des Körpers von frontal und von sagittal beurteilt, *frontale Balance, sagittale Balance.*

Die *frontale Balance* wird durch die Parallelität des Beckens zu den Schultern und zur Bipupillarlinie gegenüber der Horizontalebene beurteilt (Abb. 91), die *sagittale Balance* entsprechend der Vertikallinie.

Gemessen wird die Beckenparallelität zur Horizontalebene an den Darmbeinkämmen, der Spina iliaca anterior superior [14, 47, 358, u.a.]. Außerdem wird beurteilt, ob eine Skoliose im Bereich der Lenden-, Brust- und Halswirbelsäule besteht und ob die Muskulatur auf der Seite des Beckentiefstandes oder -hochstandes hypo- oder hypertrophiert ist. Weiterhin sind die Höhe der Schultern und die Neigung des Kopfes von diagnostischer Relevanz (Tab. 5). [48, 314]

Sind Becken und Schulter parallel zur Horizontalebene ausgerichtet und besteht eine Kopfneigung zu einer Seite, so handelt es sich entweder um ein kraniozervikales oder um ein kraniomandibuläres Problem. Dann sind die Halswirbelsäule und der kraniomandi-

a 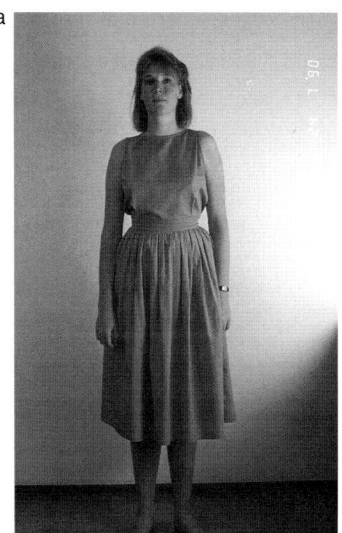 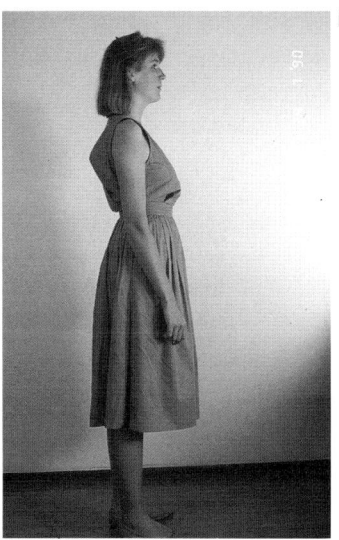 b

Abb. 91a u. b   Frontale und sagittale Fehlbalance durch einen Beckentiefstand auf der rechten Seite

Tabelle 5   Zusammenhänge zwischen Fehlstellungen des Körpers bzw. skelettalen Veränderungen und kraniomandibulären Auswirkungen und Befunden

| | Becken | |
	niedrig	hoch
Kopfneigung		x
Augenbrauen höher	x	
Auge höher	x	
Mundwinkel höher	x	
Schneidezahnmitte (31, 41) zur	x	
Zahnachsenneigung (11, 21) zur		x
Infraokklusion auf der Seite	x	
Kauseite	x	x!
Kiefergelenkbeschwerden	x	
Kondylenposition retral	x	
Kiefergelenkgeräusche (wie Knacken)	x	
Laterogenie	x	
Ohr höher	x	
Tinnitus, Hörsturz, Nausea	x	
Kaumuskulatur druckdolent	x	
Deviation	x	
Schulter höher	x!	x
Hüfte höher		x
Standbein	x	
Beinlänge kürzer	x	
Kniebeschwerden		x
Fußballen größer	x	

buläre Funktionszustand genau zu untersuchen. Besteht bei einem horizontal ausgerichteten Becken ein Schulterhochstand und eine Neigung des Kopfes zur gleichen Seite, ist die Ursache mehr im mittleren und oberen Bereich des kraniovertebralen Systems zu suchen.

Besteht ein Beckenschiefstand mit einem kompensatorischen Schulterhochstand auf der gleichen Seite und einer Neigung des Kopfes zur anderen Seite, ist die Ursache mehr im kranialen Bereich angesiedelt.

Liegt ein Beckenschiefstand bei gleichzeitiger annähernder Parallelität der Schultern und der Bipupillarebene zur Seite des Beckenhochstandes vor [*v. Assche* in 314], handelt es sich um ein kaudales Problem, z. B. durch ein skelettal oder funktionell verkürztes Bein. Ein kausaler Zusammenhang zu kraniomandibulären Symptomen und Befunden ist dann nicht wahrscheinlich.

Diese differentialdiagnostischen Hinweise sind hilfreich, um bei kraniomandibulären und kraniozervikalen Dysfunktionen zu erkennen, wann die konsiliarische Hilfestellung eines Orthopäden oder Physiotherapeuten notwendig ist.

Die *sagittale Balance* wird ausgehend von der Vertikallinie, die senkrecht zur Horizontallinie verlaufen sollte, beurteilt.

Die Vertikallinie verläuft:

• beginnend im äußeren Gehörgang,
• durch die meisten zervikalen Wirbel,
• durch das Schultergelenk,
• durch die meisten Lumbalwirbel,
• direkt hinter dem Hüftgelenk,
• direkt vor dem Kniegelenk,
• direkt vor dem Fußgelenk [150].

Bei Abweichungen von der Vertikallinie, der orthostatischen Position, wird zwischen dem *frontal* und dem *dorsal* geneigten Balancetyp unterschieden.

Bei einem frontalen Balancetyp wird eine Körperhaltung eingenommen, die mehr vor der Vertikallinie liegt, bei einem dorsalen Balancetyp eine mehr nach hinten geneigte Körperhaltung. Diese frontale oder dorsale Körperhaltung wirkt sich auch auf die Kopfhaltung und die Lage des Unterkiefers zum Oberkiefer aus.

So kommt es bei einem frontalen Balancetyp zu einer mehr dorsalen Extension des Kopfes (dorsale Rotation), die zu einer Einengung im atlanto-okzipitalen Funktionsgelenk führt und zu einer Retrusion des Unterkiefers beiträgt [295, 297]. Bei einem dorsalen Balancetyp kommt es mehr zu einer ventrokaudalen Rotation des Kopfes, wodurch die Wirbelsäule mehr aufgerichtet und eine protrusivere Unterkieferhaltung eingenommen wird [150, 295, 297].

Aus diesen aufgezeigten Zusammenhängen wird deutlich, daß eine Fehlhaltung des Körpers sich immer auch auf das kraniozervikale und kraniomandibuläre System auswirkt und Funktionserkrankungen auslösen bzw. aufrechterhalten kann. Die gesamtheitsbezogene Betrachtung des kraniomandibulären Systems in den statischen und dynamischen Körperfunktionen ist deshalb notwendig, um zu entscheiden, ob es sich ausschließlich um ein kraniomandibuläres oder ein auf Wechselfunktionen beruhendes Problem handelt. Dieses Wissen kann über Erfolg oder Mißerfolg von funktionstherapeutischen Maßnahmen entscheiden und sollte auch von zahnärztlicher Seite beachtet werden.

Auch sollte immer geklärt werden, ob es sich bei einer Veränderung in der Körperhaltung um ein skelettales oder ein muskuläres Problem handelt. Bei skelettalen Ursachen ist immer ein Orthopäde zu Rate zu ziehen, während bei rein muskulärer Ursache ein Physiotherapeut in die Therapie einbezogen werden sollte. Die Zusammenarbeit zwischen den verschiedenen Fachvertretern zur Behandlung von kraniomandibulären Symptomen oder Erkrankungen, die auf kraniovertebrale Ursachen zurückzuführen sind, wird zukünftig immer mehr in die therapeutischen Überlegungen und Maßnahmen einfließen und über den Erfolg interdisziplinärer Funktionstherapie entscheiden.

2 Diagnose

»Diagnose ist noch keine Therapie. Eine Diagnose steht vor jeglicher Therapie!«

Zur Diagnostik funktioneller Erkrankungen steht heute vom Einfachen bis zum Aufwendigen alles zur Verfügung, von der Anamnese bis zur elektronischen Registrierung der Unterkieferbewegung, vom schräglateralen Röntgenbild der Kiefergelenke über das Computertomogramm (CT) bis zum Kernspintomogramm (MRT).

2.1 Vorgehen am Patienten

Anamnese, Zahnstatus, Parodontalstatus und klinische Funktionsanalyse sind Grundpfeiler der Diagnostik. Auf sie sollte auf keinen Fall verzichtet werden. Aus diesen Befunden kommt man zur ersten Diagnose *(Diagnose I)* und einem initialen Therapiekonzept (s. Initialtherapie, S. 147), wobei die Schmerzbeseitigung im Mittelpunkt steht.

Um die Ursache, den primären Stressor zu erfragen – dies besonders, wenn die eingeleitete Therapie zu keinem Erfolg geführt hat – wird eine erweiterte Befunderhebung durchgeführt. Diese sollte klinische, instrumentelle und bildgebende Verfahren entsprechend der klinischen Befunde nutzen, um zu einer zweiten Diagnose *(Diagnose II)* zu kommen, mit der Zielstellung, den physiologischen Zustand des kraniomandibulären Systems durch entsprechende Therapiemaßnahmen wiederherzustellen [209].

Tritt nach dieser kraniomandibulären Diagnostik und Therapie keine Beschwerdefreiheit oder Besserung im Krankheitsbild ein, sollte in jedem Fall eine Untersuchung des kraniozervikalen und kraniovertebralen Umfeldes, wie der Kopf- und Halsmuskulatur, der Halswirbelsäule, und allgemein der statischen und dynamischen Situation der Wirbelsäule erfolgen [115, 150, 314 u.a.].

Die Untersuchung der Halswirbelsäule dient dem Ausschluß einer HWS-Symptomatik, die der Hals-Kopf-Muskulatur dem Ausschluß von Verspannungen und Projektionsschmerzen, die der Wirbelsäule dem Ausschluß von Haltungsschäden. Auch sollte die Statik und Dynamik des Bewegungsapparates beurteilt werden, wie der Balancetyp aus frontaler und sagittaler Sicht und Bewegungsstörungen beim Stehen und Gehen (s. Kraniozervikale Erkrankungen, S. 102).

Durch diese Untersuchungsmaßnahmen kommt man zu einer weiteren Diagnose, die zur Einleitung entsprechender Therapieschritte durch den Zahnarzt oder/und Fachvertreter, z. B. Orthopäden und Physiotherapeuten, führt.

Ist das Umfeld des kraniomandibulären Systems ohne pathologische Befunde, sollten neurogene, psychoemotionale und psychosomatische Hintergründe erfragt werden. Hierzu gehört, entsprechend den vorliegenden Befunden, die konsiliarische Untersuchung durch den Psychologen, Psychiater oder Neurologen. Man muß sich in diesem Zusammenhang bewußt sein, daß von zahnärztlicher Seite, wenn nicht die entsprechende Ausbildung vorliegt, meist keine exakte Diagnose gestellt werden kann und somit psychosomatische, psychoemotionale Einflüsse und neurogene, neuralgiforme Veränderungen nicht eindeutig gewertet werden können. Die Untersuchung dieser Hintergründe und Durchführung der Therapie sollte deshalb dem entsprechenden Fachvertreter vorbehalten bleiben.

Durch diese Ausschlußdiagnostik, die sich an dem Prinzip des Fortschreitens vom Einfachen zum Schwierigen orientiert, soll die Behandlung effektiviert und der diagnostische Aufwand für Patient und Behandler reduziert werden. Natürlich ist es im Einzelfall durch umfassende diagnostische Maßnahmen, die sowohl klinische, instrumentelle, radiologische, internistische, neurologische, psychologische und psychiatrische Untersuchungsmaßnahmen einbeziehen, möglich, zu einer genaueren Diagnose und damit wirkungsvolleren Therapie zu kommen. In der zahnärztlichen Praxis ist bei Vorliegen funktioneller Erkrankungen aufgrund ihrer Komplexität die *Step-by-step-Diagnostik* zeitsparender und führt zu einer schnelleren Therapieeinleitung und auch zum Erfolg.

Bei chronischen Schmerzfällen, die einen komplexen Ursachenhintergrund besitzen, ist eine umfassende Untersuchung, wie sie von den Schmerzkliniken und Schmerzzentren durchgeführt wird, unter Ausschöpfung aller Diagnoseverfahren sinnvoll und auch angezeigt [323].

Im allgemeinen Vorgehen, *Diagnose I,* steht somit die Erkennung der Schmerzsymptomatik, der Mißempfindung und der Funktionsstörung im Vordergrund. Die darauf aufbauende Wiederherstellung des physischen und psychischen Wohlbefindens ist die wichtigste therapeutische Zielsetzung [209].

Die Initialdiagnostik schließt ein:

- Anamnese,
- Zahnbefund und Zahnstatus,
- Parodontalstatus,
- klinische Funktionsanalyse.

In der Diagnose I sollte die allgemeine und spezielle Anamnese, der klinische Zahn-, Muskel- und Kiefergelenkbefund erhoben werden, um einen Überblick über die Art, den Schweregrad und möglicherweise die Ursache der Erkrankung zu bekommen.

In der *Diagnose II* versucht man in jedem Fall die Ursache der geschilderten Beschwerden zu erkennen und orientiert sich, aufbauend auf Diagnose I, an der Hauptsymptomatik: dentogen, myogen, arthrogen oder parafunktionell bedingte Funktionserkrankung.

Die erweiterte Diagnostik schließt ein:

- instrumentelle Analyseverfahren
  - Artikulatordiagnostik,
  - Bewegungsdiagnostik,

- bildgebende Analyse
  - Orthopantomogramm,
  - schräglaterales Kiefergelenkröntgenbild (SLA),
  - Computertomographie der Kiefergelenke (CT),
  - Kernspintomographie der Kiefergelenke (MRT),
  - Elektromyographie,
  - kraniovertebrale Diagnostik,
  - HWS-Diagnostik,
  - Körperhaltung.

Liegen die Beschwerden mehr im dentogenen, parodontalen Bereich, sind Diagnoseverfahren anzuwenden, die zur Erkennung von statischen und dynamischen Okklusionsstörungen beitragen, wie die klinische Okklusionsdiagnostik und die instrumentelle Artikulatordiagnostik.

Liegen die Beschwerden mehr im myogenen Bereich, sind die klinische Muskeluntersuchung und eventuell elektromyographische Diagnoseverfahren zur Beurteilung der Muskelfunktion und des Aktivitätszustandes angezeigt. Bei myogener Problematik sollte immer der parafunktionelle Hintergrund erfragt und der Zusammenhang mit kraniozervikalen und kraniovertebralen Fehlfunktionen und Erkrankungen diagnostisch abgeklärt werden.

Bei Beschwerden, die mehr im arthrogenen Bereich liegen, ist die klinische Kiefergelenkuntersuchung zwingend notwendig. Darüber hinaus können die instrumentelle Bewegungsanalyse und bildgebende Verfahren (schräglaterales Röntgenbild, CT, MRT) herangezogen werden, um eine Stellungs-, Belastungsänderung, intrakapsuläre Verlagerung oder Strukturveränderung in den Kiefergelenken zu verifizieren.

Die erweiterte Diagnostik baut somit auf den primären Befunden auf und führt zu einem individuellen, nach kausalen Hintergründen ausgerichteten Therapiekonzept. Führt eine eingeleitete Therapie zu keiner Besserung bzw. Änderung des Beschwerdebildes innerhalb von 4 Wochen, muß die initiale Diagnostik wiederholt und/oder eine erweiterte Diagnostik durchgeführt werden, um zu einem neuen Therapieplan zu gelangen. Tritt auch dann, innerhalb von 1–3 Monaten, keine Besserung oder Änderung der Befunde ein, sollte entsprechend den Beschwerden und Befunden ein Fachvertreter oder eine Fachklinik zur erweiterten Diagnostik und möglicherweise Therapie hinzugezogen werden.

Auf die Beschreibung der einzelnen Diagnoseverfahren soll in diesem Lehrbuch verzichtet werden, es sei auf die einschlägige Literatur verwiesen [73, 150, 168, 323].

2.2 Anamnese

Durch die Anamnese will man erfragen, ob die Beschwerden oder Symptome dentogener, myogener und/oder arthrogener Genese sind, ob sie iatrogen verursacht oder erworben sind und ob ein traumatisches, psychosomatisches, psychoemotionales Geschehen zugrunde liegt. Auch Fragen nach Allgemeinerkrankungen sind notwendig, um systemische oder endogene Erkrankungen zu erkennen, wie Herz-Kreislauf-Erkrankungen, Stoffwechselerkrankungen (Diabetes, Psoriasis), Infektionskrankheiten (Hepatitis, Tbc, HIV-Infektionen) und endogene Erkrankungen, wie Erkrankungen des rheumatischen Formenkreises oder der Osteoarthrose. Dies schließt allgemeine Fragen zum Bewegungsapparat ein, wie Veränderungen an der Halswirbelsäule, der Wirbelsäule, der Hüfte, der Schulter sowie der Arme und der Beine.

Im weiteren sollte die Anamnese darüber Auskunft geben, seit wann die Beschwerden bestehen, ob sie durch ärztliche oder zahnärztliche Maßnahmen schon behandelt wurden. Hier ist entscheidend zu wissen, ob sich die Beschwerden dadurch gebessert haben, ob sie gleichgeblieben sind oder ob eine Verschlechterung eingetreten ist und welche Therapie angewendet wurde.

Die allgemeine Frage nach den Beschwerden orientiert sich an den »fünf Ws«:
wo, wie, wann, wie oft und wie lange.

Die Lokalisation der Schmerzen (wo?) gibt erste Hinweise auf den Ort und die eventuelle Ursache der Beschwerden: Zähne, Muskulatur, Kiefergelenke, Halswirbelsäule oder allgemein »Kopfschmerzen«.

Aus der Schmerzqualität (wie?) ergeben sich Hinweise auf die Schmerzursache zu:

- Ausstrahlender Schmerz   =   Verspannungsschmerz
- Dumpfer Schmerz   =   Muskelschmerz
- Einschießender Schmerz   =   neurogener Schmerz
- Halbseitiger Kopfschmerz   =   Migräne
- Kalt/warm-Schmerz   =   dentogener Schmerz
- Pulsierender Schmerz   =   Entzündung
- Stechender Schmerz   =   Gelenkschmerz
- Temperaturempfindlichkeit   =   dentogener Schmerz

(Berner Schmerzliste [283])

Das Auftreten des Schmerzes (wann?) gibt Hinweise auf Zeiten hoher Belastung und/oder hoher parafunktioneller Tätigkeit, aber auch auf psychischer und physische Einflüsse. So weist der morgendliche Schmerz auf nächtliche parafunktionelle Tätigkeiten, der Abendschmerz auf hohe psychische Belastungen mit parafunktioneller Tätigkeit am Tage hin. Der Dauerschmerz ist auf ein primär entzündliches, neurogenes oder endogenes Geschehen zurückzuführen. Schmerzzustände ausschließlich am Wochenende sind Hinweise auf einen mehr psychosomatischen Hintergrund, z. B. den »Alleinseinsschmerz«. Sie können aber auch ein Hinweis auf hohe berufliche Belastung während der Woche sein, da ein Schmerz eher in der Entspannung als in der Anspannung empfunden wird.

Schmerzen nur während der beruflichen Tätigkeit weisen auf hohe psychische und physische Belastungen hin, während des Urlaubs oder der Freizeit werden dann keine Beschwerden empfunden. Schmerzen, die mit einem besonderen Ereignis in Verbindung stehen, Prüfung, Hochzeit, Scheidung u.a., sind mit der psychoemotionalen Situation und der daraus resultierenden hohen parafunktionellen Tätigkeit in Verbindung zu bringen. Nach dem Ereignis bzw. nach der Normalisierung des Allgemeinzustandes klingen die Beschwerden wieder ab [125, 131, 168, 205, 241, 269, 319].

Häufigkeit und Dauer des Schmerzes (wie oft? und wie lange?) zeigen, ob der Schmerz mit ganz bestimmten Funktionen des Kausystems, wie Kauen, Sprechen, Knirschen und Pressen verbunden ist, und ob es sich um einen neurogenen, myogenen oder arthrogenen Schmerz handelt. So sind z. B. kurzzeitig einschießende Schmerzen eher auf ein neurogenes als auf ein funktionelles Geschehen zurückzuführen. Langanhaltende Schmerzen stehen eher mit parafunktionellen Tätigkeiten in Verbindung oder sind auf infektiöse, endogene oder psychische Prozesse zurückzuführen (Tab. 3).

Schmerzen, die nur beim Kauen auftreten, stehen mit der hohen Belastung des kraniomandibulären Systems während dieser Funktion in Zusammenhang. Sie können sich in dentogenen, myogenen oder arthrogenen Schmerzempfindungen äußern. Der Schmerzort ist in dieser Funktion das Gebiet, welches am stärksten belastet wird und/oder die größte Insuffizienz aufweist. Um zwischen Funktion und Schmerzgebiet eine Kausalität herzustellen, unterscheiden *Hansson* et al. [150] zwischen dem statischen und dem dynamischen Schmerz bei Unterkieferbewegungen. Der dynamische Schmerz kann sowohl auf eine myogene als auch auf eine arthrogene Ursache hinweisen und setzt eine Schädigung der Gewebe im Schmerzgebiet voraus. Der statische Schmerz ist eher myogenen Ursprungs und mit hoher funktioneller oder parafunktioneller Muskelaktivität verbunden. Diese Beispiele, die sich weiter fortsetzen ließen, zeigen, daß Ursache, Empfindung, Lokalisation und zeitliches Auftreten eines Schmerzes nicht immer in eine eindeutige Kausalität zu bringen sind. Sie zeigen aber auch, daß anamnestische Angaben sorgsam zu klinischen Befunden in Beziehung gebracht werden müssen, um eine eindeutige Diagnose zu stellen und aus ihr eine kausale Therapie ableiten zu können [85].

In der speziellen Anamnese sollte nach Beschwerden oder Symptomen des Kopfes (Schmerzen, Migräne, Schwindel oder Trauma), der Ohren (Schmerzen, Tinnitus, Nausea, Schwerhörigkeit) und der Halswirbelsäule (Schmerzen, Verspannungen, Luxationen und Trauma) gefragt werden. Weiterhin ist nach allgemeinen Erkrankungen, nach der psychoemotionalen Belastung und nach bestehenden parafunktionellen Tätigkeiten (Knirschen, Pressen, Zungenbeißen, Zungenpressen usw.) zu fragen. Auch interessiert Schlaflosigkeit, um psychoemotionale und psychosomatische Hintergründe im Ansatz zu erkennen. Die Frage nach Schlafgewohnheiten (Bauchlage, Rückenlage, Seitenlage) soll Zusammmenhänge zwischen unphysiologisch hohen Belastungen des kraniomandibulären Systems während des Schlafes zu den geschilderten Beschwerden klären [115, 319].

Schließlich sollte der Frage nachgegangen werden, ob die Beschwerden nach konservierender, prothetischer oder oralchirurgischer Behandlung oder nach kieferorthopädischen Regulierungen aufgetreten sind, woraus eine primäre Ursache, die in der Funktion des kraniomandibulären Systems selbst liegt, oder eine sekundäre Ursache – iatrogen verursachte Veränderungen im System, die für die Beschwerden verantwortlich sind, – abgelesen werden kann.

Aufgrund der Anamnese kommt man zu einer Verdachtsdiagnose, die in der klinischen Funktionsdiagnostik zu erhärten versucht wird.

In der klinischen Funktionsdiagnostik, die sich aus *Visitation, Palpation* und *Auskultation* zusammensetzt, wird der Zustand der Zähne und des Zahnhalteapparates, der Muskulatur, der Kiefergelenke und des Umfeldes festgestellt.

Zur Durchführung der klinischen und instrumentellen Analyseverfahren siehe *Siebert* »Zahnärztliche Funktionsdiagnostik« [323], zur Erhebung des Zahn- und Parodontalbefundes sei auf die allgemeine zahnärztliche Literatur verwiesen.

2.3   Befunde aus der klinischen Funktionsanalyse

2.3.1   Zahn- und Parodontalbefunde

Bei der Untersuchung der Zähne, der Zahnreihen und der statischen wie dynamischen Okklusion interessiert zum einen die Frage, ob primäre dentogene oder parodontale Erkrankungen vorliegen oder sekundäre funktionelle Störungen vorhanden sind, die als Ursache bzw. Auswirkungen für die bestehenden Symptome und Beschwerden verantwortlich gemacht werden können.

Es sollte bestimmt werden:

- die Vitalität der Zähne,
- der Lockerungsgrad,
- die Taschentiefe,
- der Blutungsindex.

Weiterhin sind zu beurteilen:

* Wanderungen,
* Kippungen,
* Elongationen,
* Fehlstellungen,
* keilförmige Defekte,
* Gingivaretraktionen,
* McCall-Girlanden.

Werden positive Befunde angetroffen, muß immer beurteilt werden, ob es sich um eine primäre oder sekundäre Veränderung handelt, ob die Befunde ursächlich mit der Erkrankung in Verbindung stehen oder ob sie auf Funktionsstörungen (Parafunktionen, Habits u.a.) zurückzuführen sind.

Die okklusale Kontaktbeziehung zwischen Oberkiefer- und Unterkieferzahnreihe sollte danach beurteilt werden, ob die Kontakte gleichmäßig im Zahnbogen verteilt sind und wo sie sich in der Zahnreihe und im okklusalen Areal befinden. Sie sollten auch danach beurteilt werden, ob sie zu einer Auslenkung des Zahnes, der Zahngruppe geführt haben oder sogar eine Zwangsführung für den Unterkiefer in habituelle Interkuspidation darstellen. Kontakte im Frontzahngebiet sollten unter dieser Blickrichtung kritisch bewertet werden, da sie oft zu einer Retralverlagerung des Unterkiefers und damit retralen Kondylenstellung führen und insofern ursächlich die Funktionserkrankung auslösten.

Auch Fehlstellungen, frontaler Engstand oder lückige Protrusion, sollten unter dem Aspekt einer Zwangsführung des Unterkiefers beurteilt werden.

So kann ein Unterkieferengstand aus funktioneller Sicht durch eine Retrallage des Unterkiefers und damit der Kiefergelenke entstanden sein. Er kann aber auch auf eine Hyperaktivität des M. orbicularis oris und M. mentalis zurückgeführt werden oder durch den Wachstumsdruck aufgrund eines sich einstellenden Weisheitszahnes entstehen.

Eine lückige Protrusion der Oberkiefer-Frontzähne kann mit einer retralen Position des Unterkiefers – das System versucht den Unterkiefer protrusiver einzustellen –, oder mit einer Zungenfehlfunktion erklärt werden. Natürlich müssen auch wachstumsbedingte Einflüsse in Erwägung gezogen werden [95]. Ein frontal offener Biß kann durch eine retrokraniale Kiefergelenkposition oder durch einen vertikalen Substanzverlust der Kondylen entstehen, aber auch durch eine Zungenfehlfunktion muskulär bedingt sein [16, 95, 329]. Ein seitlich offener Biß (Infraokklusion der Seitenzähne) kann mit vorzeitigen Kontakten in der Front, mit einer Zungenfehlfunktion (viszerales Schlucken) [292], aber auch mit einer muskulären Hyperaktivität der Protraktoren (ventrale Unterkieferposition) [85] in Verbindung gebracht werden. Eine Kieferkompression bzw. Omega-Form der Ober- und Unterkieferzahnreihe ist auf eine Hyperaktivität der akzessorischen Muskulatur (M. buccinator), aber auch auf eine Mundatmung, wodurch diese Muskeln einen höheren Tonus gewinnen, zurückzuführen (Abb. 92) [16].

In ähnlicher Weise kann eine Distalverzahnung (Retrogenie) durch okklusale Störungen, durch eine Hyperaktivität der Retraktoren [293] und dadurch eingetretene Retrallage der Kiefergelenke, oder durch eine Wachstumsdiskrepanz zwischen Ober- und Unterkiefer entstehen [68 u.a.].

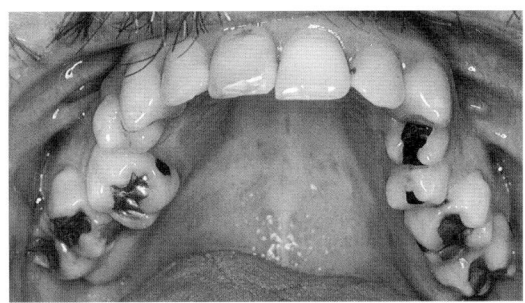

Abb. 92   Zahnfehlstellung des Oberkiefers (Omegaform), die auf eine muskuläre Hyperaktivität des Bukzinators
bei Mundatmung zurückzuführen ist

Durch Änderung der Vorzeichen ist die Entstehung einer Mesialverzahnung (Progenie) zu erklären.

Eine Laterogenie zur rechten oder linken Seite beruht entweder auf einer okklusalen Zwangsführung oder steht mit einer Hyperaktivität der Laterotraktoren in Verbindung. Außerdem ist eine Wachstumsdiskrepanz zwischen den Körperhälften zu beachten, die durch eine Hyperaktivität der Muskulatur (Muskelketten) zu einer Fehlhaltung führen kann [150]. So konnten *Cross* und *Stute* [47, 48] aufzeigen, daß der Unterkiefer meist zur Seite des Beckentiefstandes abweicht, was mit einer Hyperaktivität der Muskulatur auf der gleichen Seite in Verbindung zu bringen wäre.

Auch sollten Schliffflächen im Seiten- und Frontzahngebiet auf ihre pathogene Wirkung beurteilt und gegebenenfalls durch den Provokationstest nach *Krogh-Poulsen* [in 60, 329] mit den geschilderten Symptomen verglichen werden (s. S. 105 f., siehe unten).

2.3.2   Muskelbefunde

Ein funktionell normal belasteter Muskel ist weich und verschieblich; er kann mit relativ festem Druck palpiert werden. Ein überlasteter oder erkrankter Muskel ist hart, nicht verschieblich und druckempfindlich [35, 67, 358]. Myogelosen oder Myofibrosen sind oft im erkrankten Muskel palpierbar. Wird in der klinischen Analyse ein druckempfindlicher Muskel angetroffen, so kann entsprechend seiner Wirkrichtung auf die Fehlfunktion geschlossen werden (Abb. 93).

Eine Palpationsempfindlichkeit der Elevatoren wird mit Bruxismus nahe der habituellen Interkuspidation in Verbindung gebracht und mit vorzeitigen Kontakten in statischer Okklusion. Eine Schmerzempfindlichkeit der Protraktoren wird auf protrusive Knirschphänomene, eine Druckempfindlichkeit der Retraktoren auf retrusive Parafunktion zurückgeführt. Die Palpationsempfindlichkeit der Muskulatur mit den am häufigsten vorgefundenen parafunktionellen Tätigkeiten in Anlehnung an *Krogh-Poulsen* [in 60] wird in den Abbildungen 83–86 dargestellt. Dabei muß aber berücksichtigt werden, daß es während der parafunktionellen Tätigkeiten (Knirschen) immer zu einem Wechsel in der Bewegungsrichtung kommt. So können sowohl die Muskeln in ihrer Hauptwirkrichtung, z. B. bei protrusiver Parafunktion die Protraktoren, hyperaktiv und druckempfindlich sein, aber auch die in Gegenrichtung wirkenden Retraktoren. Zwischen synergistischen und antagonistischen hyperaktiven, palpationsempfindlichen Muskelgruppen muß unterschieden werden. Das heißt, es können sowohl Protraktoren als auch Retraktoren hyperaktiv,

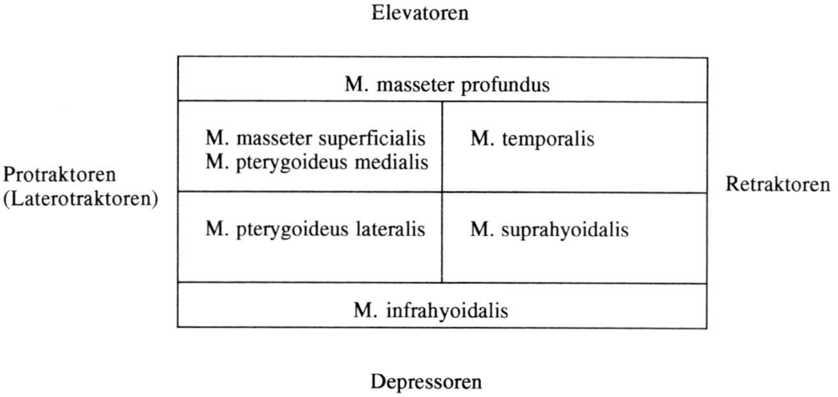

Elevatoren

M. masseter profundus	
M. masseter superficialis M. pterygoideus medialis	M. temporalis
M. pterygoideus lateralis	M. suprahyoidalis
M. infrahyoidalis	

Protraktoren
(Laterotraktoren)

Retraktoren

Depressoren

Abb. 93   Muskelfunktionen der einzelnen Kaumuskeln, den dreidimensionalen Bewegungsrichtungen des Unterkiefers zugeordnet (in Anlehnung an *Lehmann* [220])

druckempfindlich sein. Nur der klinische Vergleich zwischen den vorliegenden Muskelbefunden und dem Zustand der Okklusion, vorzeitige Kontakte, Schliffflächen und der Lagebestimmung des Unterkiefers in habitueller Interkuspidation kann über die ursächlichen Zusammenhänge für einen palpationsempfindlichen Muskel Auskunft geben.

Besteht der Verdacht, daß Kopf-, Gesichts- und Muskelschmerzen auf Parafunktionen zurückzuführen sind, kann durch die Ausführung des Provokationstests nach *Krogh-Poulsen* Klärung erreicht werden. Hierfür nimmt der Patient für 1–2 Minuten die ursächlich erscheinende parafunktionelle Unterkieferposition ein und knirscht oder preßt in dieser Stellung. Treten während dieses Tests die gleichen Schmerzen auf, so kann angenommen werden, daß diese Parafunktion die Beschwerden verursacht.

Positive Muskelbefunde können auch mit Fehlstellungen des Unterkiefers und damit der Kiefergelenke in habitueller Interkuspidation in Zusammenhang stehen. Wird durch eine Fehlstellung des Unterkiefers Gewebe traumatisiert und werden Druck- und/oder Spannungsrezeptoren gereizt, so wird reflektorisch über antagonistisch wirkende Muskelgruppen versucht, den Unterkiefer aus dieser Position zu führen. Gelingt es den Muskelgruppen durch die okklusale Verschlüsselung nicht, den Unterkiefer und damit die Kiefergelenke aus der Zwangsposition zu befreien, so geraten sie in eine Hyperaktivität und werden druckempfindlich. Auch parafunktionelle Knirsch- und Preßmechanismen werden dadurch ausgelöst.

Es kann aufgrund dieser Beziehung durchaus sein, daß Protraktoren hyperaktiv und druckempfindlich sind, weil sich der Unterkiefer in einer retralen Zwangsposition befindet oder eingestellt wurde. Retraktoren können druckempfindlich sein, da sich der Unterkiefer in einer ventralen Position befindet usw. Dieser Zusammenhang kann als antagonistische Hyperaktivität bezeichnet werden. Wird aber der Unterkiefer – und damit die Kiefergelenke – durch einen muskulären Hypertonus in eine Fehlstellung gebracht, so ist dies auf eine synergistische Hyperaktivität zurückzuführen. Dieser Unterschied zwischen synergistischer und antagonistischer Hyperaktivität macht es klinisch oft sehr schwierig, einen vorliegenden Muskelbefund eindeutig der Fehlstellung oder der Fehlfunktion (Parafunktion) zuzuordnen [85]. Man sollte aus diesen Gründen nicht vorschnell aus einem vorliegenden Muskelbefund eine Diagnose stellen, sondern erst nach der klinischen Einschätzung der dentogenen und arthrogenen Befunde eine Wertung vornehmen.

2.3.3   Kiefergelenkbefunde (klinisch)

Durch die klinische Beurteilung der Kiefergelenke will man Hinweise auf verschiedene Erkrankungsformen erhalten, wie z. B. primäre oder sekundäre Erkrankung, Stellungs-, Belastungs- und Strukturänderung oder intrakapsuläre Verlagerung in einem oder in beiden Kiefergelenken.

Positive Palpations- und Bewegungsbefunde können in gleicher Weise bei primären und sekundären Erkrankungsformen auftreten, wie präaurikuläre und intraaurikuläre Palpationsempfindlichkeit, Krepitation und Limitation der Bewegung im Kiefergelenk. Bei primären Gelenkerkrankungen kommen Zeichen einer Entzündung (Temperaturanstieg, Schwellung, Rötung) und bei endogenen Erkrankungen generalisierende Befunde hinzu. Bei sekundären Kiefergelenkerkrankungen treten die Symptome einer primären Erkrankung zurück, und es überwiegen funktionelle Befunde. Diese sind vielschichtiger Art und nur durch den differentialdiagnostischen Vergleich der auskultatorischen und palpatorischen Befunde sowie der Bewegungsbefunde zu differenzieren, um zu einer gesicherten Diagnose zu kommen [*Krogh-Poulsen* in 60].

Auskultatorische Kiefergelenkbefunde

Zu den auskultatorischen Befunden zählen Krepitation und Knacken während einer Bewegung der Kiefergelenke. Krepitative Geräusche sind meist auf strukturelle Veränderungen der Kiefergelenke zurückzuführen, können aber auch entzündlichen oder endogenen Geschehen zugeordnet werden. Krepitationen, die sandartig reibenden Charakter haben, weisen auf strukturelle Veränderungen hin. Erwecken sie mehr quietschenden Eindruck, sind sie eher infektiösen oder endogenen Erkrankungen zuzuschreiben [150].

Knackende Geräusche weisen auf strukturelle Veränderungen oder intrakapsuläre Verlagerungen in den Kiefergelenken hin [170]. Kiefergelenkknacken, das immer im gleichen Bewegungsabschnitt auftritt, kann mehr auf strukturelle Veränderungen (deviation in form) als auf intrakapsuläre Verlagerungen zurückgeführt werden [147]. Kiefergelenkknacken, welches seine zeitliche Sequenz während einer Bewegung der Kiefergelenke ändert, ist auf eine intrakapsuläre Verlagerung zurückzuführen (siehe unten).

Das Kiefergelenkknacken gehört zu den häufigsten Symptomen, welches auf eine Funktionsstörung bzw. -erkrankung der Kiefergelenke hinweist. In epidemiologischen Untersuchungen der letzten Jahre wurden Knackphänomene in einer Häufigkeit zwischen 10 und 60% [69, 76, 85, 242, 262, 367] in fast allen Altersgruppen nachgewiesen. Daraus ist zu schließen, daß Kiefergelenkstörungen und -erkrankungen in einem relativ hohen Prozentsatz zu finden sind. Dies sagt aber noch nichts über die Behandlungsbedürftigkeit aus, denn das Kiefergelenkknacken kann als ein untergeordnetes Symptom vom Patienten toleriert werden, es kann aber auch eine erhebliche psychische Belastung empfunden werden, die das soziale Wohlbefinden beeinflußt. Wenn ein Patient aufgrund eines Knackens im Kiefergelenk die Öffentlichkeit meidet, ist es auf jeden Fall als behandlungsbedürftiges Krankheitsbild anzusehen (s. auch S. 198), ebenso wenn myogene oder arthrogene Beschwerden vorhanden sind. Entscheidend ist dabei, auf welche Ursache das Knacken zurückzuführen ist und ob es ursächlich an den Beschwerden beteiligt ist oder nur ein Begleitsymptom darstellt. Eine exakte differentialdiagnostische klinische, instrumentelle und auch bildgebende Abklärung kann deshalb notwendig sein, um die Ursache der Geräusche zu ermitteln.

So wird das Knacken im Kiefergelenk nach der Art des Geräusches und nach seinem zeitlichen Auftreten während einer Kiefergelenkbewegung unterschieden.

Nach dem heutigen Kenntnisstand können fünf unterschiedliche biomechanische Mechanismen ein Gelenkknacken hervorrufen:

• Kavitration,
• Aufprallphänomene,
• Auffaltmechanismen,
• Strukturveränderungen,
• ligamentäre Schwingungen.

Kavitration ist auf Entstehen von Luftbläschen durch Unterdruck innerhalb der Kiefergelenkräume zurückzuführen und ist vergleichbar mit dem Knacken bei anderen Gelenken, z. B. dem Fingergelenkknacken. Wird die Gelenkkapsel überdehnt, tritt eine Gelenkspalterweiterung ein, wodurch auf die Synovia ein Unterdruck wirkt, der durch einschießende Luft aus den umliegenden Gewebsbereichen ausgeglichen wird. So entstehen kleine Luftblasen in der Synovia, die knackende Geräusche hervorrufen.

Im Kiefergelenk kann es bei hohen Beschleunigungen und einem langsameren Fluß der Synovialflüssigkeit in gleicher Weise dazu kommen, daß ein Unterdruckgebiet entsteht und die Synovialflüssigkeit mit knackenden Geräuschen einreißt [369]. Hohe Beschleunigungen im Kiefergelenk treten z. B. bei partiellen oder totalen anterior-medialen Diskusverlagerungen auf, wenn der Kondylus sich in der Vorwärtsbewegung im Diskus reponiert [88]. Ein anterior-medial verlagerter Diskus stellt initial ein Bewegungshindernis für den Kondylus dar, wodurch seine Bewegung abgebremst und durch den Muskelzug eine hohe statische Energie aufgebaut wird. In dem Moment, in dem die aufgespeicherte Energie größer wird als der Widerstand, kann der Kondylus über den posterioren Rand des Diskus gleiten und sich in seiner Bikonkavität zentrieren [58, 74, 76, 85, 159, 169, 172, 187, 287, 337, 338, 366, 369]. Bei diesem Vorgang treten hohe Beschleunigungen im Gelenk auf, und da die Synovialflüssigkeit – auch durch die dabei entstehende Kompression – nicht in gleicher Geschwindigkeit von den anterioren Gelenkräumen in die posterioren Gelenkräume fließen kann, tritt in den posterioren Gelenkkammern Unterdruck auf, der dann zu dem oben beschriebenen Knackphänomen führt. Dieses Knacken ist ein helles, klares und nach außen hörbares Geräusch, und es kann phonognathographisch als kurzer Geräuschpegel nachgewiesen werden. In der Fourier-Analyse ist eine ganz bestimmte Frequenzverteilung mit abnehmender Tendenz von niederen (500 Hz) zu hohen Frequenzen (5000 Hz) nachzuweisen (Abb. 94) [359].

Neben diesem Kavitrationsphänomen werden bei Vorliegen eines partiell oder total nach anterior-medial verlagerten Diskus und den bei Reposition eintretenden Verzögerungen und Beschleunigungen der Konylarbewegung Auffalt- und Aufprallmechanismen für das Entstehen von Knackgeräuschen diskutiert [169, 369].

Bei Erklärung des *Aufprallmechanismus* geht man davon aus, daß der Kondylus, nachdem er die posteriore Lippe des Diskus mit hoher Geschwindigkeit überquert hat, sich nur durch eine große Verzögerung in der Bikonkavität des Diskus zentrieren kann und dabei auf den Diskus und den darunterliegenden Knochen aufprallt. Durch diesen Aufprall wird der

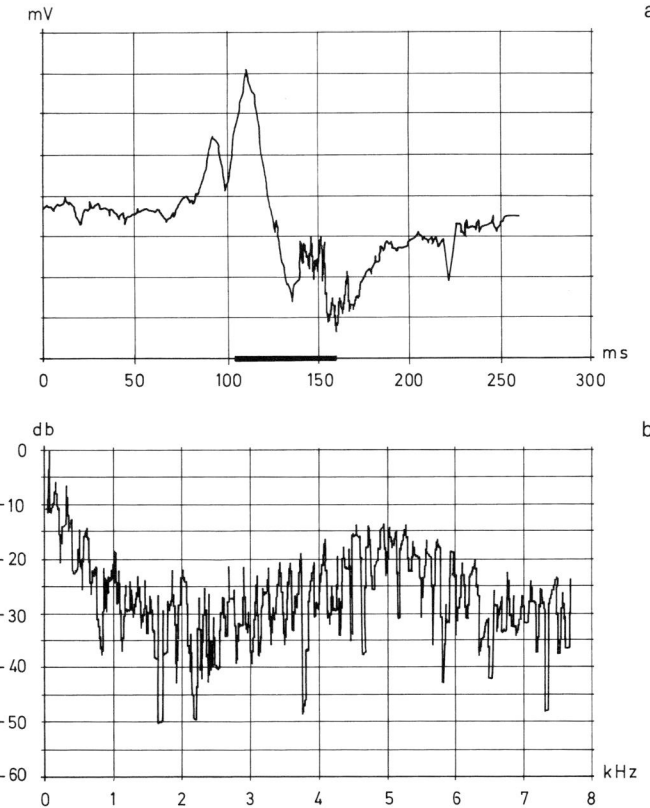

Abb. 94 a) Phonognathogramm eines initialen Mundöffnungsknackens; b) Fourier-Analyse des initialen Knackens. Es ist deutlich die Frequenzverteilung zwischen 0 und 8000 Hz zu erkennen

Knochen in Schwingung versetzt, was zu einem knackenden Geräusch führt. Dieses Knacken ist laut und hart, es kann ohne Stethoskop vernommen werden.

Der *Auffaltmechanismus* nach *Westerson* [368, 369] kann in folgender Weise erklärt werden. Ein anterior-medial verlagerter Diskus in habitueller Interkuspidation stellt bei Vorwärtsbewegung des Kondylus, wie oben ausgeführt, ein mechanisches Hindernis dar. Er kann deshalb auch durch die Elastizität der bilaminären Zone mit nach anterior genommen werden. Durch den Widerstand, den das Tuberculum articularis dabei für den Diskus darstellt, faltet er sich auf. Überspringt der Kondylus den posterioren Rand des Diskus, kann dieser sich entfalten, wodurch ein knackendes Geräusch entsteht. Dieses Knacken ist vergleichbar mit der Geräuschentstehung bei »Knackfröschen«. Es ist dezent, kurz und kann manchmal palpatorisch am lateralen Pol wahrgenommen werden.

Die phonographische Frequenzanalyse eines Kiefergelenkknackens gibt einen Hinweis auf die Vergleichbarkeit und damit die Ursache eines Gelenkgeräusches [359]. Es ist bisher aber noch nicht gelungen, Kavitrationsphänomene, Aufprall- bzw. Auffaltmechanismen frequenzanalytisch sicher voneinander zu trennen.

Neben diesen Knackphänomenen, die biomechanisch auf einem anterior-medial verlagerten Diskus und der Reposition des Kondylus während einer protrusiven oder mediotrusiven Kiefergelenkbewegung beruht, beschreiben *Hansson* et al. [150] ein Knackgeräusch, welches auf strukturelle Veränderungen (deviation in form) am Kondylus oder der Gelenkfläche, wie Abflachungen, Erosionen, Randzackenbildung, Osteophyten u.a., zurückgeführt werden kann. Diese Veränderungen am Kondylus, der Gelenkfläche und möglicherweise auch am Discus articularis [287] selbst, können dazu führen, daß während einer Kiefergelenkbewegung die Formschlüssigkeit zwischen den Gelenkflächen verlorengeht und knackende Geräusche ausgelöst werden. Diese Geräusche beruhen auf Kavitration und sind auf die Inkongruenz der Gelenkflächen zueinander zurückzuführen. Dieses Kiefergelenkknacken ist meist wesentlich dezenter, oft ohne Stethoskop nicht zu hören und – das ist wichtig – tritt immer zum gleichen Zeitpunkt der Protrusions- oder der Retrusionsbewegung im Kiefergelenk auf.

Ein weiterer Mechanismus für das Auftreten von Gelenkgeräuschen sind ligamentäre Schwingungen des Kapselapparates, des Ligamentum laterale. Die Entstehungsweise dieses Geräusches, welches einem Gelenkknacken ähnelt, ist vergleichbar mit dem Anreißen einer Saite an einem Musikinstrument [169]. Voraussetzung für ein ligamentäres Knacken ist ein in habitueller Interkuspidation nach lateral gegenüber dem Ligamentum laterale versetzter Kondylus. Bei Öffnungsbewegung des Unterkiefers kreuzt der laterale Pol das Ligamentum laterale und versetzt es so in Schwingung (Abb. 95). Das ligamentäre Knacken ist gegenüber den oben beschriebenen Knackphänomenen dezenter, von etwas längerer Dauer und in jedem Fall palpatorisch präaurikulär am Kiefergelenk nachweisbar. Im Phonognathogramm zeigt sich ein Geräusch mit längerer Amplitude und mit einer Eingangs- und Ausgangsschwingung (Abb. 96). Die Frequenzanalyse dieses Geräusches zeigt gegenüber der Kavitration eine andere Frequenzverteilung mit einem Maximum bei 500 und 5000 kHz (Abb. 94) [359].

Klinisch bedeutend ist auch die Unterscheidung des zeitlichen Auftretens eines Kiefergelenkknackens und damit seiner Zuordnung zu intrakapsulären Verlagerungen. In der zeitlichen Sequenz wird unterschieden, ob das Geräusch während einer Bewegung im initialen, intermediären oder terminalen Stadium auftritt und ob es in der Öffnungs- oder Schließbewegung wahrzunehmen ist.

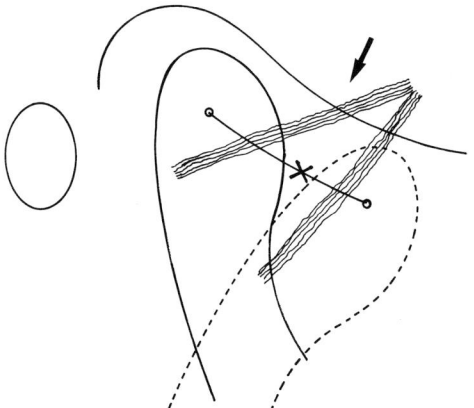

Abb. 95 Schematische Darstellung eines ligamentären Knackens bei Mundöffnungsbewegung. In dem Moment, wo der laterale Pol das Ligamentum laterale überkreuzt (x), wird dieses in Schwingung gesetzt, was zu einem knackenden Geräusch führt

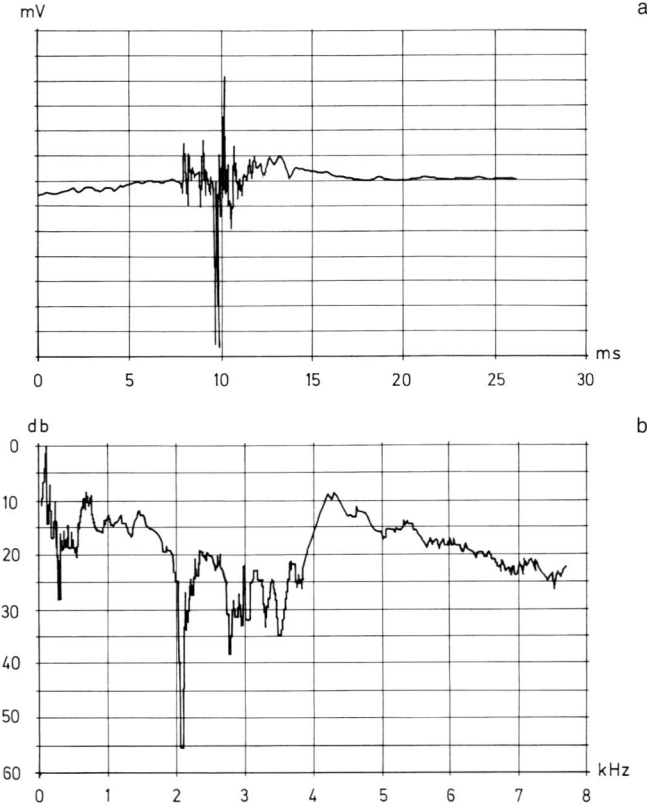

Abb. 96   a) Phonognathogramm eines ligamentären Knackens. Es sind deutlich die Eingangs- und Ausgangsschwingungen und die hohe Amplitude während des Knackens zu erkennen. b) Fourier-Analyse eines ligamentären Knackens. Es besteht eine unregelmäßige Verteilung der Frequenzspektren zwischen 0 und 8000 Hz (Abb. 94b)

Als initiales Knacken bezeichnet man ein Gelenkgeräusch, das zu Beginn einer Bewegung auftritt, als intermediäres, wenn es während der Bewegung, und als terminales, wenn es am Ende der Bewegung erscheint.

Ein initiales Öffnungsknacken kann mit einem terminalen Schließknacken einhergehen, wenn es durch eine anterior-mediale Diskusverlagerung hervorgerufen wird. Ein terminales Öffnungsknacken und ein terminales Schließknacken können auf gleiche oder unterschiedliche Mechanismen zurückgeführt werden und bedürfen deshalb einer genauen Diagnostik.
Als reziprokes Knacken wird ein initiales Öffnungsknacken, verbunden mit einem terminalen Schließknacken, bezeichnet. Dieses reziproke Knacken ist auf einen anterior-medial verlagerten Diskus zurückzuführen, d.h., bei der Öffnungsbewegung tritt initial, während der Kondylus über den posterioren Rand des Discus articularis springt, ein Knacken auf und in gleicher Weise terminal der Schließbewegung, wenn der Kondylus den Discus articularis mit hoher Geschwindigkeit wieder verläßt.

Ein initiales Öffnungsknacken weist in ca. 80–90% der Fälle auf einen anterior-medial verlagerten Discus articularis hin. Je länger die Verlagerung besteht, um so später kann das
Knacken, die sprunghafte Bewegung im Gelenk, auftreten. Somit kann auch ein intermediäres oder frühes terminales Knacken auf einen anterior-medial verlagerten Discus articularis zurückzuführen sein. Da ein intermediäres bis terminales Kiefergelenkknacken auch
auf eine exkursive Diskusverlagerung während der Bewegung oder mediale Diskusverlagerung (s. S. 74) zurückgeführt werden kann, d.h., der Kondylus während der Bewegung
den Discus articularis verläßt, ist die Unterscheidung zur anterior-medialen Diskusverlagerung klinisch nicht eindeutig möglich [188]. Hinweise zur Unterscheidung beider Knack-
mechanismen sind aus der instrumentellen Bewegungsanalyse, der Kernspintomographie
und der phonognathographischen Fourier-Analyse zu erhalten.

Phonognathographische Analysen, die bei Patienten mit intermediärem und mit termina-
lem Knacken aufgenommen wurden, zeigen ein gleiches Frequenzspektrum (Abb. 97, 98).
Demgegenüber ist bei einem initialen Knacken eine deutliche Abweichung im Frequenzspektrum vorhanden (Abb. 94, 96). Die Unterscheidung, ob ein intermediäres Knacken
dem einen oder anderen Mechanismus zuzuordnen ist, hat therapeutische Konsequenzen.

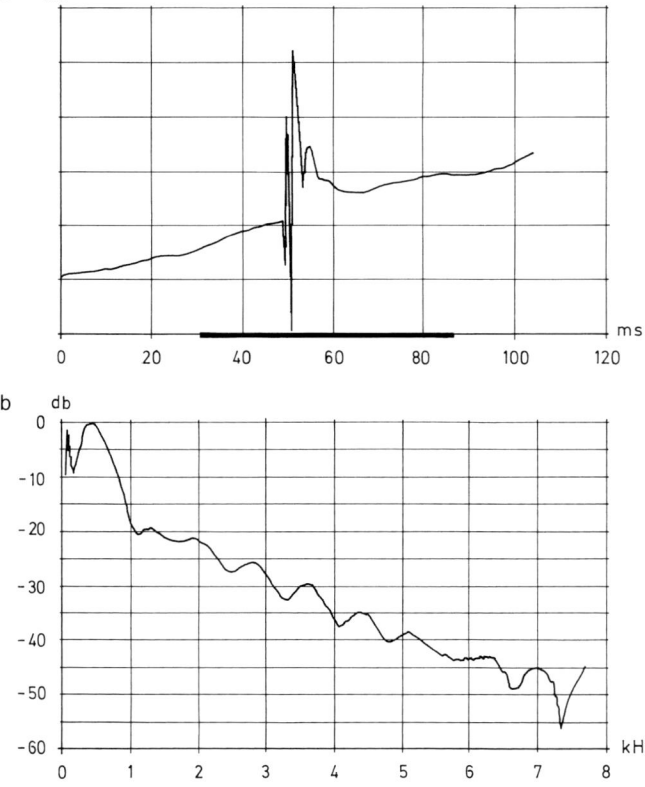

Abb. 97   a) Phonognathogramm eines intermediären Knackens. Eine kurze hohe Eingangsamplitude, gefolgt von einer Nachschwingung zeichnet dieses Knacken aus; b) Fourier-Analyse des intermediären Knackens. Es ist die abnehmende Frequenzverteilung von 500-8000 Hz deutlich zu erkennen

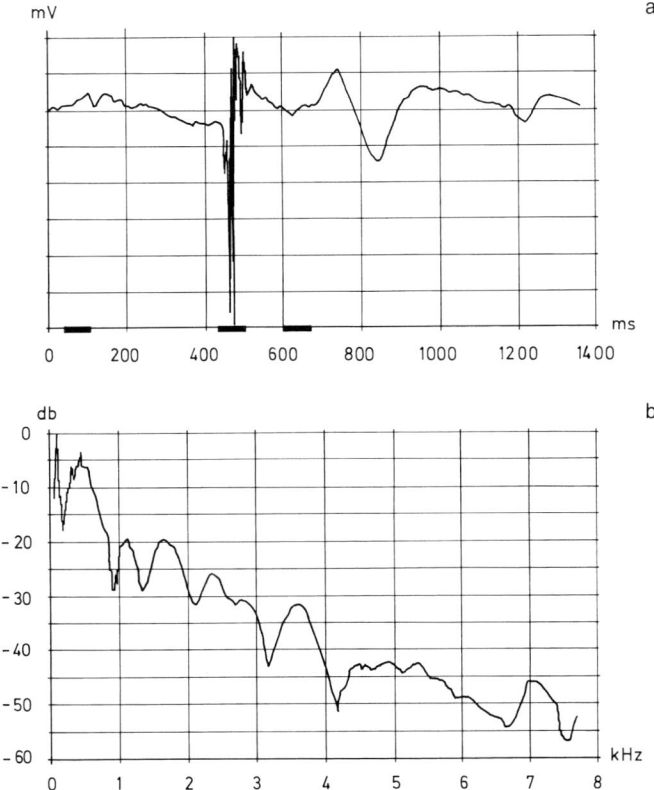

Abb. 98   a) Phonognathogramm eines terminalen Mundöffnungsknacken mit einer hohen Eingangsamplitude und niederfrequenteren Nachschwingungen; b) Fourier-Analyse des terminalen Knackens, die eine deutliche Abnahme des Frequenzspektrums von 500-8000 Hz zeigt. Es besteht in der Fourier-Analyse eine Übereinstimmung mit dem intermediären Knacken (Abb. 97b)

Würde eine Diskusverlagerung bei exkursiven Kiefergelenkbewegungen durch eine Positionierungsschiene in den Bereich nach dem Knacken therapiert, würde der Kondylus vor den Diskus plaziert, was einer Fehlposition gleichkommt und das Krankheitsbild möglicherweise verschlechtert. Bei einer anterior-medialen Diskusverlagerung in habitueller Interkuspidation wäre diese Positionierung therapeutisch aber richtig, da der Kondylus in eine regelrechte Stellung zum Diskus gebracht würde. Dieser Zusammenhang macht deutlich, daß es klinisch notwendig ist, die verschiedenen Knackphänomene im Kiefergelenk eindeutig zu verifizieren, um eine kausale Therapie einzuleiten, und er unterstreicht die Notwendigkeit der umfassenden Diagnostik des Kiefergelenks.

Palpatorische Kiefergelenkbefunde

Der Palpationsbefund der Kiefergelenke wird von präaurikulär und intraaurikulär mit leichtem bis mittlerem Druck erhoben. Treten bei Palpation Schmerzen auf, kann auf eine Kapsulitis im Bereich des lateralen Pols (präaurikulär) und des dorsalen Bandapparates und der bilaminären Zone (intraaurikulär) geschlossen werden. Eine Empfindlichkeit im Bereich des lateralen Pols weist auf eine Kiefergelenkdistraktion oder Traumatisierung der Kapsel durch eine Lateralverschiebung des Kondylus zur gleichen Seite hin. Eine intraaurikuläre Empfindlichkeit steht mit einer Retralverlagerung nach retrokranial oder retrokaudal in Verbindung, die entweder auf eine Quetschung der bilaminären Zone oder Überdehnung des posterioren Kapselbereichs zurückgeführt werden kann. Bei Palpationsempfindlichkeit muß aber immer auch an eine primäre Erkrankung der Kiefergelenke gedacht werden.

Bewegungsbefunde (klinisch)

Der Bewegungsablauf im Kiefergelenk, der sich aus Rotation und Translation zusammensetzt, ist normalerweise gleichmäßig und gleichzeitig und kann von präaurikulär gut palpiert werden. Sind die Bewegungen diskoordiniert, kann dies arthrogene oder myogene Ursachen haben (vergleiche Muskelbefund, S. 121). Bei diskoordinierten Bewegungen unterscheidet man zwischen Hyper- und Hypomobilität. Eine arthrogene Hypermobilität weist auf eine ligamentäre Überdehnung des Kapselapparates, eine arthrogene Hypomobilität (vergleiche Limitation, S. 87, 123) auf strukturelle Veränderungen, intrakapsuläre Verlagerungen hin (total anterior-mediale Diskusverlagerung, ligamentäre Kontraktionen und Fibrosierungen).

Beurteilt werden kann das Bewegungsspiel der Kiefergelenke sowohl palpatorisch (siehe unten) als auch über die Beobachtung der Bewegung am Inzisalpunkt [115, 150]. Eine Hypermobilität ist dann vorhanden, wenn eine Schneidekantendistanz über 50 mm eingenommen werden kann, eine Hypomobilität (Limitation) bei einer Schneidekantendistanz unter 38 mm. Eine Deviation oder Deflexion zu einer Seite kann sowohl auf eine Hypomobilität des Gelenks der gleichen Seite, als auch auf eine Hypermobilität des kontralateralen Kiefergelenks hinweisen. Bewegungseinschränkungen unter 20 mm sind auf strukturelle Veränderungen oder primäre Erkrankungen, zwischen 20 und 25 mm auf eine akute anterior-mediale Diskusverlagerung in habitueller Interkuspidation und von 25 bis 38 mm auf eine chronische Diskusverlagerung zurückzuführen. Deviationen während der Öffnungsbewegung weisen im initialen bis intermediären Stadium eher auf eine anterior-mediale Diskusverlagerung in habitueller Interkuspidation mit Reposition, im intermediären bis terminalen Stadium auch auf eine Diskusverlagerung bei exkursiver Kiefergelenkbewegung hin [115, 150, 258, 259].

Grundsätzlich sollte immer dann, wenn klinische Abweichungen von der normalen Kiefergelenkbewegung festgestellt werden und keine eindeutige Interpretation der Befunde möglich ist, auch eine instrumentelle Aufzeichnung der Bewegung erfolgen. Dies gilt auch für sprunghafte Kiefergelenkbewegungen.

Bewegen sich bei der Mundöffnung die Kiefergelenke sprunghaft, so sind diese Abweichungen vom normalen Bewegungsablauf in ihrer zeitlichen Folge einer Diskusverlagerung oder einer strukturellen Veränderung zuzuordnen (s. auch instrumentelle Bewegungsspuren, S. 139).

Initiale bis intermediäre sprunghafte Bewegungen weisen eher auf eine anterior-mediale Diskusverlagerung in habitueller Interkuspidation, intermediäre bis terminale mehr auf eine Diskusverlagerung bei exkursiven Kiefergelenkbewegungen hin [85]. Ist keine eindeutige Bewertung möglich, so sind weitere diagnostische Maßnahmen, wie die instrumentelle Bewegungsanalyse oder bildgebende Verfahren, z. B. Röntgendarstellung bei geschlossenem oder geöffnetem Mund mit Auswertung der anterioren Spaltbreiten, Computertomogramme in achsialer Schichtung oder Kernspintomogramme in sagittaler Darstellung bei geschlossener Zahnreihe und weit geöffneter Unterkieferposition zur weiteren Abklärung indiziert (s. Bildgebende Verfahren).

Stellungsdiagnostik der Kiefergelenke

Eine Stellungsdiagnostik der Kiefergelenke erfolgt durch die Bestimmung der Differenzen zwischen *RKP* und *IKP* und der Verfolgung der Bewegung aus der *funktionellen Unterkieferposition* in die habituelle Interkuspidation. Die Bestimmung der RKP-IKP-Differenz wird klinisch im Prämolarengebiet und am Inzisalpunkt bestimmt. Der Unterkiefer wird unter leichter manueller Führung in die retrale Kondylenposition geführt und bis zum ersten Zahnkontakt geschlossen. Nun wird der Patient aufgefordert, in maximale Okklusion zu schließen, und gleichzeitig beobachtet, ob der Unterkiefer dabei im Prämolarengebiet und am Inzisalpunkt abgleitet und um welchen Betrag. Die im Prämolarengebiet zu beobachtende Bewegung ist ein Maß für die sagittale RKP-IKP-Differenz, die Bewegung am Inzisalpunkt ein Hinweis darauf, ob die RKP-IKP-Differenz in beiden Gelenken gleich groß ist oder zu einer rechts- bzw. linkslateralen Abweichung führt [*Krogh-Poulsen* in 60].

Ist keine RKP-IKP-Differenz vorhanden, weist dies auf eine retrale Kondylenstellung hin. Eine einseitige RKP-IKP-Differenz mit transversalem Gleiten in habitueller Interkuspidation kann auf eine einseitige Retrallage bzw. auch auf eine Lateralverlagerung der Kiefergelenke hinweisen. Eine RKP-IKP-Differenz über 1,5 mm spricht für eine ventrale Kiefergelenkstellung, wobei auch hier ein transversales Versetzen angetroffen werden kann. Wird ein transversales Versetzen der Kondylen bei Einnahme der habituellen Interkuspidation vermutet, sollte eine instrumentelle Bestimmung der RKP-IKP-Differenz mit dem TMR-System (Wip Mix,) MPI-System (SAM), Buhnergraf (Denar) oder Vericheck (Panadent) u.a. erfolgen (Abb. 99), da diese Bewegung klinisch kaum verifiziert werden kann (*Mack,* in 60).

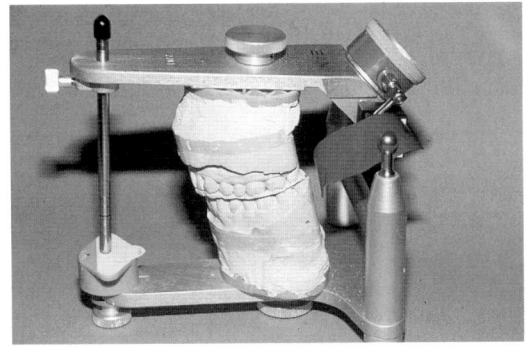

Abb. 99   Mandibulärer Positionsindikator (MPI) zur Bestimmung der RKP-IKP-Differenz im Artikulator

Die *funktionelle* Unterkieferposition wird beim Sprechen z.B. beim Zählen von »65« rückwärts von frontal und sagittal durch den Vergleich der oberen und unteren Inzisalkantenstellung bestimmt. Der Patient wird während des Zählens plötzlich aufgefordert, in habituelle Interkuspidation zu schließen oder zu schlucken. Muß er bei dieser Bewegung den Unterkiefer in protrusiver, retrusiver oder laterotrusiver Richtung in habituelle Interkuspidation führen, so kann angenommen werden, daß die habituelle Interkuspidation nicht mit der funktionellen Unterkieferposition übereinstimmt und durch die okklusale Beziehung zwangsgeführt ist. Diese Diagnostik ermöglicht es, auch Hinweise über Stellungsänderungen der Kiefergelenke in Übereinstimmung mit der Muskelfunktion zu erhalten. Ist eine Übereinstimmung zwischen funktioneller Position des Unterkiefers und habitueller Okklusion vorhanden, kann eine orthostatische Funktionsbeziehung zwischen Okklusion, Muskelfunktion und Kiefergelenkposition angenommen werden. Stimmt die funktionelle Unterkieferposition nicht mit der habituellen Interkuspidation überein, liegt eine Stellungsänderung der Kiefergelenke vor, die möglicherweise für bestehende Kiefergelenkbeschwerden verantwortlich ist. In diesen Fällen führen okklusale Kontakte die Kiefergelenke in eine von der Muskelfunktion abweichende Position. Besonders deutlich wird dies bei Distalverzahnung, wo man beobachten kann, daß beim Sprechen und Kauen eine anteriore neutrale funktionelle Unterkieferposition eingenommen wird. Fordert man den Patienten auf, in habitueller Interkuspidation zu schließen, wird der Unterkiefer muskulär oder zahngeführt retrudiert und die Kiefergelenke in eine retrale Position eingestellt, dies kann mit einer anterior-medialen Diskusverlagerung verbunden sein.

Die funktionelle Unterkieferposition besitzt somit besonderen Wert bei der klinischen Beurteilung der Kiefergelenkstellung zur Muskelfunktion und okklusalen Beziehung bei Dysgnathiepatienten, um zu entscheiden, ob die Fehlstellung des Unterkiefers zum Oberkiefer skelettal oder funktionell bedingt ist. Auch kann durch die Beurteilung der Differenz zwischen funktioneller Unterkieferposition und habitueller Interkuspidation entschieden werden, ob eine Dysgnathie durch funktionelle Maßnahmen zu behandeln ist oder ob nach vorbereitenden Maßnahmen kieferorthopädische und/oder kieferchirurgische Eingriffe notwendig sind.

Bei Verdacht auf positive Befunde in der RKP-IKP-Differenz und/oder einer Diskrepanz zwischen funktioneller Unterkieferposition und habitueller Interkuspidation, der klinisch nicht eindeutig nachgewiesen werden kann, sollte dies in einer instrumentellen Artikulatordiagnostik überprüft werden (siehe oben, vgl. S. 138).

2.4 Manuelle diagnostische Handgriffe

Verschiedene differentialdiagnostische Handgriffe geben bei bestehenden Beschwerden im kraniomandibulären System darüber Auskunft, ob es sich um ein Kiefergelenk- oder Muskelproblem handelt, ob eine Kiefergelenkerkrankung, eine anterior-mediale Diskusverlagerung in habitueller Interkuspidation oder eine exkursive Diskusverlagerung bei Kiefergelenkbewegungen vorliegt. Auch kann durch sie abgeklärt werden, ob eine Diskusperforation, eine ligamentäre Kontraktur, eine Empfindlichkeit des Kapselgewebes oder der bilaminären Zone besteht und ursächlich mit den Beschwerden in Zusammenhang zu bringen ist. Zu diesen Handgriffen zählen der manuelle Provokationstest [209] und die manuellen Kompressions-, Translations- und Distraktionstestungen [31, 140, 162].

2.4.1 Manuelle Provokationstests

Manuelle Provokationstests dienen der Prüfung der Druckempfindlichkeit der retralen und lateralen Gewebeanteile des Kiefergelenks, um eine infektiöse oder abakterielle Kapsulitis dieser Bereiche abzuklären. Er wird mit der rechten oder linken Hand durch Druck auf das Kinn nach lateral oder posterior ausgeführt (Abb. 100). Gibt der Patient bei Druck nach posterior Schmerzen im rechten oder linken Gelenk an, kann man davon ausgehen,

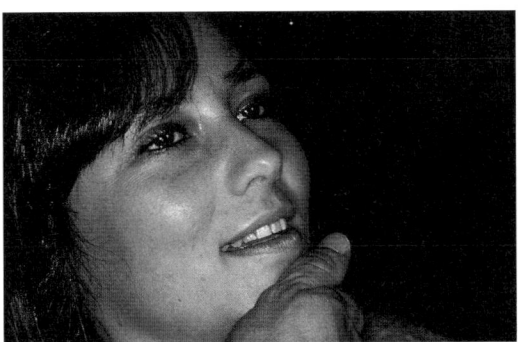

Abb. 100   Griffhaltung zur manuellen Testung der Schmerzhaftigkeit des dorsalen Bandapparates beider Kiefergelenke (Provokationstest)

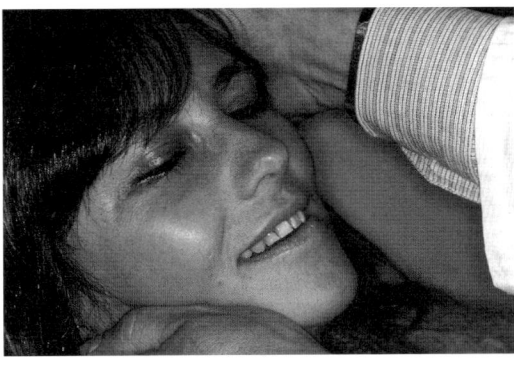

Abb. 101   Griffhaltung zur manuellen Testung der Druckempfindlichkeit der lateralen Kapselanteile des Kiefergelenks der Gegenseite. Auf den rechten Unterkieferkörper wird die Druckempfindlichkeit des linken lateralen Kapselgewebes überprüft und umgekehrt

daß der dorsale Kapselapparat oder die bilaminäre Zone druckempfindlich sind und eine Kapsulitis vorliegt, die durch eine retrokraniale oder retrokaudale Kondylenposition in habitueller Okklusion oder ein infektiöses Geschehen hervorgerufen wurden.

Wird dieser Druck von der rechten zur linken Seite auf die Mandibula ausgeübt (Abb. 101) und werden Schmerzen im linken Gelenk angegeben, sind die lateralen Kapselanteile druckempfindlich. Der gleiche Test von der linken zur rechten Seite ausgeübt, erlaubt Aussagen über das rechte Kiefergelenk. Dies kann auch als Hinweis dafür herangezogen werden, daß der Unterkiefer in habitueller Okklusion nach transversal zur schmerzhaften Seite zwangsgeführt wird.

2.4.2   Manuelle Testung

Bei bestehenden Kiefergelenkgeräuschen (Knacken) ist es von klinischem Interesse, die verschiedenen Arten einer Diskusverlagerung voneinander abgrenzen zu können. Hierzu können mehrere Handgriffe differentialdiagnostisch angewendet werden.

Manuelle Kompression

Durch den Druck mit dem Daumen oder Zeigefinger auf den Kieferwinkel von kaudal mit kranialer Druckkomponente (Abb. 102), kann eine anterior-mediale Diskusverlagerung in habitueller Interkuspidation gegenüber einer Diskusverlagerung bei exkursiven Kiefergelenkbewegungen und manchmal auch eine Diskusperforation abgeklärt werden.

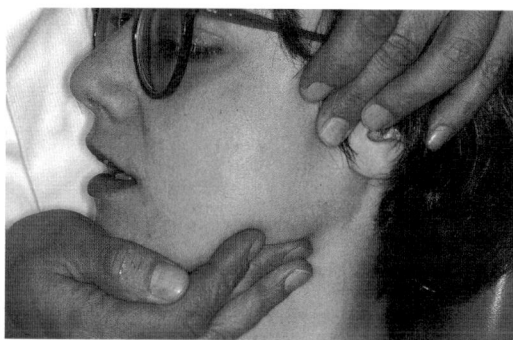

Abb. 102   Manuelle Testung der Druckempfindlichkeit des kranialen Kiefergelenkgewebes und zur differentialdiagnostischen Entscheidung zwischen einem initialen Knacken durch einen anterior-medial verlagerten Diskus oder eine Formänderung im Bereich der Gelenkanteile. Liegt eine partielle oder totale anterior-mediale Diskusverlagerung dem initialen Knacken zugrunde, so verschwindet es bei kranialer Druckkomponente, und es tritt eine Limitation der Kiefergelenkbewegung ein. Bei Formänderung der Gelenkanteile (Deviation in form) schwächt sich das Knacken ab

Wird bei einem initialen Knacken kranialer Druck auf das Kiefergelenk ausgeübt, so können nen zwei Effekte beobachtet werden.

1. Das initiale Knacken ist nicht mehr wahrzunehmen, und es tritt eine Limitation der Bewegung auf, die zu einer Deflexion zur betroffenen Seite führt. In diesem Fall liegt eine totale anterior-mediale Diskusverlagerung vor, die durch den Druck fixiert wurde.
2. Während der Druckausübung tritt das initiale Knacken zur Zeit der Öffnungsbewegung verzögert und mit höherer Intensität auf. Nach dem Knacken ist ein gleichmäßiges Bewegungsspiel bis zu einer Mundöffnung von ca. 45 mm vorhanden. Wird in der Retrusionsbewegung der Druck aufrechterhalten, ist entweder das Knacken nicht mehr zu hören, oder es tritt terminal mit höherer Amplitude auf. Es handelt sich in diesem Fall um eine anterior-mediale Diskusverlagerung in habitueller Interkuspidation mit Reposition.

Durch den höheren Druck im Kiefergelenk während der Vorwärtsbewegung wird der Kondylus posterior zum Diskus fixiert und dieser weiter mit nach anterior geführt. Somit setzt die Reposition mit zeitlicher Verzögerung ein. Bei zu hohem Druck kann das Knacken bzw. die sprunghafte Bewegung auch vollständig fehlen, da der Kondylus nicht mehr über die dorsale Lippe des Diskus springen kann! Ist das Knacken nicht mehr wahrzunehmen und die Gelenkbewegung somit blockiert (lock joint), ist in jedem Fall eine Deflexion zur betroffenen Seite zu beobachten. Dieses Verhalten spricht dann für eine totale anterior-mediale Diskusverlagerung in habitueller Interkuspidation.

In der Rückwärtsbewegung wird durch den Druck am Kieferwinkel der Kondylus im Diskus sicher fixiert, wodurch das Knacken entweder fehlt oder mit höherer Intensität auftritt, da ein höherer Widerstand beim Verlassen des Diskus überwunden werden muß.

Liegt einem intermediären bis terminalen Knacken eine anterior-mediale Diskusverlagerung zugrunde, wird es durch die manuelle Kompression eher verschwinden und die Kiefergelenkbewegung limitiert (siehe oben). Dabei treten Spannungsgefühle und oft auch Schmerzen im Kiefergelenk auf.

Ist das Knacken auf eine Diskusverlagerung bei exkursiven Kiefergelenkbewegungen zurückzuführen, bleibt es bei geringem Druck bestehen. Wird bei der Retrusion der Druck aufrechterhalten, wird der Kondylus in seiner anterioren Position zum Diskus fixiert, wodurch in dieser Bewegung das Knacken verspätet oder nicht mehr auftritt. In diesem Fall können die Zahnreihen auch nicht mehr geschlossen werden. Wird in der Vorwärtsbewegung starker Druck ausgeübt, blockiert bei Verdacht auf eine Diskusverlagerung bei exkursiven Kiefergelenkbewegungen das Gelenk auch, aber erst bei einer Schneidekantendistanz von ca. 40 mm. Spannungsgefühle und Schmerzen treten dabei nicht auf, da der Kondylus durch den manuellen Druck im Diskus fixiert bleibt.

Tritt ein initiales bis terminales Knacken bei manueller Kompression immer an der gleichen Stelle in der Vorwärts- und Rückwärtsbewegung im Gelenk auf und wird es in seiner Intensität eher abgeschwächt, ist auch an eine Formveränderung (»deviation in form«) an der Gelenkfläche, dem Kondylus bzw. dem Diskus zu denken [150].

Bei Vorliegen einer Diskusperforation und manueller Kompression kann man in manchen Fällen von präaurikulär fühlen, daß sich hartes Diskusgewebe nach lateral verschiebt. Klinisch wird der Verdacht auf eine Diskusperforation erhärtet, wenn der Patient angibt, daß er unter Kaubelastung eine Vorwölbung – »da verschiebt sich was im Kiefergelenk nach außen« – verspürt hat. Da eine Diskusperforation, solange der subchondrale Knochen des Kondylus wie der Fossa nicht betroffen ist, ohne Beschwerden ablaufen kann, müssen die genannten klinischen Zeichen zur Diagnostik genutzt werden. Durch den kranialen Druck auf den Kieferwinkel kann manchmal eine vorliegende Diskusperforation verifiziert werden.

Manuelle Translation

Bei einem intermediären Knacken im Gelenk, das von präaurikulär fühlbar ist, entsteht die Frage, ob es sich um ein ligamentäres Knackphänomen handelt oder es auf ein Auf- bzw. Abspringen des Kondylus vom Discus articularis zurückzuführen ist. Wird während der Öffnungs- und Schließbewegung auf der Seite des Knackens leichter Druck auf den Kieferwinkel zur kontralateralen Seite ausgeübt und das intermediäre Knacken verschwindet (Ruhe im Gelenk!), so kann ein ligamentäres Knacken angenommen werden. Bleibt das Knacken bestehen und verstärkt sich bei kranialer Druckänderung noch, ist immer eine anterior-mediale Diskusverlagerung in habitueller Interkuspidation, in wenigen Fällen auch eine Diskusverlagerung bei exkursiven Kiefergelenkbewegungen ursächlich anzunehmen.

Manuelle Distraktion, »umgekehrter Hippokratesgriff«

Der von Hippokrates angegebene Handgriff dient, wie schon dargestellt, zur Reposition des Kondylus bei einer fixierten Kondylusluxation über das Tuberculum articulare hinaus. Dabei wird der Unterkieferkörper mit der rechten oder linken Hand umgriffen, wobei der Daumen auf der Zahnreihe liegt (Abb. 103) [162]. Durch einen Druck nach kaudal und dann nach dorsal kann der Kondylus wieder in die Fossa glenoidalis zurückgeführt werden. Dreht man die Richtung und damit Wirkung des Griffs um, und führt eine kaudale und anschließend eine nach ventral gerichtete Bewegung aus, kann das Gelenkspiel (»joint play«) bestimmt werden (Abb. 104).

Die Bestimmung des Gelenkspiels läßt eine Aussage darüber zu, ob im Gelenk ein Bewegungsspiel vorhanden oder es translatorisch unbeweglich ist. Im allgemeinen ist das Gelenkspiel weich und beträgt sowohl in kaudaler als auch in lateraler Richtung 1,5–3 mm

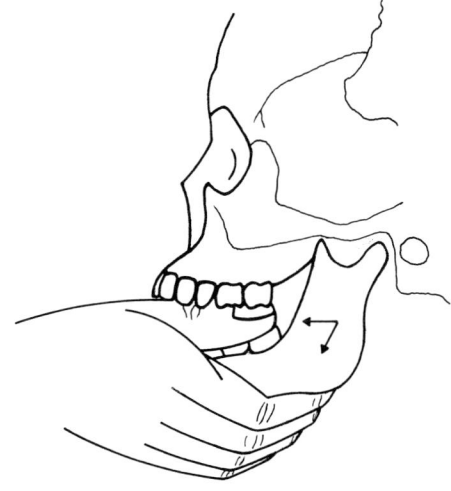

Abb. 103 Manuelle Testung (umgekehrter Hippokratesgriff) zur Bestimmung
der Elastizität des Kapselgewebes und
des Gelenkspiels (Joint play). Es wird ein
nach kaudal und nach ventral gerichteter
Druck auf das Kiefergelenk über das
Corpus mandibulae ausgeübt

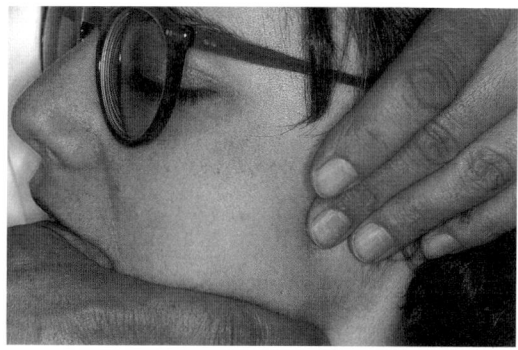

Abb. 104 Zeigt die klinische Anwendung des umgekehrten Hippokratesgrif-
fes zur manuellen Testung. Gleichzeitig
kann mit der anderen Hand das zu
testende Kiefergelenk palpiert werden

[150]. Ist kein Gelenkspiel bestimmbar, das Gelenk also in kaudaler und lateraler Richtung nicht beweglich, so ist entweder das Kapselgewebe kontrahiert, oder es liegen Fibrosierungen zwischen den Gelenkflächen vor. Auch ist bei sehr hartem Gelenkspiel, manuellem Distraktionswiderstand, an eine Ankylose zu denken. Das Gelenkspiel kann aber auch aufgrund hoher Muskelaktivität der Elevatoren, z. B. bei reflektorischem Muskelhartspann oder Trismus, eingeschränkt, steif sein. Differentialdiagnostisch ist durch eine Entspannungstherapie der Muskulatur, z. B. durch Gabe von Muskelrelaxantien zu erfragen, ob das eingeschränkte Gelenkspiel arthrogen oder myogen verursacht ist (s. auch Limitation, S. 87). Stellt sich nach Relaxierung der Muskulatur ein normales Gelenkspiel ein, ist die Ursache myogen, verändert sich das Gelenkspiel kaum, ist von einer arthrogenen Beeinflussung auszugehen. Entsprechend dieser Aussage kann entweder eine myogene oder arthrogene Therapie eingeleitet werden.

Spreizgriff

Der Spreizgriff dient zur Überprüfung der passiven Mundöffnung, des Endgefühls (»end feel«) der Kiefergelenke in maximaler Öffnungsstellung und bei Limitation der Unterkieferbewegung [150].

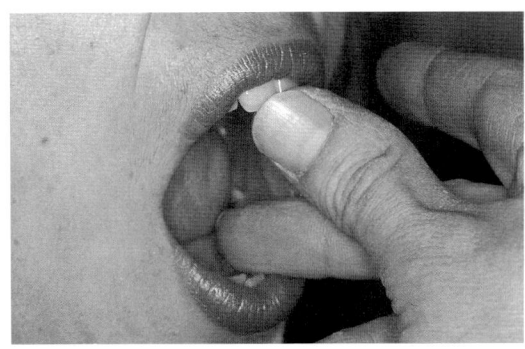

Abb. 105   Griffhaltung (Spreizgriff) zur Bestimmung des Endgefühls (»end feel«). Bei myogener Ursache der Erkrankung kann der Mund in der Regel um 2–3 mm passiv weiter geöffnet werden

Hierzu wird der Daumen an die Oberkieferinzisalkanten, der Mittelfinger an die des Unterkiefers gelegt und durch Druck der Mund weiter geöffnet, gespreizt (Abb. 105). Unter normalen Bedingungen läßt sich der Mund dabei leicht noch um 1–3 mm öffnen, und das Endgefühl ist elastisch.

Besteht eine Hypermobilität durch Kiefergelenkdistraktion, läßt sich der Mund bei weichem Endgefühl noch weiter öffnen, wobei die Gefahr einer Kondylusluxation besteht.

Bei pathologischen Verhältnissen im Kiefergelenk ist das Endgefühl steif und der Mund läßt sich nicht weiter öffnen, wie bei einer total anterior-medialen Diskusverlagerung mit Blockierung, strukturellen Veränderungen, z. B. Osteoarthrose und Fibrosierungen. Differentialdiagnostisch läßt die Bestimmung des Endgefühls es zu, zwischen einer arthrogenen und einer myogenen Limitation zu unterscheiden. Bei einer arthrogen bedingten Blockierung der Kiefergelenkbewegung ist das Endgefühl in der Regel steif, bei einer muskulär bedingten Limitation eher elastisch [270, 271].

Der Spreizgriff kann in gleicher Weise für die Bestimmung des Endgefühls bei Protrusions- und Lateralbewegungen angewendet werden, um einseitige oder beidseitige Blockierungen auch in verschiedenen Bewegungsphasen der Kiefergelenke zu erfassen.

2.4.3   Palpation

Intraaurikuläre Palpation

Die intraaurikuläre Palpation dient dazu, druckempfindliche dorsale Gelenkbereiche zu erfassen und eine Kapsulitis der bilaminären Zone abzuklären [*Krogh-Poulsen* in 60, 209]. Weiterhin kann durch sie eine anterior-mediale Diskusverlagerung verifiziert werden.

Besteht der Verdacht auf eine anterior-mediale Diskusverlagerung, kann bei Öffnungs- und Schließbewegungen die sprunghafte Bewegung des Kondylus auf den Diskus oder von diesem herab palpatorisch nachgewiesen werden. Bei Vorliegen eines initialen Öffnungssprungs bzw. terminalen Schließsprungs (reziprokes Knacken) fühlt man den sich nach dorsal schiebenden Kondylus und den nach anterior-medial sich verlagernden Diskus durch eine Verkleinerung des Gelenkspaltes. Dabei ist Vorsicht geboten. Bei zu starkem Druck kann eine partielle anterior-mediale Diskusverlagerung in eine totale übergehen, was meist mit Schmerzen verbunden ist und sich in einer plötzlichen Limitation der Kiefergelenkbewegung (»lock joint«) auswirken kann.

Präaurikuläre Palpation, Bewegungspalpation

Die präaurikuläre Palpation des Kiefergelenks durch Auflegen der Fingerbeere des Zeige-oder Mittelfingers auf das rechte und linke Gelenk dient der Bestimmung der Schmerz-empfindlichkeit der lateralen Kapsel (siehe oben) und der Beurteilung des Bewegungsab-laufes im Kiefergelenk. Diese Palpation zählt in der Kiefergelenkdiagnostik zu den wich-tigsten Maßnahmen, da auf diese Weise ohne instrumentellen Aufwand sprunghafte, rei-bende und blockierende Bewegungen nachzuweisen sind. Auch kann der gesamte Bewe-gungsablauf in Koordination von Rotation und Translation in der Bewegung abgeklärt werden, und damit sind wichtige Hinweise für eine bestehende Kiefergelenkerkrankung zu erhalten. Somit ist eine differentialdiagnostische Abklärung einer initialen, interme-diären oder terminalen sprunghaften Bewegung, die mit knackenden Geräuschen verbun-den sein kann, in der Öffnungs- oder Schließbewegung möglich.

2.5 Instrumentelle Befunde und Verfahren

2.5.1 Instrumentelle Artikulatoranalyse

Instrumentelle Analyseverfahren, wie die im Artikulator, dienen dazu, Störungen in der statischen und dynamischen Okklusion zu erkennen und sie in Beziehung zu dentogenen, myogenen und arthrogenen Symptomen und Erkrankungen zu bringen [*Slavicek* in 324, *Mack* in 60 u.a.].
Hierzu werden Ober- und Unterkiefermodelle schädelbezüglich in einen halb- oder voll-justierbaren Artikulator eingestellt. Die horizontale Zuordnung des Unterkiefermodells er-folgt bei Funktionserkrankungen ohne Kiefergelenkbeteiligung in zentrischer Kondylen-position (ZKP). *Jankelson* [173, 174] empfiehlt hierfür auch die myofunktionelle Position (MP, Myozentrik). Bei Erkrankungen mit Kiefergelenkbeteiligung, wie z. B. bei Diskopa-thien, erfolgt die Zuordnung in therapeutischer Kondylenposition [ThKP]. Die Zuord-nung des Unterkiefermodells in der retralen Kondylenposition (RKP) ist bei Funktioner-krankungen mit Kiefergelenkbeteiligung nicht sinnvoll, da aus der instrumentellen Analy-se falsche Schlüsse über den Einfluß okklusaler Kontakte gezogen werden müssen. Man muß dabei berücksichtigen, daß ca. 80 % der Patienten mit funktioneller Kiefergelenk-symptomatik eine retrokaudale oder retrokraniale Kondylenstellung aufweisen, d.h., man würde für die Analyse die Modelle in einer pathologischen Kondylenstellung einander zu-ordnen. Somit ist auch keine Aussage über die okklusale Ursache einer Fehlstellung der Kiefergelenke möglich. Werden die Modelle in einer zentrischen oder therapeutischen Kondylenposition einander zugeordnet, können durch die Artikulatoranalyse vorzeitige Kontakte erkannt werden, die zu einer Abgleitbewegung des Unterkiefers zum Oberkiefer und damit zu einer Stellungsänderung oder Belastungsänderung in den Kiefergelenken ge-führt haben.
Auch ist die Beurteilung der statischen Okklusion, stabile oder nicht gesicherte Zahnrei-henbeziehung, durch eine Artikulatoranalyse möglich und kann Zusammenhänge zu funktionellen Erkrankung der Muskulatur herstellen. In gleicher Weise kann in einer Arti-kulatoranalyse der Zustand der dynamischen Okklusion beurteilt werden. Besteht eine Frontzahnführung, Gruppenführung oder bibalancierte Okklusion, liegen dynamische Störungen im Sinne von Hyperlaterotrusions- und Hypermediotrusionskontakte vor. Auch dient die instrumentelle Artikulatordiagnostik der Einleitung einer kausalen Aufbiß-schienentherapie.

2.5.2   Instrumentelle Bewegungsanalyse

Die Bewegungsanalyse mit Hilfe von graphischen Systemen, wie Rotograph (Girrbach) (Abb. 106), Axiograph (SAM), Quick Analyser (Panadent) u.a., und elektronischen Registriersystemen, wie Compugnath-System (Girrbach) (Abb. 107), String-Recorder (Klett), Stereognathograph (Burckhardt) u.a., dient in erster Linie der Bestimmung von metrischen Daten der Kondylarbewegung zur Einstellung eines Artikulators. Im weiteren – und dies ist aus funktionstherapeutischer Sicht viel interessanter – dienen sie der Erfassung von diskoordinierten, sprunghaften und limitierten Bewegungen des Unterkiefers zum Oberkiefer und damit von funktionellen Störungen der Kiefergelenke [85, 88, 185, 324].

Diskoordinierte Bewegungen, Vorwärts- und Rückwärtsbewegung befinden sich nicht auf der gleichen Bahn; Abweichungen, die über ±0,5 mm liegen, weisen auf eine Hypermobilität mit ligamentärer Dehnung in den Kiefergelenken hin (Abb. 108a).

Sprunghafte Bewegungen sind ein Zeichen für eine Diskopathie, anterior-mediale Diskusverlagerung in habitueller Interkuspidation, exkursive Diskusverlagerung während der Kiefergelenkbewegung, aber auch für Formveränderungen am Kondylus und am Discus articularis (Abb. 108b) (s. Diskusverlagerungen, S. 74 und Kiefergelenkknacken, S. 124) [85].

Limitierte Bewegungen in einer instrumentellen Aufzeichnung unter 8–10 mm können sowohl arthrogen als auch muskulär verursacht sein. Dieser Befund bedarf immer eines genauen Vergleichs von klinischen, instrumentellen und eventuell bildgebenden Befunden, um die primäre Ursache zu erkennen und therapieren zu können (s. Limitation der Unterkieferbewegung, S. 87).

Die instrumentelle Bewegungsaufzeichnung (Abb. 109) stellt somit ein wichtiges differentialdiagnostisches Hilfsmittel dar, um funktionelle Erkrankungen der Kiefergelenke verifizieren und entsprechende Behandlungsmaßnahmen einleiten zu können.

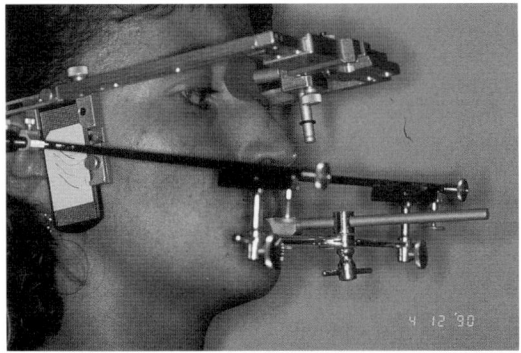

Abb. 106   Instrumentelle Bewegungsaufzeichnung zur Kiefergelenkdiagnostik mittels des Rotographen (Fa. Girrbach)

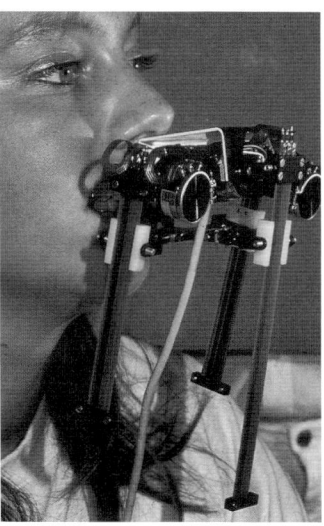

Abb. 107   Elektronische Registrierung der Kiefergelenkbewegungen mit Hilfe des Elektronischen Computergestützten Registriersystems (Compugnath, Fa. Girrbach) (in situ)

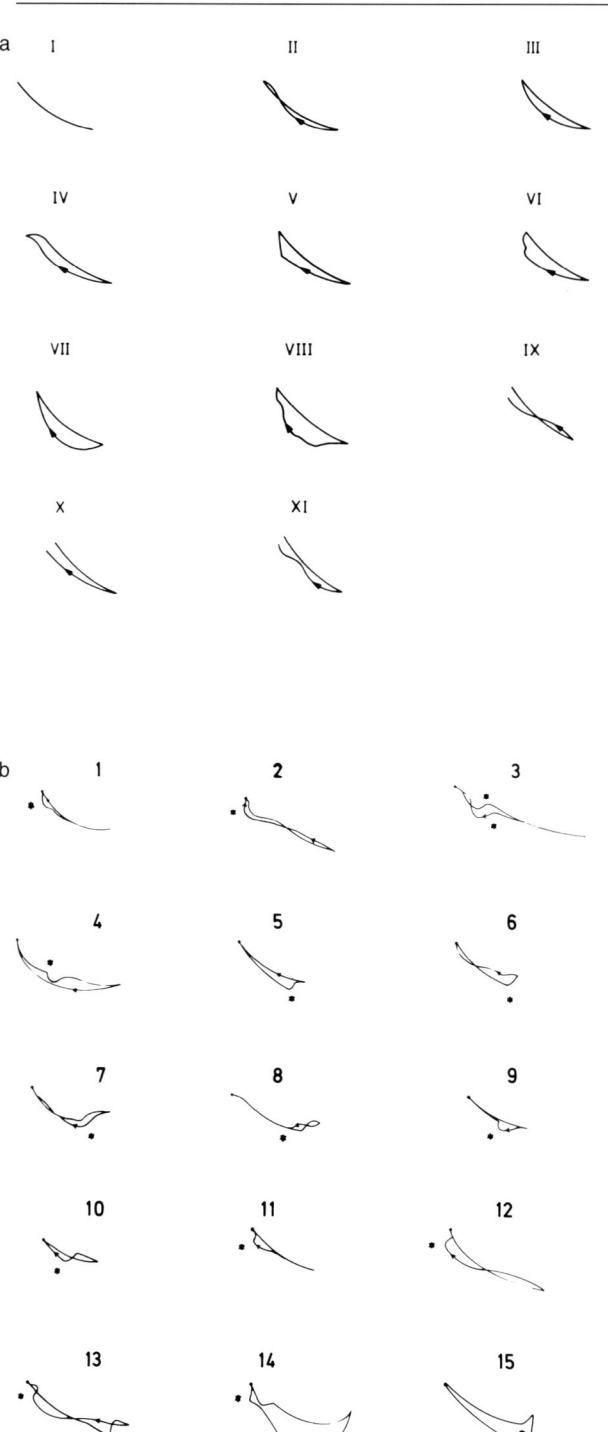

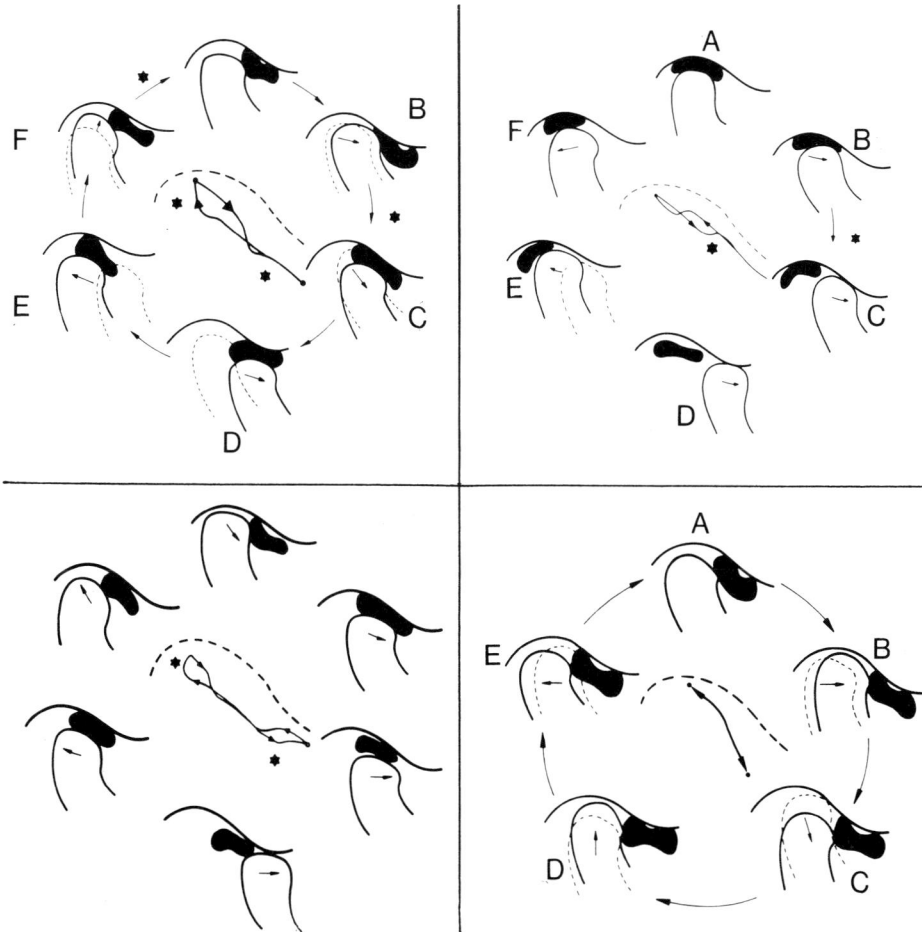

Abb. 109   Schematische Darstellung der Hauptbewegungsspuren bei einer anterior-medialen Diskusverlagerung in habitueller Interkuspidation, eine Diskusverlagerung bei exkursiven Kiefergelenkbewegungen und wenn beide Phänomene im Kiefergelenk vorhanden sind. Außerdem eine Blockierung der Kiefergelenkbewegungen durch einen total nach anterior-medial verlagerten Discus articularis (in Anlehnung an *Farrar* [76])

◀ Abb. 108   Typische Bewegungsmuster aus mechanischen und elektronischen Registrierungen, die auf diskoordinierte (a) und sprunghafte Muster (b) hinweisen. Diskoordinierte Bewegungsmuster zeichnen sich dadurch aus, daß die exkursiven und inkursiven Bewegungen nicht auf einer Bahn liegen und der Kondylus nicht mehr in seine Ausgangsposition zurückkehrt. Sprunghafte Bewegungen weisen auf eine Diskusverlagerung und auf Formänderungen zwischen den Gelenkflächen hin. 1 bis 4 zeigt typische sprunghafte Bewegungen, die mit Knacken verbunden sein können, die auf eine anterior-mediale Diskusverlagerung in habitueller Interkuspidation hinweisen, die Bewegungsspuren 6 bis 12 auf Diskusverlagerungen während exkursiven Kiefergelenkbewegungen, die Bewegungsspur 13 auf beide Phänomene und die Bewegungsspuren 14 und 15 auf Diskusverlagerungen und Formänderungen zwischen den Gelenkflächen

2.6   Bildgebende Verfahren

Zu den bildgebenden Analyseverfahren, die in der Funktionsdiagnostik angewendet werden, zählen:

* das Orthopantomogramm (OPG),
* das schräglaterale Kiefergelenkröntgenbild (SLR),
* das Computertomogramm (CT),
* das Magnet-Resonanz-Tomogramm (MRT).

Die radiologische Diagnostik mit Hilfe des Orthopantomogramms dient zur Erkennung von dentogen entzündlichen, ossären Erkrankungen und nicht zuletzt dem Ausschluß von Erkrankungen der Kieferhöhle. Auch kann das Orthopantomogramm auf strukturelle Veränderungen der Kiefergelenke hinweisen, ohne daß diese eindeutig beschrieben werden können. Sie können aber Ansatzpunkt zu weiteren diagnostischen Schritten sein, wenn Probleme im Kiefergelenk angegeben werden oder zu dieser bildgebenden Diagnostik geführt haben. Weiterhin kann relativ sicher aus dem Orthopantomogramm auf ein Stylohyoidsyndrom (Eaglesyndrom) [64] geschlossen werden, da ein verknöcherter Processus stylohyoideus sich eindeutig darstellt (Abb. 110).

Das schräglaterale Röntgenbild der Kiefergelenke im standardisierten Strahlengang (10 bis 15 Grad dorsaler und 20–22 Grad kranialer Einstellwinkel) (Abb. 111), in Anlehnung an *Lindblom* [223], *Egli* [65], *Graf* [134], kann zur Erkennung von Stellungs- und Belastungsänderungen im Kiefergelenk und von strukturellen Veränderungen am Kondylus und der Fossa glenoidalis beitragen. Auch wenn das schräglaterale Röntgenbild in seiner Aussagekraft begrenzt ist [184] (Abb. 112), dient es doch in der Mehrzahl der Fälle für eine erste Übersicht, um den Zustand der Kiefergelenke zu beschreiben. Durch diese Aufnahmetechnik kann bei normalen Verhältnissen eine arthrogen bedingte Funktionserkrankung meist ausgeschlossen und bei Vorliegen von Befunden (Retrallage, Kompression, Distrak-

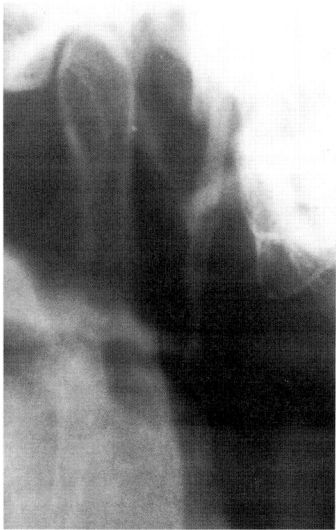

Abb. 110   Ausschnitt aus einem Orthopantomogramm des linken Kieferwinkelbereichs. Deutlich ist das verknöcherte Lig. stylohyoideus zu erkennen

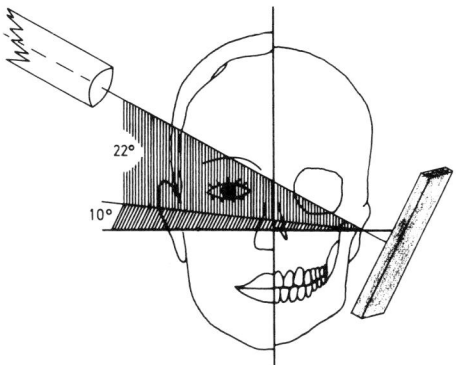

Abb. 111   Strahlengang bei einer standardisierten schräglateralen Kiefergelenkröntgenaufnahme mit einem dorsalen Einstellwinkel von 10 Grad und einem kranialen von 22 Grad

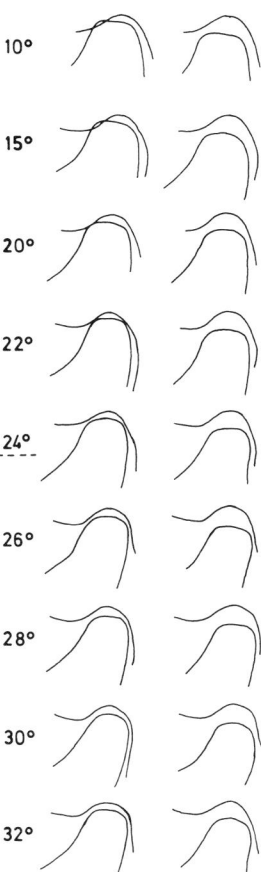

Abb. 112   Änderung der Kondylenposition in der Fossa glenoidalis durch Variation des dorsalen Einstellwinkels von 10 bis
32 Grad (*Kieselmann,* [184])

tion und Strukturveränderungen) im Vergleich zu den Symptomen eine weitere Diagnostik veranlaßt werden.

Für die genauere Diagnostik von Stellungs- oder Strukturveränderungen ist das Computertomogramm in axialer oder frontaler Schichtung heranzuziehen [159], für die Differen-
tialdiagnostik von Diskopathien ist das Magnet-Resonanz-Tomogramm geeignet [158,
167, 178, 332]. Das Magnet-Resonanz-Tomogramm kann, wenn Aufnahmen bei geschlossener Zahnreihe und bei geöffnetem Mund angefertigt werden, Aufschluß darüber
geben, ob eine anterior-mediale Diskusverlagerung in habitueller Interkuspidation mit
oder ohne Reposition oder eine Diskusverlagerung bei exkursiver Kiefergelenkbewegung
vorliegt. Bei einer anterior-medialen Diskusverlagerung in habitueller Interkuspidation erkennt man bei geschlossener Zahnreihe den vor dem Kondylus liegenden Diskus (Abb.
113a), bei geöffnetem Mund und Reposition bildet der Diskus mit dem Kondylus eine
Einheit; ohne Reposition liegt der Diskus weiter vor dem Kondylus (Abb. 113b). Bei einer Diskusverlagerung bei exkursiven Kiefergelenkbewegungen besteht bei geschlossener
Zahnreihe eine normale Beziehung zwischen Kondylus und Diskus (Abb. 114a), während
bei geöffnetem Mund der Diskus hinter dem Kondylus zu erkennen ist (Abb. 114b). Das

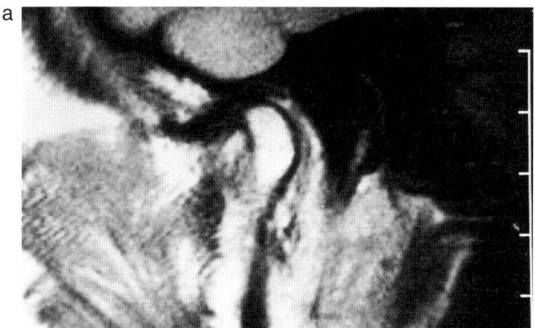

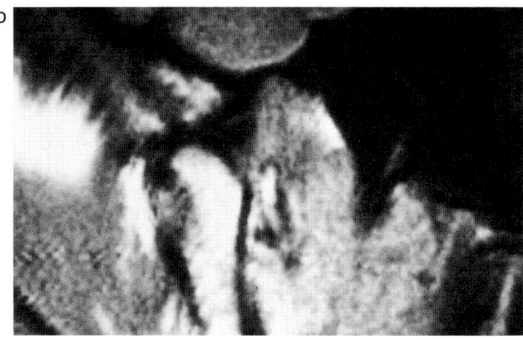

Abb. 113 a u. b   Aufnahme des rechten Kiefergelenks mit anterior-medialer Diskusverlagerung in habitueller Interkuspidation; a) bei geschlossenem Mund, b) bei geöffnetem Mund

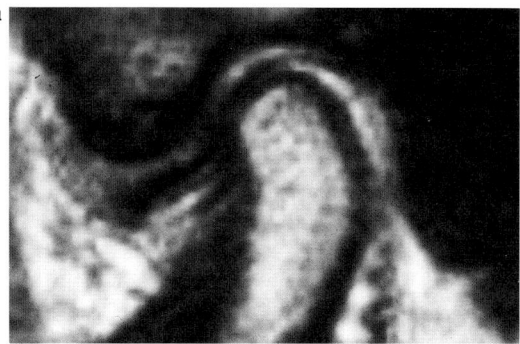

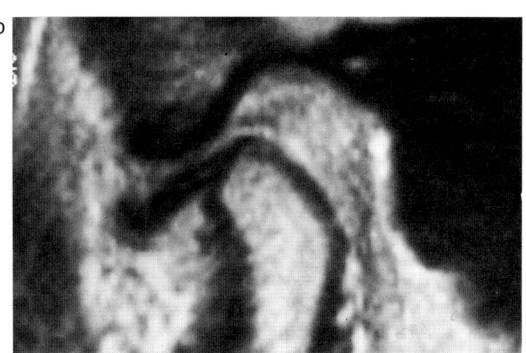

Abb. 114 a u. b   Kernspintomographische Aufnahme des linken Kiefergelenks mit einer anterior-medialen Diskusverlagerung ohne Reposition; a) bei geschlossenem Mund, b) bei geöffnetem Mund. Es ist deutlich der anterior-medial verlagerte Diskus zu erkennen

Magnet-Resonanz-Tomogramm sollte aber nur dann herangezogen werden, wenn aus der klinischen und instrumentellen Analyse keine eindeutige Diagnose entnommen werden kann und wenn nach einer eingeleiteten Therapie keine Änderung in den Befunden eintritt.

3 Therapie

Symptome und Ursache stehen nicht immer in direkter Beziehung zueinander, dadurch wird die Therapieentscheidung oft erschwert. Dies muß man beachten, bevor man in aufwendige Therapiemethoden einsteigt.

Die Behandlung von funktionellen Erkrankungen des kraniomandibulären Systems sollte deshalb in Therapieschritten erfolgen, die dem Prinzip »vom Einfachen bis zum Aufwendigen« folgt und sich aufgliedert in:

• initiale Therapie (symptomatische Therapie),
• kausale Therapie und
• definitive Therapie.

Diese Einteilung hat sich klinisch bewährt, weil zwischen Schmerzgeschehen, Schmerzursache und funktionellem Zustand des Systems unterschieden werden kann. Man muß davon ausgehen, daß diese drei Faktoren nicht immer in einer direkten Beziehung zueinander stehen. So kann ein Schmerzgeschehen den funktionellen Zustand beeinflussen, ohne daß eine ursächliche Beziehung besteht. Ein pathofunktioneller Zustand kann ein Schmerzgeschehen auslösen, dessen Ursache innerhalb oder außerhalb des kraniomandibulären Systems liegt. Letztendlich können primäre und psychosomatische Erkrankungen ein Schmerzgeschehen bewirken und den funktionellen Zustand des kraniomandibulären Systems so beeinflussen, daß eine Dysfunktion fälschlich diagnostiziert wird.

Die Schmerzbeseitigung oder -linderung ist deshalb das primäre Ziel einer funktionellen Therapie und kann durch eine sinnvolle *Initialtherapie* erreicht werden. Erst wenn eine Schmerzlinderung/Schmerzfreiheit eingetreten ist, ist es in vielen Fällen möglich, die funktionelle, primäre Ursache der Erkrankung zu erkennen und zu behandeln. Eine kausale Therapie hat dann das Ziel, diese Ursache auszuschalten und dauerhaft zu beseitigen. Durch definitive Therapiemaßnahmen soll der erzielte funktionelle und beschwerdefreie Zustand stabilisiert werden. Die definitive Therapie, mit einer Ausnahme, steht somit immer am Ende der Behandlung. Eine definitive Therapie sollte nur dann am Anfang einer Funktionstherapie stehen, wenn es aufgrund des bestehenden Zahnstatus oder des Zustandes prothetischer Restaurationen nicht möglich ist, eine Funktionstherapie durchzuführen. Durch eine vorgezogene prothetische Versorgung kann dann die Basis für weitere Behandlungsmaßnahmen gelegt werden. Diese Rekonstruktionen sollten, wenn möglich, als Provisorien oder nur provisorisch eingegliedert werden. Eine definitive Befestigung kann aber auch indiziert sein, wenn nur so Aussicht auf Erfolg besteht. Dann sollte aber nur ein Kiefer definitiv versorgt werden, um die Möglichkeit zu haben, Änderungen, die sich durch die Funktionstherapie in der Kieferrelation ergeben, bei der Versorgung des Gegenkiefers auszugleichen.

Eine definitive Therapie, wie das Einschleifen des natürlichen Gebisses, an den Anfang einer Therapie zu stellen, auch wenn man glaubt ganz sicher zu sein, hat sich als nicht sinnvoll, ja manchmal als Fehler erwiesen. So kann sich hinter einer Hauptsymptomatik, die zum Zahnarztbesuch geführt hat, die eigentliche Ursache der Schmerzproblematik noch verbergen. Ein Beispiel mag dies erläutern. Ein Patient kommt mit starken myogenen Schmerzen in die Praxis. In der klinischen und instrumentellen Analyse werden hochgradig schmerzempfindliche und verspannte Kaumuskeln und Vorkontakte im Seitenzahngebiet diagnostiziert. Diese werden als Ursache der Erkrankung angesehen! Wird sofort eine Einschleiftherapie durchgeführt – Hartsubstanz weggeschliffen –, kann es passieren, daß sich das Beschwerdebild verschlechtert oder nach einem beschwerdefreien Intervall erneut auftritt oder in eine andere Symptomatik übergeht, obwohl die statische und dynamische Okklusion sichtbar verbessert wurde. Grund für diese negative Veränderung im Beschwerdebild kann eine arthrogene Veränderung sein, wodurch reflektorisch Hyperaktivitäten ausgelöst worden sind. Denn durch das Einschleifen ist eine Kiefergelenkkompression, eine Retralverlagerung oder sogar eine intrakapsuläre Verlagerung hervorgerufen wurden. Verantwortlich dafür, daß in der Initialdiagnostik Vorkontakte im Molarengebiet bestanden, war allein der hohe Verspannungsgrad der Kaumuskulatur. Somit waren die Vorkontakte im Molarengebiet nicht Ursache, sondern Folge der Muskelverspannungen. Unter normalen muskulären Verhältnissen hätte man eine ausgeglichene Okklusion vorgefunden. Durch das vorschnelle Einschleifen wurde die Gelenkschutzfunktion der Okklusion aufgehoben und eine Kiefergelenkkompression induziert! Aus diesem Beispiel wird deutlich, wie wichtig die Trennung zwischen kausalen und definitiven Therapiemaßnahmen ist. Kausale Therapiemaßnahmen müssen immer die Möglichkeit zulassen, daß ein durchgeführter Therapieschritt, wenn er sich als negativ erweist, wieder rückgängig gemacht werden kann. Definitive Maßnahmen schließen diese Möglichkeit nur bedingt und mit einem hohem Aufwand ein. Das aufgezeigte Beispiel macht aber auch deutlich, daß sich okklusale Kontaktbeziehungen im Spannungsfeld der Muskulatur ändern und Einschleifmaßnahmen nur nach Vorbehandlung, Entspannung der Muskulatur und nachfolgender Diagnostik durchgeführt werden sollten.

Initiale, kausale und definitive Therapiemaßnahmen schließen sich somit nicht einander aus, sondern bauen aufeinander auf, mit dem Ziel, harmonische, funktionelle Beziehungen zwischen den vier Determinanten des kraniomandibulären Systems – Zahnreihen, Muskel, Kiefergelenk und Zentralnervensystem – wiederherzustellen und zu erhalten.

Initial steht die Schmerzbeseitigung im Vordergrund des funktionstherapeutischen Handelns. Nur durch die Ausschaltung des Schmerzes gelingt es, den funktionellen Zustand des Systems zu beurteilen und die Ursache der Erkrankung zu erkennen. Die Initialtherapie ist bei Schmerzpatienten Voraussetzung für eine wirksame Kausaltherapie.

3.1 Initialtherapie

Drei grundsätzliche Behandlungsmaßnahmen können zur initialen Schmerzausschaltung angewendet werden:

- medikamentöse Therapie,
- Reflextherapie,
- Physiotherapie.

Bei ursächlich parafunktionellem Geschehen kann zur Unterbindung eingefahrener Bewegungsmuster die Verhaltenstherapie (s. S. 173) mittels Selbstbeobachtung, autogenem Training und Biofeedback hinzugezählt werden.

3.1.1 Medikamentöse Therapie

Die Schmerzempfindung kann auf zwei unterschiedlichen Ebenen durch Arzneimittel beeinflußt werden:

1. peripher durch Analgetika mit antipyretischer und antiphlogistischer Wirkung (z. B. Salizylsäure-, Acrylessigsäure-, Propionsäure-, Pyrazol- und p-Aminophenolderivaten) oder
2. zentral durch Morphin-Abkömmlinge und Neuroleptika [81].

Analgetika mit peripherem Angriff sind in der Funktionstherapie die Mittel der Wahl, um initial eine Schmerzbeseitigung zu erzielen. Diese stehen als Mono- und Kombinationspräparate zur Verfügung (s. Tab. 6).

Acetylsalicylsäure, Paracetamol u.a. sollten im initialen Stadium des Schmerzes eingenommen werden, um eine Schmerzausschaltung und eine Reflexunterbrechung bei Muskelverkrampfung zu erreichen.

Pyrazolderivate sind analgetisch stärker wirksam als Acetylsalicylsäure und Paracetamol und besitzen darüber hinaus spasmolytische Eigenschaften. Wegen eines Agranulozytoserisikos sind diese Präparate jedoch nur unter strengster Indikationsstellung zu verordnen [81].

Kombinationspräparate, die Codein enthalten, beeinflussen die Schmerzempfindung gleichzeitig peripher und zentral und werden deshalb bei starkem Schmerzgeschehen bevorzugt [81].

Die Wirkung der oben genannten Analgetika mit antiphlogistischer und antipyretischer Wirkung beruht auf einer Hemmung körpereigener und entzündungsauslösender Substanzen. Diese bewirken u.a. eine Hemmung des Enzyms, Cyclooxygenase, das die Synthese von Prostaglandinen aus der Arachidonsäure steuert [377]. Zentralwirksame Analgetika hemmen die neuronalen Erregungsvorgänge [377].

Bei längeren Schmerzphasen kann neben dem Analgetikum ein Neuroleptikum verordnet werden. Diazepam (Valium) in einer Dosis von 5 mg pro Tag für maximal zwei Wochen kann den Allgemeinzustand verbessern (Angst vor dem Schmerz!) und daneben zur Schmerzlinderung beitragen [293]. Längere Therapiezeiten sollten nur nach Rücksprache mit dem Hausarzt oder Internisten erfolgen, dies gilt auch für alle folgenden Pharmaka.

Bei Schmerzen, die auf Muskelverkrampfungen oder dem Muskelhartspann zurückzuführen sind, können für kurze Zeit durch zentral wirkende Muskelrelaxantien, wie Muskeltrankopal (s. Tab. 7) verordnet werden [81]. Man muß sich darüber im klaren sein, daß durch diese Pharmaka die Reaktionsfähigkeit (Fahrtüchtigkeit) in jedem Fall herabgesetzt wird und Gegenanzeigen und Nebenwirkungen beachtet werden müssen. Die konsiliarische Rückversicherung ist unumgänglich und eine Langzeittherapie über 14 Tage von zahnärztlicher Seite nicht zu vertreten. Die Diagnose »Muskelkrampf« bzw. »Muskelhartspann« muß dabei gesichert sein.

Bei primären Kiefergelenkerkrankungen (Arthritis, Erkrankungen des rheumatischen Formenkreises) und akuten Schmerzen aufgrund sekundärer Kiefergelenkerkrankungen können Antirheumatika, wie Indometacin, Diclofenac u.a. (s. Tab. 6) eingesetzt werden. Bei einer akuten Kiefergelenkarthritis, Synovitis, Chondritis, ist Indometacin auf der Basis der Acrylessigsäure in einer Dosis von 20-50 mg, 3mal täglich (max. 125 mg/d) indiziert [81, 255].

Tabelle 6   Wichtigste Analgetika, die in der Funktionstherapie Anwendung finden können (in Anlehnung an *Ford* [81])

Analgetika mit antipyretischer und antiphlogistischer Eigenschaft

Intern. Freiname	Handelsnamen	Dosis bei Erwachsenen	Bemerkungen
Derivate schwacher Carbonsäuren			
Acetylsalicylsäure	Acetylin®, Alka Seltzer®, Aspirin®, ASS ratiopharm®, u. a.	0,5–0,3 g/d	Allergische Diathese Kontraindikation: Glucose-6-Phosphatdehydrogenasemangel
Diclofenac	Diclofenac-ratiopharm®, Diclofenac-Rekur®, Diclo-Phlogont®, Diclo-Puren®, Doragon®, duravolten®, Effekton®, Voltaren®	0,1–0,2 g/d	Haarausfall, Leberschädigung (Blutbild)
Ibuprofen	Brufen®, Dolgit®, Ibu-Attritin®, Novogent®, Opturem®,Optalidon®200,	0,9–1,9 g/d	Übelkeit, Erbrechen, Leukopenie, allergische Reaktionen, Anämie
Indometacin	Amuno®, Indometaratiopharm® u. a.	0,075–0,2 g/d	Unterbauchbeschwerden, Gefühlsstörungen, Kopfschmerzen
Naproxen	Dysmenalgit®, Proxen®	0,5–0,75 g/d	Übelkeit, Erbrechen, Leukopenie, allergische Reaktionen, Anämie
Pyrazolonderivate			
Propyphenazon	Arantil		Überempfindlichkeit, Rötungen, Nesselfieber
Metamizol	Novalgin®, Novaminsulfonratiopharm®	0,5–0,2 g/d	Überempfindlichkeit, der Haut, Schleimhäute, Blutdruckabfall, Schock, Agranulozytose (selten)
Aminophenolderivate			
Paracetamol	ben-u-ron®, Paracetamol-ratiopharm®, Tylenol® u. a.	0,5–1,0 g/d	Leberschädigung

Bei Gelenkerkrankungen im Sinne des rheumatischen Formenkreises kann Diclofenac (50 mg, 3mal/d) oder als Kombinationspräparat (Antirheumatikum/Analgetikum) Voltaren in einer Initialdosis von 150 mg (3mal/d 50 mg) und in einer Erhaltungsdosis von 100 mg pro Tag verabreicht werden. Auch *Pyrazolone*, wie Oxyphenylbutazon (Tanderil), Phenylbutazon (Butazolidin), *Antranilsäurederivate*, wie Mefenaminsäure (Parkemed), Nifluminsäure (Actol) und Acrylpropionsäurederivate, wie Ibuprofen (Brufen), Ketoprofen (Alrheumun), Naproxen (Naprosyn) können bei Erkrankungen des rheumatischen For-

Tabelle 7   Zentralwirkende Muskelrelaxantien, die bei Myopathien auch im kraniomandibulären Bereich Einsatz finden können

Intern. Freiname	Handelsnamen	Tagesdosis in mg	Bemerkungen
Chlordiazepoxid	Librium, Multum	2–3mal 25 mg	verminderte Reaktionsfähigkeit, Alkohol verstärkt die Wirkung
Chlormezanom	Muskel-Trancopal	2–4mal 300 mg	Kontraindiziert bei schweren Nierenfunktionsstörungen und genetisch bedingtem Mangel an Glucose-6-phosphatdehydrogenase
Diazepam	Valium	3mal 5–10 mg	verminderte Reaktionsfähigkeit, Alkohol verstärkt die Wirkung
Meprobamat	Cyrpon, Meprobamat, Urbilat	2mal 100 mg bis 4mal 200 mg	
Tetrazepan	Musaril	2–3mal 50 mg	verminderte Reaktionsfähigkeit

menkreises verordnet werden. Bei der Langzeittherapie über 14 Tage sollten das Blutbild und die entsprechenden Leberwerte kontrolliert werden (Agranulozytose!) (s. Tab. 6) [81].

Medikamente sind somit für primäre Erkrankungen der Muskulatur, der Kiefergelenke und bei funktionellen Erkrankungen indiziert. Sieht man von der Verabreichung von Analgetika und Sedativa in akuten Schmerzphasen ab, gehören diese Therapiemaßnahmen aber mehr in die Hand des Allgemeinmediziners als in die des Zahnarztes. Bei Behandlung von Funktionserkrankungen muß aber der Zahnarzt die aufgezeigten Möglichkeiten kennen, um sie unterstützend einsetzen oder ihre Verordnung empfehlen zu können.

In den letzten Jahren ist man aber insgesamt bei funktionellen Erkrankungen von einer medikamentösen Therapie auch wegen ihrer Nebenwirkungen abgegangen und versucht mit physiotherapeutischen Maßnahmen eine Schmerzbeseitigung zu erzielen.

3.1.2   Reflextherapie

Parafunktionelle Reflexkreise können, wie in Kapitel »Verhaltenstherapie« (s. S. 173) dargestellt wird, mit verschiedenen Behandlungsmethoden unterbunden werden. Aus zahnärztlicher Sicht kommt der Reflexunterbrechung mit Hilfe von Aufbißschienen (Reflexschienen) eine besondere Bedeutung zu. Ihr Einsatz führt zu einer zeitweiligen Unterbrechung eines dysfunktionellen Reflexkreises (Knirschen, Pressen) und trägt damit zur Entspannung der Muskulatur bei, wodurch auch Beschwerdefreiheit erzielt werden kann.

Reflexschienen

Reflexschienen haben die Aufgabe, eingefahrene und parafunktionell genutzte Zahnkontakte aufzuheben.

Der Reflexkreis: Informationen aus den Propriorezeptoren der Parodontien über afferente Fasern an die motorischen Trigeminuskerne und über efferente Impulse an die Kaumuskulatur wird durch Reflexschienen aufgehoben. Durch diese Unterbrechung der Zahnkontaktbeziehung tritt eine momentane Aktivitätserniedrigung in der Muskulatur ein [316]. Diese Erniedrigung der Aktivität kann auch nach einem iatrogen eingebrachten Vorkontakt beobachtet werden, wie die Arbeiten von *Manns* et al. [244–246], *Kohno* et al. [200–202], *Hopfensitz* [165] und eigene Arbeiten [84, 87] gezeigt haben. Nur ist diese Aktivitätserniedrigung bei einer Reflexschiene erwünscht und wird durch bilaterale Aufbisse gesteuert eingesetzt. Man könnte eine Reflexschiene somit auch salopp als einen »therapeutischen Vorkontakt« bezeichnen.

Ein weiterer Effekt, der durch eine Reflexschiene hervorgerufen wird, ist die Erniedrigung der Muskelaktivität durch die Erhöhung der Vertikaldimension. Dadurch wird die bestehende Spannung im Muskel aufgehoben, und die intrafusalen Fasern in den Muskelspindeln werden gestreckt. Diese Streckung bewirkt über den Muskeleigenreflex eine Aktivitätserniedrigung in den extrafusalen Fasern [245].

Letztendlich wird auch eine biomechanische Wirkung erzielt, da die *parafunktionelle Position* nicht mehr eingenommen werden kann.

Aus den geschilderten Zusammenhängen kann auf die Trageweise dieser Schienenart geschlossen werden. Reflexschienen sind ausschließlich Kurzzeitschienen, die nur in Zeiten höherer parafunktioneller Tätigkeit und damit psychoemotionaler Belastung bis zu maximal 8 Tagen getragen werden dürfen. Auch wird durch diese Schiene die Ursache der Parafunktion nicht ausgeschaltet, sondern nur die Ausführung von Parafunktionen zeitweise unterbunden, denn bei längerer, dauernder Tragezeit einer Reflexschiene können folgende Effekte eintreten:

1. Zähne im Front- oder Seitenzahngebiet können elongieren, da durch die Schiene die Zahnreihe gesperrt wird. Die elongierten Zähne können dann wieder zu Funktionsstörungen beitragen.
2. Die Schiene wird parafunktionell genutzt, es wird auf ihr geknirscht oder gepreßt. Dadurch können Schäden an Zähnen, an Parodontien, der Muskulatur und den Kiefergelenken entstehen, die das bestehende Krankheitsbild negativ beeinflussen bzw. andere funktionelle Erkrankungsformen hervorrufen.

Diese Zusammenhänge sind zu beachten, und der Patient ist über die Trageweise unbedingt aufzuklären. Wie bei allen Aufbißbehelfen ist eine regelmäßige Kontrolle notwendig und angezeigt.

Zu den Reflexschienen zählen:

- der Interzeptor [319],
- die tiefgezogene Schiene nicht äquilibriert (nicht eingeschliffene Miniplastschiene),
- das anteriore Plateau,
- die Exzentrikschiene [319].

Der *Interzeptor* [319] kann in zwei Modifikationen angefertigt werden: als Miniplastschiene oder gegossene Schiene. Beide Schienen besitzen einen nur punktförmigen Kontakt zur Gegenzahnreihe.

Bei der Miniplastschiene wird dieser punktförmige Kontakt durch einen einpolymerisierten Klammerdraht im rechten und linken Seitenzahngebiet hergestellt (Abb. 115). Bei der gegossenen Schiene wird der punktförmige Kontakt modelliert und in eine NEM-Legierung überführt. Die Okklusion kann durch den punktförmigen Aufbiß um ca. 2–5 mm, abhängig von der Verzahnung gesperrt werden.

Der Aufbiß sollte punktförmig auf der Retrusionsfacette des zweiten Prämolaren angebracht werden und dadurch den Unterkiefer in protrusiver (nie in retrusiver) Richtung führen. Dieser punktförmige Kontakt kann auch muldenförmig zum tragenden antagonistischen Höcker gestaltet werden, wenn eine Lageänderung des Unterkiefers nicht herbeigeführt werden soll. Der Interzeptor ist indiziert bei wiederholt auftretenden parafunktionell bedingten Myopathien, die ausschließlich psychoemotionale Ursache haben, also in Streßzeiten!

Die *tiefgezogene Schiene* zur Reflexunterbrechung wird für den Oberkiefer aus 1,5-mm-Erkopressfolien hergestellt und ohne okklusale Adjustierung (nicht eingeschliffene Miniplastschiene) beim Patienten eingegliedert. Durch die Erhöhung der Vertikaldimension und der Veränderung des okklusalen Reliefs wird die bestehende habituelle Interkuspidation aufgehoben und, wie oben beschrieben, ein »therapeutischer Vorkontakt« hergestellt. Da im Gegensatz zum Interzeptor dieser Vorkontakt rein zufällig entsteht und auch nicht symmetrisch angeordnet ist, muß die Miniplastschiene, um neue parafunktionelle Muster zu vermeiden, zwingend nach 3–8 Tagen kontrolliert und äquilibriert eingeschliffen werden (Einschleifregeln s. Äquilibrierungsschiene, S. 195). Wird dieser Zeitraum überschritten, kann es, ähnlich wie beim Interzeptor, zu neuen Parafunktionsmustern kommen.

In der initialen Schmerzbehandlung, wenn noch keine gesicherte Diagnose besteht, eignet sich eine *nicht* eingeschliffene Miniplastschiene, das Schmerzgeschehen positiv zu beeinflussen. Die Umwandlung in eine Äquilibrierungsschiene (s. S. 195) trägt im weiteren dazu bei, okklusale Störungen zu erkennen und in einem weiteren Schritt auszuschalten. Kontraindiziert ist die Eingliederung einer nicht eingeschliffenen Miniplastschiene immer dann, wenn eine Kiefergelenkdistraktion vorliegt, da die Möglichkeit der Kapselüberdehnung durch die posterior auftretenden vorzeitigen Kontakte immer besteht.

Das *anteriore Plateau* (frontaler Aufbiß) wirkt reflektorisch wie eine nichteingeschliffene Miniplastschiene oder ein Interzeptor (siehe oben).

Ein frontaler Aufbiß der unteren Schneidezähne mit einem planen, aus Kunststoff in Okklusionsebene ausgerichteten Kontaktbereich (Abb. 116) dient zur Entkupplung der Seitenzähne und kann dadurch Parafunktionsmuster unterbrechen. Das anteriore Plateau kann aber auch in Verbindung mit einer Miniplastschiene hergestellt werden (Abb. 117), wodurch im weiteren Verlauf der Behandlung eine harmonische Frontzahnführung mit äquilibrierten Seitenzahnkontakten aufgebaut werden kann.
Das anteriore Plateau muß wie die tiefgezogene Schiene nach 3–8 Tagen kontrolliert werden und ist bei Besserung bzw. Beschwerdefreiheit durch Auftragen von Kunststoff im Seitenzahn- und Frontzahnbereich in eine Äquilibrierungsschiene zu überführen. Diese Umwandlung kann durch Auftragen von kalthärtendem Kunststoff im Munde des Patienten, besser aber im Artikulator, mit schädelbezüglich justierten und in zentrischer Kondylenposition eingebrachten Modellen, erfolgen. Man bezeichnet diese so hergestellte Aufbißschiene auch als »Sandwich-Schiene«.

Das anteriore Plateau ist bei parafunktionell, durch okklusale Störungen im Seitenzahngebiet bedingten Myopathien und bei einer ein- oder beidseitigen Kiefergelenkdistraktion

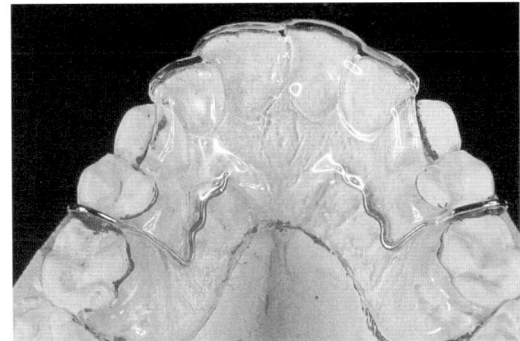

Abb. 115   Reflexschiene mit beidseitigen Aufbissen im Prämolarengebiet aus
Klammerdraht zur Unterbrechung der gewohnheitsmäßig eingenommenen Zahnkontakte

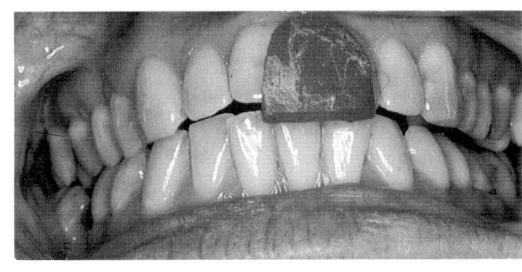

Abb. 116   Anteriores Plateau aus Kaltpolymerisat (Palavit G), zur Behandlung
okklusionsbedingter Myopathien und
Kiefergelenkdistraktion

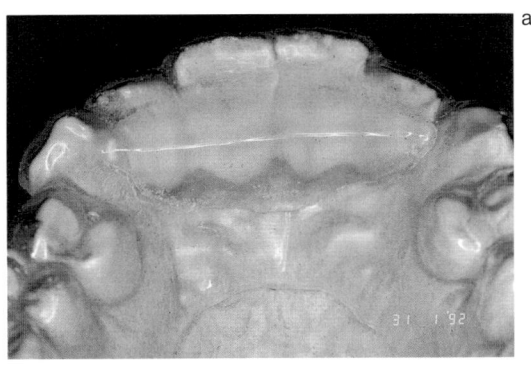

a

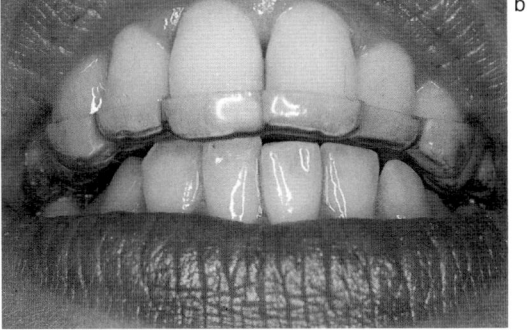

b

Abb. 117 a u. b   Anteriores Plateau in
Verbindung mit einer Miniplastschiene,
zur Aufhebung der habituellen Interkuspidation bei okklusionsbedingten Myopathien und bei Kiefergelenkdistraktion

a

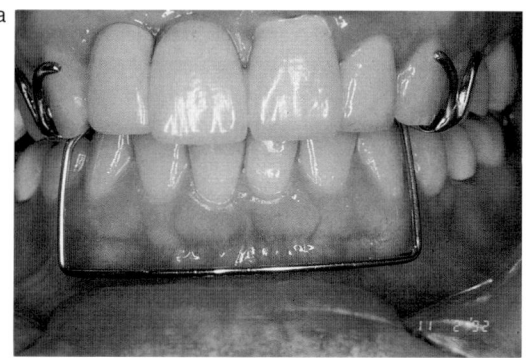

b

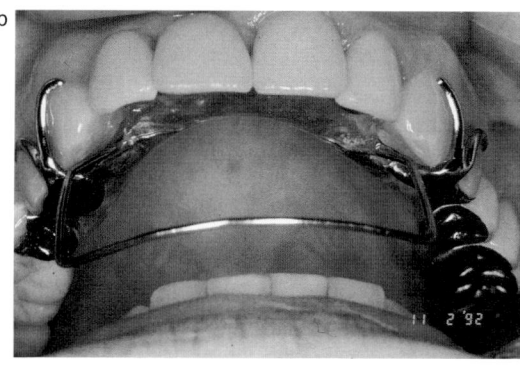

Abb. 118 a u. b   Exzentrikschiene in
Verbindung mit einem Interzeptor nach
Schulte zur Ausschaltung okklusaler
Störungen und exzentrischer Parafunk-
tionsstellungen, bei parafunktionell und
okklusionsbedingten Myopathien

indiziert. Bei Kiefergelenkkompression ist das anteriore Plateau wie der Interzeptor kontraindiziert!

Mit der *Exzentrikschiene* sollen Parafunktionen oder Habits, die außerhalb des Okklusions-
feldes ausgeübt werden, verhindert werden [319]. Durch ein mechanisches Hindernis wird
erreicht, daß die parafunktionelle Unterkieferposition auch reflektorisch nicht mehr eingenommen werden kann. Hierzu werden Miniplastschienen, die allgemein für den Oberkiefer angefertigt werden, mit Pelotten oder Drähten versehen (Abb. 118), die es dem Patienten erschweren, wenn nicht unmöglich machen, die Fehlstellung einzunehmen. Voraussetzung für die Anfertigung einer Exzentrikschiene ist, daß die Parafunktion auch tatsäch-
lich verantwortlich für das Schmerzgeschehen ist. Die Exzentrikschiene wird jeweils
individuell angefertigt. Wie für die Reflexschienen gilt auch für die Exzentrikschiene, daß
sie nicht dauernd und über lange Zeit getragen werden sollte, sondern besser in regel-
mäßig-unregelmäßiger Folge, z. B. in Zeiten psychoemotional hoher Belastung, dann
wieder nicht und anschließend zur Erinnerung hin und wieder. Dadurch soll ein gewisser
Lerneffekt erzielt werden, um extreme parafunktionelle Fehlstellungen reflektorisch langfristig zu vermeiden.

Regelmäßige Kontrollen der Schleimhautbezirke, welche in den reflektorischen Unter-
brechungsmechanismus einbezogen wurden, sind unbedingt notwendig, um auftretende
Drucknekrosen frühzeitig zu erkennen, zu behandeln und auch durch Absetzen der Schiene zu vermeiden.

Reflexschienen sind hauptsächlich bei psychoemotional und okklusal bedingten Myopathien indiziert, um akute Schmerzzustände zu lindern. Bei rein parafunktionellen Schmerzsituationen durch momentan hohe psychoemotionale Belastung, z. B. Prüfungsstreß, Heirat, Scheidung u.a., können sie bis zur Normalisierung dazu beitragen, Schmerzzustände zu überwinden.

Bei arthrogen bedingten Myopathien sollten Reflexschienen nicht angewendet werden, da mit einer Verschlechterung der Kiefergelenksituation zu rechnen ist. In diesen Fällen muß auf Aufbißschienen, die der Kausaltherapie zuzuordnen sind, Äquilibrierungs- oder Positionierungsschienen, zurückgegriffen werden (s. S. 191, 198).

3.1.3   Physiotherapie

Physiotherapeutische Maßnahmen können bei Funktionsstörungen, schmerzhaften Funktionserkrankungen im akuten und im chronischen Stadium und bei primären Erkrankungen der Muskulatur und der Kiefergelenke angewendet werden. Als Maßnahmen kommen zur Anwendung:

- physikalische Maßnahmen,
- Thermotherapie,
- Elektrotherapie,
- Massagen,
- Bewegungstherapie.

Physikalische Maßnahmen sind bei myofunktionellen Beschwerden und bei durch muskuläre Hyperaktivität bedingten arthrogenen Erkrankungen indiziert. Gleichzeitig und in gleicher Weise können bei diesen Erkrankungen Entspannungs- und Verhaltenstherapien (s. S. 173) angewendet werden, um das Beschwerdebild zu beeinflussen. Bei Kiefergelenkerkrankungen mit kraniozervikaler und kraniovertebraler Symptomatik sollten kombiniert physikalische Maßnahmen, Massagen und Bewegungstherapie zur Anwendung kommen, unabhängig davon, ob die Ursache myogener, arthrogener oder skelettaler Art ist.

In der Therapie von Funktionserkrankungen des kraniomandibulären Systems und seines Umfeldes nehmen physiotherapeutische Maßnahmen eine immer größere Rolle ein. Sie sollen im folgenden Kapitel kurz gestreift werden. Umfassendere Darstellungen sind aus den Lehrbüchern von *Camrath* [35], *Prokop* [281], *Einsingbach* et al. [67], *Hansson* et. al. [150], *Meyer* und *Lotzmann* [in 168], *Gelb* [115] u.a. zu entnehmen.

3.1.3.1   Physikalische Maßnahmen

Thermotherapie

Thermotherapie (Wärme- und Kältetherapie) hat im Zusammenhang mit Muskelerkrankungen zwei unterschiedliche Ansätze und sollte deshalb gezielt eingesetzt werden [27]. In Tabelle 8 sind verschiedene Anwendungsformen zusammengestellt.

Wärmetherapie als Heilmittel geht schon auf die Antike zurück, und zwar in Form von Umschlägen, Warmwasserbehandlung, Dampfbädern und Heißluftanwendungen. Nicht zu vergessen ist die Lichttherapie in Form von Sonnenbädern bis hin zur UV-Lampe und der Rotlichttherapie.

Tabelle 8   Formen der Thermotherapie

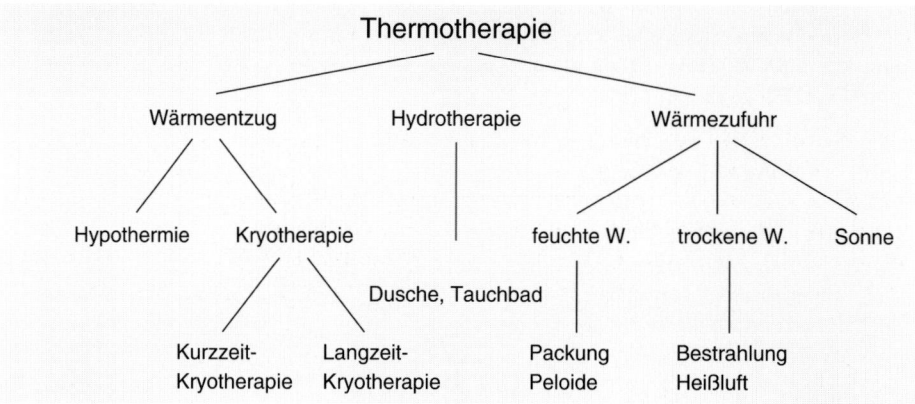

Die hauptsächliche Wirkung der Wärmetherapie ist in der reflektorischen Reaktion des Organismus über die Thermorezeptoren der Haut, die physikalische Thermoregulation (Gefäßerweiterung und Erhöhung der Schweißsekretion) und in der chemischen Thermoregulation (Steigerung der Stoffwechselaktivität) zu sehen [35].

Reflektorische und chemische Regulationen beeinflussen sich gegenseitig und sind nicht eindeutig voneinander zu trennen. So führt eine Wärmebeeinflussung der Gewebe zu einer Erhöhung der Temperaturverteilung im Gewebe durch Absorption bzw. Reflexion der angewendeten Strahlung, wodurch die Wärmeleitung (Konduktion) und der Wärmetransport über das Blut (Konvektion) positiv beeinflußt werden. Wärmetherapie führt relativ unabhängig von der Darreichungsform (Rotlicht, Infrarotbestrahlung, Wärmepackung, Fango u.a.) zu einer unmittelbaren thermischen Wirkung auf das behandelte Gewebe, einer reflektorischen Wirkung über die kutanen Thermorezeptoren und das Gefäßsystem zu einer positiven Beeinflussung des Gewebs- und Allgemeinzustandes. Die daraufhin eintretende reaktive Steigerung der Durchblutung wirkt resorptionsfördernd und analgetisch [27].

Darüber hinaus konnte *Stotz* [350] nachweisen, daß eine Wärmetherapie in Form der Rotlichtapplikation zu einer Senkung der Ruhe- und Maximalaktivität der Elevatoren beiträgt und damit Muskelverspannungen entgegenwirkt.

Somit ist Wärmetherapie auch in der Funktionstherapie myogener kraniomandibulärer und kraniozervikaler Erkrankungen nicht nur sinnvoll, sondern notwendig, um eine Besserung im Gewebe und damit des Schmerzzustandes zu erzielen.

Wärmetherapie kann immer dann angewendet werden, wenn Muskeln einen Überlastungsschmerz im Sinne des »Muskelkaters« aufweisen, z. B. nach nächtlichem Bruxismus. Ziel ist es, die Durchblutung des Muskels zu erhöhen (Vasodilatation) und Abbauprodukte (Metaboliten) aus erhöhter Muskelarbeit zu entfernen. Natürlich wird durch die applizierte Wärme auch reflektorisch der Muskel entspannt und die Ruheaktivität gesenkt, was eine Anwendung bei längerer Muskelverspannung besonders rechtfertigt.

Eine Wärmepackung (max. 40–45 °C) wird vom Patienten für 10–20 Minuten auf die betroffenen Muskelpartien gedrückt, wobei leichte, rotierende Massagebewegungen ausgeführt werden. Die Wärmeapplikation sollte langsam erfolgen, damit kein Wärmestau entsteht, der gerade im Bereich der Gelenke zu einer höheren Konzentration von Kollagenase führen und damit schädigenden Einfluß haben kann [162]. Eine Wärmebehandlung kann vom Patienten so oft, wie er sie benötigt, wiederholt werden. Hier gilt der Grundsatz: »Tue was Dir gut tut«.

Dies gilt auch für die Entscheidung Kälte- oder Wärmeapplikation, wenn die Ursache eines Muskelschmerzes nicht eindeutig zu eruieren ist. Dann sollten beide Methoden ausprobiert und die angenehmere angewendet werden. Durch eine Thermotherapie kommt es in jedem Fall zu einer Senkung der Ruheaktivität des behandelten Muskels und reflektorisch auch der synergistisch wirkenden Muskelgruppen [350]. Die Höhe der Abnahme der Aktivität ist nach Wärmetherapie höher als nach Kälteeinwirkung, was therapeutisch zu beachten ist.

Kältetherapie (Kryotherapie) kann bei akuter reflektorischer Muskelverkrampfung, Muskelhartspann, als Initialtherapie bei Muskel- und Gelenkschmerzen und Sportverletzungen [67, 35] eingesetzt werden und dient der Unterbrechung des Muskeleigenreflexes. Außerdem wird die Durchblutung in der Umgebung des Muskels und den oberflächlichen Hautarealen durch eine Vasokonstriktion momentan herabgesetzt. Diese Vasokonstriktion ist erwünscht, da der Muskel primär durch die Dauerkontraktion der Muskelfasern unter einer Minderdurchblutung leidet und es in den zuführenden Gefäßen zu einem Blutstau gekommen ist. So ist bei Patienten, die unter starkem Muskelhartspann leiden, eine Schwellung in der Umgebung des Muskels zu beobachten. Manche Patienten berichten davon, daß im akuten Schmerzstadium eine Wangen- oder Gesichtsschwellung aufgetreten sei. Wird durch einen Kältereiz die Verkrampfung gelöst, kommt es reflektorisch nach Absetzen der Kältepackung zu einer Vasodilatation und damit zur besseren Durchblutung des Muskels und so zum Abschwellen der zuführenden Gefäße. Auch wird durch eine Kryotherapie die Schmerzempfindung herabgesetzt, weshalb bei akuten muskulären Schmerzsensationen Kälte besser geeignet ist als Wärme.

Unter Hypothermiebehandlung kommt es im weiteren Verlauf nach Einsetzen der Vasodilatation im Muskel zu einer Steigerung des Stoffwechsels und der Muskelaktivität. Die Stoffwechselsteigerung ist nach *Einsingbach* et al. [67] auf neurale Reflexe in den oberflächlichen Schichten zurückzuführen und kann mit einer Tonussenkung durch Zunahme der gammamotorischen Aktivitäten einhergehen. So beschreibt *Fricke* [98] nach kurzzeitiger Eisanwendung eine Steigerung der Muskelspindelaktivität und eine Muskeltonusminderung bei langfristigen kryotherapeutischen Maßnahmen.

Ähnliche Ergebnisse erzielte *Stotz* [350] in seinen elektromyographischen Untersuchungen und fand eine nach lokaler Kälteapplikation geringfügige Zunahme der Muskelaktivität, die sich nach einer Karenzzeit von 15 Minuten signifikant verringert.

Patienten sollten bei Muskelverspannungen oder Muskelhartspann mehrmals täglich eine Eispackung (maximal 1 Minute) auf den Muskel und die umgebenden Gewebepartien legen, bis ein deutlicher Kältereiz zu spüren ist. Auch kann der betroffene Muskel mit Kältespray (Chloräthyl-Spray) aus einem Abstand von ca. 20–40 cm (!) besprüht werden [259], bis der Kältereiz eintritt. Augen, Mund und Nase sollten dabei mit der Hand geschützt werden (Abb. 119). In jedem Falle sind Vereisungen zu vermeiden!

Für eine Eisblockmassage kann ein »Eis am Stiel« (Abb. 120) vom Patienten selbst im Tiefkühlfach angefertigt werden. Es wird bei Bedarf ca. 1 Minute über die erkrankten Mus-

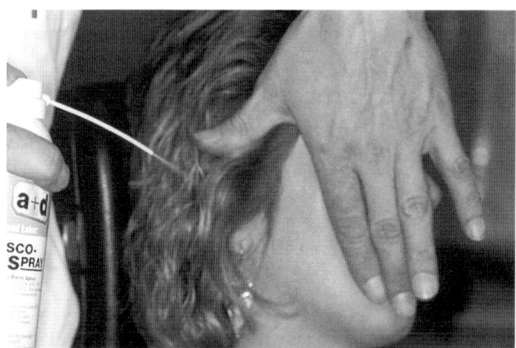

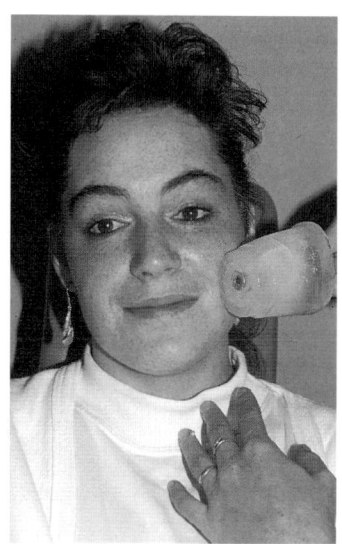

Abb. 119 Kältebehandlung der Kaumuskulatur (Kälte-spray) zur Behandlung akuter Myopathien. Wichtig ist, daß Auge und Nase mit der Hand abgedeckt werden

Abb. 120 Eisblockmassage des M. masseter bei ▶
akuten myopathischen Beschwerden

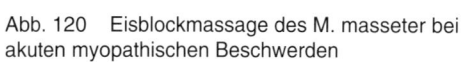

keln gerollt. Durch Einschlagen in ein feuchtes Tuch (Taschentuch) kann der momentane schmerzhafte Kältereiz gemildert werden. Bei akuten Kiefergelenkschmerzen kann eine Kryotherapie im Sinne der Eisblockmassage im Bereich des Gelenkes oder durch Einbringen einer vereisten Watterolle in den äußeren Gehörgang für ca. 1 Minute durchgeführt werden [162].

Kältetherapie ist somit bei akuten Muskelspannungsschmerzen – Kiefergelenkschmerzen –, weniger bei chronischen Schmerzen geeignet, Schmerzsituationen zu mildern bzw. zum Abklingen zu bringen.

Elektrotherapie

Elektrotherapie wird zur Behandlung der Muskulatur und der Kiefergelenke eingesetzt, um eine bessere Durchblutung, eine muskuläre Entspannung und eine Anregung zur Regeneration zu erzielen. Angewendet werden hochfrequente Ströme (Mikrowelle, Kurzwelle), Ultraschall, Soft- und Midlaser und die Transkutane Elektrische Nervenstimulation (TENS).

Hochfrequente elektrische Wellen (Mikrowelle, Kurzwelle) dienen weitgehend der Wärmebehandlung betroffener kraniomandibulärer Abschnitte (Muskulatur, Kiefergelenk), um eine bessere Durchblutung, Entspannung und Regenerationsförderung zu erzielen. Dabei werden Muskulatur, Bindegewebe und oberflächliche Knochenanteile durchwärmt, besser durchblutet und über den Muskeleigenreflex entspannt [35].

Ein über einen Generator erzeugter Hochfrequenzstrom von 27,12 MHz wird bei der Kurzwellenbehandlung über Kondensatorplatten (Luftabstandselektroden) auf die zu behandelnden Gewebeabschnitte übertragen. Im Gewebe wird die zugeleitete Energie in Wärme umgewandelt, was zu dem beschriebenen physiotherapeutischen Effekt beiträgt.

Im allgemeinen wird durch Kurzwellentherapie eine gute Tiefenwirkung erzielt. Die Behandlungsdauer sollte 10–20 Minuten betragen und 2mal wöchentlich erfolgen. Folgende Regel sollte beachtet werden: »Je akuter die Erkrankung, um so kleiner die Intensität und die Behandlungsdauer«. Bei chronischen Erkrankungen gilt die umgekehrte Regel [35]. Während der Behandlung sollte der Patient immer eine angenehme bis gerade spürbare Wärme empfinden.

Werden Kurz- oder Mikrowellen angewendet, sollten Metallteile (Prothesen) aus dem Mund entnommen werden. Bei metallischen Implantaten ist auf eine Anwendung zu verzichten, da es durch die größere Wärmeleitfähigkeit zu Überhitzungsphänomenen kommen kann [162]. Auch dürfen bei Mikrowellentherapie die Orbita und das Gehirn nicht bestrahlt werden [*Meyer* und *Lotzmann* in 168], weshalb der M. temporalis nicht behandelt und die Augen mit einer Schutzbrille abgedeckt werden müssen.

Kurzwellentherapie ist bei Myopathien und Arthropathien indiziert, kann aber auch bei anderen Gewebeirritationen (Entzündung, Trauma) zur Linderung des Beschwerdebildes führen. Spricht ein Patient auf Kurzwellentherapie an, kann daraus nicht geschlußfolgert werden, daß eine dysfunktionelle Erkrankung vorliegt! Auch bei pulpitischen Schmerzen und primär entzündlichen Prozessen führt eine Kurzwellentherapie zu einer spürbaren Erleichterung bis zur vorübergehenden Schmerzausschaltung, was differentialtherapeutisch beachtet werden muß. Trotz dieser Einschränkung ist die Kurzwellen- und Mikrowellentherapie eine geeignete Methode, um bei myofazialer Schmerzsymptomatik Besserung zu erzielen. Bei gesicherten neurogen bedingten Schmerzen sollte sie nicht eingesetzt werden [35].

In den letzten Jahren werden von Physiotherapeuten sowohl Kurz-, Mikro- und Ultraschallwellen als auch Soft- und Midlaser genutzt, um eine Wärmebehandlung erkrankter Gewebeabschnitte herbeizuführen. Man verspricht sich durch die Änderung der Frequenzspektren eine gezieltere lokale Wirkung und spezifische Gewebereaktionen, z. B. der Muskulatur und des Bindegewebes durch Mikrowellentherapie, weil die Tiefenwirkung durch unterschiedliche Frequenzspektren genauer variiert werden kann. Ein Softlaser ist eher für oberflächliche Behandlung anwendbar, während durch den Midlaser eine größere Tiefenwirkung erreicht wird. Der Midlaser wird deshalb zur Behandlung von primären und sekundären Kiefergelenkerkrankungen eingesetzt. Dieser Laser arbeitet in einem Frequenzbereich von 904 nm und erreicht eine Tiefenwirkung von 15–20 mm. Neben der Durchblutungsförderung erfolgt eine Aktivierung der Fibroblasten, wodurch die Regeneration sowohl des Bindegewebes als auch des Knorpels angeregt werden soll. Erste Ergebnisse sind nach *Hansson* [151] ermutigend und lassen eine therapeutische Zukunft für die Behandlung von primären und sekundären Kiefergelenkerkrankungen erwarten.

Zur initialen Therapie von Myopathien und Muskelschmerzen kann auch die *Transkutane Elektrische Nervenstimulation* (TENS) [70] angewendet werden. Diese Methode hat primär einen Überlagerungs- und sekundär einen physiotherapeutischen Effekt. Durch die elektrisch induzierten rhythmischen Kontraktionen der Muskulatur (40–100 Hz) soll die Schmerzempfindung überlagert werden [358] und eine Muskelentspannung eintreten. Die Verbesserung der Durchblutung durch die rhythmischen Kontraktionen begünstigt in zweiter Linie die Regenerationsbereitschaft der Muskulatur.

Eine besondere Art der Transkutanen Elektrischen Nervenstimulation (TENS) für das kraniomandibuläre System ist die Myomonitortherapie nach *Jankelson* [173, 174]. Mit einem elektrischen Stimulator wird die Kau- und mimische Muskulatur durch rhythmische Impulse zu Spontanaktivitäten gereizt (gepulst). Dadurch soll eine reflexmäßige Entspannung über den Muskeleigenreflex und eine gesteigerte Durchblutung durch die Muskelkontrak-

a

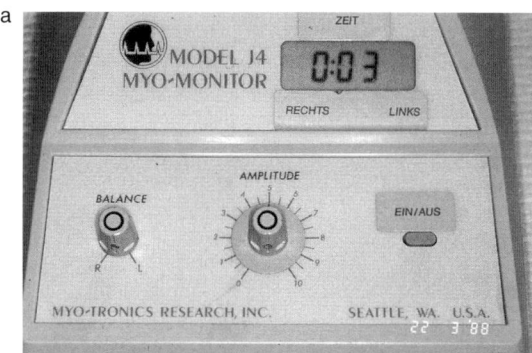

b

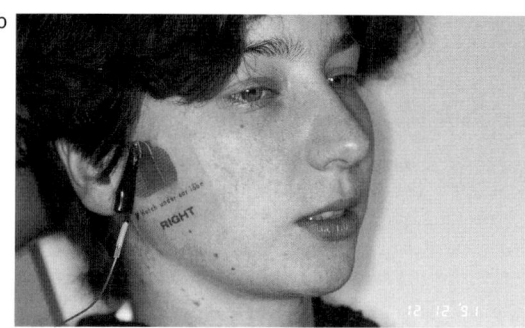

Abb. 121 a u. b   Transkutane Elektrische Nervenstimulation mit dem Myomonitor bei akuten und chronischen Muskelverspannungen mit und ohne Schmerzen

tion (Muskelpumpe) erzielt werden. Aufgrund der rhythmischen Kontraktion soll auch eine bessere Regeneration geschädigter Muskelfasern erfolgen, was einer Induktion der Myofibrillen gleichzusetzen wäre. Wie weit diese Annahme stichhaltig ist, bleibt weiteren wissenschaftlichen Untersuchungen vorbehalten. Tatsache ist, daß nach einer Myomonitortherapie die Schmerzen gelindert und die Muskulatur entspannt sind.

Die Myomonitortherapie wird mit einem Gleichstromgenerator geringer Intensität (ca. 10 mA), der über zwei stromführende Elektroden rhythmische Impulse (500 ms, 40 Impulse pro Minute) an die Kaumuskeln abgibt, durchgeführt. Eine Elektrode, die Nullelektrode, wird im Nacken kurz unter dem Haaransatz in der Mittellinie befestigt, beide stromführenden Elektroden werden unterhalb des Jochbogens auf den Masseter superficialis der Incisura semilunaris mandibulae gegenüber aufgeklebt. Alle Elektroden werden mit Elektrodengel gefüllt, um die Leitung des zugeführten Stroms auf die Muskeln zu übertragen (Abb. 121a u. b).

Das Pulsen der Kaumuskeln erfolgt aus der Ruhelage des Unterkiefers heraus, ohne daß Zahnkontakt auftritt. Während der Pulsung wird der Unterkiefer bis kurz vor Zahnkontakt angehoben und somit rein muskulär geführt. Reagiert die Kaumuskulatur zwischen rechter und linker Seite unterschiedlich auf den elektrischen Reiz, so kann über einen Balanceregler symmetrische Kontraktion eingestellt werden. Eine Behandlung sollte 30–45 Minuten betragen und 2mal wöchentlich erfolgen. Der Myomonitor wird hauptsächlich bei myogenen Erkrankungen eingesetzt, bei arthrogenen Erkrankungen mit Verdacht auf eine anterior-mediale Diskusverlagerung sowie Strukturveränderungen im Kiefergelenk ist seine Anwendung nur bedingt zur Muskelentspannung indiziert, da die Fehlstellung im

Kiefergelenk durch die Transkutane Elektrische Muskelstimulation nicht aufgehoben wird.

Durch eine Myomonitorbehandlung ist es bei myogenen Beschwerden möglich, eine muskelgeführte Kieferrelation (Myozentrik) in horizontaler Richtung festzulegen, die für die Herstellung einer Aufbißschiene (Äquilibrierungsschiene, s. S. 191 ff.) genutzt werden kann. Nicht empfehlenswert ist es, die Myozentrik direkt in eine definitive prothetische Versorgung zu überführen bzw. zum Einschleifen des natürlichen Gebisses zu nutzen, da der Unterkiefer sich in einer protrusiveren Position zur habituellen Interkuspidation einstellt [313, 373].

Neben der initialen Entspannungs- und Schmerztherapie ist die Einstellung einer muskelgeführten horizontalen Kieferrelation, die zur Vorbehandlung des funktionell gestörten kraniomandibulären Systems dient, das Haupteinsatzgebiet des Myomonitors.

3.1.3.2   Massagen

Massagen, seien es *professionelle Massagen* durch den Physiotherapeuten oder *Selbstmassagen,* dienen der reflektorischen Stimulation der Muskeln und der Steigerung ihrer Durchblutung. Außerdem sollen durch manuelle Techniken fibrosierte Muskelbündel voneinander getrennt, Myofibrosen gelöst und Kontrakturen beseitigt werden [35, 316–318, 358]. Man unterscheidet Oberflächen-, Tiefen- und Trennmassagen, bei denen streichende (Effleurage), walkend-knetende (Petrissage), reibend-kreisende oder reibend-geradlinige Bewegungen (Friktion) in Verlaufrichtung der Muskelfasern oder gegen sie gerichtet ausgeführt werden, aber auch Klopfungen (Tapotement) und Erschütterungen (Vibration) gehören zum Handwerkszeug der klassischen Massage [*Meyer* und *Lotzmann* in 66, 168]. Die Indikation der einzelnen Methoden ist fließend und im wesentlichen davon abhängig, welches Gewebe (Bindegewebe oder Muskel) beeinflußt werden soll. Auch von der Arbeitsweise und den Ansichten des Physiotherapeuten ist die Auswahl der Massagetechnik abhängig. Begonnen und abgeschlossen wird eine Massage immer mit Streichungen, um reflektorisch eine bessere Durchblutung zu erreichen und den Hautkontakt zum Patienten herzustellen. Dann folgen, je nach Gewebe, dessen Erreichbarkeit und den zu erzielenden Effekt, Petrissage oder Friktion für eine Dauer von ca. 20–30 Minuten. Klopfungen oder Erschütterungen werden im kraniomandibulären, kraniozervikalen Bereich nicht angewendet. In diesem Abschnitt soll ausschließlich auf die Massagetechniken eingegangen werden, die die Muskulatur im kraniomandibulären und kraniozervikalen Bereich beeinflussen, nicht auf Techniken, wie die Bindegewebsmassage, Lymphdrainage u.a., die andere Gewebe beeinflussen und andere Effekte hervorrufen. Verwiesen sei in diesem Zusammenhang auf *Camrath* [35], *Eder* u. *Tilscher* [66], *Tilscher* et al. [358] u.a.)

Bei der *Oberflächenmassage,* die ausschließlich mit streichenden Bewegungen arbeitet, soll der Muskel über sein Dermatom oder die ihn bedeckende Haut stimuliert werden. Jedem Muskel kann ein bestimmtes Hautareal zugeordnet werden. Wird dieses Areal gereizt, kann dadurch der Muskel entspannt und die Durchblutung durch sekundäre Vasodilatation angeregt werden. Durch eine Oberflächenmassage kommt es meist zu einer deutlichen Senkung der Ruheaktivität [113].

Man legt zwei oder drei Finger auf das zu massierende Areal und führt 3 Minuten leichte streichende oder kreisende Bewegungen aus. Dabei sollte der Patient eine entspannte Sitz- und Kopfhaltung einnehmen bzw. liegen. Anschließend wird der nächste zu stimulierende Muskel über sein Hautareal oder über die ihn bedeckende Haut massiert (Abb. 122).

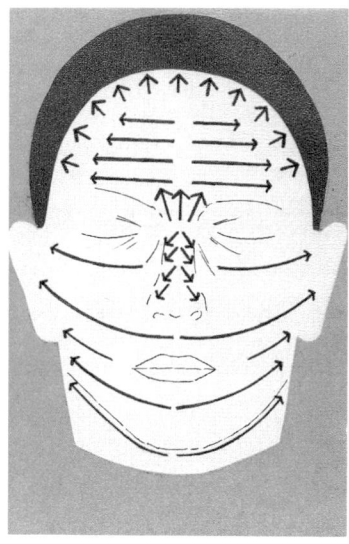

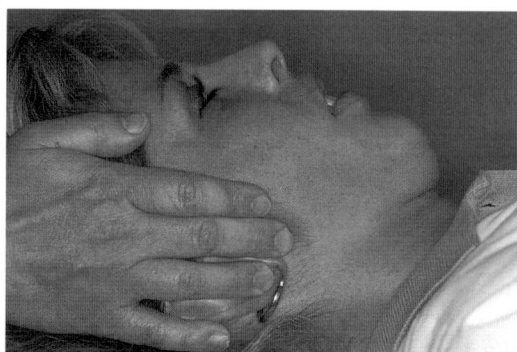

Abb. 123 Griffhaltung für eine professionelle Tiefenmassage des M. masseter

◀ Abb. 122 Streichrichtung für eine reflektorische Oberflächenmassage des Gesichts zur Entspannung der Muskulatur [113]

Die Oberflächenmassage ist bei besonders schmerzhaften Muskeln und bei Muskelhartspann indiziert.

Die *Tiefenmassage* greift am Muskel selbst an und soll über den Muskeleigenreflex und die mechanische Wirkung Verspannungen lösen, fibrosierte Muskelfaserbündeln trennen und reflektorisch zur stärkeren Durchblutung anregen. Außerdem sinkt durch diese Massage die Ruheaktivität des Muskels [113, 162].

Diese Entspannung des Muskels wird reflektorisch über eine Streckung der intrafusalen Fasern der Muskelspindeln und damit der extrafusalen Fasern über den Muskeleigenreflex erzielt. Die Trennung von fibrosierten Muskelfasern wird rein mechanisch erreicht (s. auch Stretching). Die Steigerung der Durchblutung tritt durch die mechanische Reizung, aber auch reflektorisch über die Haut und die Muskelfaszien ein [35].

Eine Tiefenmassage wird mit mäßigem bis starkem Druck, in jedem Fall limitiert durch die Schmerzgrenze, durchgeführt. Mit zwei oder drei Fingern wird der Muskel mit reibend-kreisenden oder walkend-knetenden Bewegungen, je nach Zugänglichkeit, massiert (Abb. 123). So werden der M. temporalis und der M. masseter mehr durch Friktion bearbeitet, der M. trapezius und M. sternocleidomastoideus dagegen fast ausschließlich mit Petrissage. Verhärtete Anteile im Muskel, Myogelosen und Fibrosen, werden dabei besonders intensiv behandelt, wobei die Schmerzgrenze beachtet werden muß.

Die Tiefenmassage ist eine aktive und erfolgreiche Therapie, die besonders bei Muskelverspannungen, Myogelosen und Myofibrosen indiziert ist.

Eine weitere Maßnahme ist die *manuelle Muskelstreckung* (Stretching) zur Behandlung von Muskelverkürzungen (Kontrakturen), die im Wechselspiel verminderter Funktion und Schmerzen entstanden sind [35, 66, 67, 162]. Da es unter Muskeldauerkontraktion zu einer Verkürzung des Muskels kommt – dies betrifft besonders die Kopf- und Halsmuskulatur – soll durch ein Muskelstretching die physiologische Länge, der aktive Funktionsbereich des Muskels wiederhergestellt werden. Dies führt im wesentlichen auch zu einer normalen Haltung, da skelettale Fehlhaltungen dadurch ausgeglichen werden können. Auch wird durch eine manuelle Muskelstreckung, über die Dehnung der intrafusalen Fasern, eine Entspannung des Muskels erreicht [162].

Bei einer Muskelstreckung wird deshalb der Muskel in Verlaufsrichtung der Muskelfasern mit zwei oder drei Fingern durchfahren, gestreckt, gedehnt. Auch diese Maßnahme sollte mit mäßiger Kraft mehrmals wiederholt werden. Das Stretching kann am M. masseter, M. temporalis und M. sternocleidomastoideus und der Halsmuskulatur durchgeführt werden. Besteht eine Verkürzung der Kopf- und Halsmuskulatur, die zu Fehlhaltungen geführt hat, ist neben dem Eigentraining [7] eine professionelle Massage zu verordnen.

Eine *professionelle Massage* durch den Physiotherapeuten ist bei allgemeinen Verspannungserscheinungen der Kopf-, Hals- und Nackenmuskulatur indiziert und sollte mindestens 6mal verordnet werden [35].

Der Physiotherapeut geht dabei sehr systematisch vor. Er lockert die entsprechenden Muskeln durch eine Wärmeapplikation (Heißluft, Fango oder Wärmepackung) auf und leitet dann über eine Oberflächen- oder Bindegewebsmassage eine Tiefenmassage ein. Zum Ende der Behandlung kann die entsprechende Muskelgruppe gestreckt und gedehnt werden.

Mit einer Oberflächenmassage (Effleurage) wird die Behandlung beendet [35, 47, 162].

Bei kraniomandibulären oder kraniozervikalen dysfunktionellen Verspannungen werden die Muskelgruppen des Schulter-Hals-Kopfbereiches in folgender Reihenfolge meist bimanuell massiert:

- M. trapezius,
- tiefe Nacken- und Halsmuskulatur,
- Streckung der Wirbelsäule,
- M. sternocleidomastoideus,
- M. occipitalis, Galea aponeurotica, M. frontalis,
- M. temporalis, M. masseter,
- M. buccinator, M. orbicularis oris usw.,
- M. pterygoideus medialis und lateralis (reflektorisch),
- Mundbodenmuskulatur intraoral (reflektorisch).

Bei den Gesichtsmuskeln scheut man sich im allgemeinen eine Tiefenmassage durchzuführen, da es über den Vagusreiz zu sensiblen Sensationen kommen kann, die die Durchführung der Therapie stören und vom Patienten als unangenehm empfunden werden können. Sie führen sehr oft von seiten des Patienten zum Abbruch der Behandlung. Eine psychologische Führung des Patienten in der Massage ist deshalb notwendig.

Trotz dieser Einschränkung ist eine Tiefenmassage im Kopf-, Halsbereich sinnvoll, da es nur über sie gelingt, Verspannungen, Fibrosierungen und Kontrakturen zu lösen. In diesem Zusammenhang unbedenklicher zu behandeln sind der Masseter und der Temporalis, weil sie eine knöcherne Unterlage besitzen. Bei Muskeln, die keine knöcherne Unterlage haben, ist ein vorsichtigeres Vorgehen anzuraten.

Bei allgemeinen Verspannungen und Haltungsschäden ist auch eine Ganzkörpermassage mit entsprechenden gymnastischen Übungen angezeigt. Ein Dysfunktionsyndrom der Kaumuskulatur kann von zahnärztlicher Seite nicht erfolgreich behandelt werden, wenn ursächlich die Beschwerden von der Halswirbelsäule bzw. der Hals- und Nackenmuskula-

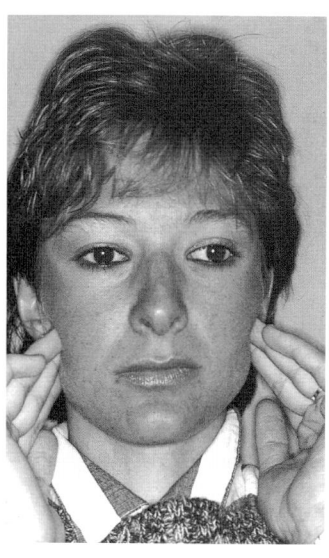

Abb. 124   Bilaterale Selbstmassage des M. masseter und im weiteren des M. temporalis bei Muskelverspannungen in diesem Gebiet

tur ausgehen. Daraus wird auch deutlich, daß ohne eine Gesamtbetrachtung und eine gegenseitige Zusammenarbeit zwischen Orthopädie, Physiotherapie und Zahnmedizin eine erfolgreiche Funktionstherapie in manchen/vielen Fällen nicht möglich ist.

Eine *Selbstmassage* ist bei Muskelschmerzen und Verspannungen der Kaumuskulatur indiziert [115, 319].

Dem Patienten ist im allgemeinen eine Oberflächenmassage oder leichte Tiefenmassage als Selbstmassage zu empfehlen. Eine Tiefenmassage mit manueller Muskelstreckung gehört in professionelle Hand.

Die Kaumuskeln, M. temporalis, M. masseter, Ansatz des M. pterygoideus medialis, eventuell kraniale Kopf- und Nackenmuskulatur und M. sternocleidomastoideus werden ca. 3–10 Minuten systematisch massiert. Dabei sitzt der Patient aufrecht in leicht gebeugter Haltung, um die Muskulatur nicht zu strecken und bearbeitet gleichmäßig bimanuell die genannten Muskelgruppen (Abb. 124). Es sollte wie in der professionellen Massage vorgegangen werden: Wärmeapplikation, Streichungen, Friktion, eventuell Stretching, abschließend Streichungen. Der Patient sollte bei der Massage nur leichten Druck ausüben und keinen bzw. nur geringen Schmerz empfinden.

Besonders zu Beginn einer Verspannungserscheinung nach hoher psychischer und physischer Belastung (Autofahren, Prüfungen, usw.) und parafunktioneller Tätigkeit (Knirschen und Pressen) ist es ratsam, die Muskeln in der aufgezeigten Art zu massieren.

Nehmen die Schmerzempfindungen während oder nach der Massage zu, sollte sie in jedem Fall abgesetzt und dies dem Behandler mitgeteilt werden. Bei akuter Myositis, Weichteilrheumatismus und Hypertonizität ist in der Regel eine Zunahme der Schmerzempfindung zu beobachten [162]!

Durch eine Selbstmassage können Muskelverspannungen mit gutem Erfolg behandelt werden, sie sollte fester Bestandteil einer initialen symptomatischen Therapie sein.

3.1.3.3   Bewegungstherapie (Gymnastik)

Bewegungsübungen des Unterkiefers und des Kopfes gehören mit zur initialen und kausalen Therapie bei kraniomandibulären, kraniozervikalen Funktionsstörungen, wie myogene Verkrampfungen, arthrogene und zervikale Bewegungseinschränkungen und Fehlstellungen [115].

Auch differentialdiagnostisch haben Bewegungsübungen Bedeutung. Bei mehr myogenem Schmerzgeschehen sollte es zu einer Besserung kommen, während bei mehr arthrogener Ursache, z. B. der Arthrose, es eher zur Verstärkung des Symptombildes kommen kann.

Außerdem haben Bewegungsübungen das Ziel, hypotone Muskelgruppen zu stärken und hypertone zu schwächen, um ein harmonisches Zusammenspiel in der Funktion herzustellen. Hierfür können reine Bewegungsübungen, aber auch isometrische und isotonische Spannungsübungen, die entweder vom Patienten selbst ausgeführt werden oder unter Führung des Behandlers erfolgen, empfohlen werden [7, 14, 35, 66, 67, 77, 78, 115, 129, 252, 296, 358].

Aktive Bewegungsübungen bei myogener Symptomatik

Bei myogenen Erkrankungen, wie Myositis und Tendomyositis (durch Überlastung), sind Lockerungsübungen anzuraten.

Ausschütteln des Unterkiefers bei leicht kreisenden Bewegungen ca. 10mal können vom Patienten mehrmals am Tage ausgeführt werden. Verstärkt sich das Symptombild, muß eine genaue Kiefergelenkdiagnostik durchgeführt werden.

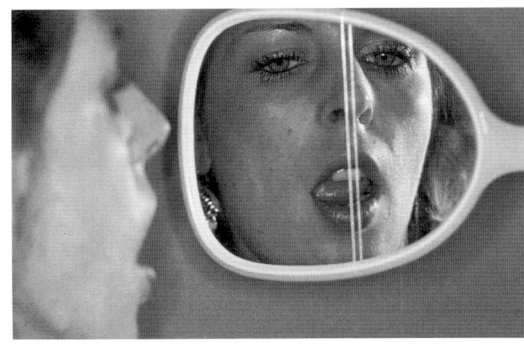

Abb. 125   Aktive Mundöffnungsübungen bei bestehenden Limitationen und Deviationen. Der Patient läßt mehrmals den Unterkieferinzisalpunkt am über den Spiegel gespannten Faden entlanglaufen, um eine geradlinige Mundöffnung einzuüben

Bei muskulären Diskoordinationen sind Bewegungsübungen durch geradlinige Mundöffnung unter subjektiver Kontrolle anzuraten [317]. Diese sollten 3mal am Tag wiederholt werden. Hilfreich hierzu ist es, einen Faden auf einem Spiegel zu befestigen und unter Sichtkontrolle den Inzisalpunkt am Faden entlanglaufen zu lassen (Abb. 125).

Bei arthrogen verursachten Diskoordinationen (Deviation, Deflexion) sollten solche Übungen nur dann ausgeführt werden, wenn sichergestellt ist, daß keine partielle oder totale anterior-mediale Diskusverlagerung vorliegt. Bei einer latent vorliegenden partiellen anterior-medialen Diskusverlagerung kann es durch diese Übungen zu einer vollständigen Verlagerung kommen, was mit einer akuten Einschränkung der Mundöffnung verbunden sein kann (s. arthrogene Limitation, S. 87).

Bei muskulären Limitationen werden Mundöffnungsübungen empfohlen, bei welchen der Patient aktiv versucht den Mund weiter zu öffnen. Die Grenzposition sollte mehrmals erreicht werden und die Schneidekantendistanz sich dabei kontinuierlich erhöhen. Die Bewegung kann dabei immer durch die Zunge unterstützt werden (s. Zungenübungen S. 169). Eine Kontrolle über den Erfolg dieser Übungen mit einem Zentimetermaß ist in jedem Fall anzuraten. Diese Übungen führen zu einer aktiven Streckung der Muskelfasern und sind der passiven Dehnung (manuelle Mobilisierung) vorzuziehen.

Treten bei diesen Übungen stechende Gelenkschmerzen auf, ist an eine anterior-mediale Diskusverlagerung oder an eine primäre oder sekundäre strukturelle Gelenkerkrankung zu denken, und die Übungen sollten eingestellt werden. In diesen Fällen empfiehlt sich eine erweiterte Kiefergelenkdiagnostik zur Abklärung.

Isotonische Spannungsübungen

Isotonische Spannungs- bzw. Bewegungsübungen dienen der Herstellung eines gleichförmigen Bewegungsmusters bei Unterkieferbewegungen, dabei sollen hyperaktive Muskeln geschwächt, hypoaktive gestärkt werden. Wird bei einem Bewegungsmuster Öffnungsbewegung/Schließbewegung eine Diskoordination festgestellt, die rein muskulär verursacht wird, so ist es durch ein Bewegungstraining möglich, daß harmonische Muster gelernt werden. Diese Methode der Muskelstimulierung durch Bewegungstraining geht auf die myofunktionelle Therapie [107, 108, 115, 316, 317] zurück und wird nach den gleichen Anweisungen durchgeführt. Dies trifft auch für isometrische Spannungübungen zu (s. unten). Wird bei einem Patienten ein pathologisches Bewegungsmuster festgestellt, so werden ihm die Fehlfunktion und Auswirkung auf die kraniomandibuläre Funktion, z. B. Fehlstellungen des Unterkiefers, der Zähne und Zahngruppen, erklärt. Anschließend wird unter direkter Anleitung das normale Bewegungsmuster vor einem Spiegel geübt, wobei dies in extremer, sehr bewußter Art ausgeführt werden kann. Der Patient wird nun angewiesen, dieses Bewegungsmuster täglich mindestens 1mal für ca. 1–3 Minuten vor dem Spiegel zu üben. In 1- bis 4wöchigen Kontrollsitzungen werden die Fortschritte kontrolliert und eventuelle Korrekturen besprochen und eingeübt. In 1/4 bis 1/2 Jahr kann es bei regelmäßiger Übung gelingen, ein eingefahrenes Muster in eine harmonische Bewegungsfunktion umzuwandeln.

Isometrische Spannungsübungen

Isometrische Spannungsübungen dienen der Aktivierung hypoaktiver Muskelgruppen durch Bewegungen gegen Widerstand [115, 316, 317] und sind dem isometrischen Krafttraining »body building« gleichzusetzen. Durch dieses Training erreicht man in der Regel eine schnellere Zunahme des Muskelumfangs als beim isotonischen Training [281], wobei die Höhe der Reizschwelle, die Dauer der Kraftentwicklung und die Zeit der Ruhe entscheidende Rollen spielen. So reichen fünf Kontraktionen pro Tag aus, eine Zunahme des Muskelumfangs zu erzielen, wenn die Kraftentwicklung ca. 60–70% der Maximalkraft und die Trainigszeit 20–30% der maximalen Haltezeit beträgt [281].

Werden im kraniomandibulären System hypoaktive Muskelgruppen angetroffen, so können sie durch ein isometrisches Training aktiviert werden. Sind z. B. die Elevatoren hypoaktiv, so wird der Patient angewiesen, mehrmals täglich mit mittlerer bis starker Kraft für ca. 5–10 Sekunden 3–5mal täglich gegen einen Widerstand, Handballen, Finger, Taschentuch, zu schließen. Sind die Protraktoren hypoaktiv, sollte er in gleicher Weise gegen den

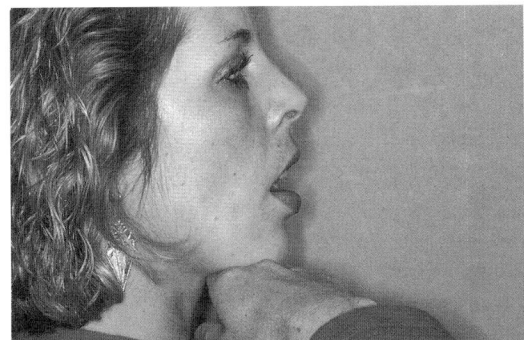

Abb. 126   Isometrische Mundöffnungs-
übung gegen Widerstand zur Aktivierung
der Protraktoren und supra- wie infra-
hyalen Muskulatur

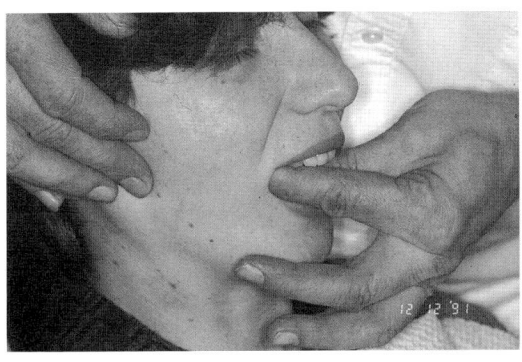

Abb. 127   Spreizgriff zur passiven
Mobilisierung des Unterkiefers
bei bestehenden myogenen und
arthrogenen Limitationen. Mit der anderen Hand wird das Gelenk getastet,
um den Bewegungsspielraum im Gelenk zu kontrollieren

Widerstand der Hand den Mund öffnen (Abb. 126). Dieses Beispiel läßt sich für alle Muskelgruppen, die Retraktoren und Laterotraktoren, beliebig erweitern. Voraussetzung für
eine effektive Stimulierung ist, daß der Patient die Übung über längere Zeit kontinuierlich
durchführt und durch ein Erhaltungstraining, das nur einmal am Tag ausgeführt wird, aufrechterhält.

Passive Bewegungsübungen bei myogener Symptomatik

Passive Bewegungsübungen des Behandlers können bei Kontrakturen der Muskulatur
(Muskelhartspann) die zu einer Bewegungseinschränkung geführt haben, indiziert sein
[162]. Im allgemeinen werden passive Bewegungsübungen mit einer manuellen Mobilisierung (Muskelstreckung, s. oben) verbunden und nach dieser die eingeschränkte Bewegung
passiv über den Spreizgriff, den »umgekehrten Hippokratesgriff« geführt und kontrolliert
(Abb. 127). Der Patient wird bis zur nächsten Sitzung angewiesen, aktive Bewegungsübungen auszuführen, um das Behandlungsergebnis zu sichern. Passive Mobilisierungstechniken sind immer dann gerechtfertigt, wenn der Patient aufgrund eines Schmerzge-
schehens nicht in der Lage ist, aktive Bewegungsübungen auszuführen. Sie sollten einmal
wöchentlich für ca. 5–10 Minuten durchgeführt werden. Dies kann durch den Zahnarzt
oder den Physiotherapeuten erfolgen. Eine Vorbehandlung zur Entspannung der Muskulatur ist immer anzuraten, da dadurch eine Mobilisierung der Muskulatur besser gelingt.

Aktive Bewegungsübungen bei arthrogener Symptomatik

Aktive Bewegungsübungen durch den Patienten können bei Limitationen der Kiefergelenkbewegung, bei bestehenden Fibrosierungen, strukturellen Veränderungen und zur Reposition eines partiell oder total nach anterior-medial verlagerten Diskus in habitueller Interkuspidation sowie bei Hypermobilität empfohlen werden. Bei Hypomobilität ist es entsprechend der Erkrankung das Ziel, ein normales Bewegungsspiel im Kiefergelenk herzustellen, bei Hypermobilität den Bewegungsbereich zu begrenzen.

Aktive Mundöffnungsübungen können bei einer Limitation der Kiefergelenkbewegung durch Fibrosierungen oder strukturelle Veränderungen – eine intrakapsuläre Verlagerung ist ausgeschlossen – mehrmals am Tage ausgeführt werden. Diese Übungen können manuell durch den Spreizgriff unterstützt (Abb. 128) werden. Die ansetzende Kraft ist im *Molarengebiet* im Sinne eines Dehngriffes einzusetzen (Abb. 127).

Eine Anwendung von Spreizschrauben und sonstigen Hilfsmitteln ist bei einer Pseudarthrose indiziert und gehört in die Hand des Kieferchirurgen. Ein nicht indizierter Einsatz kann zu massiven Veränderungen an den artikulierenden Strukturen führen und zur Verschlechterung des Krankheitsbildes beitragen [162]. In der Funktionstherapie werden keine Spreizschrauben oder ähnliche Geräte benötigt!

Wippübungen können zur Lösung von Fibrosierungen, zur Erhöhung der Gelenkmobilität bei Strukturveränderungen und bei Kapselkontrakturen mit und ohne Spatel empfohlen werden.

Der Patient legt sich einseitig (auf der Seite des betroffenen Gelenks) oder beidseitig einen oder mehrere Spatel in den Bereich der Molaren und schließt leicht. Mit der rechten oder linken Hand wird der Kopf stabilisiert, mit der anderen Hand das Kinn (Abb. 129). Nun werden wippende Unterkieferbewegungen ausgeführt mit dem Ziel, die Frontzähne scheinbar in Kontakt zu bekommen! Dabei kann eine leichte Spannung im Gelenk zu spüren sein. Tritt Schmerz bei dieser Übung auf, sollte sie unterbrochen werden. Nach zehn Wippübungen wird der Mund soweit wie möglich geöffnet und die Werte zwischen den Interinzisalkanten gemessen. Im Laufe der Übungen, die 3mal täglich 10–20mal durchgeführt werden sollten, sollte sich die Mundöffnung spürbar erhöhen.

Diese Wippübung kann auch bei Kiefergelenkkompression mit totaler anterior-medialer Diskusverlagerung empfohlen werden. Sie dient dann dazu, die Gelenkkapsel zu dehnen, um anschließend eine Diskusreposition einzuleiten. Nach den Wippübungen sind immer Mundöffnungsbewegungen nach folgender Regel durchzuführen: Der Patient legt die Zungenspitze an die unteren Frontzähne und öffnet den Mund unter Zungendruck ohne sonderliche Kraftausübung 1–10mal (Abb. 130). Bei dieser Bewegung können sich Gelenkgeräusche einstellen. Gelenkknacken zeigt die Reposition des Kondylus zum Diskus an. somit ist ein Knacken ein positives Zeichen, worüber der Patient aufgeklärt werde muß, da er sonst beim Eintreten von Gelenkgeräuschen die Übung unterbricht und sie für ein krankhaftes Symptom hält. Wipp- und Mundöffnungsübungen zur Selbstreposition des Kondylus im Diskus lösen sich während der Übung ab.

Aktive Mundöffnungsübungen können auch allein bei totaler anterior-medialer Diskusverlagerung durchgeführt werden. Sie sind dann 3mal täglich in der aufgezeigten Weise 10–20mal zu wiederholen. Auch hier muß der Patient darüber aufgeklärt werden, daß sich während der Übungen plötzlich ein Gelenkknacken einstellen kann.

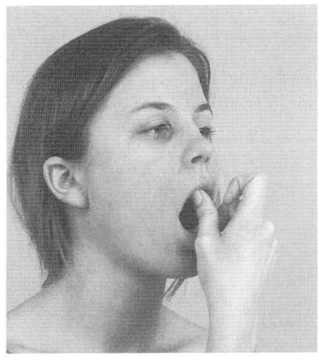
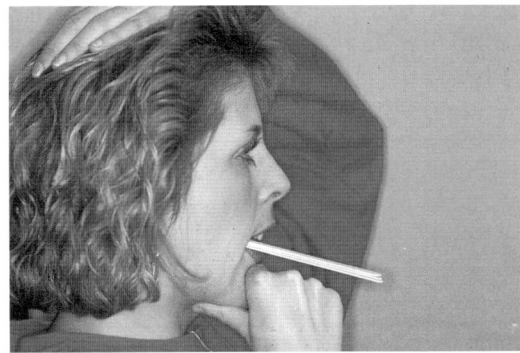

Abb. 128   Abb. 129

Abb. 128   Griffhaltung zur aktiven Mobilisierung bei bestehender Limitation der Unterkieferbewegung

Abb. 129   Wipp-Übung mit im Molarengebiet eingelegten Spateln zur Distraktion des Kiefergelenks bei Kiefergelenkkompression. Mit der linken Hand wird der Kopf stabilisiert, während mit der rechten Hand rhythmische Bewegungen ausgeübt werden, um die Frontzähne in Kontakt zu bringen. Dadurch wird das Kiefergelenk distrahiert, die Kapsel gedehnt und Fibrosierungen im Gelenk gelöst

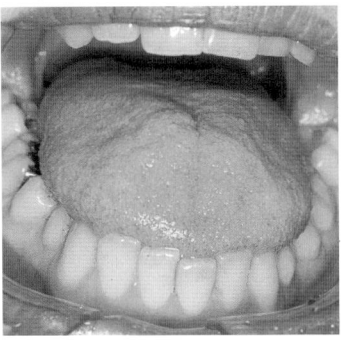

Abb. 130   Zungenübung zur Mobilisierung der Kiefergelenkbewegung. Der Patient legt die Zunge an die unteren Frontzähne und öffnet unter Druck den Unterkiefer. Besonders indiziert bei bestehenden Fibrosierungen und Kapselkontrakturen. Vorsicht bei anterior-medialer Diskusverlagerung in habitueller Interkuspidation, weil durch diese Übungen der Diskus weiter nach anterior durch Überdehnung des posterioren Bandapparates geführt werden kann

Nach *Kraus* [206] kann durch diese Mundöffnungsbewegung eine Reposition des Kondylus im Diskus ohne Schienentherapie erreicht werden, was eigenen klinischen Erfahrungen nicht entspricht. Vielmehr kann bei einer totalen anterior-medialen Diskusverlagerung, die ausschließlich durch aktive Mundöffnungsübungen behandelt wurde, beobachtet werden, daß die Mundöffnung zwar kontinuierlich bis auf Werte von ca. 38 mm ansteigt, es aber in der Regel nicht zu einer Reposition des Kondylus im Diskus kommt. Die Zunahme der Mundöffnung ist somit nicht auf eine Reposition, sondern auf eine weitere Überdehnung der bilaminären Zone zurückzuführen. Da die vektorielle Kraftwirkung bei dieser Übung nach ventral-kranial gerichtet ist, führt der Kondylus den Diskus eher in der pathologischen Position mit nach vorne als sich zu reponieren. Es ist deshalb günstiger, eine Reposition durch eine Positionierungsschiene herzustellen und die aufgezeigten Übungen als unterstützende Maßnahmen einzusetzen.

Gerade wenn ein Patient die Schienenposition muskulär nicht akzeptiert und sie in einem retralen Funktionsmuster verbleibt, sind diese Übungen zu empfehlen, dann können sie helfen die Schienenposition zu programmieren.

In der kraniomandibulären Physiotherapie ist immer mehr mit aktiven als mit passiven Kräften zu arbeiten. Es ist dabei aber darauf zu achten, daß die Wirkung der aktiven Übungen in Richtung einer physiologischen Bewegung erfolgt. Bewegungsmuster, die in Richtung der Pathologie wirken, müssen vermieden und umprogrammiert werden. Auch die Regenerationsbereitschaft der Muskulatur und der Kiefergelenke muß in diese Überlegungen einbezogen werden. Aus diesem Grunde sind Bewegungsübungen gleichmäßig, mit mittlerer Kraft und über längere Zeit durchzuführen. Auch sollten dem Patienten nur eine oder zwei Übungen, die er mindestens einmal täglich für drei Minuten übt, empfohlen werden. Eine zeitliche Verbindung, z. B. mit dem Zähneputzen, kann helfen die Übungen kontinuierlich durchzuführen.

Passive Bewegungsübungen bei arthrogener Symptomatik

Passive Bewegungsübungen sind bei Kiefergelenkkompression, Fibrosierungen, strukturellen Veränderungen und Kontrakturen der Kapsel durch den Behandler oder Physiotherapeuten empfehlenswert. Neben den aktiven Öffnungsübungen kann man die manuelle Dehnung über den Dehngriff (umgekehrter Hippokratesgriff) [162] durchführen.

Der Daumen einer Hand (rechter Daumen − linke Zahnreihe und umgekehrt) wird auf die Molaren gelegt, der Zeigefinger umschließt den Kieferwinkel, die übrigen Finger umgreifen den Unterkieferrand. Mit dem Zeige- oder Mittelfinger der anderen Hand, die den Kopf von dorsal umgreifen, wird das zu mobilisierende Kiefergelenk palpiert (Abb. 131). Der Patient wird aufgefordert, bei eintretenden Schmerzen eine Hand zu heben. Auch sollte er sich soweit wie möglich entspannen und den Kopf an der Kopfstütze abstützen.

Die Dehnübungen werden in wippender Art nach kaudal, kaudal-lateral durchgeführt. Während der Übung, die max. 2–5 Minuten pro Sitzung 1–2mal wöchentlich betragen sollte, wird die angewendete Kraft langsam gesteigert. Nie über die Schmerzgrenze hinaus! Nach 5–10 Dehnungen wird über die Griffhaltung der Mund passiv soweit wie möglich geöffnet und die sich einstellende Gelenkbewegung mit der anderen Hand palpiert.

Im Laufe der Behandlung sollte bei Mundöffnungsbewegungen nicht nur eine Rotationsbewegung festzustellen sein, sondern sich eine Translationsbewegung einstellen. Auch kann man während der Übung den Grad der Dehnmöglichkeit (»end feel«) und Gelenkspiel (»joint play«) bewerten.

Während der Dehnübungen können sich Kiefergelenkgeräusche, wie Krepitation und Knacken, durch sich lösende Fibrosierungen bzw. eine Reposition eines verlagerten Discus articularis einstellen.

Am Ende einer manuellen Dehnübung wird die aktive Mundöffnung durch den Inzisalkantenabstand gemessen und festgehalten. So ist es dem Behandler möglich, den Erfolg der Übung aufzuzeigen. Dadurch kann abgeschätzt werden, ob die Übungen Erfolg zeigen oder eventuell weiterführende chirurgische Maßnahmen zur Herstellung der Gelenkmobilität erwogen werden sollten.

Die manuelle Dehnung ist eine erfolgreiche Methode, wenn sie bei gegebener Indikationsstellung richtig durchgeführt wird. Sie ist keine Ad-hoc-Methode, sondern braucht sehr viel Geduld vom Patienten und Behandler. Im allgemeinen gelingt es in einer viertel- bis halbjährigen Behandlung, ein blockiertes Gelenk zu mobilisieren, es kann aber auch ein Jahr dauern. Passive Dehnübungen sollten immer durch aktive Mundöffnungsübungen

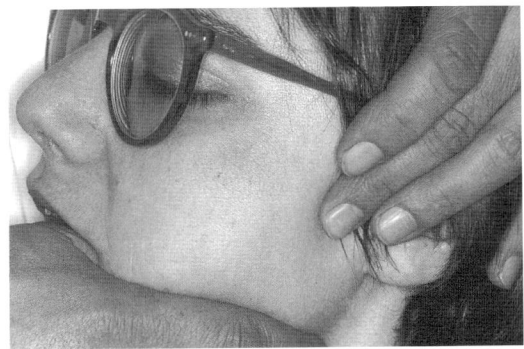

Abb. 131   Umgekehrter Hippokrates-Griff zur Reposition eines anterior-medial verlagerten Discus articularis. Der Druck wird nach kaudal, lateral und dann nach ventral ausgeführt, um den Kondylus über die dorsale Lippe des Discus articularis zu führen

unterstützt werden, die der Patient 1–3mal täglich für 3 Minuten zu Hause durchführt, wodurch der Behandlungserfolg positiv beeinflußt wird.

Bewegungsübungen bei kraniozervikaler Symptomatik

Fehlhaltungen, Verspannungen und Kontrakturen der Kopf-Hals-Schultermuskulatur mit und ohne myofaziale Schmerzen können durch Streck- und Dehnübungen zur Aufrichtung der Halswirbelsäule behandelt werden [7, 78, 79, 150, 162, 296, 314]. Dabei gilt das Prinzip, sich »gedanklich an den Haaren aus dem Sumpf zu ziehen«, um eine Aufrichtung der Wirbelsäule und eine Streckung der Muskulatur zu erzielen.

Bei Halswirbelsymptomatik im Sinne einer Aggressionshaltung (Dorsalextension) (Abb. 132), z. B. durch anstrengende Tätigkeiten wie Autofahren, kann es zur Einengung der Spinalfortsätze C0 bis C3 kommen, was zu ausstrahlenden Muskel-, Kopf- und Gesichtsschmerzen und neuralgiformen Beschwerden führen kann. *Rocabado* [296] hat für solche Fehlhaltungen einen Griff beschrieben, der die spinalen Nervaustrittskanäle öffnet, die Muskulatur in diesem Bereich streckt und die Halswirbelsäule aufrichtet, die *»12-Grad-Rotation«*. Dabei wird das Okziput mit den Fingern der rechten und linken Hand von dorso-kaudal gefaßt, der Daumen auf den Jochbogen gelegt (Abb. 133) und im Sinne einer anterioren Rotation (10–12 Grad) der Kopf nach vorne und nach kranial gedreht und gestreckt. Diese Position wird für ca. 10 Sekunden gehalten und nach einer Entspannungsphase mehrmals wiederholt.

Dieser Griff bringt bei Verspannungen im atlanto-okzipitalen Bereich eine momentan spürbare Entlastung und Entkrampfung der Muskulatur. Auch bei partiellen Diskusverlagerungen in retraler Kondylen- und damit Unterkieferstellung kann dieser Griff angewendet werden, da durch die Aufrichtung der Wirbelsäule und Anteflexion des Kopfes der Unterkiefer in eine protrusive, physiologische Position gerät und der Diskus reponiert werden kann. Der Griff nach *Rocabado* kann regelmäßig oder spontan bei Verspannungserscheinungen und Fehlstellungen der Halswirbelsäule angewendet werden.

In ähnlicher Weise kann ein Griff empfohlen werden, wobei die rechte Hand auf den Kopf, der Daumen und Zeigefinger der linken Hand an das Kinn gelegt (Abb. 134) wird. Die rechte Hand zieht den Kopf im Sinne der 12-Grad-Rotation nach vorne, während mit der linken Hand ein Druck nach dorsal ausgeübt wird. Durch diesen Griff gelingt es dem Patienten, die Wirbelsäule aufzurichten und die Halsmuskulatur zu strecken. Eine Retrallage der Kiefergelenke wird mit diesem Griff nicht beeinflußt!

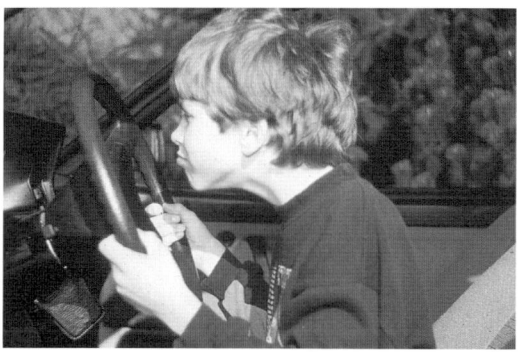

Abb. 132   Aggressionshaltung bei konzentrierten Tätigkeiten, z. B. Autofahren, die eine besondere Belastung des oberen Halswirbelabschnittes darstellen

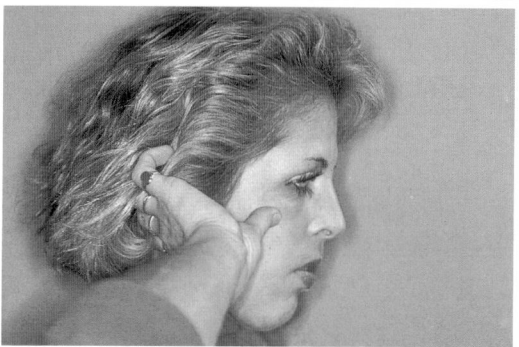

Abb. 133   Griffhaltung nach *Rocabado* [296] (12 Grad Rotation) zur Aufrichtung der Wirbelsäule und Öffnung des oberen Halswirbelbereichs

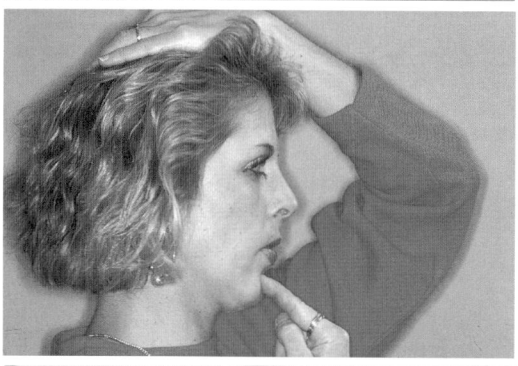

Abb. 134   Griffhaltung zur Aufrichtung der Halswirbelsäule nach *Melsen* (persönl. Mitt.). Mit der Hand auf dem Kopf wird dieser nach ventral-kranial, mit der Hand am Kinn nach anterior rotiert, wodurch es zu einer Streckung der Halswirbelsäule kommt

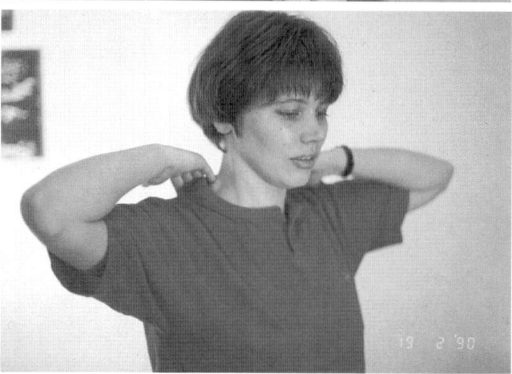

Abb. 135   Aufrichtung der Wirbelsäule durch die Griffhaltung durch *Hesse* (persönl. Mitt.). Die Hände werden bei nach vorn gestreckten Ellenbogen auf die Ansätze der Schulterblätter gelegt und unter aufbauender Spannung zur Seite geführt. Der Kopf wird dabei etwas nach anterior-kranial rotiert, wodurch es zu einer Streckung besonders im Brust- und Halswirbelsäulenbereich kommt

Eine weitere Übung, die zur Aufrichtung der Halswirbelsäule und zur Korrektur der sagittalen Kopfhaltung führt, wird von *Hesse* [162] angegeben. Diese Übung bezieht die gesamte Halswirbelsäule und den oberen thorakalen Bereich in den Streck-Aufrichtungsprozeß ein. Beide Hände werden von vorne auf die medialen Anteile der Schulterblätter oder des Okziput [77] gelegt. Anschließend werden die Arme seitwärts nach dorsal geführt und dabei der Kopf nach anterior-kranial rotiert (Abb. 135). Bei dieser Übung empfindet der Patient eine Spannung in der Schultermuskulatur und, wenn sich diese Muskulatur entspannt, eine Aufrichtung des Kopf-Schulter-Gürtels. Diese Spannung sollte für 10 Sekunden (2–3 Atemzüge) aufrechterhalten werden, um anschließend in eine aktive Entspannung mit Lockerungsübungen überzugehen. Mit Wiederholung der Übung (ca. 5mal) wird die Spannung geringer und eine bessere Haltung stellt sich ein.

Übungen im Sinne einer passiven Kranial-, Kranialrechts- und Kraniallinks-Streckung bei Halswirbelsäulensymptomatik sollten immer mit dem Orthopäden und Physiotherapeuten besprochen und erst dann ausgeführt werden.

Dieser Grundsatz gilt für alle Bewegungs- und Streckübungen, wenn ein pathologisches Geschehen (rheumatoide Arthritis, Arthrose, Osteoporose u.a.) vermutet wird [162]. Ist dies nicht der Fall, können sie uneingeschränkt zur Verbesserung der Körperhaltung Anwendung finden, um die sagittale und frontale Balance wiederherzustellen.

Der Zusammenhang, daß Fehlhaltungen und -stellungen des Körpers – des Beckens, der Wirbelsäule, des Schultergürtels und der Halswirbelsäule – myofaziale Schmerzzustände unterstützen oder sogar auslösen können, ist durch die Untersuchungen von *Kraus* [206], *Rocabado* [296], *Hesse* [162], *Cross* und *Stute* [48] nicht von der Hand zu weisen. Aus diesem Grunde ist eine kooperative Zusammenarbeit zwischen Orthopäden, Physiotherapeuten und Zahnarzt nicht nur sinnvoll, sondern oft notwendig, um eine vollständige Diagnostik und Therapie auch bei rein kraniomandibulären Dysfunktionen zu erzielen.

3.1.4 Verhaltenstherapie

Funktionelle Erkrankungen im kraniomandibulären System sind im allgemeinen Belastungserkrankungen, die durch eine Hyperaktivität der Muskulatur und durch parafunktionelle Bewegungsmuster hervorgerufen werden. Somit sind initial alle Therapiearten anwendbar, die die Aktivität der Muskulatur begrenzen oder helfen, parafunktionelle Bewegungsmuster zu erkennen und durch geeignete Maßnahmen auszuschalten bzw. in physiologische Bewegungsmuster umzuformen. Zur Verhaltenstherapie können alle Maßnahmen gezählt werden, die zur Muskelentspannung und zur Änderung eingefahrener Bewegungsmuster dienen wie:

- Entspannungsübungen
  - Feldenkrais-Übungen,
- Selbstbeobachtung,
- myofunktionelle Übungen,
- Myofeedback,
- progressive Relaxation,
- autogenes Training,
- Hypnose.

Entspannungsübungen

Zur Muskelentspannung können allgemein bekannte Techniken empfohlen werden. Sie kommen aus der allgemeinen Verhaltenstherapie und unterliegen, wie z. B. Yoga, meist fernöstlichem Einfluß.

Aus der *Feldenkrais-Methode* können zur Entspannung folgende Übungen angewendet werden [77, 78]:

• Schulter
1. Schulter soweit wie möglich hochziehen,
2. Schulter locker lassen,
3. einmal tief einatmen,
4. ausatmen und Schultern fallen lassen.
Diese Übung sollte mehrmals am Tage wiederholt werden.

• Ellenbogen
1. Finger hinter dem Kopf ineinander verschränken und Ellenbogen seitwärts halten,
2. leicht den Kopf gegen die Finger drücken,
3. Ellenbogen nach vorne drehen, bis sie aneinanderstoßen,
3. Ellenbogen zurück in die Ausgangsposition,
4. Ellenbogen etwas abwärts senken.
2mal täglich je 2–3mal.

• Halsbeugen
1. Rechte Hand an die rechte Seite des Kopfes halten,
   (keine ruckartige Bewegung, höchstens mit geringem Kraftaufwand den Kopf gegen die Hand drücken),
2. sobald maximale Beugung erreicht ist, Kopf wieder aufrichten,
3. nun linke Hand an die linke Seite und die gleiche Übung wiederholen.
2mal in jede Richtung, 2mal pro Tag.

Diese Übungen sind für den kraniomandibulären und kraniozervikalen Bereich zu empfehlen; für den gesamten Körper sei auf *Feldenkrais'* »Bewußtheit durch Bewegung« verwiesen.

Selbstbeobachtung

Diese von *Gelb* [115] und *Schulte* [316, 317] angegebene Methode dient zur Erkennung und Ausschaltung von Dysfunktionsmustern. Der Patient wird aufgefordert sich zu beobachten, um parafunktionelle Bewegungen zu erkennen. Myofaziale Hyperaktivitäten, die Muskelschmerzen nach sich ziehen, können durch diese bewußtmachende Methode gedämpft bzw. ausgeschaltet werden.

Dazu ist es notwendig, daß der Patient sich beobachtet und erkannten parafunktionellen Tätigkeiten bewußt entgegenwirkt. Seine Beobachtungen werden in einem Selbstbeobachtungsbogen (Abb. 136) eingetragen und und dienen auch der diagnostischen Auswertung.

Besonders sollte er achten auf:

• Pressen, Knirschen,
• Wangen-, Lippen-, Zungenbeißen,

Name : ——— Vorname : ——— Woche vom : ——— bis : ———

Tageszeit	Montag				Dienstag				Mittwoch				Donnerstag				Freitag				Samstag				Sonntag			
	8-12	12-18	18-22	22-7	8-12	12-18	18-22	22-7	8-12	12-18	18-22	22-7	8-12	12-18	18-22	22-7	8-12	12-18	18-22	22-7	8-12	12-18	18-22	22-7	8-12	12-18	18-22	22-7
Schmerzen																												
Aufregung Beruf																												
Privat																												
Habits Pressen																												
Knirschen																												
sonst.																												
Verspannt																												
locker																												
Urlaub																												

Bemerkung : ....

Abb. 136 Selbstbeobachtungsbogen zur Eruierung von Beschwerden, die psychischen, physischen und parafunktionellen Hintergrund haben (in Anlehnung an *Schulte* [319] und *Gelb* [155])

• Zungenpressen,
• extreme Unterkieferbewegungen, protrusiv, laterotrusiv, retrusiv,
• Fehlhaltungen der Mandibula und des Kopfes,
• andere Habits.

In der Kontrolluntersuchung nach 8–14 Tagen wird der Beobachtungsbogen ausgewertet. Dieser Termin sollte nicht überschritten werden, da die Aufforderung sich zu beobachten einer neuromuskulären Aktivierung entspricht, die zur Implizierung von Parafunktionen und Habits führen könnte. Werden Fehlfunktionen festgestellt, die ursächlich für das Beschwerdebild verantwortlich gemacht werden können, wird ein individueller Behandlungsplan zur Unterbrechung des parafunktionellen Kreislaufes ausgearbeitet.

So kann es in einigen Fällen genügen, den Patienten den Zusammenhang zwischen seinen Beschwerden und der ausgeübten Parafunktion bewußt zu machen, um eine Reflexunterbrechung zu erreichen. Andere Patienten benötigen eine »Erinnerungshilfe« in Form eines roten Klebepunktes z. B. am Arbeitsplatz, um der Parafunktion entgegenarbeiten zu können. Für andere Patienten muß ein Trainingsprogramm mit antagonistischen Bewegungsübungen zusammengestellt werden, um das gesetzte Ziel – die Parafunktion ausschalten – zu erreichen.

Über eine Selbstbeobachtung kann es somit gelingen, dem Patienten Habits oder Parafunktionen, die am Tag ausgeführt werden, bewußt zu machen und diese zu beherrschen. Schwieriger ist es, nächtliche Parafunktionen, die unbewußt ablaufen, zu unterdrücken. Nächtliche Parafunktionen können deshalb nur über ein aktives Verhaltenstraining, dem Myo- bzw. Biofeedback, beeinflußt werden. Dies ist nur in einer engen Zusammenarbeit mit einem Psychologen oder in diesen Techniken geübten Physiotherapeuten möglich (s. S. 173 ff.).

Auch bei primär arthrogenem, zervikalem, zentralnervösem und entzündlichem Schmerzgeschehen ist die Selbstbeobachtung nicht erfolgreich. Es ist differentialdiagnostisch wichtig, um die Ursache von kraniomandibulären und kraniozervikalen Schmerzphänomenen zu verifizieren.

Trotz dieser Einschränkung ist die »Selbstbeobachtung« eine anerkannte Methode, die Ursache einer funktionellen Erkrankung im kraniomandibulären System zu erkennen und zu therapieren. Nach *Schulte* [318] ist bei myofunktionellen Beschwerden psychoemotionalen Ursprungs durch Selbstbeobachtung und Selbstkontrolle in 80% der Fälle Beschwerdefreiheit zu erzielen.

Auch wenn die »Selbstbeobachtung« in diesem Lehrbuch zu den initialen Therapiemethoden gezählt wird, muß ihr kausale Wirkung zuerkannt werden.

Myofunktionelle Übungen / Therapie

Unter einer myofunktionellen Therapie versteht man die bewußte Ausschaltung von Parafunktionen und die damit verbundene Entspannung der hyperaktiven Muskulatur und ein aktives Training der antagonistischen Muskulatur. *Garliner* [108, 109] hat für kieferorthopädische Behandlungsmaßnahmen diese Therapie entwickelt, wobei der funktionstherapeutische Effekt, Zahnstellungsänderungen durch muskuläre Aktivitätsänderung zu erzielen, im Mittelpunkt der Methode steht. Garliner geht davon aus, daß jede Zahnfehlstellung ihre Ursache in einer Fehlfunktion der Muskulatur besitzt. So tritt z. B. ein frontaler Engstand dann auf, wenn die Lippenmuskulatur hyperaktiv und die Zunge hypoaktiv ist.

Wird nun die Lippenmuskulatur entspannt und die Zunge aktiv trainiert, so werden sich die Zähne entsprechend den veränderten Kraftvektoren bewegen, und der frontale Engstand wird aufgehoben. Grundlage für diese Therapie ist die Einstellung der Zähne in der »neutralen Zone«, dem kraftvektorischen Nullpunkt zwischen der Aktivität der intraoralen (Zunge) und der extraoralen (Lippe, Wange) Muskulatur.

Das gezeigte Beispiel läßt sich somit auf alle Fehlstellungen der Zähne, die ursächlich auf dieses Mißverhältnis im Aktivitätszustand zurückzuführen sind, ausdehnen. Es kann aber auch auf alle myofunktionellen Aktivitätsunterschiede zwischen intraoraler und extraoraler Muskulatur, Elevatoren und Depressoren, Protraktoren und Retraktoren, Laterotraktoren und Mediotraktoren ausgeweitet werden und ist damit Grundlage für myofunktionelle Übungen innerhalb der Funktionstherapie. Stellt man bei einem Patienten fest, daß er eine Hyperaktivität der Protraktoren besitzt, also ständig in eine protrusive Position ausweicht, so kann man durch myofunktionelles Training der Retraktoren Einfluß auf den dysfunktionellen Zustand nehmen und zur Harmonisierung in der Muskelfunktion und damit der Stellung des Unterkiefers zum Oberkiefer beitragen.

Hat man den gesicherten Verdacht, daß eine myogene oder arthrogene Funktionsstörung bzw. -erkrankung auf Hyperaktivität einer Muskelgruppe zurückzuführen ist, wird die antagonistische Muskelgruppe durch myofunktionelle Übungen in ihrem Aktivitätszustand aktiviert.

In der klinischen Praxis wird folgendermaßen vorgegangen:

1. Dem Patienten wird der Zusammenhang zwischen seiner Funktionsstörung und der Hyperaktivität der Muskelgruppe erklärt.
2. Er wird aufgefordert durch ein aktives Training dieser Fehlfunktion entgegenzuarbeiten.
3. Die Änderung des Zustandes wird durch Untersuchungen in 4wöchigem Abstand überprüft.

Der Patient führt 3mal täglich für 3–5 Minuten folgende Übungen durch:

1. Bewußtes Entspannen der hyperaktiven Muskulatur, was durch Hand- oder Fingerauflegen auf die entsprechende Muskelgruppe unterstützt werden kann.
2. Bewußte Aktivierung der antagonistischen Muskeln durch wiederholte Anspannung (isometrisches Training), z. B. Protrusionsübungen unter gezielter Zungenunterstützung.
Die Übung wird ca. 5–10 mal wiederholt.

Folgende Übungen können empfohlen werden:

1. Hyperaktivität der Retraktoren mit einer Retrallage der Kiefergelenke
   • Entspannung der Retraktoren,
   • Protrusionsübung des Unterkiefers mit Anlegen der Zunge an die Unterkieferfrontzähne.
   Die Übung wird 2–3mal täglich 10mal wiederholt.

2. Hyperaktivität der Protraktoren, verbunden mit Protrusivstellung des Unterkiefers (große IKP-RKP-Differenz)
   • Entspannung der Protraktoren,
   • Retrusionsübungen des Unterkiefers mit Anlegen der Zunge an den harten Gaumen.
   Die Übung wird 2–3mal täglich 10mal wiederholt.

3. Hyperaktivität der Laterotraktoren bei Seitwärtsverlagerung des Unterkiefers
   • Entspannung der Elevatoren,
   • Laterotrusionsübung zur Gegenseite mit Anlegen der Zunge an die Wange zu der die Übung erfolgt.
   Die Übung wird 2–3mal täglich 10mal wiederholt.

4. Hyperaktivität der Elevatoren bei Preß- und Knirschphänomenen
   • Entspannung der Elevatoren und Handauflegen (Abb. 137),
   • Öffnungsübungen unter bewußter Entspannung der Elevatoren und Anlegen der Zunge an die Frontzähne.
   Die Übung wird 2–3mal täglich 10mal wiederholt.

Alle Übungen können durch Auflegen der Hand in der zu aktivierenden Richtung im Sinne der isometrischen Übungen unterstützt werden.

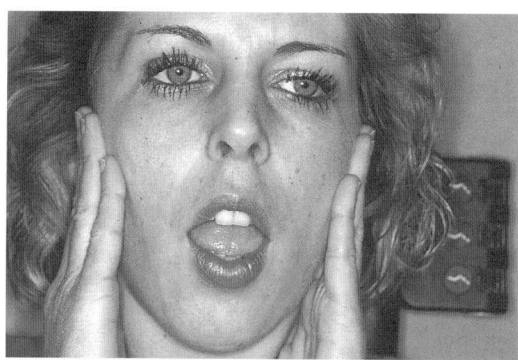

Abb. 137   Entspannungsübung der Kaumuskulatur durch Auflegen der Fingerbeeren auf den M. masseter. Bei Öffnungs- und Schließbewegungen in die habituelle Interkuspidation kontrolliert der Patient die Muskelaktivität und versucht beim Schließen in die habituelle Interkuspidation die Muskulatur bewußt zu entspannen

Diese Übungen können auch bei Kiefergelenkbewegungseinschränkungen und -verlagerungen empfohlen werden. Voraussetzung ist, daß keine totale anterior-mediale Diskusverlagerung in habitueller Interkuspidation vorliegt! Ist eine Selbstreponierung vorhanden, können besonders die Übungen 1, 3 und 4 empfohlen werden (s. Kiefergelenktherapie, S. 199).

5. Hyperaktivität der Zungenmuskulatur mit Preßphänomenen gegen die Oberkiefer- und Unterkieferfront
   • Entspannung der Zunge durch Einlegen in den Mundboden,
   • Anspannung der Lippen und Wangen.
   Die Übung wird 2–3mal täglich 10–20mal wiederholt.

6. Hyperaktivität der Lippenmuskulatur (meistens ist die Unterlippe betroffen)
   • Entspannung der Lippenmuskulatur durch Auflegen des Fingers auf die Unterlippe,
   • Anpressen der Zunge an die Frontzähne.
   Die Übung wird 2–3mal täglich 10–20mal wiederholt.

Diese Beispiele ließen sich mühelos erweitern und auf viele individuelle Gewohnheiten ausdehnen. Myofunktionelle Übungen sind somit individuelle aktive Hilfsmittel, funktionelle Störungen der orofazialen Muskulatur auszugleichen. Sie setzen eine gute Beobachtungsgabe des Therapeuten voraus und bedürfen, um erfolgreich zu sein, der aktiven Mitarbeit des Patienten. Ein in der Funktionstherapie nicht zu vernachlässigender Aspekt!

Biofeedback (Myofeedback)

Biofeedback ist eine psychologische Methode, die sich Rückkoppelungsmechanismen bedient, um mit Hilfe akustischer oder optischer Reize dem Patienten den Zusammenhang zwischen hoher Muskelaktivität und entsprechenden Symptomen bewußtzumachen und damit aktiv einem Fehlverhalten entgegenzusteuern [*Wiener* in 168].

Aus funktionstherapeutischer Sicht wird es in gleicher Weise dafür genutzt, den Zusammenhang zwischen myofazialen Schmerzen und hoher Muskelaktivität, durch Pressen und Knirschen, dem Patienten aufzuzeigen und mit ihm zu trainieren, die Muskelaktivität zu senken [252]. Man bedient sich dabei der Elektromyographie. Mit Oberflächenelektroden und kleinen Verstärkern, die die elektromyographische Aktivität registrieren und das Aktivitätsniveau optisch oder akustisch für den Patienten darstellen, kann der Patient sehen oder hören, wie das Aktivitätsniveau beim Knirschen oder Pressen zunimmt und bei längerer Ausübung Schmerzen entstehen [56, 263]. In einem individuell festgelegten Trainingsprogramm unter psychotherapeutischer Aufsicht, aber auch im Heimtraining (hierzu bekommt der Patient ein entsprechendes Biofeedbackgerät mit nach Hause), kann der Patient lernen, seine Muskelaktivität zu beherrschen und Parafunktionen zu begrenzen bzw. sein Verhaltensmuster vollständig zu ändern.

Für dieses Training klebt sich der Patient beidseitig die Oberflächenelektroden auf den M. masseter superficialis (Abb. 138) (bei manchen Geräten wird auch die Temporalisaktivität mit aufgezeichnet) und beobachtet über die Signalanzeige, die in ihrem Level individuell eingestellt werden kann, die Höhe seiner Muskelaktivität. Durch wiederholte Spannungs-

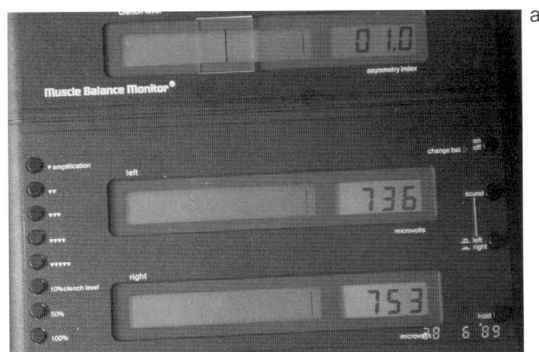
a

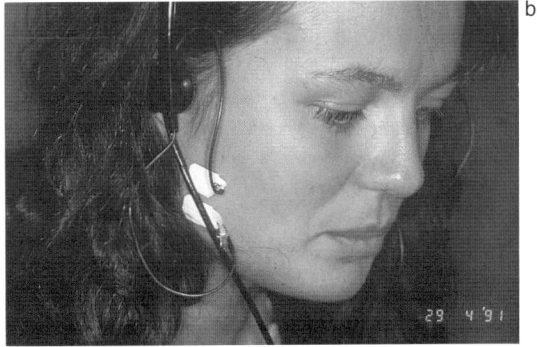
b

Abb. 138   Myofeedback mit Hilfe des Muskelbalancemonitors zur Entspannung der Muskulatur. Elektroden, die auf den M. masseter beidseitig aufgebracht werden, übertragen das Summenaktionspotential auf einen Elektromyographen. Über LCD-Anzeigen oder optische wie akustische Signale kann der Patient die Höhe der elektromyographischen Aktivität erkennen und bewußt auf ihre Senkung Einfluß nehmen

und Entspannungsübungen wird versucht, bewußt Einfluß auf die Aktivität der Muskulatur zu nehmen. Im zweiten Schritt wird versucht, das Aktivitätsniveau in individuellen Schritten auf ein normales Niveau zu führen. In den Geräten (Muscle Balance Monitor, u.a.) sind hierfür akustische Signale eingebaut, die dann zu hören sind, wenn die Muskelaktivität einen eingestellten Schwellenwert übersteigt. Der Patient kann beim Ertönen des Tons bewußt auf seine Muskelaktivität einwirken. Diese Geräte eignen sich im Prinzip auch zur Ausschaltung nächtlicher Parafunktionen, da bei Ausübung von Knirsch- und Preßphänomenen der Patient geweckt wird. Nach *Hesse* [162] hat sich das Myofeedback zur Ausschaltung nächtlicher Parafunktionen klinisch jedoch nicht bewährt, da zum einen die Elektroden während des Schlafens ihren Halt verlieren und zum anderen die Patienten sich an das Signal gewöhnen und »munter weiter knirschen«. Besser ist es demzufolge, unter klinischer Kontrolle zu lernen, die Muskelaktivität zu begrenzen und Parafunktionen zu vermeiden.

Ein Biofeedback-Training sollte vom Patienten wöchentlich mindestens 1–2mal für 15–30 Minuten durchgeführt werden. Die Therapiedauer beträgt bei ambulanter Behandlung 4–6 Wochen. Wird dem Patienten ein Biofeedback-Gerät zum Heimtraining mitgegeben, so sollte er täglich 10–20 Minuten üben. Auch hier ist der minimale Behandlungszeitraum mit 4–6 Wochen anzusetzen und regelmäßig zu wiederholen.

Hauptsächliches Indikationsgebiet des Myofeedback sind die Masseterhypertrophie, chronische Muskelverspannungen und parafunktionell verursachte Muskelfunktionsstörungen. Nach *Hansson* et al. [150], *Hesse* [162], *Müller* [263], *Adler* [2] ist die Biofeedbackmethode bei parafunktionellen Myopathien in 80% der Fälle in der Lage, Beschwerdefreiheit zu erzielen und die parafunktionelle Tätigkeit stark zu beschränken. Auch hier ist der Behandlungserfolg weitgehend von der Mitarbeit des Patienten abhängig.

Progressive Relaxation

Die progressive Relaxation nach *Jacobsen* [175] hat das Ziel einer aktiven Muskelentspannung über das Training von »Spannung und Entspannung« zu erzielen. Der Patient lernt in einer ruhigen Atmosphäre bestimmte Muskeln isometrisch anzuspannen und nach einer kurzen Haltezeit (5–10 sec) wieder zu lockern. Dieses Training kann unter Anleitung und anschließend in Eigentherapie durchgeführt werden. Der Patient muß dabei lernen, den Muskel bewußt zu fühlen, seinen Spannungszustand zu erleben und ihn anschließend zu entspannen. Isometrische und isotonische Anspannungen des Muskels helfen dabei, ein Gefühl für den einzelnen Muskel und bei Ganzkörpertherapie für alle Muskeln zu erhalten. Diese Übungen können somit auch für die Kaumuskulatur angewendet werden und führen, wenn sie konsequent durchgeführt werden, zu einer Senkung des Aktivitätszustandes. Ein nach *Jacobsen* [175] durchgeführtes Training dauert ca 30–60 Minuten. Speziell für die Kaumuskulatur kann man das Programm auf 5–10 Minuten begrenzen. Vor Phasen hoher Muskelaktivität, z. B. nächtlichem Bruxismus, sollte das Training regelmäßig vor dem Zu-Bett-Gehen ausgeführt werden. Der Patient setzt sich in Kutscherstellung hin oder legt sich ins Bett, und nach einer kurzen Entspannungsphase werden der M. masseter und M. temporalis isometrisch angespannt, man muß »fest auf die Zähne beißen«. Anschließend folgt der Versuch, die Muskeln vollständig zu lockern. Diese Spannungs- und Entspannungsübung wird mehrmals wiederholt und in der Lockerungsphase beendet. Dadurch soll erreicht werden, daß dieser Reflexkreis gespeichert bleibt. Diese Übung kann auch für die Protraktoren und Laterotraktoren angewendet werden, indem der Unterkiefer mit maximaler Kraft protrudiert oder seitwärts geführt wird und anschließend Lockerungsübungen ausgeübt werden.

Die progressive Relaxation ist eine einfache Methode einer bewußten Entspannungstherapie und kann sowohl bei nächtlichem Bruxismus als auch bei Masseterhypertrophie uneingeschränkt empfohlen werden. Der Erfolg dieses Trainings ist weitgehend von der Mitarbeit des Patienten abhängig.

Autogenes Training

Das autogene Training nach *Schultz* [321] ist eine Methode, das vegetative Nervensystem zu beeinflussen, mit dem Ziel, beruhigend, aktivitätsmindernd auf dieses System einzuwirken. Der Patient lernt diese Autosuggestion in mehreren professionell kontrollierten Gruppen- oder Einzelsitzungen und muß sie dann selbst regelmäßig 1–2mal wöchentlich wiederholen. Im autogenen Training arbeitet man mit der Wahrnehmung des Körpergefühls: Beine, Arme, Bauch, Herz, Atmung, Kopf usw. (vom Peripheren zum Zentralen) und der Suggestion von Wärme und Schwere [205].

Um diese Wirkung zu erreichen, setzt sich der Patient entspannt in Kutscherstellung oder legt sich hin, die Hände auf den Knien oder neben dem Körper, senkt den Kopf und schließt die Augen. Nun kann von außen (Trainer) oder von innen (Patient spricht zu sich selbst) folgende Autosuggestion aufgebaut werden:

- Mein rechter/linker Arm (Bein) ist angenehm schwer.
- Ich bin ganz ruhig (Ruhe kommt von selbst).
- Mein rechter/linker Arm (Bein) ist angenehm warm.
- Ich bin ganz ruhig (Ruhe kommt von selbst).
- Ich atme ganz ruhig und regelmäßig.
- Es atmet in mir. (Es atmet mich.)
- Ich bin ganz ruhig, usw.

Das Aufrufen des Körpergefühls und der Ruhe wird mehrmals in rhythmischer Reihenfolge (6mal, 1mal, 2mal) wiederholt. Hat der Patient ein gewisses Maß an Ruhegefühl erzielt, wird es durch das Wärmegefühl verstärkt. Er ruft jedes Körperteil einzeln wieder auf und suggeriert Wärme und Schwere. Im fortgeschrittenen Stadium kann über Herzübungen, Sonnengeflechtsübungen, Stirnkühlübungen usw., die dem gleichen Grundprinzip unterliegen, ein hohes Maß an Entspannung und Selbstkontrolle gewonnen werden [205]. In gleichmäßiger Reihenfolge werden hierfür die einzelnen Körperteile der rechten und linken Körperhälfte aufgerufen und autosuggestiv beeinflußt. Somit bilden die Übungen von Schwere, Wärme und Atmung die Grundlage für das autogene Training. Jede Übung wird zurückgenommen, beendet, mit der Formel: »Atme fest, atme tief, Augen auf«. Für diese Übungen sollten mindestens 5–10 Minuten veranschlagt werden, sowohl für das häusliche als auch das Gruppentraining. *Kraft* [205] empfiehlt täglich zu üben, um einen dauerhaften Effekt zu erzielen, wobei im Laufe der Zeit individuelle Modifikationen eingearbeitet werden können.

Durch das autogene Training kann der Patient eine Selbstbeeinflussung mit tiefer Entspannung erzielen, innere Verkrampfungen lösen und einem Aggressionsstau entgegenwirken [205, 321].

Dieses Training ist besonders Patienten zu empfehlen, die psychoemotional sehr aktiv sind und an Verkrampfungen, Verspannungen leiden. Bei akuten Myopathien ist es eine hilfreiche Begleittherapie, um hohe Muskelaktivität abzubauen und damit die Erfolgswahrscheinlichkeit anderer Therapiemaßnahmen zu erhöhen. Das alleinige Therapiemittel bei funktionellen Störungen bzw. Erkrankungen kann und will das autogene Training nicht sein. Es kann immer empfohlen werden, wenn myofaziale Schmerzen bestehen, die ihre Ursachen in einem hohen Aktivitätsniveau der Muskulatur haben. (Weiterführende Darlegungen zum autogenen Training siehe *Schultz* [321] und *Kraft* [205]).

Abschließend sei bemerkt: Das autogene Training wird, was kaum bekannt ist, von den Krankenkassen voll getragen, und diese bieten selbst Kurse in dieser Technik an.

Hypnose

Die Hypnose ist eine psychotherapeutische Methode, Einfluß auf Erkrankungen zu nehmen, die im Unterbewußtsein ihre Ursache haben. Es handelt sich dabei um die rein geistige Beeinflussung eines seelischen oder körperlichen Zustandes. Die Hypnose bedient sich dabei der Induktion einer Trance (eines schlafähnlichen Zustandes), die das Ziel hat, das geistige, seelische und körperliche Befinden zu beeinflussen bzw. zu verändern [291].

Da die Kaumuskulatur über die Gammamotorik beeinflußt wird, die mit dem Unterbewußtsein über das limbische System via Hypothalamus verbunden ist, können psychosomatische Erkrankungen sich auch in myofazialen Schmerzzuständen äußern. Die Hypnose bedient sich dieses Weges und erreicht durch die Beeinflussung des Unterbewußseins eine Änderung im Aktivitätszustand der Muskulatur. Die Hypnose kann somit auch zur Behandlung von Myopathien, die psychosomatischen Hintergrund haben, eingesetzt werden [310]. Der Therapeut induziert einen Trancezustand und aktiviert und beeinflußt anschließend bewußt das Unterbewußtsein, um diesen therapeutischen Effekt zu erreichen.

Durch das wiederholte Aufrufen bestimmter Gefühle und Emotionen oder von Lebensstationen wird versucht, den psychosomatischen Zusammenhang für ein Fehlverhalten herauszuarbeiten. Durch Aktivierung (Verstärkung) der im Unterbewußtsein verborgenen Zusammenhänge sollen diese unterbrochen, therapiert werden. Auch ist es möglich, nachdem eine psychosomatische Beziehung erkannt wurde, durch bewußte Verhaltensänderungen des Patienten Einfluß auf die Erkrankung zu nehmen [277].

Diese Art von Hypnose, in der gezielt nach psychoemotionalen und psychosomatischen Verhaltensstörungen gesucht wird, gehört in die Hand des Psychotherapeuten (Psychologe, Psychiater). Eine enge Zusammenarbeit mit dem Zahnarzt ist dann sinnvoll, wenn bei bestehender zahnärztlicher Problematik in der Hypnose Hintergründe aufzuarbeiten sind und dadurch eine positive Beeinflussung des Beschwerdebildes erreicht wird.

Der eingangs beschriebene Zusammenhang, daß das Unterbewußtsein über die Gammamotorik mit der Muskulatur verbunden ist, eröffnet auch die Möglichkeit, die Hypnose im Sinne der Entspannungshypnose für die Behandlung von myofazialen Schmerzzuständen zu nutzen. Der Patient wird durch den Therapeuten nach den allgemeinen Regeln der Hypnose [291] in einen Trancezustand versetzt. In der Trance wird eine Beziehung zwischen Wohlbefinden bzw. Schmerz zur Entspannung der Gesamtmuskulatur oder einzelner Muskelgruppen aufgebaut. Außerdem kann auf Fehlsteuerungen zwischen vegetativen Regelgrößen (Atmung, Kreislauf) und psychosomatischem Fehlverhalten (Angst) Einfluß genommen werden. Diese positiven Zusammenhänge werden in der Hypnose in Engrammen im Unterbewußtsein abgelegt und können bei Bedarf abgerufen werden. So lernt der Patient die Beziehung zwischen Muskelverspannung und Entspannung, Muskelschmerz und Wohlbefinden kennen, und er kann bewußt durch die Selbsthypnose wie auch unbewußt bei myofazialen Schmerzerscheinungen Einfluß auf sie nehmen.

Im allgemeinen benötigt ein Therapeut zwei bis drei Hypnosesitzungen, um die gestellten Beziehungen aufzubauen. Die Tranceinduktion und die Entspannungsübungen einer Sitzung können auf Tonband aufgezeichnet und dem Patienten mitgegeben werden [310]. Nach diesen Aufzeichnungen sollte der Patient wöchentlich mindestens 2–3mal die individuelle Entspannungshypnose wiederholen, um einen dauerhaften therapeutischen Effekt zu erzielen und die erarbeiteten Engramme zu festigen.

Führt der Patient diese Übungen regelmäßig durch, kann eine deutliche Besserung des Beschwerdebildes erzielt und die Entspannungshypnose bei psychosomatisch bedingten Spannungszuständen der Kaumuskulatur als Therapiekonzept uneingeschränkt empfohlen werden [310].

Als weiterführende Literatur sind zu empfehlen: *Peter,* »Hypnose und Hypnosetherapie« [277] und *Revenstorf,* »Lehrbuch der klinischen Hypnose« [291].

Akupunktur und Akupressur

Akupunktur und Akupressur sind in der Medizin nach wie vor wissenschaftlich umstritten, da ein Beweis der Einflußnahme auf die energetischen Felder (Meridiane) bis heute noch fehlt. Die Akupunktur hat in der Zahnheilkunde, durch die Herddiagnostik [243 u.a.] bedingt, Anerkennung erfahren, aber nie allgemeine Verbreitung gefunden. In der Funktionstherapie wurden diese Verfahren bisher nur am Rande verfolgt. Man muß aber bei aller Skepsis gegenüber der Akupunktur berücksichtigen, daß die WHO die Akupunktur als Therapiemethode empfohlen hat.

Aussagen aus dem eigenen Patientengut lassen erkennen, daß bei myopathischen Beschwerden durch die Akupunktur kurzzeitig eine Beschwerdebesserung erzielt werden konnte. Somit kann die Akupunktur nicht nur zu einer initialen Therapiemethode gezählt werden, sondern vor allem als Schmerztherapie für jeden Schmerz, der nicht als Signalschmerz einer organischen Schädigung zu bewerten ist [15]. Wenn auch bisher der eindeutige wissenschaftliche Beweis nicht erbracht ist [352], ist die Akupunktur in der Funktionstherapie kraniomandibulärer Schmerzsyndrome anwendbar. Es ist in der Tat so, daß durch Reizung bestimmter Hautpunkte, sei es durch Akupunkturnadeln, Elektronadeln, Laser oder einfach durch Druck (Akupressur) eine reflektorische Entspannung und Schmerzlinderung bis zur Schmerzfreiheit erfolgt. Es ist dabei unerheblich, mit welcher Methode die Reizung der Akupunkturpunkte vorgenommen wird. Insgesamt werden ca. 750 Akupunkturpunkte angegeben, die auf bestimmten Meridianen liegen. Diese können den einzelnen Körperorganen und auch dem Kopf zugeordnet werden. Die Akupunkturpunkte, die die Schmerzen oder Mißempfindungen im kraniomandibulären, kraniozervikalen Bereich (Tab. 9) beeinflussen, liegen auf dem Dickdarm-Meridian (Di 1, Di 7, Di 19) (Abb. 139), dem Magen-Meridian (Ma 1–8) (Abb. 140), dem Dünndarm-Meridian (Dü 3, Dü 14–18) (Abb. 141), dem Blasen-Meridian (Bl 3, 10, 11) (Abb. 142), dem 3-Erwärmer-Meridian (3E 15, 17, 21) (Abb. 143), dem Gallenblasen-Meridian (Gb 1, 8, 14, 15, 20) (Abb. 144). Außerdem finden sich Akupunkturpunkte auf den Du Mai (Lenkergefäß, LG) (Abb. 145), die durch Punktur Kopf-, Nacken- und Ohrschmerzen bzw. -symptome beeinflussen. Auch für das Konzeptionsgefäß, KG (Ren-Meridian), das im Gegensatz zum LG auf der frontalen Meridianebene verläuft (Abb. 145), wird der Akupunkturpunkt KG 24 als Indikation für die Beeinflussung von Zahnschmerzen, Trigeminusneuralgien, Fazialisparese u.a. angegeben. Diese Aufzählung ließe sich für die acht außerordentlichen Meridiane noch ergänzen, da ihre Punkte mit den 12 Hauptmeridianen zusammenfallen bzw. diesen entsprechen. Bei weiterem Interesse sei auf *Stux* [352] und *Bahr* [15] verwiesen.

Tabelle 9   Akupunkturpunkte der Körpermeridiane, die bei kraniomandibulären und kraniozervikalen funktionellen Beschwerden mitbehandelt werden können

Beschwerden	Akupunkturpunkte
Zahnschmerz allg.	Gb 12, Ma 4, Gb 2, Di 1, Di 4, Ma 45 (Fernwirkung)
Zahnschmerz OK	Dü 18, 3 E 21
Zahnschmerz UK	Di 3, 3 E 20
Analgesie allg.	Ma 6, Di 4
Analgesie OK	Ma 4, Ma 8, Di 19
Analgesie UK	Ma 44 (Fernpunkt)
Kopfschmerz	LG 20, Ma 8, Gb 7 bis 10
Stirnkopfschmerz	BL 2, LG 23, LG 24, Gb 14
Nacken-Schulter-Schmerz	BL 11
HWS-Syndrom	BL 10, LG 14
Ohr-Symptome	3 E 21, Gb 2, Dü 19, 3 E 17, 3 E 19, Ma 7, LG 20
Augen-, Schläfenkopfschmerz	3 E 23
Trigeminus-Neuralgie	Di 18, LG 16, 3 E 17, BL 1, Ma 6, Ma 8, Gb 14, Dü 18
Kiefergelenk	Gb 2, Dü 18, Dü 19, 3 E 22

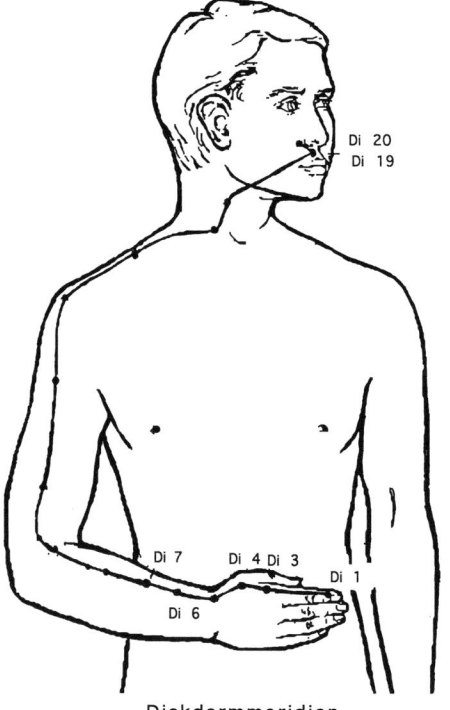

Dickdarmmeridian

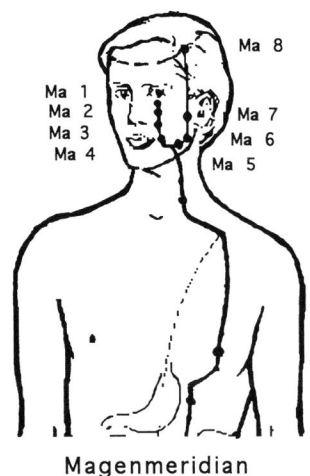

Magenmeridian

Abb. 140   Akupunkturpunkte des Magenmeridians, die bei funktionellen Erkrankungen des kraniomandibulären Systems Einfluß nehmen, wie MA 4 bei Zahnschmerzen und Analgesie im Oberkiefer, MA 6 bei Zahnschmerzen und Analgesie im Unterkiefer und MA 8 bei allgemeinen Kopfschmerzen, Neuralgien und zur Analgesie der Oberkieferfront (s. Tab. 9)

Abb. 139   Akupunkturpunkte des Dickdarmmeridians, die aus funktioneller Sicht von Bedeutung sind (in Anlehnung an *Strux* und *Bahr*) (s. Tab. 9)

Abb. 141

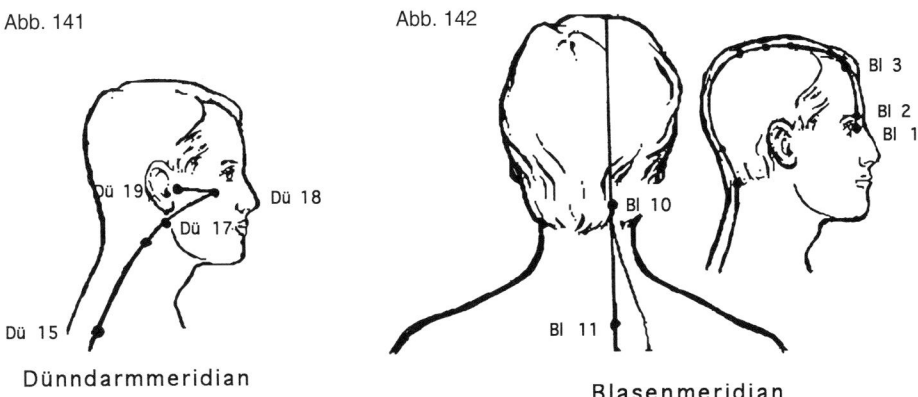

Dünndarmmeridian

Abb. 142

Blasenmeridian

Abb. 141 Akupunkturpunkte des Dünndarmmeridians, die bei funktionellen Beschwerden zur Behandlung herangezogen werden, wie Dü 18 bei Zahnschmerzen im Oberkiefer, Trigeminusneuralgien, Kieferklemme und Sinusitis maxillaris

Abb. 142 Akupunkturpunkte des Blasenmeridians, die bei Beschwerden im kraniomandibulären System behandelt werden können, wie BL 1 Sinusitis frontalis und Trigeminusneuralgien, BL 2 bei Stirnkopfschmerz, Schwindel und Sinusitis frontalis, BL 10 bei HWS-Syndromen und Okzipitalneuralgien und BL 11 bei Nacken- und Schulterschmerzen

Abb. 143

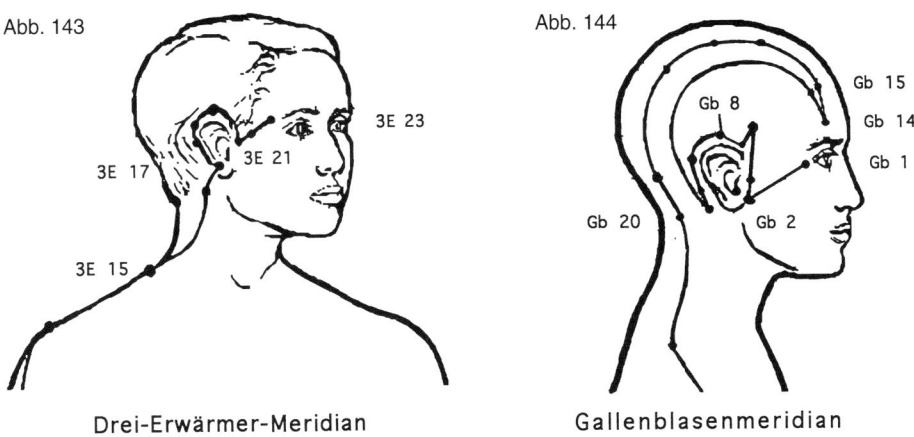

Drei-Erwärmer-Meridian

Abb. 144

Gallenblasenmeridian

Abb. 143 Akupunkturpunkte des 3-Erwärmer-Meridians 3E 23 bei Augen- und Schläfenkopfschmerzen, 3E 17 Fazialis- und Trigeminusneuralgien, wie Tinnitus, 3E 15 bei Wetterfühligkeit

Abb. 144 Akupunkturpunkte des Gallenblasenmeridians. Besondere Wirkung wird GB 2 bei Tinnitus, Kiefergelenkbeschwerden, Fazialisneuralgien und Zahnschmerzen zugesprochen und GB 14 bei Trigeminusneuralgien im oberen Bereich und Stirnkopfschmerz

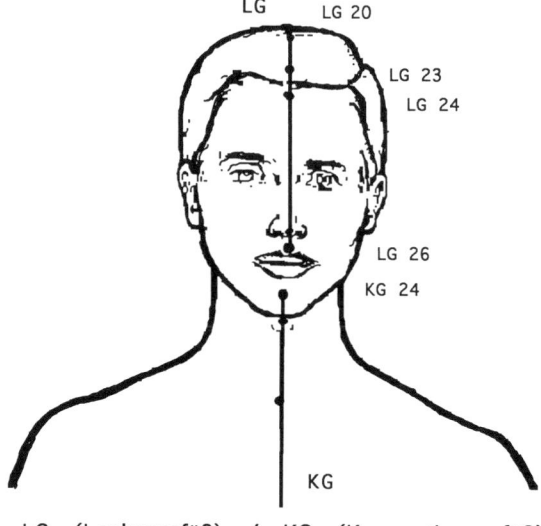

LG   (Lenkergefäß) / KG (Konzeptionsgefäß)

Abb. 145   Akupunkturpunkte, die auf dem Lenkergefäß (LG) und dem Konzeptionsgefäß (KG) liegen. Dem Punkt KG 24 wird besondere Wirkung beim Würgereiz, bei Hypersalivation und bei einer zu erzielenden Analgesie zugesprochen. Den Punkten auf dem Lenkergefäß, wie LG 20, 23 und 34 wird besondere Wirkung bei Schwindel und Kopfschmerz zuerkannt, während der LG 26 bei Ohnmacht, Kollaps, Schock zur Beeinflussung herangezogen werden kann

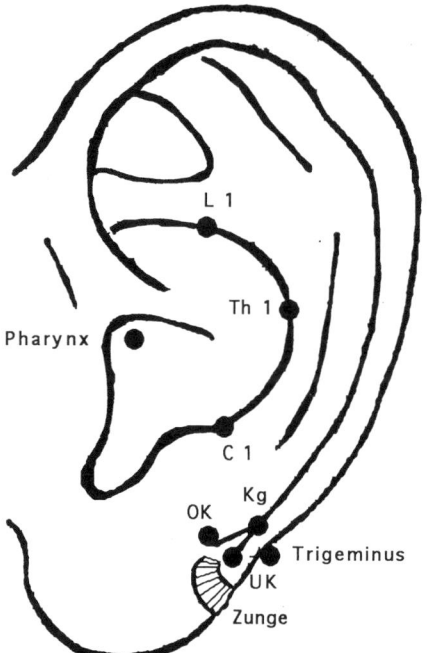

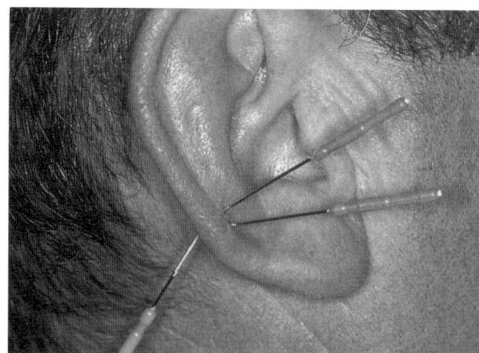

Abb. 147   Ohrakupunktur zur Beeinflussung des Kiefergelenks und der Kaumuskulatur bei einer bestehenden Limitation von 22 mm

Abb. 146   Akupunkturpunkte des Ohres nach *Bahr* [15], die zur Behandlung von kraniomandibulären und kraniozervikalen Beschwerden mitbehandelt werden. L 1 bezeichnet die Lendenwirbelsäule, TH 1 die Brustwirbelsäule, C 1 die Halswirbelsäule. Durch die Punkte KG kann das Kiefergelenk, durch die Punkte OK und UK Zahnschmerzen im betreffenden Kiefer behandelt werden

Dies betrifft auch die Extrapunkte am Kopf, die zur Behandlung von Kopfschmerzen, Zahnschmerzen und Trigeminusneuralgien herangezogen werden. Während die Akupunkturpunkte der 12 Hauptmeridiane sowohl den Methoden der Akupunktur als auch der Akupressur zur Verfügung stehen, können Akupunkturpunkte am Ohr nur durch die spezielle Technik der Ohrakupunktur behandelt werden. Das Ohr stellt dabei eine von den Körpermeridianen unabhängige Reflexzone dar, auf der sämtliche Körperorgane ihre Reflexareale besitzen. Hierbei richtet sich die Größe dieses Areals nach der Anzahl der Rezeptoren, die das entsprechende Organ besitzt [*Bahr* 15]. So werden spezielle Nadeln oder kleine Kügelchen verwendet, die auf den entsprechenden Punkt aufgeklebt werden. Letztere können durch den Patienten selbst bei einer Dauer von 3–6 Tagen mehrmals täglich (3–4mal) zur Reizung der Punkte pulsierend gedrückt werden. Dies käme einer Ohrakupressur gleich. Über Dauernadeln, die kaum sichtbar über mehrere Tage bis zu zwei Wochen im Ohr verbleiben und ebenfalls durch den Patienten stimuliert werden können, ist ein nachhaltiger Effekt zu erwarten.

Die für das kraniomandibuläre und kraniozervikale System wichtigen Ohrpunkte liegen im Ohrläppchen, Lobus auriculae und dem Antitragus (Abb. 146). Dabei liegen die sensiblen Punkte auf der Ohrvorderseite, die motorischen Punkte auf der Rückseite. So ist es z. B. möglich, bei einer schmerzhaften Muskelverspannung vorne den Schmerz und hinten den Spasmus durch Nadelung zu beeinflussen. Durch die Reizung in den beschriebenen Methoden kann eine positive Beeinflussung von Zahn-, Kopf- und Nackenschmerzen erreicht werden (Abb. 147). Während die Akupunktur, unabhängig von den Methoden (Nadelakupunktur, Elektroakupunktur, Laserakupunktur, Ohrakupunktur, Mundakupunktur), in die Hand eines Erfahrenen gehört, kann die Akupressur auch vom Patienten selbst durchgeführt werden. Die Akupressur ist somit eine gezielte Eigenmassage von Akupunkturpunkten, auch Triggerpunkten (s. Projektionsschmerzen, S. 97). Die Massage wird mit der Fingerkuppe des Mittel- oder Zeigefingers an den Akupunkturpunktbereich des Kopfes, der Hand, des Fußes oder des Rumpfes durchgeführt. Dabei wird mit kreisenden Bewegungen der Akupunkturpunkt aktiviert und in Verlaufsrichtung der Meridiane ausgestrichen. Liegen Akupunkturpunkte im Bereich der Muskeln mit knöcherner Unterlage, kann stärkerer Druck ausgeübt werden, bei weichgewebiger Unterlage und im Bereich der Nervenaustrittspunkte nur leichterer Druck.

Treten bei der Akupressur Schmerzen auf, die in Projektionsrichtung ausstrahlen, muß solange gleichmäßiger Druck ausgeübt werden, bis der Schmerz verschwindet! In der Regel dauert dies 30–60 Sekunden. In Ausnahmefällen kann es auch 2–3 Minuten betragen. Erst wenn der Patient angibt, nur noch Druck zu verspüren, ist der Akupunkturpunkt (dies trifft nicht für Ohrakupunkturpunkte zu) in Flußrichtung des Meridians, bei Triggerpunkten im Bereich der Muskulatur in Richtung des Muskelfaserverlaufs auszustreichen. Hier besteht eine Übereinstimmung zur Tiefenmassage, dem Stretching. Inwieweit die Wirkung der Akupunktur und Akupressur auf physikalischen oder auf rein psychischen Faktoren beruht, ist nach wie vor nicht geklärt. Auf keinen Fall werden durch diese Behandlung kausal funktionelle Zusammenhänge geändert. Dafür spricht auch, daß eine Therapie mit den genannten Methoden nur zeitweise (Tage, Wochen, Monate) Linderung bzw. Beschwerdefreiheit bewirkt. Trotz dieser Einschränkung kann bei chronischen oder zeitweise auftretenden Kopf-, Muskel-, Kiefergelenk- und Zahnschmerzen die Akupunktur empfohlen werden, besonders für die Patientengruppe, bei denen eine medikamentöse Therapie ausgeschlossen ist bzw. die auf initiale oder kausale Therapiearten keine Reaktion zeigen.

3.1.5   Zusammenfassung

Die Initialtherapie, die Verhaltenstherapie und die Akupunktur/Akupressur dienen in erster Linie der Schmerzbekämpfung und in zweiter Linie der differentialdiagnostischen Abklärung für die Ursache des bestehenden Beschwerdebildes. Die Verhaltenstherapie hat dabei sowohl initialen als auch kausalen Charakter, sie kann beiden Therapieformen zugerechnet werden. Alle aufgeführten Therapien können zur Schmerzbekämpfung als annähernd gleichwertig angesehen werden. Die Frage, welche therapeutische Maßnahme die höchste Erfolgswahrscheinlichkeit besitzt, kann heute noch nicht eindeutig beantwortet werden. Der Erfolg einer Initialtherapie ist nicht nur von der angewendeten Methode, sondern auch von der Art der Erkrankung, vom allgemeinen und psychischen Zustand des Patienten und seiner Mitarbeit abhängig. Deshalb muß von Fall zu Fall entschieden werden, welche Therapieart eingesetzt werden sollte. Nicht zuletzt entscheidet die Erfahrung des Therapeuten in den genannten Methoden über den Erfolg.

Bei Funktionserkrankungen im kraniomandibulären System gilt grundsätzlich, daß nach einer Initialtherapie (Schmerzbeseitigung) eine weiterführende Diagnostik und kausale Therapie erfolgen muß, um die Ursache der Beschwerden langfristig auszuschalten.

3.2   Kausaltherapie

Zur Kausaltherapie kann die Behandlung mit Medikamenten, Aufbißschienen und die Verhaltenstherapie gerechnet werden.

In der Kausaltherapie werden Behandlungsmittel verwendet, die die Möglichkeit eröffnen, das Ziel einer Therapie zu ändern, falls sich während der Behandlung andere Befunde und Symptome ergeben. Gegenüber der Initialtherapie hat die kausale Therapie aber das Ziel, die Ursache der Beschwerden auszuschalten. Sie stellt auch einen differentialdiagnostischen Zeitraum dar, in welchem die Diagnose dysfunktionelle Erkrankung bzw. Symptom überprüft und abgesichert werden kann. Nur wenn es gelingt, die primäre Ursache einer Erkrankung auszuschalten, ist es auch möglich, Symptomfreiheit zu erzielen. Durch eine spätere definitive, rekonstruktive Therapie kann der hergestellte funktionelle Zustand fixiert werden.

3.2.1   Medikamentöse Therapie

Die Verabreichung von Medikamenten nach kausalen Kriterien kann nur erfolgreich sein, wenn es sich bei der Erkrankung um ein primär entzündliches, systemisches oder endogenes Geschehen handelt und die Diagnose gesichert ist. Bei einer sekundären, dysfunktionellen Erkrankung werden Medikamente unterstützend eingesetzt, um eine Besserung des Beschwerdebildes zu erreichen. Es kann aber auch Ziel sein, die durch mikrotraumatische Effekte eingetretenen Gewebeveränderungen positiv zu beeinflussen. Es ist somit durchaus möglich, daß ausschließlich durch die Gabe von Medikamenten Beschwerdefreiheit erzielt wird. Daraus darf aber nicht geschlossen werden, daß die eigentliche funktionelle Ursache beseitigt wurde.

Erkrankungen der Weichgewebe, der Muskeln und der Gelenke, wie Tendomyositis, Myositis, Arthritis, Kapsulitis u.a., können mit Analgetika, Antiphlogistika, Antipyretika und Antirheumatika behandelt werden. Neben der Analgesie stehen antiphlogistische Wirkungen dieser Präparate im Vordergrund. Als antiphlogistische Medikamente haben sich Acetylsalicylate, Paracetamol, Diclofenac und Indometacin bewährt (s. medikamentöse Initialtherapie, S. 148).

Ein primär entzündliches Geschehen sollte immer ausgeschlossen werden, welches dann chemotherapeutisch, z. B. durch Antibiotika, angegangen werden sollte.

Auf diese Therapiemöglichkeiten soll hier nicht näher eingegangen werden, es sei auf die einschlägige Literatur verwiesen [z. B. 81, 293].

Kortikoidtherapie

In besonders schweren Fällen bei systemischen und endogenen Erkrankungen, z. B. Osteoarthrose, kann auf Kortikoide nicht verzichtet werden. Ihr Einsatz ist bei akuten Erkrankungen der Muskulatur und Gelenke nicht gerechtfertigt, da durch sie die Regenerationsbereitschaft der Gewebe abnimmt [*Laskin* in 329]. Aus diesem Grund werden auch intraartikuläre Injektionen von Glukokortikoiden (Kiefergelenk: Prednisolon ca. 5 mg und Dexamethason ca. 0,8–1 mg) zurückhaltend betrachtet. Bei chronischen Schmerzzuständen ist es günstiger, wenn auch nicht von sehr langer Wirkung, das Kiefergelenk mit lang wirksamen Anästhetika, wie Bupivacain (Marcain), zur akuten Schmerzausschaltung zu umspritzen. Die Umspritzung des zu anästhesierenden Bereiches wird mit 0,25% Bupivacain-Lösung (Carbostesin) vorgenommen. Bei 3–5 ml Lösung ist eine Schmerzausschaltung bis zu 24 Stunden möglich [359].

Bei akuten oder chronischen Muskelerkrankungen sollte man in gleicher Weise von einer intramuskulären Injektion mit Anästhetika absehen, da auch hier die Regeneration der Muskelfasern gehemmt wird und es zu abakteriellen Muskelnekrosen kommt [*Laskin* in 329]. Eine Umspritzung kann, wie oben beschrieben, zur Linderung beitragen. Neben Bupivacain kann auch Lidocainlösung 1–2% (2–3 ml) zur Anästhesie verwendet werden.

Die medikamentöse Injektion von Anästhetika oder Kortikoiden im Muskel- und Gelenkbereich sollte, wenn möglich, vom Kieferchirurgen oder Oralchirurgen unter strengsten Regeln der Asepsis durchgeführt werden. Dünne Kanülen und Einwegspritzen sind in jedem Fall Voraussetzung. Bei Kortikoidinjektionen muß man beachten, daß kein Material in den Bandapparat injiziert werden darf, da Bindegewebsnekrosen eintreten können [306]. Zur parenteralen Gabe von Medikamenten siehe medikamentöse Initialtherapie, da sie in diesem Kapitel schon ausführlich besprochen wurde.

Abschließend sei betont, daß der kausale, funktionelle Zusammenhang zur primären Erkrankungsform nur in einer engen Zusammenarbeit zwischen Funktionstherapeut und Allgemeinmediziner, Internist oder Rheumatologe zu klären ist und sich danach die medikamentöse Therapie richten wird.

3.2.2 Aufbißschienentherapie

Funktionsstörungen und -erkrankungen im kraniomandibulären System werden hauptsächlich mit Aufbißschienen therapiert. Sie sind sowohl in der initialen Therapiephase als auch in der Kausaltherapie als nicht invasive Mittel zur Behandlung anzusehen und tragen in einem Prozentsatz von 50–80%, je nach Art und Ursache der Erkrankung, zur Beschwerde- bzw. Symptomfreiheit bei [10, 28, 37, 318, 349, 352].

Eine Aufbißschiene ermöglicht es jederzeit, falls die Primärdiagnose durch andere Symptome überlagert oder falsch gestellt wurde, durch Änderung der okklusalen Kontakte auch das Therapieziel zu korrigieren.

Die Schienenart wird nach den Hauptsymptomen und Befunden ausgewählt, die in funktionellen Zusammenhang mit den bestehenden Beschwerden gebracht werden können:

- Okklusionsstörung   = dentogen
- Muskelfunktionsstörung = myogen
- Kiefergelenkstörung   = arthrogen
- Haltungsstörung   = arthrogen/myogen
- Verhaltensstörung   = psychogen
  (Parafunktion/Habits)

Der Angriffsort ist von zahnärztlicher Seite immer die Aufhebung der bestehenden Okklusion, das Ziel ist die Änderung der Muskel- und Gelenkfunktion und damit eine Neueinstellung und Harmonisierung der vertikalen und horizontalen Kieferrelation. Diese Umstellung der Kieferrelation hat auch das Ziel, neuromuskulär positiv auf Haltungs- und Verhaltensstörungen zu wirken.

Es muß deshalb nach einer Aufbißschienentherapie immer damit gerechnet werden, daß sich eine neue Unterkieferposition einstellt, die durch definitive Maßnahmen (z. B. durch Einschleifen) in die Kontaktbeziehung der Zahnreihe überführt werden muß.

In der Kausaltherapie kommen zwei Aubißbehelfe zur Anwendung:

- die Äquilibrierungsschiene,
- die Positionierungsschiene.

Die Äquilibrierungsschiene unterliegt dem Prinzip, die bestehende Okklusion der Zahnreihen aufzuheben und über die Schiene ideale okklusale Bedingungen herzustellen. Dadurch soll der Trigger für die funktionelle Erkrankung ausgeschaltet und während der Therapie erkannt und beseitigt werden. Letztendlich soll durch Einstellung einer neuen habituellen Interkuspidation eine Harmonisierung des Systems herbeigeführt werden.

Die Äquilibrierungsschiene ist indiziert bei okklusions- oder parafunktionell bedingten Dento- und Myopathien. Bei parafunktionell verursachten Dysfunktionen kann sie als Langzeitschiene (Knirscherschiene) eingesetzt werden, um die Auswirkungen der Parafunktion auf die kraniomandibulären Strukturen (Zahn, Parodontium, Muskulatur und Kiefergelenk) zu mildern, besonders dann, wenn es therapeutisch nicht gelingt, die Parafunktion auszuschalten.

Bei Arthropathien und Myoarthropathien ist die Äquilibrierungsschiene dann indiziert, wenn Stellungs- und Belastungsänderungen vorliegen, die nicht mit Strukturveränderung und intrakapsulären Verlagerungen (Diskusverlagerung) verbunden sind, so bei Ventral-, Lateral- und Retralverlagerung und bei Kiefergelenkdistraktion. Die Positionierungsschiene ist bei Arthropathien oder Myoarthropathien indiziert, wenn man bewußt die Stellung der Kiefergelenke in eine therapeutische Position (ThKP) überführen muß. Das Hauptindikationsgebiet sind somit die Diskopathien (Diskusverlagerung), Strukturveränderungen und die Kiefergelenkkompression.

Ausführung, Trageweise und Nachsorge beider Aufbißbehelfe unterscheiden sich entsprechend der Indikation und Zielsetzung und sollten vom Behandler genau beachtet werden.

3.2.2.1 Äquilibrierungsschiene

Die Äquilibrierungsschiene (auch als Michiganschiene, eingeschliffene Drum-Schiene, Relaxierungsschiene, Stabilisierungsschiene bezeichnet) hat immer zum Ziel, eine Harmonisierung zwischen Muskel-, Gelenkfunktion und der Funktion der Zahnreihen zueinander herzustellen [60, 63, 150, 168, 259, 286, 312, 329]. Über die Schienen soll ein allseitiger, gleichmäßiger, gleichzeitiger Kontakt aller Zähne aufgebaut und Okklusionsstörungen ausgeschaltet werden. Gleichzeitig soll neuroreflektorisch der Zustand einer intakten harmonischen Okklusion simuliert werden, die reflektorisch zur Muskelentspannung und damit zur Normalisierung der Muskeltätigkeit führt. Die Aufbißschiene muß eine auf die Kondylenbahnneigung (posteriore Führung) abgestimmte Frontzahnführung besitzen, die bei Bewegungen des Unterkiefers unter Schienenkontakt zu einer Disklusion im Seitenzahnbereich führt. Durch diese Disklusion sollen dynamische Okklusionsstörungen, Hypermediotrusions- und Hyperlaterotrusionskontakte, ausgeschaltet werden, um eine weitere Traumatisierung der Kiefergelenke und Fehlsteuerung der Muskulatur zu vermeiden.

Regelmäßig (14 Tage bis 4 Wochen) wird die Äquilibrierungsschiene auf diese genannten Prinzipien kontrolliert und gegebenenfalls nachgeschliffen (siehe unten), bis vollständige Beschwerdefreiheit erzielt wird. Erst dann kann die eingestellte neue Unterkieferposition bestimmt werden und durch definitive Maßnahmen, wie Einschleifen, Restauration, Kieferorthopädie, in eine funktionelle habituelle Interkuspidation überführt werden.

Die normale Behandlungszeit bei richtiger Indikationsstellung beträgt maximal 8–12 Wochen. Tritt in diesem Zeitraum keine Besserung bzw. Beschwerdefreiheit ein, sollte durch Wiederholung der Befundaufnahme bzw. deren Erweiterung (s. Therapieplan, S. 309) die Diagnose überprüft und gegebenenfalls ein neuer Behandlungsplan aufgestellt werden.

Herstellung einer Äquilibrierungsschiene

Die Äquilibrierungsschiene wird im halbindividuellen Artikulator aus Kalt-, besser aus Heißpolymerisat hergestellt. Dafür sollte das Oberkiefermodell mindestens durch eine arbiträre Gesichtsbogenübertragung und mit »Split cast« im Artikulator fixiert werden. Die Zuordnung des Unterkiefermodells erfolgt durch ein entweder in leicht geführter retraler Kondylenposition (RKP), besser in zentrischer Kondylenposition (ZKP) oder in muskelgeführter Relation (Myozentrik, s. S. 160) genommenes Registrat. Für das Registrat in zentrischer Kondylenposition sitzt der Patient aufrecht mit gerader Kopfhaltung im Behandlungsstuhl. Der Kopf wird an der Kopfstütze leicht angelehnt oder vom Behandler unterstützt. Der Kopf sollte dabei nie in eine Dorsalextension kommen und in regelrechter Balance zur Halswirbelsäule stehen.

Das am Oberkiefer adaptierte Registrat wird mit der linken Hand vom Behandler fixiert, mit der rechten Hand wird der Unterkiefer aus einer Öffnungsbewegung (Translationsbewegung) in eine Rotationsbewegung geführt bis leichter Kontakt zu dem Registrat entsteht (Abb. 148). Ziel ist es, daß die Diskus-Kondylus-Einheit am Übergang der Konkavität der Fossa zur Konvexität der Eminentia articularis, dem Wendepunkt [212], eingestellt wird. Bei der Registrierung der zentrischen Unterkieferposition ist darauf zu achten, daß der Patient entspannt ist und sich leicht durch den Behandler führen läßt. Durch einen leicht passiven Druck werden Impressionen im Registrat vertieft, die eine sichere Fixierung des Unterkiefermodells ermöglichen.

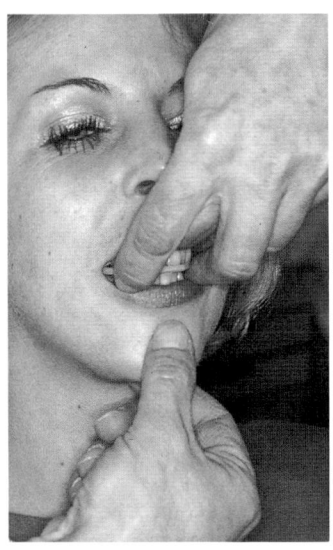

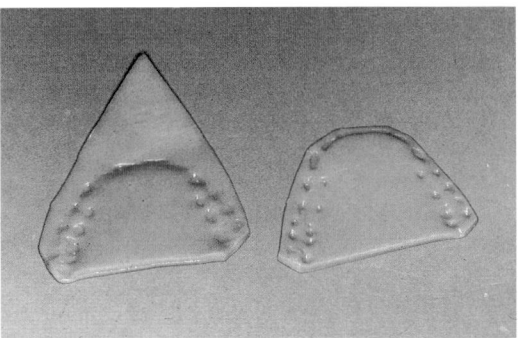

Abb. 149   Wachsregistrate zur therapeutischen Zuordnung des Unterkiefers zum Oberkiefer in einem Artikulator. Man beachte, daß die Impressionen der Gegenzahnreihe kleinflächig, gleichmäßig und drucklos am Patienten hergestellt wurden. Weiterhin sollte, um eine eventuelle Verziehung zu vermeiden, noch am gleichen Tag der Unterkiefer im Artikulator eingestellt werden

Abb. 148   Grifftechnik zur Herstellung eines therapeutischen Registrates für die Einstellung der Kiefergelenke. Mit der linken Hand wird das Registrat fixiert, während mit der rechten Hand der Unterkiefer und damit die Kiefergelenke in die entsprechende Position manipuliert werden

Die Impressionen für Ober- und Unterkiefermodelle sollen nicht zu tief sein. Welches Material man für das Registrat verwendet, Wachs (Beauty-pink-wax), individuelle Kunststoffplatten oder Zinnfolien (0,5 mm), ist unerheblich, wenn es gelingt, relativ gleichmäßige Impressionen zu schaffen, Spannungen im Registrat zu vermeiden und möglichst am selben Tag die Modelle in einen Artikulator zu übertragen. Beauty-pink-wax, Bite wax (CG), Hard wax (CG) doppelt gefaltet und mit Aluwachs korrigiert, ist, wenn man von extremen Bißlagen absieht, ein Registrat, mit dem eine im Munde bestimmte zentrische Kondylenposition hinreichend exakt zur Modellmontage im Artikulator verwendet werden kann. Bei Distalbißlagen empfiehlt es sich, individuelle Kunststofftrays herzustellen oder das Wachsregistrat im Frontzahngebiet auszusparen, um eine mechanische oder reflektorische Zwangsführung nach retral zu vermeiden und mit Zinkoxyd-Eugenol-Pasten oder mit Aluwachs zu korrigieren. Flache Impressionen für die tragenden Höcker erlauben eine sichere Montage der Modelle im Artikulator (Abb. 149). In der Regel ist es mit diesen Registraten möglich, die zentrische Kondylenposition für die Herstellung der Aufbißschiene reproduzierbar einzustellen.

Am Artikulator wird die Kondylenbahnneigung (SCN) entweder über ein Protrusionsregistrat oder nach instrumenteller Aufzeichnung der Kiefergelenkbewegung eingestellt. Der Bennett-Winkel wird, wenn keine Daten aus der instrumentellen Analyse vorliegen bzw. entnommen werden können, im Mittelwert von 20 Grad und die initiale Bennett-Bewegung mit 0,5–1 mm (side shift) eingestellt. Eine exaktere Einstellung des Bennett-Winkels und der Bennett-Bewegung ist nicht notwendig, da die Schiene im Munde des Patienten auf Störungen kontrolliert und korrigiert wird. Nach Übertragung der Modelle in den Artikulator und dessen Einstellung wird durch Absenkung der Vertikalen mit Okklusionsfolie der erste Zahnreihenkontakt überprüft. Es kann somit bestimmt werden, wo sich Vorkontakte, Gleitkontakte in statischer und dynamischer Okklusion befinden. Diese instrumentell gewonnenen Analyseergebnisse können mit den klinischen Okklusionsbefunden verglichen werden. So können mögliche Störkontakte verifiziert und für weiterführende Maßnahmen ausgewertet werden.

Die Äquilibrierungsschiene wird in der Regel für den Oberkiefer angefertigt, da sie nur zeitweise oder nachts getragen wird. Die ästhetische Beeinträchtigung ist somit tolerierbar. Nur wenn durch bestehende Lücken eine sichere Abstützung auf der Schiene nicht möglich ist (große Schaltlücken und Freiendsituation) wird sie für den Unterkiefer angefertigt. Die Zahnreihen werden im Artikulator ca. 1–2 mm gesperrt, und es wird darauf geachtet, daß im Seitenzahngebiet bei Protrusions- und Laterotrusionsbewegungen keine dynamischen Okklusionsstörungen auftreten. Sind diese vorhanden, muß entweder über eine steilere Frontzahnführung oder eine größere Sperrung eine Disklusion im Seitenzahngebiet erreicht werden. Alle stark untersichgehenden Bereiche werden mit Modellgips oder Phosphatzement ausgeblockt. Auch ist darauf zu achten, daß die marginale Gingiva durch die Schiene nicht gequetscht werden kann. Günstig ist es deshalb, den Verlauf der Schiene vor Anfertigung im Labor einzuzeichnen (Abb. 150) und die freizulegenden Bezirke zu markieren. Die Aufbißschiene wird in Wachs entsprechend den aufgezeigten Prinzipien modelliert (Abb. 151–154) und in Heißpolymerisat überführt.

Die Anfertigung der Schiene mit heißpolymerisierendem, glasklarem Kunststoff empfiehlt sich, weil so die Schiene relativ hart ist, die ästhetische Beeinträchtigung und die Aufnahme von Bakterien und Farbstoffen bei längerer Tragezeit als gering anzusehen sind. Nach Zurücksetzen des Modells in den Artikulator werden gleichmäßige Kontakte der tragenden Höcker zur Schiene und die Frontzahnführung überprüft und nachgeschliffen. Erst dann folgt die Abnahme vom Modell, die Ausarbeitung und Politur (Abb. 155).

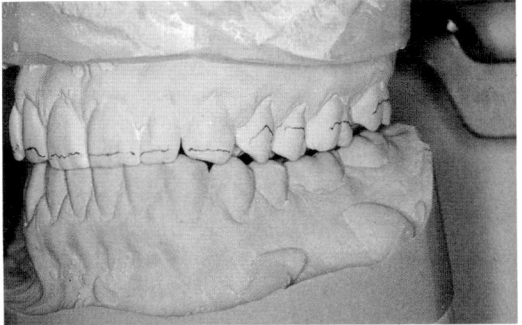

Abb. 150   Einzeichnung der Ausdehnung einer gestopften Äquilibrierungsschiene für den Oberkiefer, um eine sichere Fixierung und Gestaltung zu erreichen

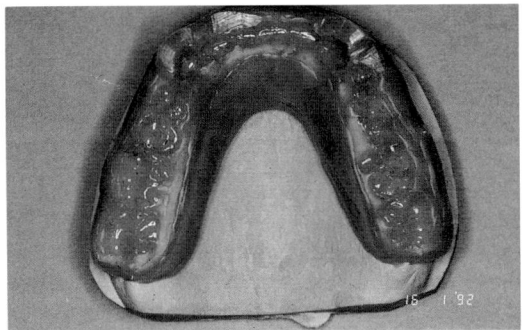

Abb. 151   Modellation einer Äquilibrierungsschiene mit gleichmäßigen Zahnkontakten im Seitenzahngebiet und harmonischer Frontzahnführung

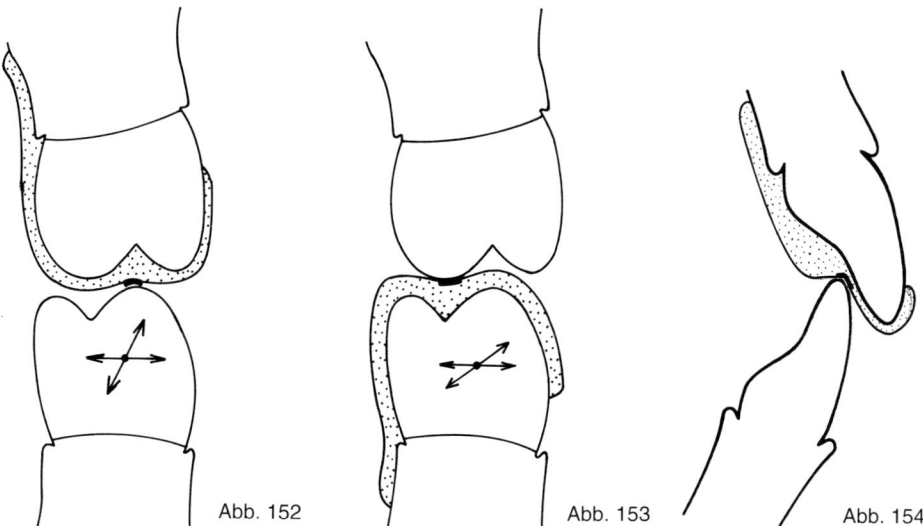

Abb. 152   Schematische Darstellung der Kontaktbeziehung für die Herstellung einer Äquilibrierungsschiene im Oberkiefer. Der tragende Höcker des Unterkiefers hat punktförmigen Kontakt

Abb. 153   Schematische Darstellung der Kontaktbeziehung für die Herstellung einer Äquilibrierungsschiene im Unterkiefer. Der tragende palatinale Höcker hat punktförmigen Kontakt

Abb. 154   Schematische Darstellung der Frontzahnbeziehung für die Herstellung einer Äquilibrierungsschiene im Oberkiefer

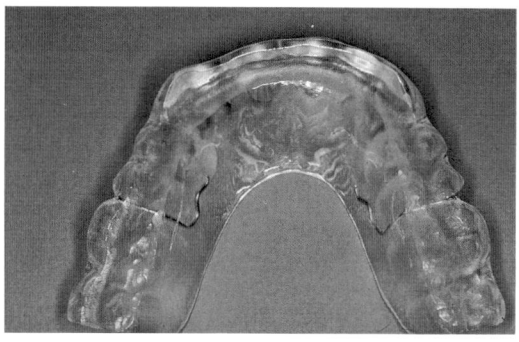

Abb. 155   Ausgearbeitete, in Heißpolymerisat gestopfte Äquilibrierungsschiene für den Oberkiefer

Eingliederung der Äquilibrierungsschiene und Nachsorge

Die fertige Äquilibrierungsschiene wird beim Patienten eingegliedert und auf festen Sitz kontrolliert. Die okklusalen, statische und dynamischen Kontakte (Frontzahnführung) werden mit Folie dargestellt. Es wird jedoch nicht eingeschliffen! Nur wenn der begründete Verdacht auf einen Fehler in der Kieferrelation oder bei der Herstellung der Schiene besteht, können Korrekturen vorgenommen werden.

Der Patient wird über Sinn und Zweck der Schiene, Harmonisierung der Muskelfunktion durch Ausschaltung dynamischer und statischer okklusaler Störungen aufgeklärt und im Tragemodus unterrichtet.

Bei akuten Beschwerden sollte die Äquilibrierungsschiene 8–14 Tage lang über 24 Stunden getragen werden, bis sich Beschwerdefreiheit einstellt.

Der Patient wird außerdem darüber unterrichtet, daß sich nach Eingliederung der Schiene innerhalb der ersten Tage das Beschwerdebild durch die Umstellung der Muskelfunktion auch verschlechtern kann. Tritt dies ein, sind physiotherapeutische und medikamentöse Maßnahmen (s. Initialtherapie, S. 148) anzuwenden. Nach 3 Tagen sollte eine wesentliche Besserung eintreten, die bis zur Beschwerdefreiheit führt.

Bei Beschwerden, die nur hin und wieder auftreten, z. B. Streßzeiten, Zeiten hoher parafunktioneller Tätigkeit, kann die Äquilibrierungsschiene zeitweise nachts oder auch am Tage getragen werden. Sie hat dann die Funktion einer »Parafunktionsschiene«.

Sind akute myofaziale Beschwerden abgeklungen, sollte die Äquilibrierungsschiene weiterhin nachts getragen werden, bis eine erneute Okklusionsanalyse zur Darstellung von Vorkontakten erfolgt, um definitive Maßnahmen einleiten zu können.

Es hat sich als ungünstig erwiesen, die Schiene am Eingliederungstag gleich einzuschleifen, da so das pathologische Funktionsmuster der Muskulatur in die Schiene übertragen wird. Dies ist auch der Nachteil der Kaupfadschiene, Shore-Platte, bei welcher das Funktionsmuster, Protrusions-, Laterotrusionsbewegung, mit selbsthärtendem Kunststoff im Munde des Patienten ausgeformt wird. Hierbei können trotz Sperrung der bestehenden okklusalen Beziehung pathologische Bewegungsmuster fixiert werden.

Nur tiefgezogene Schienen, die als Äquilibrierungsschienen angewendet werden sollen, werden in der gleichen Sitzung auf gleichmäßigen, allseitigen und gleichzeitigen Kontakt im Seitenzahngebiet eingeschliffen. Die Frontzähne sind in statischer Okklusion außer Kontakt und übernehmen in dynamischer Okklusion die Führung des Unterkiefers mit Disklusion des Seitenzahngebietes! Das weitere Vorgehen entspricht dem bei der im Artikulator hergestellten Äquilibrierungsschiene.

1. Kontrolltermin

Nach 3–8 Tagen erfolgt die erste Kontrolluntersuchung, in welcher der funktionelle Zustand des Patienten und die Schiene überprüft wird. Die Schiene wird daraufhin kontrolliert, ob die statisch-okklusalen Kontakte gleichmäßig sind und die dynamische Okklusion frontzahngeführt ist.

Auch ist die Aufbißschiene auf Schliffflächen zu untersuchen. Ergeben sich Abweichungen von den eingangs dargestellten idealen Bedingungen, muß die Schiene eingeschliffen werden.

Einschleifen der Äquilibrierungsschiene

Stärkere Kontakte im Seitenzahngebiet und Gleitkontakte auf Schrägflächen werden entfernt, bis alle antagonistischen tragenden Höcker einen punktförmigen Kontakt auf der zentralmuldenförmigen Leiste der Schiene haben (Abb. 156). Kontakte der nichttragenden Höcker werden weggeschliffen. Kontakte im Frontzahngebiet werden leicht beschliffen, bis Shimstockfolie oder einfache Hanelfolie in zentrischer Schienenposition durchgezogen werden kann. Die Frontzahnführung wird so eingeschliffen, daß sie steiler ist als die Kondylenbahn und sich eine harmonische Führung ergibt (Abb. 157). Treten dabei Störungen und Schliffflächen im Seitenzahngebiet auf, werden diese mit einer Fräse entfernt, bis eine gleichmäßige Disklusion vorhanden ist.

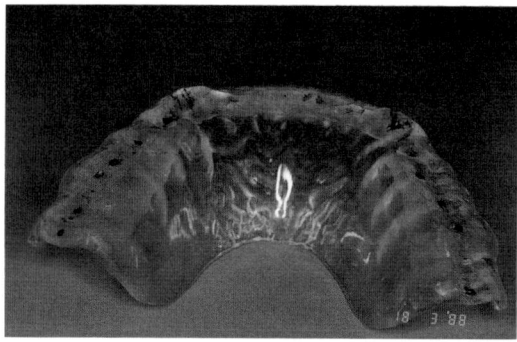

Abb. 156   Eingeschliffene Oberkiefer-
Äquilibrierungsschiene mit punktförmigen
Kontakten der tragenden Höcker im Sei-
tenzahngebiet und Frontzahnführung

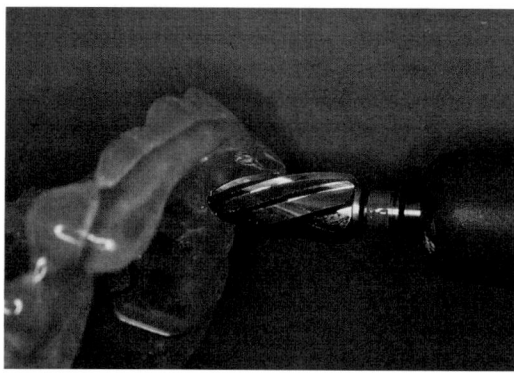

Abb. 157   Einschleifen der Frontzahnführung einer Oberkiefer-Äquilibrierungs-
schiene mit einer konturförmigen Fräse,
die die Gestaltung des konkaven palatinalen Frontzahngewölbes ermöglicht

Werden auf der Schiene frontale Schliffflächen angetroffen, die auf parafunktionelle Tätigkeit hinweisen, werden diese so entfernt, daß zum antagonistischen Zahn eine linienför-
mige Führung und ein punktförmiger Kontakt in exzentrischer Stellung entsteht.

2. Kontrolltermin

Sind alle Kontakt- und Führungsprinzipien erfüllt, folgt die zweite Kontrolluntersuchung
nach weiteren 8–14 Tagen. In dieser Sitzung werden die gleichen Überprüfungen durchgeführt. Besteht Beschwerdefreiheit und sind keine Abweichungen von der idealen Kontaktbeziehung anzutreffen, können definitive Maßnahmen geplant und eingeleitet werden.

Sind Veränderungen in der Kontaktbeziehung vorhanden, werden sie in gleicher Weise
wie oben beschrieben entfernt, und die Schiene wird weiter getragen. Der nächste Kontrolltermin kann dann nach 2–4 Wochen erfolgen.

Ändert sich das Beschwerdebild während der Tragezeit der Schiene nach 4–8 Wochen
nicht, muß eine erneute klinische Analyse erfolgen, um die Diagnose zu überprüfen.
Eventuell müssen erweiterte diagnostische Maßnahmen eingeleitet werden, um die Ursache zu erfassen. Hierzu gehören neben funktionsanalytischen auch internistische, psychiatrische, orthopädische Untersuchungen und eventuell notwendige Therapiemaßnahmen.

Bei richtiger Indikationsstellung tritt bei einer regelmäßig getragenen Äquilibrierungsschiene nach 4–8 Wochen Besserung oder Beschwerdefreiheit ein.

Die Hauptindikationsgebiete der Äquilibrierungsschiene sind myofaziale Beschwerden und dentale parodontale Schmerzzuständen, die meist auf Überlastungserscheinungen zurückgeführt werden können. Sie ist auch indiziert bei orofazialen Parafunktionen ohne Beschwerden, die durch andere Therapiemaßnahmen nicht beherrscht werden können. Die Äquilibrierungsschiene hat dann die Funktion einer »Parafunktionsschiene« unter der Prämisse, »lieber die Schiene zerknirschen, statt seine Zähne zu zerstören«. Die Schiene wird in diesen Fällen regelmäßig unregelmäßig getragen, d.h., der Patient trägt sie zu Zeiten psychoemotionaler Belastung und bei Dauerbruxismus/Bruxomanie nachts oder in unregelmäßigen Rhythmen: 2 Tage, 1 Tag, 3 Tage usw.

Durch diese unregelmäßige Trageweise soll reflexmäßig die Parafunktion durchbrochen und damit die traumatische Auswirkung auf das kraniomandibuläre Gewebe gemindert werden. In 8–24wöchigen Intervallen sollte die Parafunktionsschiene auf ideale okklusale Kontaktbeziehung kontrolliert werden.

Die Erfahrung hat gezeigt, daß Patienten, die über Jahre stark gepreßt oder geknirscht haben, auch nach Aufbau einer idealen okklusalen Beziehung durch eine definitive prothetische Versorgung oder nach einer Einschleiftherapie ihre Gewohnheit nicht ablegen. Diese Patienten sollten besonders nach einer Rekonstruktion eine Parafunktionsschiene tragen, um Abrasionsschäden zu minimieren und den Funktionskreis der Entstehung dysfunktioneller kraniomandibulärer Schmerzsymptome zu unterbinden.

Im allgemeinen wird eine Äquilibrierungsschiene von Patienten mit funktionellen Störungen akzeptiert und die Muskulatur stellt sich rasch auf die erhöhte Vertikaldimension ein. Ergebnisse von *Manns* [244, 245] bestätigen, daß eine Erhöhung der Vertikalen zwischen 6 und 10 mm zu einer Erniedrigung der Muskelaktivität führt und gleichzeitig das Niveau der maximal möglichen Muskelaktivität in der isometrischen Phase herabsetzt. Dies ist möglicherweise auch der Grund, warum manche Patienten eine starke Sperrung durch die Schiene als sehr angenehm empfinden.

Andere Patienten akzeptieren eine vertikale Erhöhung über das Maß der Ruhelage hinaus nicht. Es werden stärkere Schmerzen angegeben und klinisch sind starke Verspannungen im M. masseter nachzuweisen. Nur das Absetzen der Schiene oder das Absenken auf eine minimale Sperrung führt zu einer Erleichterung. Die Mechanismen, die diese Verspannung bewirken, sind noch nicht in ihren Einzelheiten bekannt. Es kann jedoch angenommen werden, daß ihre Ursache im Muskeleigenreflex zur Kontrolle der physiologischen Muskellänge liegt, und es durch die Verlängerung zu einer Erhöhung der α-Motorik kommt. Differentialdiagnostisch sollte abgeklärt werden, ob ein zu geringer Sprechabstand (Free way space) vor Schienentherapie bestand und möglicherweise auch Haltungsschäden im Bereich der Halswirbelsäule für die hohe Aktivität der Elevatoren verantwortlich sind!

Um trotzdem eine Therapie mit einer Äquilibrierungsschiene durchzuführen, sollte der Patient sich in die Schiene einschleichen, d.h., die Schiene wird im Laufe eines Tages mehrmals getragen. Die Tragezeit sollte dabei ständig verlängert werden, bis die Schiene den ganzen Tag getragen werden kann. Außerdem kann durch Muskelrelaxantien und Analgetika die Schienentherapie unterstützt werden. Muskelmassagen oder Kältetherapie sind als zusätzliche physiotherapeutische Maßnahmen bei eintretenden Muskelverspannungen angezeigt.

Insgesamt kann die Therapie mit einer Äquilibrierungsschiene bei funktionell bedingten Myopathien, Dentopathien und Parodontopathien als erfolgreich angesehen werden (ca.

50–60% der eigenen Patienten geben Beschwerdefreiheit an, s. S. 316). Die Äquilibrierungsschiene ist bei Myopathien ein für die zahnärztliche Praxis zu empfehlendes Therapiemittel.

3.2.2.2 Positionierungsschiene

Die Positionierungsschiene hat das Ziel, die Lage und Belastung der Kiefergelenke zu ändern und, wenn notwendig, den Discus articularis zu reponieren und zu stabilisieren [43, 58, 74, 76, 88, 91, 150, 188, 299, 367, 376]. Synonyma sind deshalb auch Protrusivschiene, Repositionsschiene, Repositionierungsschiene, Entlastungsschiene und Distraktionsschiene. Sie beschreiben die Indikationsstellung der Schiene und können als solche auch genutzt werden.

Hauptanwendungsgebiete der Positionierungsschiene sind:

- die Reposition des Kondylus im Discus articularis bei intrakapsulären Verlagerungen,
- die Stellungskorrektur der Kondylus-Diskus-Einheit zur Fossa glenoidalis,
- der Ausgleich von Belastungsänderungen im Kiefergelenk, wie der Kiefergelenkkompression,
- die Entlastung der Gelenkstrukturen bei strukturellen Veränderungen (Arthropathia deformans, Fibrosierungen und bei posteriorer Diskusverlagerung in statischer Okklusion).

Die Reposition

Die Reposition eines nach anterior-medial verlagerten Discus articularis gehört zu den Haupteinsatzgebieten der Positionierungsschiene.

Unabhängig davon, wie diese Verlagerung entstanden ist, versucht man den Kondylus im Diskus wieder zu zentrieren und zu stabilisieren. Da in der Regel eine anterior-mediale Diskusverlagerung mit einer Retrallage des Kondylus einhergeht (ca. 80%), wird der Kondylus und damit der Unterkiefer in einer protrusiveren Position durch die Schiene eingestellt, woraus der Name Protrusivschiene resultierte. Es ist aber richtiger von einer Positionierungsschiene zu sprechen, da man in der Therapie einer anterior-medialen Diskusverlagerung in statischer Okklusion versucht, den Kondylus aktiv oder passiv im Diskus zu positionieren (Abb. 158). Dies ist abhängig davon, ob eine anterior-mediale Diskusverlagerung mit Reposition (nicht fixiert) vorliegt oder es sich um eine fixierte totale anterior-mediale Diskusverlagerung handelt. Man unterscheidet deshalb:

- anterior-mediale Diskusverlagerung mit Reposition und
- anterior-mediale Diskusverlagerung ohne Reposition.

Für die Reposition des Kondylus im Diskus gibt es vier unterschiedliche Methoden, die abhängig davon sind, um welchen Grad der Vorverlagerung es sich handelt, eingesetzt werden:

- Selbstreposition,
- manuelle Reposition,
- instrumentelle Reposition,
- radiologische Reposition.

Die Erfolgswahrscheinlichkeit einer Reposition nimmt von der Selbstreposition über die manuelle und die instrumentelle Reposition bis zur radiologischen Methode ab.

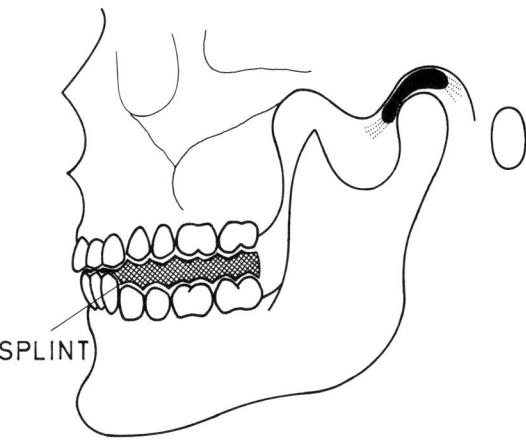

POSITIONIERUNG

Abb. 158 Schematische Darstellung der Funktion einer Positionierungs-schiene bei Vorliegen einer anterior-medialen Diskusverlagerung in habitu-eller Interkuspidation. Durch die Schie-ne soll eine regelrechte Kondylus-Dis-kus-Relation mit Entlastung der arti-kulären Strukturen hergestellt werden

Die Selbstreposition wie auch die instrumentelle Reponierung wird hauptsächlich bei an-terior-medialer Diskusverlagerung in statischer Okklusion mit Reposition angewendet. Die manuelle und die radiologische Verfahrensweise werden bei anterior-medialer Dis-kusverlagerung ohne Reposition genutzt, sei diese akut oder chronisch.

Selbstreposition
Zur Herstellung einer Positionierungsschiene nutzt man die klinische Gegebenheit aus, daß es dem Patienten durch Bewegungen möglich ist, einen anterior-medial verlagerten Diskus wieder mit dem Kondylus einzufangen. Dieses Aufspringen des Kondylus auf den Diskus ist meist verbunden mit einer deutlichen Bewegung des Kondylus nach kaudal-medial und einem initialen bis intermediären Knacken (s. Intrakapsuläre Verlagerungen, S. 74).

Man versucht nun in einem Positionierungsregistrat (therapeutisches Registrat) diese Lage des Kondylus zu fixieren. Hierzu bieten sich zwei Methoden an, die gleichberechtigt ne-beneinanderstehen und abhängig von der Erfahrung des Behandlers zur Anwendung kom-men sollten:

• die Stützstiftmethode,
• die Wachsregistratmethode.

Für die Stützstiftmethode werden je nach Bezahnung des Patienten Trägerplatten mit Schreibplatten und Schreibstift angefertigt. Die Schreibplatte sollte für den Oberkiefer, der Schreibstift für den Unterkiefer hergestellt werden, um Schrägflächenphänomene zu ver-meiden und damit eine stabile Stift-Platten-Relation herzustellen. Für die Herstellung der Registrierschablonen hat sich das Zentrik-Platten-System (ZPS) bewährt. Es können aber auch andere Stützstiftregistriersysteme angewendet werden.

Sind die Registrierschablonen im Munde eingebracht, wird der Stützstift soweit herausge-dreht, bis kein Zahnkontakt mehr besteht, der auch bei Protrusions- und Laterotrusions-bewegungen nicht vorhanden sein darf. Nun führt der Patient eine weite freie Mundöff-nung durch, die eine Selbstreposition beinhalten muß (sprunghafte Bewegung, Knacken).

Der Mund wird anschließend – das ist wichtig! – in Protrusionsstellung geschlossen, bis der Stützstift Schreibplattenkontakt besitzt. Nun läßt man den Unterkiefer soweit retrusiv gleiten, bis er leicht blockiert oder wieder ein Knacken bzw. eine sprunghafte Bewegung im Kiefergelenk zu spüren ist.

Durch wiederholte Selbstreposition wird versucht, genau die Position festzuhalten, wann sich der Kondylus noch im Diskus befindet. Aus dieser Stellung heraus, was durch eine weitere Mundöffnung überprüft wird, darf sich weder eine sprunghafte Bewegung, noch ein Knacken bemerkbar machen. Die Position wird auf der Schreibplatte mit Hanelfolie oder ähnlichem markiert. Die Schreibplatte wird nun entnommen und protrusiv (ca. 0,5 mm) vor der Markierung wird eine Bohrung in der ZP-Schreibplatte eingebracht. Bei anderen Stützstiftsystemen wird eine Fixierungshilfe befestigt. Die Platte wird in den Mund des Patienten zurückgesetzt und dieser schließt nach Selbstreposition in diese Vertiefung hinein. Mit Abformgips wird die Unterkieferposition in einem Schlüssel festgehalten. Mit diesem Gipsschlüssel wird später im Artikulator das Unterkiefermodell in therapeutischer Position dem Oberkiefermodell zugeordnet, einartikuliert (s. Herstellung der Positionierungsschiene, S. 214).

Wie mit der Stützstiftmethode kann mit einem Wachsregistrat (Beauty-pink-wax, Hardwax o.ä.) versucht werden, durch Selbstreposition die Ausgangsposition für die Herstellung der Positionierungsschiene zu bestimmen. Das erwärmte Wachsregistrat wird an der Oberkieferzahnreihe adaptiert und nach Entnahme aus dem Mund des Patienten zurückgeschnitten. Alle nach bukkal und distal die Impressionen überragenden Wachsanteile werden entfernt. Im anterioren Teil werden alle Wachsanteile mesial der Zähne 13 bis 23, bei tiefem Überbiß bei 14 bis 24 entfernt. Dadurch soll erreicht werden, daß durch vorzeitige frontale Kontakte auf dem Registrat kein reflektorischer und mechanischer retrusiver Schub auf den Unterkiefer wirkt. Durch ein anterior freies Registrat können auch die Frontzähne zur Führung genutzt werden, um die Positionierungsposition reproduzierbar zu finden.

Ist das Registrat entsprechend vorbereitet, wird bis zur endgültigen Fixierung die Selbstreposition in gleicher Weise wie bei der Stützstiftmethode mit dem Patienten geübt (siehe oben). Gelingt dies, so wird bei weiter Mundöffnung der Kondylus im Diskus stabilisiert. Erst in diesem Moment wird das Registrat erwärmt und rasch an der Oberkieferzahnreihe adaptiert. Nun schließt der Patient unter leichter manueller Führung, bis er Kontakt auf dem Registrat und eventuell mit den Frontzähnen besitzt. Es ist darauf zu achten, daß diese Position relativ entspannt und drucklos eingenommen wird, auch darauf, daß die Impressionen der Höcker nicht zu tief sind und keine Durchbißstellen aufweisen. Bei zu tiefen Impressionen ist damit zu rechnen, daß das Registrat nicht exakt auf den Modellen fixiert werden kann und daß dadurch der Unterkiefer und damit die Kiefergelenke in ihrer Position verändert werden, ohne daß dies vom Behandler bemerkt wird.

Das so hergestellte Registrat wird abgekühlt und nochmals an den Oberkiefer reponiert. Nach Selbstreposition versucht nun der Patient, eventuell unter leichter Führung des Behandlers, wiederum in die Impression zu schließen und aus ihnen ohne Knacken oder sprunghafte Bewegung im Gelenk bis zum maximalen Inzisalkantenabstand zu öffnen. Ist dies der Fall, kann das Registrat zum Einartikulieren der Modelle im Artikulator genutzt werden. Tritt wiederum eine sprunghafte Bewegung oder ein Knacken im Gelenk auf, kann das Wachsregistrat solange mit Aluwachs korrigiert werden, bis die Position eindeutig gefunden wurde (Abb. 159).

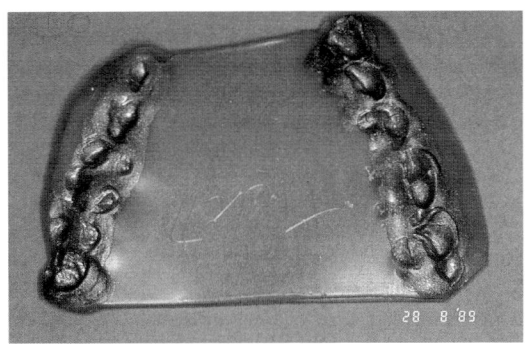

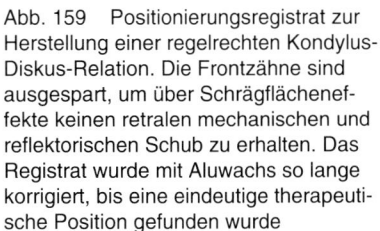

Abb. 159 Positionierungsregistrat zur Herstellung einer regelrechten Kondylus-Diskus-Relation. Die Frontzähne sind ausgespart, um über Schrägflächeneffekte keinen retralen mechanischen und reflektorischen Schub zu erhalten. Das Registrat wurde mit Aluwachs so lange korrigiert, bis eine eindeutige therapeutische Position gefunden wurde

Alle anderen Registrierhilfen, wie Kunststoffplatten, die mit temporärem Zement korrigiert werden müssen, oder Gipsschlüssel, haben sich in der freien Positionierung nicht bewährt. Sie weisen eine Abbindezeit auf, in der der Patient aus der gefundenen Position wieder herausgleiten kann, ohne daß dies vom Behandler oder vom Patienten bemerkt wird. Abbinde- oder langsam erhärtende Werkstoffe können nur in Verbindung mit der Stützstiftmethode oder einem anterioren Jig verwendet werden, wobei die Positionierungsposition relativ gesichert sein muß. In gleicher Weise ist auch die Verwendung von autopolymerisierenden Kunststoffen zu sehen. Man kann im Munde des Patienten mit kalthärtenden Kunststoffen nicht positionieren, dies gilt auch für eine Schienenkorrektur! Dazu benötigt man ein Material mit einer möglichst kurzen Abbinde- bzw. Erhärtungsphase. In dieser Hinsicht haben sich Wachsregistrate (Beauty-pink-wax, Bite-wax, Bite compound, Hard wax u.a.) sehr gut bewährt. Auch lichthärtende Kunststoffe können zur Fixierung der therapeutischen Kondylenposition verwendet werden, wenn der Kunststoff so angebracht werden kann, daß eine Aushärtung mit dem Lichtgerät ohne große Manipulation möglich ist.

Mit dem Registrat in Repositionsposition des Kondylus wird das Unterkiefermodell dem Oberkiefermodell zugeordnet und die Positionierungsschiene in einem teiljustierbaren Artikulator hergestellt (s. S. 214).

Manuelle Reposition

Die manuelle Reposition wird durch den umgekehrten »Hippokratesgriff« unter Führung des Unterkiefers durchgeführt [162]. Die manuelle Reposition des Kondylus ist bei totalen anterior-medialen Diskusverlagerungen ohne Selbstreposition indiziert, sowohl im akuten als auch im chronischen Stadium. In diesen Fällen gelingt es dem Patienten nicht, den Kondylus im Diskus durch Unterkieferbewegungen selbst zu reponieren (s. Selbstreposition, S. 199).

Für eine manuelle Reposition wird der Daumen der rechten Hand (= linke Seite) oder der linken Hand (= rechte Seite) auf die Unterkieferzahnreihe gelegt. Der Zeigefinger umschlingt den Kieferwinkel, und Mittel- und Ringfinger umgreifen den Unterkieferrand. Mit mäßigem Druck wird nun der Unterkiefer nach dorsal-kaudal geführt, wodurch die Gelenkkapsel gespannt und leicht gedehnt werden soll. Limitiert wird dieser Druck durch die Schmerzempfindung des Patienten. Wird vom Patienten Schmerz empfunden, sollte er dies durch ein Handzeichen anzeigen! Dies wird vorher mit dem Patienten vereinbart. Nachdem die Gelenkkapsel gedehnt ist, versucht man den Druck in kaudal-pro-

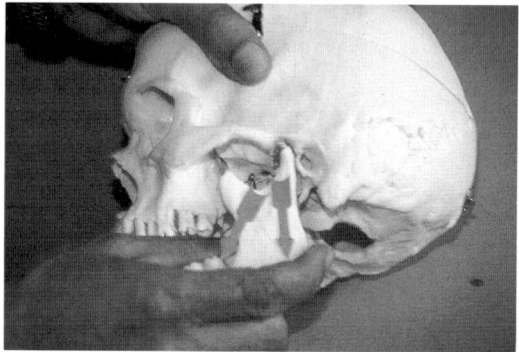

Abb. 160 Griffhaltung zur Reposition eines total anterior-medial verlagerten Discus articularis (umgekehrter Hippokrates-Griff). Der Druck wird zuerst nach kaudal-lateral und dann nach ventral-medial durchgeführt, um so den Discus articularis einzufangen

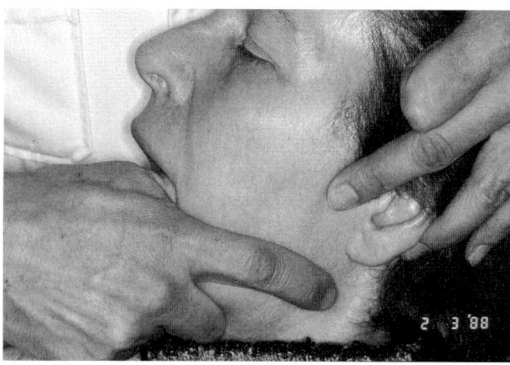

Abb. 161 Griffhaltung des umgekehrten Hippokrates-Griffes am Patienten, um einen nach anterior-medial verlagerten Discus articularis zu reponieren

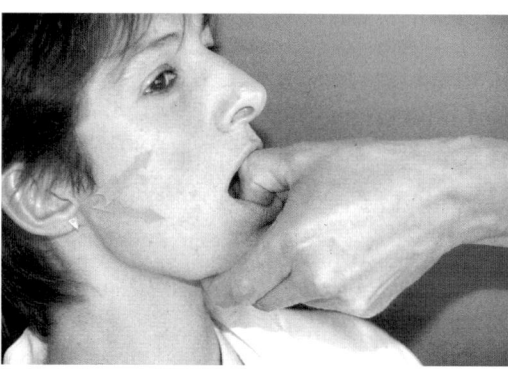

Abb. 162 Stabilisierungsgriff in protrusiver Richtung, um die Repositionsposition zur Herstellung des Registrates zu fixieren

trusiver Richtung umzulenken, um den Kondylus über den posterioren Rand des Diskus zu führen und in der Bikonkavität zu fixieren (Abb. 160). Es kann dabei notwendig sein, daß die Richtung des Druckes nach lateral und anschließend nach medial geändert werden muß, da man in direkt protrusiver Richtung nicht immer die posteriore Lippe des Diskus überspringen kann. Sozusagen muß man sich um die posteriore Lippe des Diskus herummogeln!

Die Bewegung des Kondylus wird mit dem Zeigefinger der anderen Hand, die von dorsal um den Kopf geführt wird (Abb. 161), im Gelenkbereich palpatorisch überprüft.

Gelingt es, den Kondylus im Diskus zu zentrieren, so wird ein Zug in protrusiver, kranialer Richtung ausgeübt, um die erzielte Stellung zu fixieren. Anschließend wird umgegriffen; der Daumen wird im Frontzahnbereich angelegt (Abb. 162) und vom Patienten der Unterkiefer in protrusiver Richtung bis zum Daumen und zum ersten Zahnkontakt im Frontzahngebiet geschlossen. In der gefundenen Position kann unter ständiger Stabilisierung ein Wachsregistrat angefertigt werden, um die gefundene therapeutische Kondylenposition in einen Artikulator zu übertragen (s. Herstellung der Positionierungsschiene, S. 214). Wichtig ist, daß der Kondylus ständig im Diskus durch manuelle Hilfe zentriert und die Muskulatur weitgehend entspannt wird. Zur Stabilisierung des Kondylus kann auch ein Griff dorsal des Kieferwinkels am aufsteigenden Ast ausgeführt oder ein anteriorer Einbiß (Jig) aus Kaltpolymerisat angefertigt werden. Zur Entspannung der Muskulatur empfiehlt es sich, eine Hand auf den M. masseter zu legen und den Patienten aufzufordern, locker zu lassen. Dabei fühlt man die Spannung im Muskel und kann zur Entspannung auffordern. Ist die Muskulatur weitgehend gelockert, kann das Registrat genommen werden. In der registrierten »therapeutischen Kondylenposition« (ThKP), wird anschließend die Positionierungsschiene im Artikulator hergestellt.

Da das Positionierungsregistrat in einer Gelenkposition genommen wurde, die mehr oder weniger vom Entspannungszustand des Patienten und dem Druck des Behandlers abhängig ist, um den Kondylus im Diskus zu halten, ist eine Gelenkentlastung über die Positionierungsschiene notwendig.

Im Artikulator wird vor Herstellung der Schiene eine gezielte Distraktion von 0,3–0,6 mm im betroffenen und eine um die Hälfte geringere für das gesunde Gelenk der Gegenseite vorgenommen. Sind beide Gelenke betroffen, sind die gleichen Distraktionswerte anzusetzen. (Durchführung der Distraktion s. auch Entlastungsschiene, S. 209.) Diese Entlastung ist notwendig, um in der Positionierungsposition nach Eingliederung der Aufbißschiene keinen Druck auf die artikulierenden Gelenkabschnitte, Kondylus-Diskus-Fossa, auszuüben. Dadurch soll erreicht werden, daß der Diskus nicht unter zu starkem Druck an der Gelenkfläche fixiert wird und sich bei Straffung der bilaminären Zone wieder in die Fossa articularis zurückbewegen kann. Die Geschwindigkeit, wie das Ausmaß der Straffung, die Regenerationsbereitschaft der bilaminären Zone, ist nicht voraussehbar. Sie ist abhängig vom Alter der Patienten, der Trageweise der Schiene und der Größe der Gewebeschädigung.

Bei jugendlichen Patienten zeigt sich, daß die Diskus-Kondylus-Einheit relativ rasch etwas nach retral geführt werden kann, ohne daß sich ein Rezidiv einstellt und eine stabile Gelenkposition vorhanden ist. Bei älteren Patienten ist dies oft nicht der Fall, hier kann ein Doppelbiß beobachtet werden, d.h. der Patient kann annähernd die frühere pathologische Kondylenposition, mit und ohne Gelenkknacken, und die therapeutische Position einnehmen, ohne daß Schmerzen im Gelenk auftreten. Ein bestehender Doppelbiß (Sunday bite) ist somit nicht in jedem Fall als pathologisch anzusehen!

Eine gezielte Gelenkentlastung hat auch das Ziel, ein Einklemmen des Diskus, falls der Kondylus in pathologische Stellung während des Tragens der Aufbißschiene zurückgleitet, zu vermeiden.

Es kann immer wieder vorkommen, daß nach Eingliederung der Positionierungsschiene der Kondylus in Verlagerungsstellung zum Diskus bleibt (Abb. 163) und eine Reposition nicht erreicht wird. Die gezielte Gelenkentlastung beugt dieser Gefahr vor, und sie ist deshalb bei jeder manuellen und instrumentellen Repositionierung vorzunehmen.

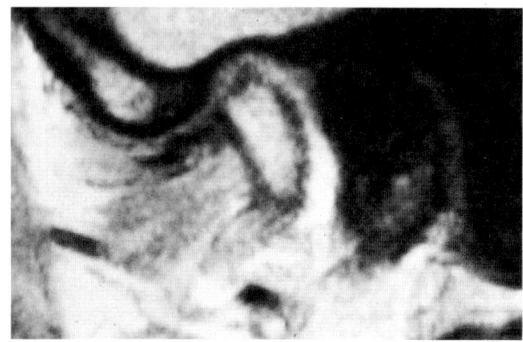

Abb. 163   Kernspintomogramm des linken Kiefergelenks mit anterior-medialer Diskusverlagerung ohne Reposition nach Eingliederung der Positionierungsschiene. Es ist in diesem Fall nicht gelungen, über die Positionierungsschiene eine regelrechte Diskus-Kondylus-Relation herzustellen

Instrumentelle Reposition

Die instrumentelle Reposition hat das Ziel, metrische Daten in sagittaler, vertikaler und transversaler Richtung zu erhalten, in die der Kondylus positioniert werden muß, um eine regelrechte Kondylus-Diskus-Relation herzustellen. Diese Daten werden aus der instrumentellen Bewegungsdiagnostik gewonnen und anschließend in ein Positionierungsgerät (Artikulator, Variator, TMR-System) übertragen, um die Positionierungschiene herzustellen (siehe unten) [327].

Die instrumentelle Reposition ist bei partiellen und totalen anterior-medialen Diskusverlagerungen mit Reposition in statischer Okklusion indiziert, wenn durch eine manuelle Reposition keine stabile Kondylus-Diskus-Relation hergestellt werden konnte, d.h., wenn der Kondylus beim Versuch der Fixierung immer wieder in die pathologische Position abgeglitten ist. In diesen Fällen können durch eine instrumentelle Aufzeichnung die metrischen Werte in X-, Y-, und Z-Richtung gewonnen werden, wann der Kondylus sich im Diskus reponiert hat, die zur Einstellung des Positionierers dienen, in welchem die Positionierungsschiene hergestellt wird (siehe unten).

Außerdem kann die instrumentelle Analyse bei totalen anterior-medialen Diskusverlagerungen ohne Reposition angewendet werden, um das Maß der sagittalen und vertikalen Bewegung des Kondylus, um die er den Diskus mit nach anterior nimmt, zu ermitteln. Diese Daten können dann verwendet werden, um eine gezielte Positionierung zur Reposition vorzunehmen. Es gilt dabei die Regel »man muß im Positionierer (z. B. Variator) mehr distrahieren als protrudieren«, um den Diskus zur Eminentia glenoidalis durch den Kondylus nicht einzuklemmen, wodurch eine Repositionierung meist verhindert wird. Diese Regel gilt auch für die radiologische Reposition (s. S. 211).

Die instrumentelle Reposition gliedert sich in zwei Abschnitte:

• die instrumentelle Bewegungsaufzeichnung,
• die Übertragung der Daten in den Positionierer.

Die Bewegungsaufzeichnung kann mit einem graphischen System (Rotograph, Axiograph) (Abb. 106) oder mit einem elektronischen System, wie dem Compugnath-System (Abb. 107), erfolgen [88]. Allgemein ist darauf zu achten, daß durch ein Registriersystem möglichst wenig Gewicht am Unterkiefer angreift. Das Gewicht des Registriersystems, das am Unterkiefer ansetzt, sollte 0,05 N (50 g) nicht übersteigen. Wird ein schwereres Registriersystem verwendet, kann es passieren, daß der Kondylus in seiner pathologischen Position fixiert wird und keine Repositionsspur in der Aufzeichnung zu erkennen ist

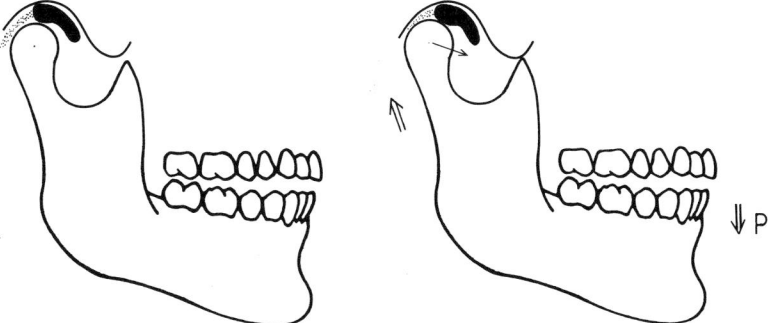

Abb. 164   Einfluß instrumenteller Analyseverfahren auf die Kiefergelenkposition durch das Gewicht der eingesetzten Geräte. Besteht eine labile Diskus-Kondylus-Relation, so kann durch das Gewicht des Registriergerätes der Diskus in eine total anterior-medial verlagerte Position gebracht werden, woraus limitierte Bewegungsbahnen resultieren

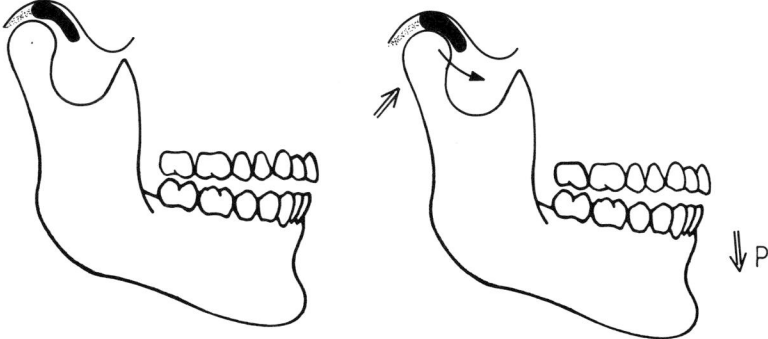

Abb. 165   Einfluß des Gewichtes von instrumentellen Analysegeräten bei einer labilen Diskus-Kondylus-Relation. Durch das Gewicht wird der Kondylus im Diskus zentriert, und es ergeben sich normale Bewegungsmuster

(Abb. 164). Es resultieren dann geradlinige Bahnen, die auf eine Limitation der Kiefergelenkbewegung hinweisen würden. Die zweite Möglichkeit ist die, daß der Kondylus sich durch das angreifende Gewicht des Registriersystems selbst im Diskus reponiert, was bei partiellen anterior-medialen Diskusverlagerungen zu beobachten ist. In der Aufzeichnung ist dann ein normales Bewegungsmuster anzutreffen, obwohl in der klinischen Analyse ein pathologischer Befund nachweisbar war (Abb. 165). Diese Auswirkungen eines instrumentellen Registriersystems auf die Stellung des Kondylus zum Diskus müssen immer bei Auswertung der Aufzeichnungsspuren beachtet werden [85].

Auch ist zu berücksichtigen, daß das Registriersystem den gesamten Bewegungsbereich des Kondylus erfaßt. Ist der Aufzeichnungsbereich zu gering oder wird dieser durch die Mechanik behindert, können diagnostisch wichtige Bewegungsspuren fehlen oder verfälscht werden.

Die Frage, ob graphische oder elektronische Registriersysteme in der instrumentellen Bewegungsdiagnostik zur Anwendung kommen sollen, ist nicht zuletzt eine finanzielle Entscheidung. Elektronische Systeme bieten gegenüber den graphischen den Vorteil, daß die

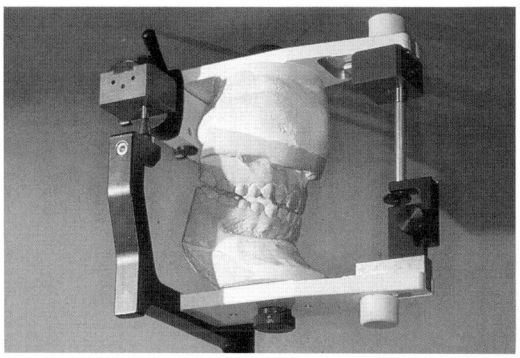

Abb. 166   Kiefergelenkpositionierung
mit Hilfe des elektronischen Registriersystems Compugnath und der Übertragung
der therapeutischen Position in gefräste
Positionierungsboxen des Artex
AV-Artikulators

Bewegungen dreidimensional aufgezeichnet werden, in x-, y-, z-Richtung, daß der zeitliche Verlauf der Bewegung nachgezeichnet und daß sie am Bildschirm reproduziert dargestellt werden kann. Außerdem können die metrischen Daten, die zur Positionierung notwendig sind, direkt am Bildschirm ermittelt werden. Das Compugnath-System bietet weiter die Möglichkeit, die therapeutische Kondylenposition am Bildschirm zu bestimmen und in Artikulatorboxen so zu fräsen, ohne eine aufwendige metrische Auswertung vorzunehmen, um den Artikulator auf die gewünschte Position zu programmieren (Abb. 166) [229, 230].

Die Bewegungsaufzeichnung sollte in jedem Fall mit paraokklusalen Schienen erfolgen, damit der Patient die habituelle Interkuspidation als Ausgangspunkt für die Aufzeichnung einnehmen kann. Dadurch wird es auch möglich, die Modelle zur Herstellung einer Positionierungsschiene in habitueller Interkuspidation in das Positionierungsgerät/Artikulator einzuartikulieren. Ein therapeutisches Registrat, mit all seinen Fehlermöglichkeiten, entfällt dadurch.

Der Einsatz von paraokklusalen Schienen für die elektronische Registrierung ermöglicht es auch, den Einfluß der Okklusion auf die bestehende Kondylenposition (RKP-IKP-Differenzen) zu bestimmen. Außerdem kann der Einfluß von dynamischen Okklusionsstörungen auf die Bewegungen der Kiefergelenke unter Zahnführung registriert werden. So kann z. B. nachgewiesen werden, ob eine Mediotrusionsstörung eine Distraktion im Gelenk bewirkt oder ein vorzeitiger Kontakt im Molarenbereich eine Retralverlagerung des Kondylus verursacht. Der Einsatz von paraokklusalen Schienen ist zwar keine Grundbedingung für die instrumentelle Bewegungsaufzeichnung, aber eine diagnostische Hilfe, die es erleichtert, Ursache und Wirkung in der Entstehung von Dysfunktionen zu erkennen.

In der instrumentellen Bewegungsaufzeichnung soll aus funktionstherapeutischer Sicht entschieden werden, ob es sich um eine normale, diskoordinierte, sprunghafte oder limitierte Kiefergelenkbewegung handelt. Eine sprunghafte Bewegung, wie schon dargestellt, weist auf eine intrakapsuläre Verlagerung hin. Richtung und Ausmaß dieser sprunghaften Bewegung können zeigen, ob es sich um eine anterior-mediale Diskusverlagerung in statischer Okklusion oder eine Diskusverlagerung bei exkursiven Kiefergelenkbewegungen handelt (s. auch Intrakapsuläre Verlagerungen, S. 74) [188]. Nur bei einer anterior-medialen Diskusverlagerung in statischer Okklusion können aus der Aufzeichnung Positionierungsdaten entnommen werden. Es wird dreidimensional metrisch bestimmt, wann der

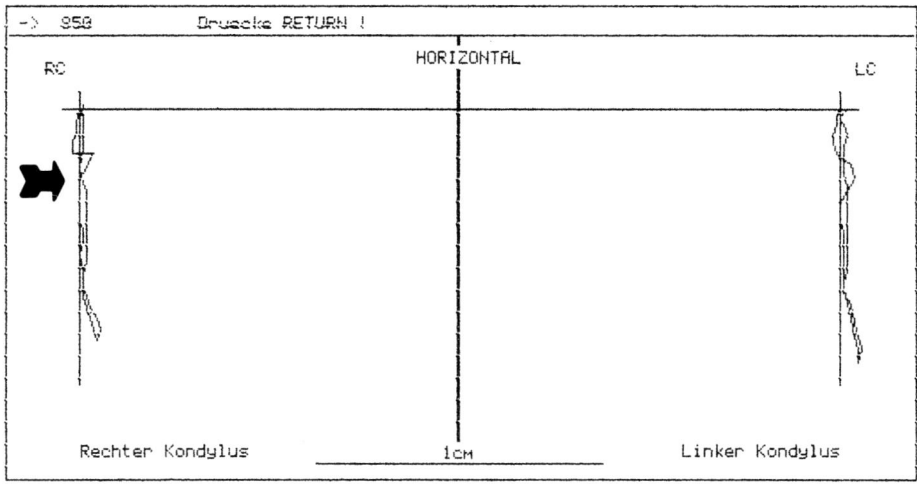

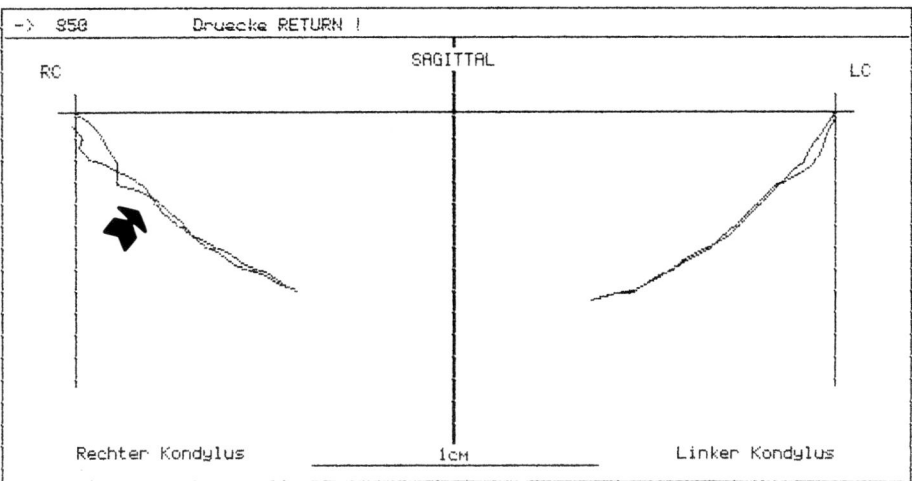

Abb. 167   Elektronisch aufgezeigtes Bewegungsmuster des rechten Kiefergelenks in horizontaler und sagittaler Richtung bei sprunghafter initialer Bewegung, die auf einen anterior-medial verlagerten Discus articularis hinweist. Die eingezeichneten Pfeile zeigen die Repositionsposition an, die zur Herstellung der Schiene herangezogen wird

Kondylus, von seiner Ausgangsposition (IKP) heraus, sich wieder im Diskus zentriert (Abb. 167). Bei graphischen, zweidimensionalen Registriersystemen wird nur die sagittale (y) und vertikale (z) Richtung metrisch ausgewertet, da ein transversales Versetzen während der Reposition (x-Richtung), nur bedingt erfaßt werden kann. Elektronische Systeme lassen die dreidimensionale metrische Auswertung der sprunghaften Kiefergelenkbewegung zur Kiefergelenkpositionierung zu [251].

Allgemeines Vorgehen
Unabhängig vom Registriersystem kann das klinische Vorgehen bei einer instrumentellen Bewegungsaufzeichnung wie folgt beschrieben werden:

artex®-Rotograph-Registrierdaten

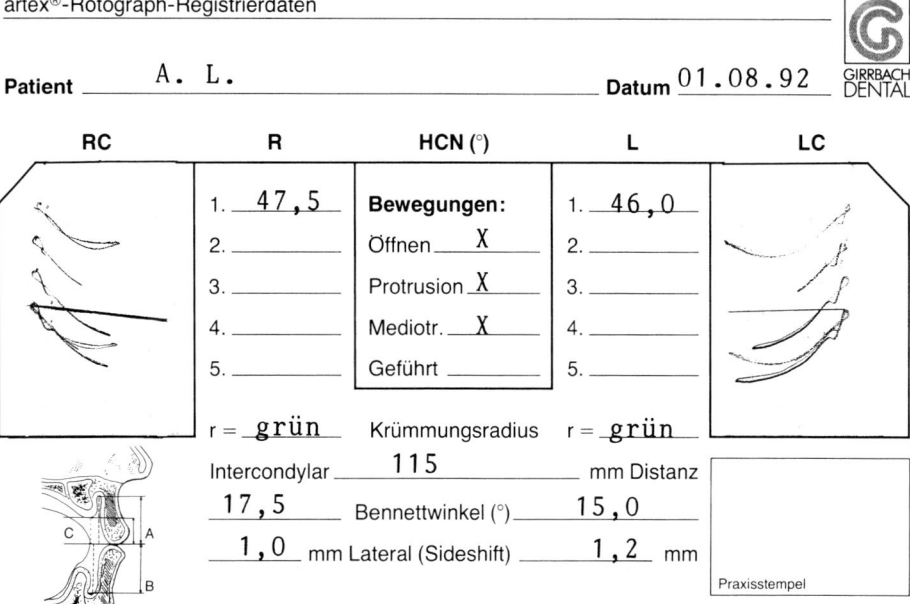

Abb. 168   Graphische Aufzeichnung einer sprunghaften Bewegung im rechten und linken Kiefergelenk, die auf eine anterior-mediale Diskusverlagerung hinweist

Der Patient öffnet aus der habituellen Interkuspidation bis zur maximalen Mundöffnung.
Anschließend wird eine Protrusions-, dann eine Laterotrusionsbewegung nach rechts bzw.
links ausgeführt. Es hat sich als günstig erwiesen, die Bewegungen einzeln graphisch oder
elektronisch aufzuzeichnen, um eine Analyse jeder Bewegungsspur vornehmen zu können. Zum Schluß werden alle Grundbewegungen in einer Aufzeichnung zusammengefaßt, um so die Abweichungen zwischen den einzelnen Bewegungen auswerten zu können (Abb. 168).

Liegt eine sprunghafte Kiefergelenkbewegung vor, die auf eine anterior-mediale Diskusverlagerung in statischer Okklusion hinweist, erfolgt die Auswertung für die Positionierung nach folgendem Schema. Zuerst wird in den Bewegungsaufzeichnungen bei graphischen Registriersystemen die Schädelbezugsebene, z. B. die Scharnierachsen-Orbital-Ebene, eingezeichnet. Anschließend wird in sagittaler und vertikaler Richtung der Abstand
der sprunghaften Bewegung von der Ausgangsposition des Kondylus in Beziehung zur
Referenzebene gemessen (Abb. 169). Diese Werte dienen zur Einstellung des Positionierers. Bestimmt werden muß dabei der Punkt, bei welchem mit Sicherheit angenommen
werden kann, daß der Kondylus sich in der Bikonkavität des Diskus befindet.

Bei einem reziproken Knacken wird zur Beurteilung der Reposition die Retrusionsspur
aus der maximalen Öffnung herangezogen! Befindet sich die sprunghafte Bewegung vor
dem Sprung in der Öffnungsspur, so wird dieser Punkt zur Positionierung metrisch ausgewertet. Befindet er sich retrusiv des Öffnungssprungs, wird das Ende des Öffnungssprungs
als Ausgangspunkt der vollständigen Repositionierung angenommen. Aus diesem Grunde

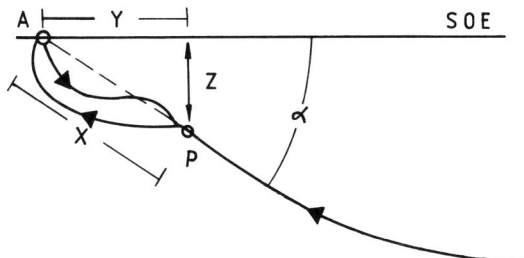

Abb. 169   Schematische Darstellung für die metrische Auswertung der Bewegungsbahnen bei rezi-
prokem Knacken zur Auffindung der Positionierungsposition (P). Entweder können die metrisch gefundenen Werte (Y, Z) entsprechend der Scharnierachs-Orbitalebene auf einem Positionierer oder
die X-Werte entsprechend der Neigung einer idealisierten Kiefergelenkbewegung im Artikulator eingestellt werden

muß die Öffnungs- und Schließbewegung sich immer auf einer Aufzeichnung befinden.
Die metrischen Daten in sagittaler und vertikaler Richtung einer Auswertung werden auf
einen Positionierer (Artikulator, Variator [*Slavicek* in 329]) übertragen.

Hierzu wird das Oberkiefermodell schädelbezüglich in den Positionierer eingestellt. Das
Unterkiefermodell wird in habitueller Interkuspidation, wenn diese der Ausgangspunkt
der Registrierung war, zugeordnet. Wurde die retrale Kondylenposition als Ausgangspunkt gewählt, muß das Unterkiefermodell über ein RKP-Registrat im Variator dem
Oberkiefer zugeordnet werden!

Über Einstellschrauben oder Distanzscheiben wird zuerst die vertikale Relation (z-Achse)
im Artikulator (Abb. 170) oder im Variator verändert. Die sagittale Einstellung (y-Achse)
wird im Artikulator und Variator über die Protrusivschraube hergestellt (Abb. 171). Notwendig ist bei dieser Methode, die z-Achse in der Größenordnung von 0,3–0,6 mm etwas
überzukompensieren, um das Gelenk zu entlasten. Für diese Einstellung der Positionie-

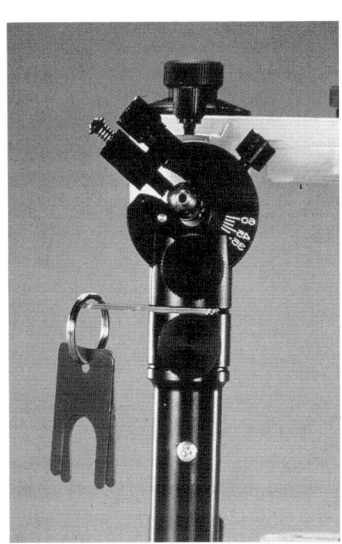

Abb. 170   Programmierung eines Non-Arcon-Artikulators
(Artex AT) mit Hilfe von Distanzscheiben und Protrusionsschrauben zur Herstellung der Positionierungsposition

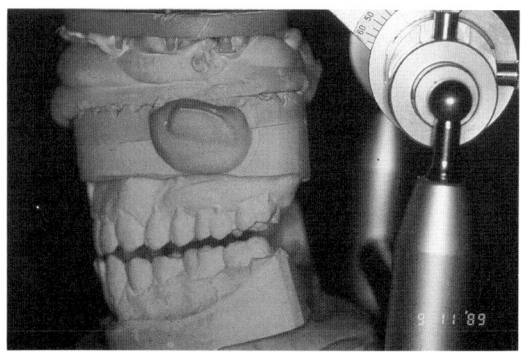

Abb. 171   Variator mit Y- bzw. Z-Suporten zur Positionierung der Kiefergelenke

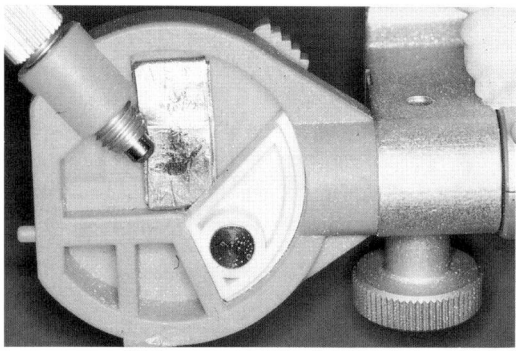

Abb. 172   In die Gelenkflächen eines SAM-Artikulators eingelegte Zinnfolie zur Positionierung. Diese Methode sollte nur in Notfällen angewendet werden, da durch den dorsalen Anschlag der Kondylus nach retral-kaudal ausgelenkt werden kann

rungsposition eignen sich besonders die Non-Arcon-Artikulatoren (Artex S, TS, AN, Dentatus), da die vertikale Achse (z-Achse) exakt durch Einlegen von Distanzscheiben (0,3 mm) zwischen Kondylartrommel und vertikaler Stütze (Abb. 170) oder die Distraktionskalibrierung beim Artex AN (Abb. 235) verändert werden kann.

Werden Arcon-Artikulatoren (Artex AV, Denar Mark II, SAM, Whip-mix) zur Positionierung herangezogen, empfiehlt es sich, die Auswertung der instrumentellen Aufzeichnung über die Kondylenbahnneigung vorzunehmen. In der Aufzeichnung wird zwischen dem Ausgangspunkt (a) und dem Repositionspunkt (p) (Abb. 169) eine Gerade gezogen. (Diese kann als eine Verlängerung der Gelenkbahnneigung ohne sprunghafte Bewegung angesehen werden.) Von Punkt a über Punkt p zur normalen Bewegungsspur der Kiefergelenke wird die Neigung der Gelenkbahn nach allgemeinen Richtlinien bestimmt und am Artikulator bzw. Variator eingestellt. Die Repositionsposition (Strecke x) wird ausgemessen und am Artikulator/Variator durch Protrusionsschrauben oder -einsätze die Kondylenposition mit leichter Überkompensation (0.5–1,0 mm) verändert. Der Bennett-Winkel muß am Artikulator auf 0 Grad eingestellt werden, um bei Herstellung der Positionierungsschiene keine unkontrollierten Lateralverschiebungen zu ermöglichen. Eine vertikale Gelenkentlastung kann danach durch eine Erhöhung der sagittalen Kondylenbahnneigungen um ca. 5 Grad hergestellt werden, was einer Distraktion von ca. 0,3–0,5 mm entsprechen würde. Durch dieses systematische Vorgehen können auch Arcon-Artikulatoren zur Positionierung herangezogen werden.

Eine Einstellung der Arcon-Artikulatoren durch Einlegen von Zinnfolie in die Gelenkflächen zur Positionierung (Abb. 172) hat sich nicht bewährt, da dadurch bei den meisten

Arcon-Artikulatoren entsprechend der eingestellten Kondylenbahnneigung die Kondylen mehr oder weniger nach retral ausgelenkt werden. Dadurch kann es passieren, daß nach Eingliederung einer Positionierungsschiene die Kiefergelenke in ihrer Stellung verbleiben oder noch weiter nach retral verlagert werden. Eine Reposition des Kondylus im Diskus kann dadurch scheitern.
(Weiter siehe Herstellung der Positionierungsschiene, S. 214.)

Radiologische Positionierung
Der Grundgedanke einer radiologischen Positionierung ist es, über ein standardisiertes oder individuelles Kiefergelenkröntgenbild eine Fehlstellung der Kiefergelenke zu erkennen und diese metrisch auswerten zu können [115]. Die gewonnen Daten sollen dann auf einen Positionierer übertragen werden und zur Herstellung der Positionierungsschiene dienen (s. auch instrumentelle Reposition, S. 204).

Voraussetzung dafür ist, ein reproduzierbares, standardisiertes Kiefergelenkröntgenbild zu erstellen, das den individuellen Größenverhältnissen am Patienten exakt entspricht. Diese Forderung, die sowohl die Reproduzierbarkeit als auch die metrische Auswertung betrifft, kann durch die standardisierten Techniken (schräglaterales Kiefergelenkröntgenbild) nur bedingt erfüllt werden [184]. Versäumt man es, diese Grundvoraussetzungen zu erfüllen, so kann im standardisierten, schräglateralen Kiefergelenkröntgenbild bei Vorliegen einer Retrallage mit anterior-medialer Diskusverlagerung in statischer Okklusion die Gelenkspaltbreite anterior und posterior ausgewertet werden. Diese Auswertung erfolgt nach den Normwerten, die *Weinberg* [366], *Laskin* [in 329] u.a. angegeben haben. Danach beträgt die Breite des posterioren Gelenkspaltes im Mittel ca. 2,5–3,5 mm und die des anterioren ca. 1,0–2,5 mm. Der kraniale Gelenkspalt wird bei dieser Auswertung vernachlässigt, da er großen individuellen Schwankungen unterliegt.

Für die Auswertung wird eine Kiefergelenkaufnahme im standardisierten Strahlengang von 12–15 Grad dorsalem und 20–22 Grad kranialem Einstellwinkel, in Anlehnung an *Graf* [134], *Lindblom* [223] u.a., erstellt. Durch diese Einstellung, die annähernd in Achsrichtung der Kondylen verläuft, wird das median-laterale Drittel des Gelenkkopfes scharf dargestellt. Eine exaktere Darstellung des Gelenkkopfes in der Fossa glenoidalis durch diese Aufnahmetechnik wäre nur durch individuelle Einstellung des dorsalen Einstellwinkels nach Bestimmung des Interkondylarwinkels in einer axialen Schichtaufnahme möglich.

Auf diese individuelle Kondylarachsenbestimmung kann aber verzichtet werden, da zwar Verzeichnungen des Kondylus geringer werden, aber das Felsenbein und die medialen Fossaanteile in den Gelenkkopf projiziert werden können [184]. Aus diesem Grunde ist in der überwiegenden Mehrzahl der Fälle eine Standardprojektion bei geschlossener Zahnreihe ausreichend. Die Zahnreihen müssen geschlossen sein – dies wird oft vernachlässigt! –, da nur so eine Stellungsdiagnostik in Beziehung zur habituellen Interkuspidation möglich ist. Dies ermöglicht auch, daß die Modelle, um eine Reposition vorzunehmen, in habitueller Interkuspidation in den Positionierer übertragen werden. Sind diese in habitueller Interkuspidation nicht eindeutig fixierbar, muß ein Registrat in der Position hergestellt werden, in welcher die schräglaterale Kiefergelenkaufnahme angefertigt wird.

Bei der Aufnahme sollte auch die Schädelbezugsebene (Scharnierachsen-Orbital-Ebene) parallel zur Röntgenbildebene verlaufen, um eine gleichgerichtete Übertragung der metrischen Werte in den Positionierer zu gewährleisten.

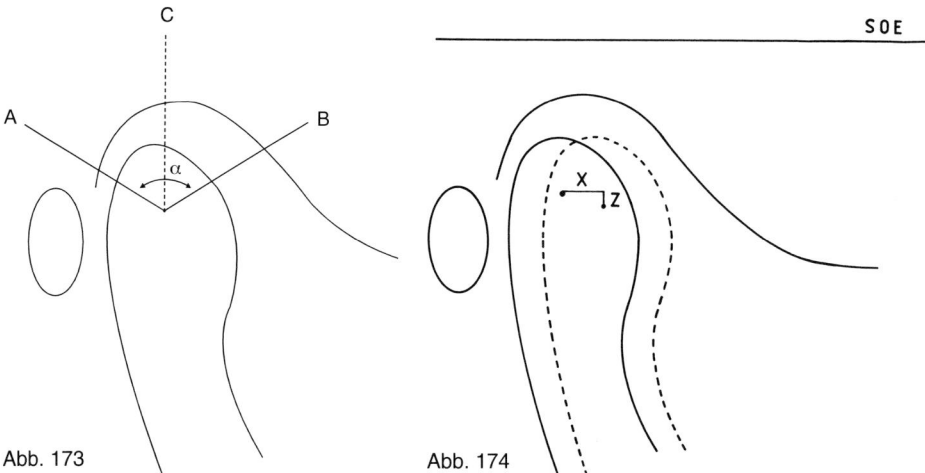

Abb. 173   Abb. 174

Abb. 173   Schematische Darstellung der metrischen Auswertung eines schräglateralen Kiefergelenkröntgenbildes, um den dorsalen (A) und anterioren (B) Gelenkspalt miteinander zu vergleichen
und dadurch eine Stellungsdiagnostik der Kiefergelenke durchzuführen. Zu einer Senkrechten C sollten beide Strecken A, B einen Winkel (α) von ca. 120 Grad bilden

Abb. 174   Schematische Darstellung zur Ermittlung der Positionierungsdaten X und Z anhand eines
sagittalen Kiefergelenkröntgenbildes. Der Kondylus wird gedanklich an die ideale Stelle verschoben
und die entsprechenden X- und Z-Werte auf einen Positionierer übertragen

Wird in einem schräglateralen Kiefergelenkröntgenbild eine Fehlstellung diagnostiziert,
erfolgt die Auswertung nach den Angaben von *Weinberg* [366]. Zuerst wird eine Senk-
rechte zur Scharnierachsen-Orbital-Ebene in den Mittelpunkt des Konylus gezogen. Von
dieser wird in einem Winkel von 60 Grad nach anterior und posterior eine Linie durch
den anterioren und posterioren Gelenkspalt gezogen. Anhand dieser Hilfslinie kann die
Gelenkspaltbreite bestimmt werden (Abb. 173).

Nun wird der Kondylus gedanklich an seine ideale Position (Abb. 174) zum Wendepunkt
der Fossa glenoidalis verschoben. Hierfür kann eine Umzeichnung der Gelenkkopfumrisse
angewendet werden. Die in ideale Kondylenposition notwendige Verschiebung in Beziehung zur Schädelbezugsebene wird in sagittaler y-Richtung und in vertikaler z-Richtung
ausgemessen und in den Positionierer übertragen und zur Herstellung der Positionierungsschiene verwendet (siehe unten).

Die Einstellung der Kiefergelenke über die Auswertung des schräglateralen Kiefergelenkröntgenbildes birgt mehrere Probleme, die beachtet werden müssen und die zeigen, daß
diese Art der Positionierung sehr spekulativ ist:

• die Weichteildarstellung,
• die Bildebene,
• Projektionseinflüsse.

Eine Weichteildarstellung ist mit dem schräglateralen Kiefergelenkröntgenbild nicht möglich und somit eine Diskusdiagnostik auch nicht durchführbar. Auch wenn sich aufgrund
der klinischen Analyse der Verdacht auf eine anterior-mediale Diskusverlagerung ergibt
und im schräglateralen Kiefergelenkröntgenbild eine Retrallage des Kondylus besteht, ist

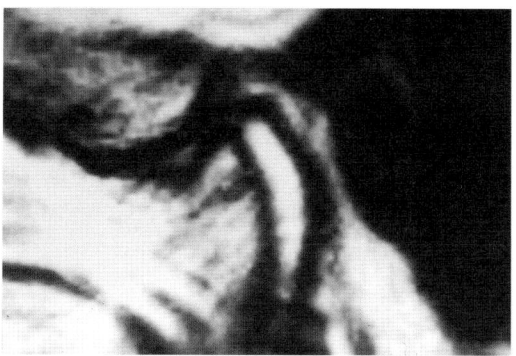

Abb. 175 Kernspintomogramm des rechten Kiefergelenks bei Bestehen einer anterior-medialen Diskusverlagerung. Auch hier können durch die gedankliche Verschiebung des Kondylus in die regelrechte Position metrische Werte für die Übertragung in einen Artikulator oder Positionierer gefunden werden

die radiologische Positionierung nicht eindeutig möglich. So kann anhand des Röntgenbildes nicht beurteilt werden, welche Stärke die posteriore Lippe des Diskus besitzt und ob die im Röntgenbild ermittelten Positionierungsparameter ausreichen, den Kondylus im Diskus zu reponieren. Auch gibt das schräglaterale Röntgenbild nach Eingliederung der Positionierungsschiene – dies gilt für alle anderen radiologischen Aufnahmetechniken auch – keinen Aufschluß darüber, ob es gelungen ist, den Kondylus im Diskus zentriert zu haben. Die Möglichkeit einer Fehlpositionierung ist damit recht hoch anzusetzen, wodurch die radiologische Reposition nur in Ausnahmefällen angewendet werden sollte. Ein Ausweg, eine anterior-mediale Diskusverlagerung über bildgebende Verfahren zu therapieren, eröffnet die Kernspintomographie (MRT), da durch sie Weichgewebedarstellung und Diskusdarstellung ermöglicht werden [158]. Aus einem Kernspintomogramm können in der beschriebenen Weise metrische Daten für eine Diskusreposition abgelesen (Abb. 175) und in eine Positionierungsschiene übertragen werden. Leider ist die Kernspintomographie heute noch ein sehr aufwendiges Verfahren, wodurch sie für die zahnärztliche Praxis kaum als Routineverfahren angesehen werden kann.

Die zweite Einschränkung, die das schräglaterale Kiefergelenkröntgenbild erfährt, ist die zur Darstellung kommende Bildebene. Nur der median-laterale Gelenkabschnitt wird in dieser Projektion scharf abgebildet, wodurch über die medialen und lateralen Gelenkanteile keine Aussage gemacht werden kann [Ewers in 73]. Somit kann nicht beurteilt werden, wie diese Gelenkanteile bei einer Reposition ihrer Lage zur Fossa oder zum Diskus verändern. Da der Kondylus in seiner Form stark variiert [36, 147], kann durchaus der Fall eintreten, daß eine Reposition im schräglateralen Röntgenbild (SLA) durchführbar erscheint, aber klinisch nicht zum Erfolg führt. In der Abbildung 176 ist zu erkennen, daß im schräglateralen Kiefergelenkröntgenbild eine eindeutige Retrallage des Kondylus nachweisbar ist. Nach radiologischer Positionierung trat aber kein Erfolg ein. Wie die nachträglich angefertigten Computertomogramme in axialer Schichtung zeigen (Abb. 177), besaßen die lateralen Gelenkabschnitte des Kondylus einen engen Kontakt zur Fossa, wodurch eine Positionierung nicht ermöglicht wurde. Nur durch ein Computertomogramm konnte man in diesem Fall die Ursache des Mißerfolgs aufdecken, und nur durch ein Computertomogramm ist es allgemein möglich, über Form und Stellung des Kondylus zur Fossa genaue Auskunft zu erhalten [159].

Die dritte Einschränkung, die das schräglaterale Kiefergelenkröntgenbild beinhaltet, sind »projektionsbedingte Fehler«. Deren Ursachen liegen sowohl im gewählten Strahlengang als auch in der Form und Stellung des Kondylus zur Fossa glenoidalis.

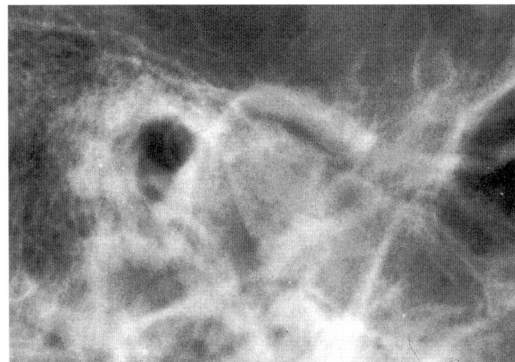

Abb. 176   Schräglaterale Kiefergelenkröntgenaufnahme eines rechten Kiefergelenks bei bestehender anterior-medialer Diskusverlagerung. Eine Positionierung des Kiefergelenks in eine regelrechte Position zum Diskus war nicht möglich
(s. auch Abb. 177)

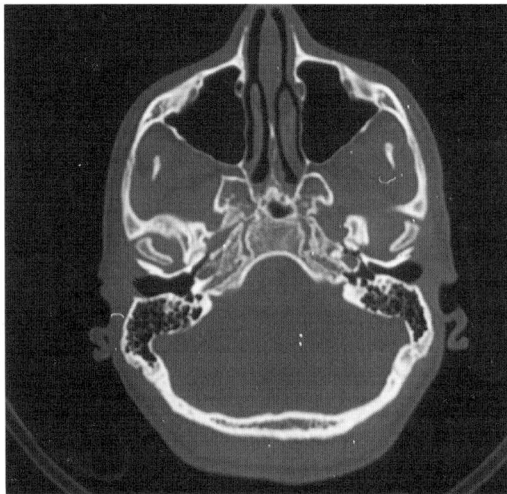

Abb. 177   Computertomogramm des
gleichen Patienten (Abb. 176) Man erkennt eine anteriore Randzackenbildung
im Bereich des lateralen Poles des rechten Gelenkes, der eine Positionierung
aufgrund des schräglateralen Röntgenbildes nicht ermöglichte

Durch Änderung des dorsalen Strahlenganges kann eine bestehende regelrechte Kondylus-
stellung in eine ventrale, durch einen anterioren Strahlengang in eine retrale Kondylenstellung projiziert werden [184] (Abb. 112). Zwar ergibt sich daraus wiederum die Forderung,
den Strahlengang individuell einzustellen, was durch die beschriebene Überlagerung von
Felsenbein, Fossa und Kondylus relativiert wird (siehe vorne). Das schräglaterale Röntgenbild für die Positionsdiagnostik darf auf keinen Fall überbewertet werden, und klinische
und instrumentelle Befunde sind im Vergleich heranzuziehen, um zu einer ursachenbezo-
genen Therapie zu kommen. Für eine Reposition des Kondylus im Diskus bei anterior-
medialer Diskusverlagerung ist das schräglaterale Kiefergelenkröntgenbild nur erster Hinweis, nie Ausgangspunkt, eine Reposition auszuführen!

Herstellung der Positionierungsschiene

Für die Herstellung einer Positionierungsschiene in einem Positionierer, Variator oder
Artikulator ist in jedem Fall eine schädelbezügliche Übertragung der Modelle notwendig.
Eine arbiträre Übertragungsmethode, entsprechend dem verwendeten Registriersystem, ist

ausreichend. Auf eine terminale Übertragung des Oberkiefermodells kann verzichtet werden, da sich die Kondylen in einer pathologischen Position befinden und damit die terminale Scharnierachse auch in einer Fehlposition aufgezeichnet würde.

Ist das Oberkiefermodell schädelbezüglich im Artikulator/Positionierer eingestellt, muß das Unterkiefermodell entsprechend zugeordnet werden. Die Zuordnung richtet sich danach, welche Methode zur Reposition des Kondylus herangezogen wurde. Bei der instrumentellen und radiologischen Methode (s. S. 204) wird das Modell in habitueller Interkuspidation eingestellt. Ein therapeutisches Registrat (Repositionsregistrat, ThKP-Registrat) wird bei der Selbstreposition und der manuellen Reposition angefertigt und zur Zuordnung des Unterkiefermodells verwendet. Ist das Unterkiefermodell einartikuliert, wird die Positionierungsposition entsprechend den aufgezeigten Methoden eingestellt und/oder eine Gelenkentlastung programmiert. Diese Entlastung der artikulierenden Flächen ist notwendig, um eine Kompression nach Eingliederung der Positionierungsschiene zu vermeiden, eine Regeneration der Gewebeanteile zu ermöglichen und eine Rückführung des Diskus in die Fossa glenoidalis durch Straffung der bilaminären Zone nicht zu behindern. Würden die artikulierenden Flächen nach Eingliederung der Positionierungsschiene unter Druck stehen, könnte es zu degenerativen Veränderungen am Kondylus und Diskus kommen [150] und eine Straffung der bilaminären Zone und damit Rückführung des Diskus verhindert werden. Die Größenordnung dieser Gelenkentlastung sollte mindestens in einem Bereich zwischen 0,3 und 0,6 mm liegen und entspricht damit den Werten, die *Gerber* [116] als normale Gelenkresilienz angegeben hat.

Ist die Gelenkentlastung durch Einlegen von Distanzscheiben in den Artikulator oder durch die Einstellung des Positionierers erfolgt, wird die Ausdehnung der Schiene für das Unter- oder Oberkiefermodell eingezeichnet (Abb. 178). Die Bißlage, die Frontzahnrelation und die Lückentopographie entscheiden darüber, ob die Positionierungsschiene für den Unter- oder Oberkiefer angefertigt wird. Die nach Reposition bestehende Frontzahnrelation gibt Hinweise, ob die Schiene über die ganze Zahnreihe ausgedehnt werden muß oder auf das Seitenzahngebiet beschränkt werden kann. Ist im Laufe der Tragezeit durch Einschleifmaßnahmen damit zu rechnen, daß die Frontzähne in Kontakt treten und ihre reflektorische Führungsfunktion übernehmen, kann die Schiene nur für das Seitenzahngebiet hergestellt werden. In diesen Fällen kann die Positionierungsschiene mit einem Sublingualbügel hergestellt werden (Abb. 179). Dies wird von den Patienten als sehr angenehm empfunden, da die sprachliche und ästhetische Beeinträchtigung geringer ist. Es ist in diesen Situationen darauf zu achten, daß der untere Eckzahn mit erfaßt wird und die Führungsfunktion in dynamischer Okklusion übernimmt. Eine minimale Stärke der Schiene von 1 mm muß immer eingehalten werden.

Ist eine natürliche Frontzahnbeziehung bedingt durch sagittalen und vertikalen frontalen Überbiß während der Tragezeit nicht herzustellen, muß die Positionierungsschiene über den gesamten Kiefer ausgedehnt werden. Dies besonders, wenn hohe parafunktionelle Tätigkeit wie Pressen besteht, um einer Intrusion der Seitenzähne während der Tragezeit der Schiene vorzubeugen [250]. Die höhere Neigung zum Pressen wird auch durch die Erhöhung der Vertikaldimension mit eingegliederter Schiene verstärkt. Tritt eine Intrusion der Seitenzähne dabei auf, kann die Positionierungsposition wieder verlorengehen. Eine ständige Kontrolle (ca. 4 Wochen) und ein Modellvergleich ist deshalb anzuraten, um eine Neigung zur Intrusion der Seitenzähne frühzeitig zu erkennen und die Schiene auch auf das Frontzahngebiet auszudehnen. Gleichzeitig sind Entspannungsübungen, eventuell Biofeedback, zu empfehlen, um den Preßphänomenen entgegenzuwirken.

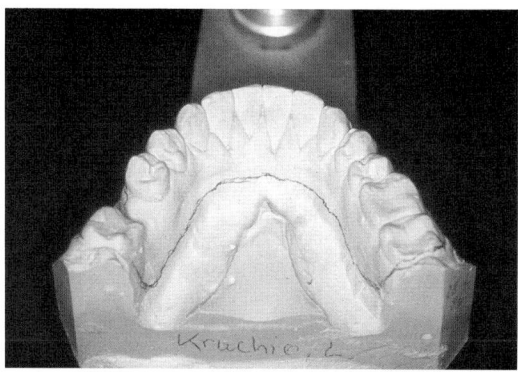

Abb. 178 Eingezeichnete Ausdehnung einer Positionierungsschiene für den Unterkiefer

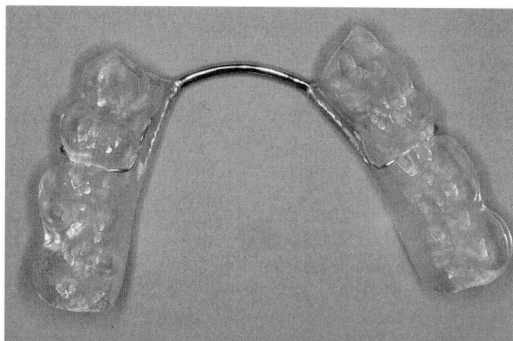

Abb. 179 Positionierungsschiene für den Unterkiefer mit Sublingualbügel, um eine angenehmere Trageweise der Schiene zu ermöglichen. Diese Gestaltung ist aber nur dann möglich, wenn die Frontzähne während der Tragezeit durch Einschleifmaßnahmen wieder in Kontakt gebracht werden können

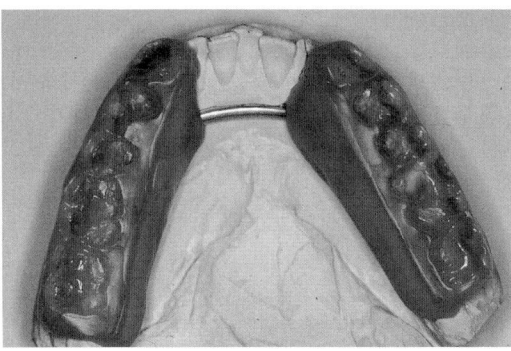

Abb. 180 In Wachs modellierte Unterkieferpositionierungsschiene auf dem Modell. Man erkennt, daß deutliche Impressionen für die antagonistischen Höcker hergestellt werden

Die Ausdehnung der Positionierungsschiene wird am Modell mit Bleistift eingezeichnet. Die Schiene muß in die Infrawölbung der Seitenzähne ausgedehnt werden, um den Halt durch Einrasten in den Unterschnitt zu gewährleisten. Ist diese Fixierungsart nicht möglich, können Rush-Anker oder Halteklammern im Prämolarenbereich angebracht werden, die die Schiene an den Zähnen befestigen. Im allgemeinen sollte man aber auf zusätzliche Halteelemente verzichten, da sie den Aufwand zur Herstellung der Schiene vergrößern und zusätzlich den Querschnitt der Schiene schwächen. Schienenbrüche im Bereich dieser Elemente, besonders wenn die Stärke der Schiene im Minimalbereich liegt, sind häufig zu beobachten.

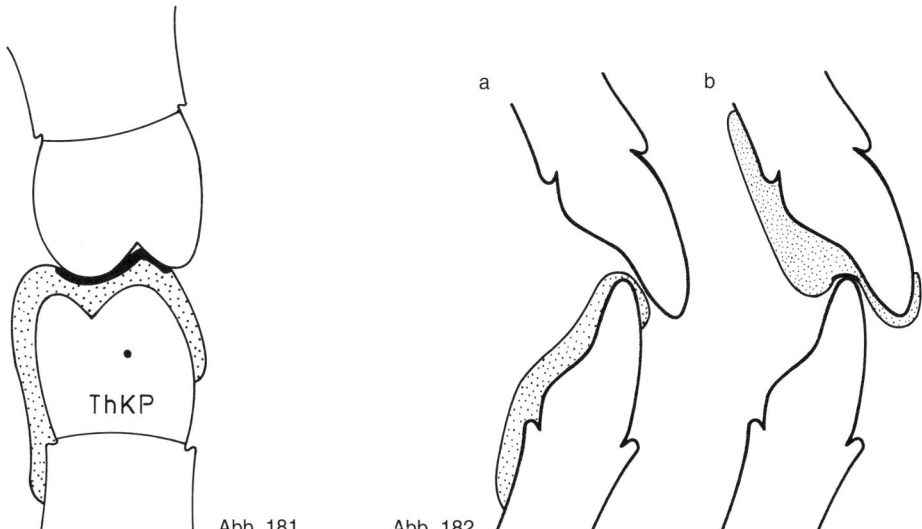

Abb. 181   Schematische Darstellung der Kontaktbeziehung einer Unterkieferpositionierungsschiene zu den antagonistischen Höckern. Durch die muldenförmige Kontaktbeziehung soll ein leichtes Auffinden der Positionierungsposition hergestellt werden

Abb. 182   a) Schematische Darstellung der Frontzahnbeziehung einer für den Unterkiefer angefertigten Positionierungsschiene. b) Schematische Darstellung der Frontzahnbeziehung einer für den Oberkiefer angefertigten Positionierungsschiene. Durch die muldenförmige Retrusionsfacette soll eine leichte Auffindung der Repositionsposition erreicht werden

Von labortechnischer Seite werden die Interdentalräume und die untersichgehenden Bereiche ausgeblockt. Die Positionierungsschiene wird in Wachs modelliert, mit deutlichen Impressionen der antagonistischen Höcker und einer Frontzahnführungsfläche (Abb. 180). Wird der Frontzahnbereich freigelassen, muß eine Eckzahnführung so aufgebaut werden, daß die Protrusion und die Laterotrusion eindeutig geführt werden. Wichtig ist es, eine Retrusivführung im Prämolarenbereich aufzubauen, die den Unterkiefer in die Positionierungsstellung führt und bei Retrusivbewegungen die posterioren Zähne eindeutig zur Schiene diskludiert.

Merke: Die Führungsflächen zur Aufrechthaltung der Positionierungsposition liegen im Prämolaren-Eckzahngebiet!

Ist die Positionierungsschiene (Abb. 181 u. 182) in dieser Weise ausmodelliert, wird sie in Heißpolymerisat überführt. Nach Polymerisation wird das Modell in den Artikulator/Positionierer zurückgesetzt und auf gleichmäßigen Kontakt, Verschlüsselung und Führung eingeschliffen.

Erst dann folgt die Abnahme vom Modell und die Ausarbeitung und Politur. In ähnlicher Weise kann die Positionierungsschiene mit anderen Technologien, z. B. Ivocap-System, Unipress-System oder aus lichthärtendem Kunststoff hergestellt werden. Der Vorteil von Heißpolymerisaten oder lichthärtenden Kunststoffen liegt in der geringeren Porosität und der größeren Farbstabilität gegenüber kaltpolymerisierenden Kunststoffen.

Eingliederung und Nachsorge einer Positionierungsschiene

Die fertiggestellte Positionierungsschiene wird auf ihren Sitz am Patienten überprüft, und anschließend wird unter leichter Führung des Behandlers der Unterkiefer in die therapeutische Position der Schiene geführt. In den meisten Fällen gelingt es dem Patienten nicht gleich, in die Impressionen der therapeutischen Position zu schließen (Abb. 183), Ausnahmen sind bei Selbstreposition zu beobachten. Auch wenn der Patient nicht gleich in die Impressionen schließen kann, wird nicht eingeschliffen! Dies auch dann nicht, wenn im Frontzahnbereich eine deutliche Disklusion zu erkennen ist. Dem Patienten wird nochmals der Sinn der Positionierung, »der Versuch, die Kiefergelenke in physiologische Stellung zu bringen«, erklärt, und er wird angewiesen zu versuchen, in den nächsten Tagen in die Impressionen der Schiene voll zu schließen, bis gleichmäßiger Kontakt im gesamten Seitenzahnbereich entstanden ist. Gelingt ihm dies in den Normalfunktionen, beim Sprechen, Essen oder Schlucken nicht, sollte er 3mal täglich 10–20mal üben, in die Impressionen bewußt zu schließen. Weiterhin wird er darüber unterrichtet, daß durch die Umstellung der Muskulatur auf die neue Position in den ersten drei Tagen Muskelbeschwerden eintreten können. Nach 3–8 Tagen sollten diese Beschwerden abnehmen. Treten Beschwerden wie Spannungs-, Muskel- oder Kopfschmerzen auf, ist die Schiene stundenweise herauszunehmen und frühzeitig ein Analgetikum (s. medikamentöse Therapie, S. 148) einzunehmen. Treten stechende Schmerzen im Kiefergelenkbereich ein, muß die Schiene abgesetzt und die Praxis aufgesucht werden.

Weiterhin wird er darüber informiert, daß die Positionierungsschiene ganztags getragen werden muß, daß sie eine *»24-Stunden-Schiene«* ist und daß er versuchen sollte, bald mit der Schiene zu essen und sich dafür vorerst auf weiche Kost umzustellen. Gerade die Umstellung auf weiche Nahrung ist wichtig und wird von vielen Patienten nur zögernd akzeptiert. Diese Forderung kann man dem Patienten durch Beispiele verständlich machen, wie: »mit einer Hüftgelenksarthrose wird man auch keinen Dauerlauf machen«, »mit einer Zerrung des Knie- oder Fußgelenkes wird man nicht auf die Zugspitze wandern« u.a. Die Entlastung und Schonung der Gelenke, und darin sind alle Gelenke gleich, ist eine wichtige therapeutische Maßnahme.

Die Kontrolltermine sind bei normalem Verlauf nach 8 Tagen, nach 14 Tagen und anschließend in vierwöchigem Rhythmus.

1. Kontrolltermin nach 8 Tagen

Nach 8 Tagen wird die Schiene daraufhin kontrolliert, ob der Patient in die Impressionen hineinfindet und ob die Zahnkontakte auf der Schiene gleichmäßig sind (Abb. 184 u. 185). Gleichzeitig wird die Kiefergelenkbewegung, das »end feel« und das »joint play«, palpatorisch überprüft. Bei Öffnungsbewegungen aus der Schiene heraus sollte keine sprunghafte Bewegung bzw. kein Kiefergelenkknacken mehr vorhanden und eine gleichmäßige Rotations-Translations-Bewegung zu fühlen sein.

Ist dies der Fall, werden die Impressionen für die bukkalen Höcker der Oberkieferzähne entfernt. Die Impressionen für die palatinalen tragenden Höcker werden belassen und nur auf mediotrusive oder laterotrusive Störungen kontrolliert und diese gegebenfalls entfernt (Abb. 186).

Findet der Patient noch nicht in die Impressionen und hat sich das »joint play« noch nicht normalisiert, wird an der Schiene keine Änderung vorgenommen. Die Impressionen der bukkalen Höcker können reduziert werden, falls sich der Patient ständig auf die Wange

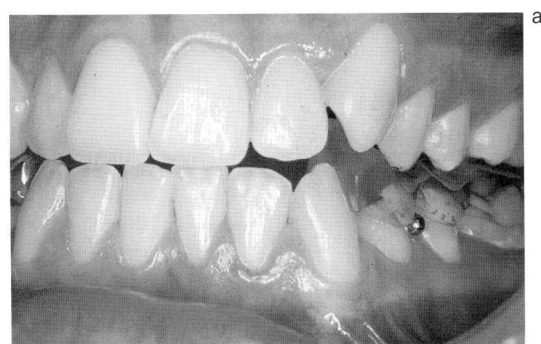
a

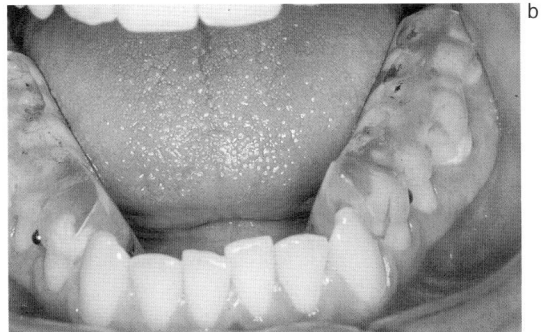
b

Abb. 183   a) Eingegliederte Unterkiefer-positionierungsschiene mit Sublingual-bügel. Man erkennt, daß die Frontzähne durch Einschleifmaßnahmen während der Tragezeit in Kontakt gebracht werden können. b) Ausdehnung der Schiene im Unterkiefer

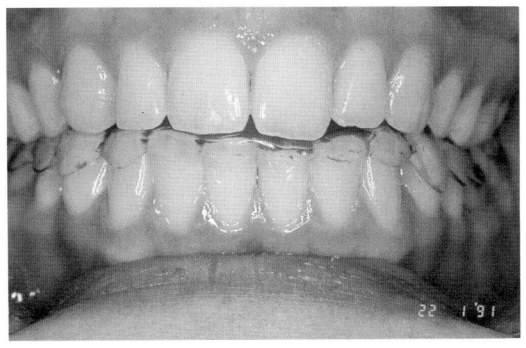

Abb. 184   Eingegliederte Unterkieferpo-sitionierungsschiene mit muldenförmiger Kontaktbeziehung zur leichteren Auffindung der therapeutischen Kiefergelenkposition

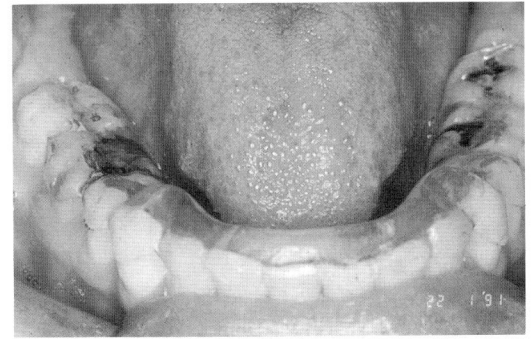

Abb. 185   Kontrolle der Kontaktbeziehung der Positionierungsschiene nach einer Tragezeit von 8 Tagen

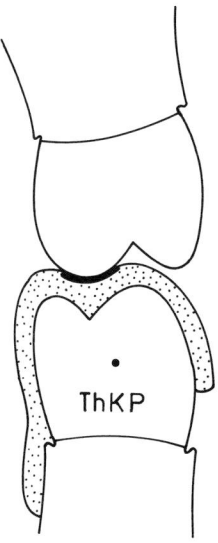

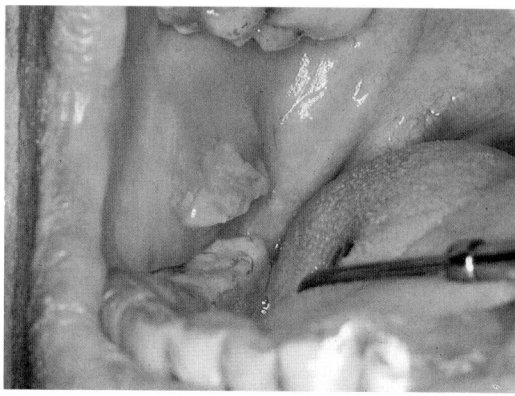

Abb. 187   Während der Tragezeit einer Positionierungsschiene aufgetretene Wangenimpressionen, die
durch zu starke bukkale Ausdehnung der Schiene über
die nichttragenden Höcker des Oberkiefers entstanden

Abb. 186   Schematische Darstellung der Kontaktbeziehung einer Positionierungsschiene durch Einschleifmaßnahmen bei regelrechter Diskus-Kondylus-Relation. Die Positionierungsschiene wird im
Laufe der Tragezeit in eine Äquilibrierungsschiene umgewandelt

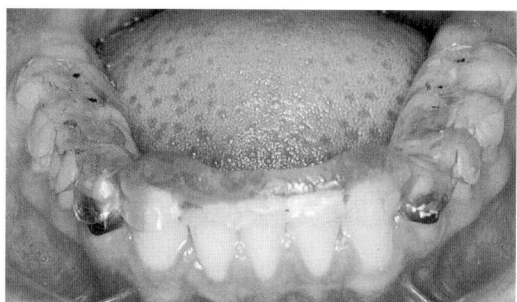

Abb. 188   Distraktiv eingeschliffene
Positionierungsschiene im Munde des
Patienten. Es werden die Kontakte im
Frontzahn- und Prämolarengebiet schritt-
weise entfernt, so daß die Kontakte im
Molarengebiet ansteigend stärkere
distraktive Wirkung erhalten

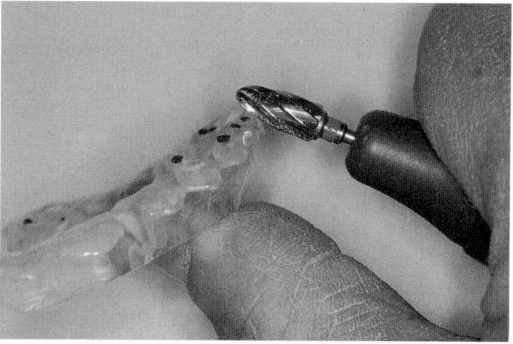

Abb. 189   Protrusives Einschleifen einer
Positionierungsschiene. Es werden alle
Kontakte im Frontzahngebiet und
Klasse-I-Kontakte kontinuierlich entfernt
(vgl. Abb. 197)

beißt. Dies kann in Ausnahmefällen extreme Formen annehmen, wie auf der Abbildung 187 zu erkennen ist.

Findet der Patient in die Impressionen hinein und das Bewegungsspiel ist noch nicht vollständig normalisiert, wird die Positionierungsschiene distraktiv und eventuell protrusiv eingeschliffen. Um eine distraktive Wirkung zu erzielen, werden alle Kontakte im Frontzahn- und Prämolarengebiet entfernt und nur die im Molarengebiet belassen (Abb. 188).

Eine protrusive Wirkung erreicht man dadurch, daß alle Kontakte im Frontzahngebiet und alle Laterotrusivkontakte (A-, C-Kontakte) entfernt werden, so daß der Unterkiefer weiter nach vorne gleiten kann (Abb. 189).

Diese Einschleifmaßnahmen können für das rechte oder linke und beide Kiefergelenke vorgenommen werden (s. auch Einschleifmaßnahmen).

Korrekturmaßnahmen

Ändern sich die Befunde nach einer ordnungsgemäßen Tragezeit von 8 oder 14 Tagen nicht, ist meist eine Nachpositionierung erforderlich. Diese kann mit der Positionierungsschiene vorgenommen werden. Ein Auftragen von Kaltpolymerisat auf die Schiene und damit die Positionierung im Munde des Patienten bringt in der Regel wenig Erfolg, da die angestrebte therapeutische Position bis zur Auspolymerisation des Kunststoffes vom Patienten nicht gehalten wird!

Merke: Im Mund des Patienten kann man mit Materialien, die eine lange Verarbeitungszeit haben (autopolymerisierende Kunststoffe), nicht positionieren, dies sollte in einem Artikulator durchgeführt werden!

Aus diesem Grunde ist es erfolgversprechender auf die Positionierungsschiene Aluwachs oder Bite compound aufzutragen. Der Patient nimmt nach Wiedereingliederung der Aufbißschiene die angestrebte therapeutische Position ein. Das thermoplastische Material wird gekühlt und die Schiene aus dem Mund entfernt. Zu tiefe Impressionen werden zurückgeschnitten und der Sitz der Schiene zum Gegenkiefermodell kontrolliert. Eventuell kann die Positionierungsposition nochmals im Munde des Patienten überprüft werden. Nun wird die Schiene auf das Modell zurückgesetzt und zum Gegenkiefermodell in den Artikulator/Positionierer erneut fixiert.

Ist kein Modell vorhanden, kann mit Abformgips (Xantano o.ä.) durch Ausgießen der Schiene von basal ein Sofortmodell hergestellt werden (Abb. 190). Dieses Sofortmodell dient anschließend zur Übertragung in den Artikulator/Positionierer und wird für weiter notwendige Maßnahmen aufbewahrt.

Entsprechend den allgemeinen Positionierungshinweisen (s. S. 198) wird nun das Schienenprofil im Labor mit Kaltpolymerisat neu aufgebaut.

Durch dieses Vorgehen bei einer Nachpositionierung kann in kürzester Zeit eine neue therapeutische Position hergestellt werden. Dadurch wird auch erreicht, daß bei Besserung der Beschwerden der Patient durch Herausnahme der Schiene, sei dies auch nur für Stunden, nicht durch den Kontakt der Zahnreihe zueinander in die pathologische Position abrutscht.

Muß eine Positionierungsschiene zur Nachpositionierung oder zur Reparatur zeitweise aus dem Mund des Patienten entfernt werden, sollte in jedem Fall Zahnkontakt vermieden

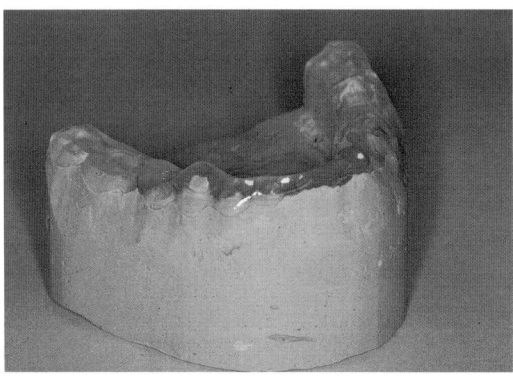

Abb. 190   Sofortmodell aus Abformgips, um eine Nachregistrierung einer Positionierungsschiene vorzunehmen

werden. Fällt es dem Patienten sehr schwer, diese Anweisungen zu befolgen, sind Watterollen in das Seitenzahngebiet einzulegen, die die Kiefergelenkposition annähernd sichern.

Nach Eingliederung einer neu aufgebauten Positionierungsschiene erfolgt der erste Kontrolltermin wieder nach 8 Tagen.

2. Kontrolltermin nach 14 Tagen

In dieser Kontrolluntersuchung sollten folgende Fragen abgeklärt werden:

• Hat sich das Beschwerdebild gebessert?
• Kommt der Patient mit der Schiene zurecht?
• Kann er mit der Schiene essen?
• Findet er ohne Abweichbewegung in die Schiene?
• Ist die Gelenkbewegung gleichmäßig ohne sprunghafte Bewegung und ohne Knacken?
• Wie groß ist die Mundöffnung, wie erfolgt sie?
• Wie ist das »joint play«?
• Wie ist das »end feel«?

Können diese Fragen positiv beantwortet werden, wird die Schiene auf gleichmäßigen Kontakt im Seitenzahngebiet kontrolliert, wobei die Frontzähne leicht außer Kontakt stehen, die Protrusions- und Laterotrusionsbewegungen aber führen. Die Retrusionsführung wird im Prämolarengebiet überprüft. Die RKP-IKP-Differenz sollte nicht kontrolliert werden, da bei einer anterior-medialen Diskusverlagerung »Rezidivgefahr« besteht!

Entspricht die Positionierungsschiene nicht den aufgezeigten Bedingungen, wird sie entsprechend den vorliegenden Befunden nachgeschliffen. Es wird darauf geachtet, daß sich die Kontakte der tragenden antagonistischen Höcker in der Tiefe der Impressionen befinden und keine Abgleitbewegung des Unterkiefers besonders im Molarengebiet verursachen. Ist dies der Fall, werden diese Abhänge auf der Schiene in der bestehenden Richtung entfernt (siehe unten). Ist die Retrusivführung im Prämolarenbereich durch Knirsch- und Preßvorgänge verlorengegangen, muß sie aufgebaut werden. Der Aufbau dieser retrusiven Verschlüsselung kann durch Auftragen von Kaltpolymerisat im Munde des Patienten geschehen. Somit wird auch bei Beschwerde- bis Symptomfreiheit die eingestellte Position vorerst beibehalten. Es wird in keinem Fall retrusiv geschliffen. Ein vorzeitiges, retrusives Freischleifen führt oft zu Rezidiven, da die bilaminäre Zone sich noch nicht regeneriert hat. Erst nach einem beschwerde- bzw. symptomfreien Intervall von 8–12 Wochen kann mit einem retrusiven Freischleifen begonnen werden.

Bestehen in dieser Kontrolluntersuchung noch Symptome bzw. Beschwerden, werden alle Untersuchungen und Korrekturmaßnahmen durchgeführt, die in der ersten Kontrolluntersuchung angegeben wurden (siehe vorne).

Einschleifregeln für eine Positionierungsschiene

Das Einschleifen einer Positionierungsschiene sollte erst in der zweiten Kontrollsitzung durchgeführt werden, wo man die Reaktion auf die Positionierung eindeutiger registriert und anhand bestehender Symptome die Aufbißschiene ändern kann. So ist es durch gezieltes Einschleifen der Schiene möglich, eine Umstellung im Kiefergelenk zu erzielen. Man unterscheidet mehrere Einschleifrichtungen:

* distraktives Einschleifen,
* kompressives Einschleifen,
* protrusives Einschleifen,
* laterotrusives Einschleifen,
* retrusives Einschleifen.

Ein *distraktives Einschleifen* wird dann vorgenommen, wenn krepitative Gelenkgeräusche vorhanden sind und wenn eine Limitation durch Fibrosierungen, Strukturveränderungen oder eine totale anterior-mediale nicht reponierbare Diskusverlagerung besteht.

Nach Markierung der Okklusionskontakte mit Folie werden alle Kontakte im Frontzahn- und Prämolarengebiet entfernt. Diese Maßnahme wird solange wiederholt, bis nur noch die Molarenkontakte, vom 1. zum 2. Molaren ansteigend, vorhanden sind. Anschließend wird die Frontzahnführung durch Protrusions- und Laterotrusionsbewegungen mit farbiger Folie überprüft; Hyperkontakte, die die Frontzahnführung aufheben, werden im Seitenzahnbereich entfernt. Diese Einschleifmaßnahme wird in 8–14tägigem Rhythmus wiederholt, bis sich die Symptome eindeutig bessern bzw. Symptomfreiheit erzielt wird. Stärkeres distraktives Einschleifen im Munde des Patienten sollte nicht durchgeführt werden, weil dadurch leicht ungewollte Effekte entstehen, wie retrusives Abgleiten des Unterkiefers über Protrusionsfacetten im Molarenbereich und schmerzhafte Kapselspannungen. Will man eine höhere Distraktion erreichen, sollte die Schiene im Artikulator neu aufgebaut werden. Distraktionen von 0,6 und mehr mm durch Einlegen von Distraktionsscheiben können dadurch sicherer erzielt werden (s. instrumentelle Positionierung, S. 204).

Ein *kompressives Einschleifen* der Schiene wird dann vorgenommen, wenn eine Gelenkdistraktion mit Hypermobilität oder diskoordinierten Bewegungsmustern vorliegt. Auch nach einer Positionierung kann durch ein kompressives Einschleifen eine Gelenkzentrierung angestrebt werden, um den Kondylus im Diskus zu stabilisieren. Beim kompressiven Einschleifen muß eine intrakapsuläre Verlagerung immer ausgeschlossen sein, da sonst der Kondylus in seiner pathologischen Position fixiert wird.

Für das Einschleifen werden die Okklusionskontakte in habitueller Position mit Okklusionsfolie aufgezeichnet. Hierzu öffnet der Patient den Mund in mittlerer Stellung und schließt unter leichter Führung mehrmals in rascher Folge auf die Schiene. Mit einer Fräse werden sich darstellende Kontakte vom Molargebiet bis zum 2. Prämolaren entfernt. Kontakte am 1. Prämolaren werden belassen, sie dienen, neben der retrusiven und protrusiven Führung, zur Sicherung der sagittalen Kiefergelenkposition. Diese Vorgehensweise wird solange wiederholt, bis keine Kontakte im posterioren Bereich mehr dargestellt werden.

Treten bei Okklusionskontrollen auch Frontzahnkontakte auf, werden diese soweit entfernt, daß sie in keinem Fall den Unterkiefer retrusiv führen. Anschließend werden die Artikulationsbewegungen mit andersfarbiger Okklusionsfolie überprüft und Störungen im Seitenzahngebiet entfernt. Treten an den Kontrollterminen nach 8–14 Tagen wieder stärkere bis starke Molarenkontakte auf, wird weiter kompressiv eingeschliffen. Sind die Molarenkontakte geringer als die Prämolarenkontakte oder nicht mehr vorhanden, darf die Schiene in keinem Fall in kompressiver Richtung verändert werden! Sie ist dann äquilibriert einzuschleifen (s. Äquilibrierungsschiene, S. 191).

Eine Positionierungsschiene wird dann *protrusiv eingeschliffen,* wenn eine Retrallage noch nicht völlig kompensiert ist, bei einer anterioren Diskusverlagerung der Kondylus noch nicht ganz im Diskus reponiert werden konnte. Es wird auch protrusiv freigeschliffen, wenn sich vorzeitige Kontakte auf Protrusionsfacetten ergeben, die den Unterkiefer und damit die Kiefergelenke möglicherweise retrusiv führen.

> Merke: Vorzeitige Kontakte auf Protrusionsfacetten retrudieren, auf Retrusionsfacetten protrudieren den Unterkiefer. Protrusionsfacetten sind im Oberkiefer die distalen, im Unterkiefer die mesialen Abhänge. Retrusionsfacetten liegen auf den antagonistischen Abhängen!

Die Vorgehensweise ist wie folgt:
Zuerst werden die Okklusionskontakte mit relativ starker Kraft (Bitte zubeißen!) auf der Schiene dargestellt. Anschließend werden mit andersfarbiger Folie die Kontakte aus einer mittleren Mundöffnung bei rascher Adduktionsbewegung aufgezeichnet. Fallen die Kontakte nicht zusammen, so ist die Schienenposition noch nicht stabil, und der Unterkiefer wird bei starker Kraftentwicklung zwangsgeführt. In diesen Fällen muß eingeschliffen werden. Befinden sich diese Kontakte auf Protrusionsfacetten, so werden sie mit einer Fräse entfernt (Abb. 191). Treten Kontakte auf retrusiven Facetten auf, werden sie in den ersten Kontrollsitzungen nach Eingliederung der Schiene noch belassen. Werden Retrusionskontakte zu früh entfernt, kann sich die Unterkieferposition muskulär in Richtung der pathologischen Kondylenposition verändern und ein Rezidiv entstehen.

Will man prospektiv protrusiv freischleifen, um ein weiteres Vorgleiten des Unterkiefers während der Behandlung zu ermöglichen, wird in gleicher Weise vorgegangen. Es werden alle Frontzahnkontakte und Kontakte zwischen den bukkalen Oberkieferhöckern und der Schiene in einer Größenordnung von ca. 0,3 mm zurückgenommen; dies kann mit doppelt gefalteter Okklusionsfolie kontrolliert werden. Ein protrusives Einschleifen kann in den folgenden Kontrollsitzungen solange wiederholt werden, bis die Kontakte bei schneller Adduktionsbewegung und bei Kraftentwicklung, Symptomfreiheit vorausgesetzt, zusammenfallen.

Eine weitere Art protrusiv einzuschleifen ergibt sich bei totaler anterior-medialer Diskusverlagerung dann, wenn sich während der Schienenbehandlung eine Selbstreposition einstellt. Zuerst werden die bisherigen Kontakte und mit andersfarbiger Okklusionsfolie die Kontakte nach Selbstreposition auf der Schiene dargestellt. Nun werden alle Kontakte, die sich durch die Selbstreposition des Kondylus im Diskus ergeben, auf den Protrusionsfacet-

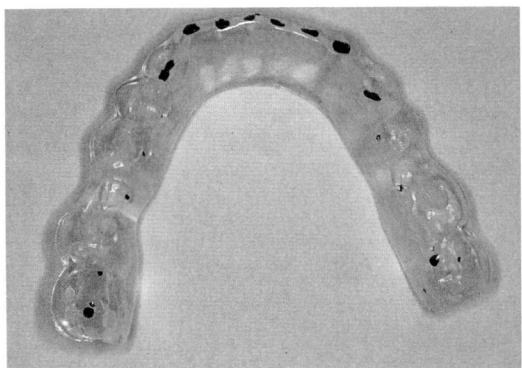

Abb. 191   Kontaktbeziehung auf einer
Positionierungsschiene auf Protrusionsfacetten, die den Unterkiefer nach
retral führen

ten entfernt. Kontakte auf den Retrusionsflächen im Prämolarenbereich müssen erhalten
bleiben! Dies wird solange wiederholt, bis eine eindeutige Verschlüsselung in der Selbstre-
positionsposition entsteht. Ist dies nicht zu erzielen, ist es günstiger, die Schiene in der
neuen Position im Artikulator aufzubauen (s. Neuaufbau der Positionierungsschiene,
S. 221).

Geht durch diese Einschleifmaßnahmen die Verschlüsselung auf der Positionierungsschiene verloren, so wird dies von der Mehrzahl der Patienten als unangenehm empfunden,
und die Rezidivgefahr wird dadurch erhöht. Es ist deshalb notwendig, die Positionierungsschiene auf ihre Fixierung der Unterkieferposition zu überprüfen und eventuell im
Artikulator wieder aufzubauen. Trotz dieser Einschränkung ist das protrusive Einschleifen
eine der wichtigsten Maßnahmen in der Positionierungstherapie.

Ein *laterotrusives Einschleifen* der Aufbißschiene wird im Verlauf einer Schienentherapie immer notwendig sein, da transversale Versetzungen in den Gelenken bei einer instrumentellen und radiologischen Positionierung nicht berücksichtigt wurden. Somit treten transversale Verschiebungen (x-Richtung) auf, die durch Einschleifen der Schiene ausgeglichen
werden müssen. Auch bei vorliegenden lateralen Verlagerungen der Kiefergelenke wird
diese Einschleifmaßnahme notwendig.

Die Kontaktbeziehungen der Zähne zur Aufbißschiene werden sowohl unter maximaler
Kraftentfaltung als auch bei schnellen Adduktionsbewegungen aus einer mittleren Mundöffnung heraus dargestellt. Stimmen die Kontakte nicht überein und treten auf Laterotrusionsflächen einer Seite und Mediotrusionsflächen der anderen Seite auf (Abb. 192), so
ist eine transversale Zwangsführung vorhanden. Diese Kontakte werden nun solange entfernt, bis beide Kontaktarten in der Tiefe der Impressionen zusammenfallen. Dieses Einschleifen wird in den laufenden Kontrollsitzungen solange überprüft und wiederholt, bis
keine Doppelkontakte mehr entstehen und der Patient die Schienenposition eindeutig re-
produzieren kann.

Ein prospektiv-laterotrusives Freischleifen wird nur dann durchgeführt, wenn man ein la-
terotrusiv-protrusives Verschieben der Mandibula erzielen möchte, z. B. bei einseitiger
Retrallage oder Diskusverlagerung. Dann werden auf der Seite, zu der die Bewegung erfolgen soll, die Laterotrusions- und Protrusionsfacetten zurückgeschliffen. Auf der Gegenseite, die Seite des betroffenen Gelenks, werden die Mediotrusionsfacetten um den gleichen Betrag zurückgenommen. Diese Maßnahme wird in den Kontrollsitzungen solange

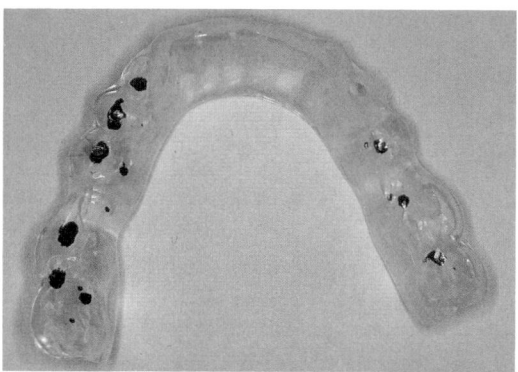

Abb. 192   Kontaktbeziehung auf einer Positionierungsschiene auf Laterotrusionsflächen, die den Unterkiefer zur Gegenseite führen

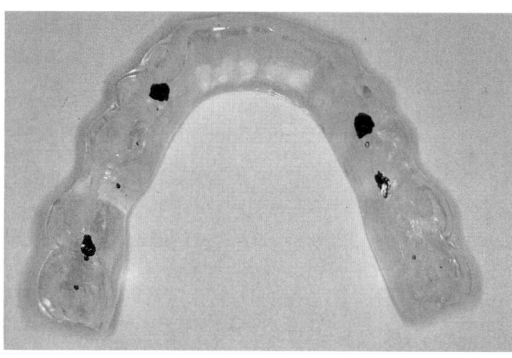

Abb. 193   Kontaktbeziehung auf einer Positionierungsschiene auf Retrusionsfacetten, die den Unterkiefer protrusiv führen

wiederholt, bis sich der erwünschte Effekt einstellt und die Kontakte in der Tiefe der Impressionen zusammenfallen. Auch bei dieser Einschleifmaßnahme ist damit zu rechnen, daß die Verschlüsselung und damit die Führung verlorengeht und die Aufbißschiene im Artikulator wiederaufgebaut werden muß.

Ein *retrusives Einschleifen* einer Positionierungsschiene wird im Laufe der Behandlung dann notwendig, wenn sich die Bewegung im Kiefergelenk normalisiert hat und die Differenz zwischen therapeutischer Schienenposition und funktioneller Unterkieferposition (FKP) groß ist. Es ist aber nur dann durchzuführen, wenn in diesem Bereich keine pathologischen Bewegungen und kein Kiefergelenkknacken vorhanden sind.

Für das retrusive Einschleifen werden die maximalen Kontakte auf der Schiene und die Bewegungsspur aus der ThKP in die FKP mit Okklusionsfolie dargestellt. Anschließend führt der Patient rasche Schließbewegungen aus einer mittleren Öffnungsbewegung heraus aus, die nun wiederum mit andersfarbiger Okklusionsfolie dargestellt werden muß. Ergeben sich Farbänderungen an den Retrusionsfacetten, werden diese zurückgeschliffen und symmetrisch in das Prämolarengebiet verlagert (Abb. 193).

Beachte: Retrusionsfacetten sind im Oberkiefer die mesialen, im Unterkiefer die distalen Höckerabhänge.

Dieser Unterschied ist, wenn man sowohl mit Ober- als auch mit Unterkieferschienen arbeitet, sehr wichtig, weil schnell Verwechslungen auftreten und dann in die falsche Richtung geschliffen wird. Es ist deshalb günstiger, weitestgehend mit Positionierungsschienen im Unterkiefer zu arbeiten, da sich dann die Lage der Facetten leichter einprägt.

Der Vorgang des retrusiven Einschleifens wird nun solange wiederholt, bis die Retrusionsspuren bei raschen Schließbewegungen keine farbliche Veränderung mehr erfahren und die Schienenkontakte gleichmäßig im Seitenzahngebiet verteilt sind.

Durch das Zurückschleifen der Retrusionsfacetten ergibt sich eine »long centric«, die eventuell durch Auftragen von Kaltpolymerisat wieder ausgeglichen werden muß.

Anschließend müssen die Artikulationsbewegungen überprüft werden, da durch das retrusive Schleifen die Frontzahnführung verlorengeht. Ist das der Fall, kann entweder durch Absenken der Vertikalen, Einschleifen der maximalen Schienenkontakte bis zum leichten Frontzahnkontakt oder durch Aufbau mit Kaltpolymerisat die Frontzahnführung bis zur gleichmäßigen Disklusion im Seitenzahngebiet wieder hergestellt werden. Treten nach dem Auftragen von Kaltpolymerisat wieder Frontzahnkontakte in Schienenposition (ThKP) auf, müssen diese auf ein Mindestmaß reduziert werden!

Ausmaß und Erfolg des retrusiven Freischleifens werden in den Kontrollsitzungen überprüft und gegebenenfalls solange korrigiert, bis die Retrusionsführungsflächen bei Einnahme der Schienenposition keine farbliche Veränderung erfahren. Ist dies der Fall, ist eine individuelle Angleichung zwischen Kiefergelenk- und Muskelfunktion erzielt.

Ein retrusives Einschleifen einer Positionierungsschiene im Artikulator in Millimeterschritten (1, 2, 3 usw.) von der initial hergestellten therapeutischen Kondylenposition aus, um wieder in die frühere habituelle Interkuspidation (IKP) zu gelangen, hat sich als nicht praktikabel erwiesen, weil sehr häufig ein Rezidiv zu beobachten war.

Das individuell retrusive Einschleifen der Aufbißschiene am Patienten kann ein Rezidiv zwar nicht verhindern, beugt diesem aber durch die ständige Kontrolle der Kiefergelenkbewegungen vor. Treten während des Einschleifens Kiefergelenksymptome auf, müssen die Retrusionsfacetten mit Kaltpolymerisat im Mund wiederhergestellt werden.

Alle aufgezeigten Einschleifmaßnahmen einer Positionierungsschiene können einzeln oder auch in Kombination ausgeführt werden. Hierüber entscheiden die klinischen Befunde und ob ein oder beide Kiefergelenke betroffen sind und nicht zuletzt, welche Erkrankung im Kiefergelenk vorliegt.

3. Kontrolluntersuchung nach 4 Wochen

In der dritten Kontrolluntersuchung und allen folgenden Terminen im Abstand von 4–6 Wochen bei Besserung des Beschwerdebildes werden folgende Fragen beantwortet:

- Hat sich das Beschwerdebild gebessert?
- Finden sich noch Symptome einer Arthropathie und Myopathie?
- Wird die Schienenposition ohne Abweichungen und Zwangsführungen eingenommen?
- Wie ist die Gelenkbewegung (»joint play«, »end feel«) und wie groß ist die Mundöffnung?
- Kann der Unterkiefer retrusiv geführt werden, ohne daß es zum Knacken bzw. zu sprunghaften Bewegungen im Kiefergelenk kommt?

Ist das Beschwerdebild deutlich besser bzw. Symptomfreiheit erzielt worden und ist die Mundöffnung >40 mm ohne Deviation und Deflexion, werden folgende Kontrollen und Korrekturen an der Schiene vorgenommen:

- gleichmäßige und gleichzeitige Kontakte im Seitenzahnbereich – eventuell Nachschleifen,
- Frontzähne leicht außer Kontakt schleifen, bei eindeutiger Frontzahnführung bei Protrusions- und Laterotrusionsbewegung.
- Führungsflächen im Seitenzahngebiet beginnend von posterior nach anterior flacher schleifen.

Somit wird die Positionierungsschiene Schritt für Schritt von posterior nach anterior in eine Äquilibrierungsschiene überführt.

Die retrusive Verschlüsselung/Führung im Prämolarengebiet muß aber erhalten bleiben!

- Retrusives Freischleifen bei deutlicher protrusiver Führung durch die Retrusionsfacetten im Prämolarenbereich und großer Differenz zwischen FKP und ThKP (s. oben).

Die aufgeführten Korrekturen werden in weiteren 4–6wöchigen Kontrollsitzungen wiederholt, bis keine Änderungen in der Kontaktbeziehung der Schiene zu beobachten sind und eine stabile Kondylus-Diskus-Fossa-Relation eingetreten ist.
Wie schon dargestellt wurde (s. S. 203), kommt es bei einigen Patienten dazu, daß sie während der Schienentherapie einen »Doppelbiß« entwickeln, ohne daß Beschwerden vorhanden sind. Sie können sowohl die pathologische Position als auch die therapeutisch-funktionelle Kondylenposition mit der Positionierungsschiene einnehmen, wobei eine deutliche sprunghafte Bewegung, weniger ein Kiefergelenkknacken, zu beobachten ist. Wird die Positionierungsschiene einige Tage nicht getragen, treten wieder Beschwerden auf! In diesen Fällen muß besonders auf die Verschlüsselung durch die Retrusionsfacetten im Prämolarengebiet geachtet werden, um ein Abgleiten in die pathologische Position zu verhindern. Auch muß darauf geachtet werden, daß bei einer später notwendigen prothetischen Rekonstruktion die funktionelle Kondylenposition (FKP) in jedem Fall herangezogen wird (siehe unten).

Tritt nach der Positionierungstherapie – durchschnittlicher Zeitraum 3–12 Monate – vollkommene Beschwerdefreiheit und Symptomfreiheit ein, entsteht die klinische Situation, daß die Seitenzähne nicht mehr in Kontakt gebracht werden können. Eine Infraokklusion durch die vertikale Veränderung im Kiefergelenk, z. B durch eine Diskusreposition ist entstanden (Abb. 194). Daraus ergibt sich, daß in den meisten Fällen eine Nachfolgetherapie angeschlossen werden muß, um Zahnkontakte wiederherzustellen und die erzielte Kiefergelenkposition durch eine stabile Höcker-Fossa-Relation zu sichern. Als Nachfolgetherapien kommen entsprechend der Lückentopographie und der Stellung von Ober- und Unterkiefer in funktioneller Kondylenposition folgende Maßnahmen in Betracht:

- Einschleifmaßnahmen,
- kieferorthopädische Maßnahmen,
- kieferchirurgische Maßnahmen,
- prothetische rekonstruktive Maßnahmen.

Diese müssen individuell ausgewählt und mit dem Patienten besprochen werden (s. Definitive Therapie, S. 243). Da in der Regel bei anterior-medialer Diskusverlagerung in statischer Okklusion nach einer Positionierungstherapie und konsequenter Durchführung der Behandlung die habituelle Interkuspidation mit der funktionell erzielten Position nicht übereinstimmt, ist der Patient schon vor Beginn der therapeutischen Maßnahmen über diesen kausalen Zusammenhang aufzuklären. Wird auf diese Aufklärung verzichtet und

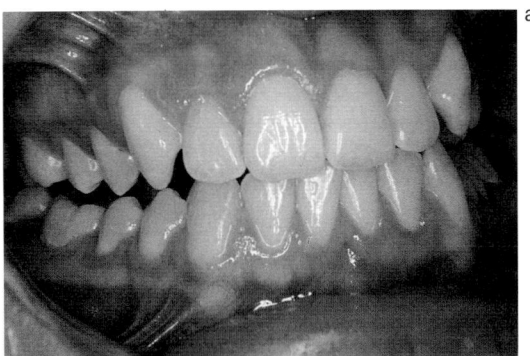
a

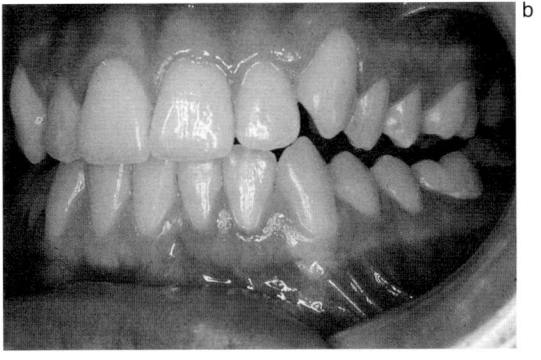
b

Abb. 194 a u. b Zustand nach Positionierungstherapie bei regelrechter Kondylus-Diskus-Relation. Die Abbildungen zeigen, daß im rechten und linken Seitenzahngebiet eine Nonokklusion entstanden ist (vgl. Abb. 183)

tritt nach einer erfolgreichen Positionierungstherapie eine Infraokklusion im Seitenzahngebiet auf, die die aufgezeigten weiterführenden Maßnahmen erfordern, werden diese vom Patienten aus vielfältigen Gründen nicht mitgetragen. Ein sich einstellendes Rezidiv wird dann auf den Behandler oder die Behandlungsmaßnahme ursächlich zurückgeführt und nicht auf die verweigerte Nachfolgetherapie!

Aus diesem Grund ist auf den Behandlungsaufwand, die Behandlungszeit und die eventuell notwendigen nachfolgenden Therapiemaßnahmen schon zu Beginn einer Positionierungstherapie aufmerksam zu machen.

Werden vom Patienten weiterführende Maßnahmen abgelehnt, sind diese im Behandlungsplan zu berücksichtigen und können eventuell durch eine Langzeitschiene aufgefangen werden.

3.2.2.3 Langzeitschiene

Eine Langzeitschiene sichert eine funktionelle Kondylenposition (FKP) und stellt eine physiologische Funktion der Zahnreihen her. Deshalb muß diese Schiene aus abrasionsfesterem Material sein und sich fest am Restgebiß verankern. Auch muß sie parodontalhygienisch so gestaltet werden, daß keine Schäden an den Zähnen, den Parodontien und der Schleimhaut entstehen, da sie für Jahre getragen werden muß.

Um diesen Anforderungen zu genügen, wird die Langzeitschiene als Gerüst aus einer Modellgußlegierung und mit Kauflächen aus Kompositmaterial hergestellt (Abb. 195 u. 196).

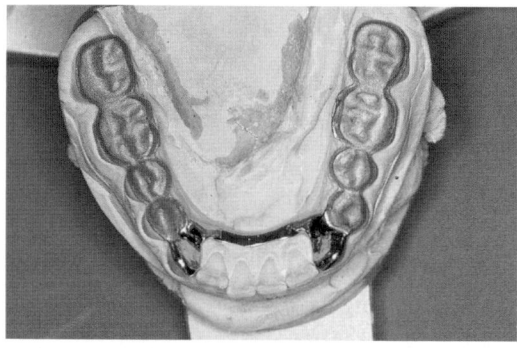

Abb. 195   Basis einer Unterkiefer-Lang-
zeitschiene aus einer NEM-Legierung.
Es sind Retentionen für die aufzubrin-
gende Kunststoffkaufläche angebracht

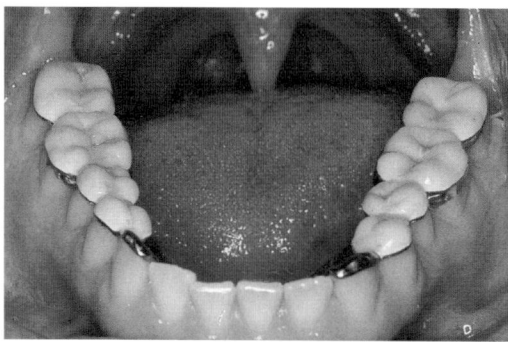

Abb. 196   Eingegliederte kunststoffver-
blendete Langzeitschiene im Unterkiefer

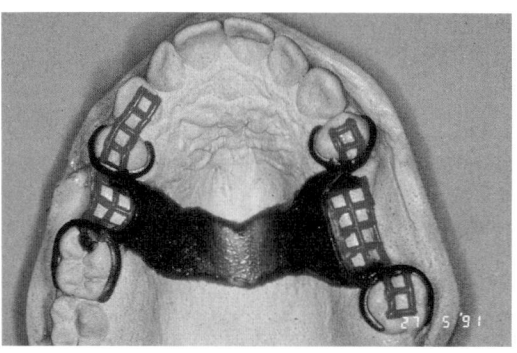

Abb. 197   Modellierte Wachsgerüste für
eine Langzeitschiene

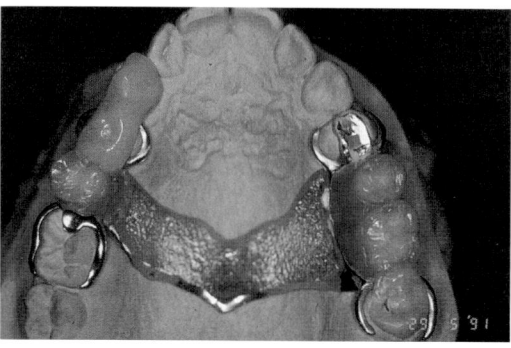

Abb. 198   Langzeitschiene zur Fixierung der hergestellten Kiefergelenkrela-
tion mit Hilfe eines Modellgußgerüstes
und daran angebrachten Kauflächen
(Modellsituation)

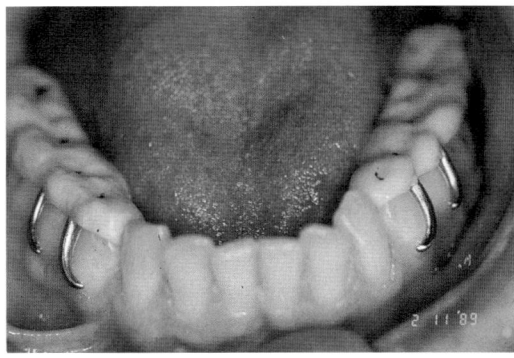

Abb. 199   Eingegliederte Langzeitschiene mit Metallbasis und silanisiert aufgebrachten Kompositkauflächen

Sie wird fast ausschließlich für den Unterkiefer angefertigt, kann aber auch bei entsprechender Lückentopographie in Verbindung mit einer Modellgußprothese für den Oberkiefer hergestellt werden (Abb. 197). Weitere Grundbedingung für die Langzeitschiene ist, daß die Frontzähne in eine funktionelle Beziehung gebracht werden können und Führungsfunktion übernehmen.

Für die Herstellung der Schienen werden präzise Modelle – am günstigsten über Hydrocolloidabformungen – benötigt, die schädelbezüglich und in funktioneller Kondylenposition in einen Artikulator eingestellt werden. Die Einstellung des Artikulators erfolgt nach Werten aus der instrumentellen Analyse.

Vom Unterkiefermodell oder schienentragenden Kiefer wird ein Duplikatmodell aus Einbettmasse erstellt, auf welchem das Schienengerüst im Modellgußverfahren angefertigt wird. Bevor das Meistermodell dupliziert wird, sollte auf die Okklusalfläche ein Platzhalter, z. B. Wachsstreifen 0,5 mm, aufgelegt werden, damit Retentionen für die Kompositkauflächen (Abb. 198) am Metallgerüst entstehen. Das netzartige Gerüst wird im okklusalen Bereich dadurch allseitig vom Kunststoff umgeben, wodurch eine höhere Festigkeit erreicht wird. Nur wenn das Platzangebot zwischen den Seitenzähnen sehr gering ist, wird auf diese Retentionen und damit den Platzhalter verzichtet und die Okklusalfläche insgesamt in Metall gestaltet (Abb. 195).

Das Einbettmassemodell wird im Parallelometer für die Anbringung von mindestens zwei Halteelementen (Klammern) und die Lage des Sublingualbügels vermessen und die Konstruktion der Schiene eingezeichnet. Nach Wachsmodellation wird das Gerüst in einer Chrom-Kobalt-Molybdän-Legierung gegossen und ausgearbeitet. Das fertiggestellte Gerüst wird im Meistermodell auf seinen Sitz überprüft. Es empfiehlt sich, vor Modellation der Kauflächen und Aushärtung des Komposites die Retentionsflächen zur Herstellung einer chemischen Bindung zu silanisieren. Sowohl das Silicoater-Verfahren, das Sebond-System oder Rocatec-Verfahren können angewendet werden. Der Kauflächenbereich des Originalmodells wird isoliert und Kompositmaterial dünn aufgetragen. Nun wird das Modellgußgerüst aufgesetzt und im Bereich der Retentionsflächen mit Komposit umschichtet. Dadurch wird eine enge Anlagerung des Kompositmaterials an die Gerüste erreicht, größere Spalten oder Hohlräume werden vermieden. Anschließend kann die Kaufläche der Langzeitschiene additiv in Komposit aufgebaut werden. Nach Ausmodellation wird der Kunststoff lichtgehärtet. Danach kann die Schiene vom Modell abgenommen und je nach verwendetem Material im Lichtofen vergütet werden. Es folgt die Ausarbeitung und Politur der Kompositkaufläche (Abb. 199). Für die Herstellung der Kauflächen haben sich besonders Hybridkunststoffe (Brillant, Heliomolar u.ä.) bewährt. Die so hergestellte Schiene wird vom Patienten als angenehm empfunden und erleichtert die Möglichkeit, durch Einschleifmaßnahmen oder durch erneuten Aufbau die Schiene an Veränderungen in der klinischen Situation anzupassen. Die Langzeitschiene ist somit eine nicht invasive Therapieform und kann als weiterführende Therapie bei Arthropathien empfohlen werden.

3.2.2.4 Kompositaufbauten

In ähnlicher Weise wie die Langzeitschiene können im natürlichen und kariesfreien Gebiß Kompositaufbauten der Kauflächen zur Sicherung der funktionellen Kondylenposition zur Anwendung kommen. Die Indikation ist aber nur dann gegeben, wenn keine definitive Therapie – Stufenkronen, Kronen – vom Patienten gewünscht wird, eine funktionelle Frontzahnführung vorhanden ist, und auch dann, wenn der Patient das Tragen einer Langzeitschiene ablehnt.

Für die Anfertigung von Kompositaufbauten werden exakte Modelle benötigt, die schädelbezüglich in funktioneller Kondylenposition in einen teiljustierbaren Artikulator eingestellt werden. Es empfiehlt sich, das Modell, auf welchem die Kompositaufbauten hergestellt werden, mit Split-cast anzufertigen. Es kann so zur Bearbeitung aus dem Artikulator leicht entfernt werden. Auch hat es sich für die Ausarbeitung der Aufbauten als günstig erwiesen, wenn ein Sägemodell mit Pins hergestellt wurde.

Die Aufbauten werden additiv in Hybridkomposit aufgetragen, wobei die einzelnen Schichten lichtgehärtet werden sollten, wodurch eine bessere Standfestigkeit erzielt wird. Das Komposit wird soweit aufgetragen, bis eindeutige Höckerimpressionen zur Gegenzahnreihe entstehen, die die Herstellung eines Kauflächenreliefs, einer stabilen Höcker-Fossa-Beziehung, ermöglichen (Abb. 200). Ein systematischer Aufbau der Kauflächen, wie in der Aufwachstechnik üblich, hat sich labortechnisch nicht bewährt, weil der Hybridkunststoff nicht standfest genug und dieses Vorgehen zeitlich sehr aufwendig ist.

Die lichtpolymerisierten Rohlinge werden nach Abnahme vom Modell im Lichtofen gehärtet und anschließend mit einer Trennscheibe in Einzelkauflächen zerlegt. Dabei ist darauf zu achten, daß die Approximalkontakte nicht verlorengehen. Das angestrebte Höcker-Fissuren-Relief wird mit Schleifkörpern im Artikulator eingeschliffen (Abb. 201). Die endgültige Ausarbeitung und Politur der Aufbauten wird nach nochmaliger Vergütung im Lichtofen vorgenommen.

Die fertigen Kompositaufbauten (Abb. 202) werden am Patienten auf ihren Sitz kontrolliert und mit Dualzement nach Ätzung der bedeckten Schmelzoberfläche, wenn möglich unter Kofferdam, aufgeklebt.

Die ersten klinischen Erfahrungen mit diesen Kompositaufbauten zeigen ein ästhetisch und funktionell befriedigendes Ergebnis. Über die Abrasionsfestigkeit, die Haltbarkeit und die Kariesneigung durch diese Aufbauten kann nach dreijähriger Erfahrung noch keine endgültige Aussage gemacht werden. Die Aufbauten bieten aber den Vorteil, daß sie bei eventuell eintretender starker Abrasion abgesprengt und erneuert werden können.

Kompositaufbauten, in etwas anderer Form hergestellt, haben sich im Zusammenhang mit einer prothetischen Rekonstruktion nach Positionierung, zur Versorgung von kariesfreien Prämolaren, die in Infraokklusion stehen, als günstig erwiesen (Abb. 203). Durch diese Art der Versorgung entfällt die Präparation und damit Überkronung dieser Zähne; ein prophylaktisch nicht zu unterschätzender Aspekt.

Vom Zahntechniker werden im Zusammenhang mit dem Aufwachsen von Kronen oder Brücken auch die Kauflächen der kariesfreien Prämolaren in Wachs modelliert (Abb. 204). Anschließend wird von diesen Modellationen ein Duplikatmodell erstellt, über welches eine 0,75–1,0 mm starke Tiefziehfolie gezogen wird. Während die Kronen oder Brücken nun fertiggestellt werden können, bleibt der Kauflächenaufbau in Wachs.

Nach der provisorischen Eingliederung der Restauration wird über eine Alginat- oder Hydrokolloidabformung ein Modell gewonnen, das zur Herstellung der Kompositaufbauten dient. Dieses Modell muß nicht einartikuliert werden. Die Tiefziehfolie wird im Bereich der Prämolaren mit dem farblich abgestimmten Kompositmaterial gefüllt und auf das isolierte Modell gepreßt, bis voller okklusaler Kontakt der Schiene zu den begrenzenden Zähnen hergestellt ist.

Nachdem die Überschüsse entfernt sind, werden die Aufbauten lichtgehärtet (Abb. 205) und nach Abnahme vom Modell und aus der Tiefziehfolie im Lichtofen vergütet. Anschließend erfolgt die Ausarbeitung und Politur. Nach Einprobe und Okklusionskontrolle werden die Aufbauten in gleicher Weise mit Dualzement einzeln aufgeklebt, um den Überschuß des Zementes vor Lichthärtung gut zu entfernen und approximale Überschüsse zu vermeiden.

Diese Aufbauten können in ähnlicher Weise aus Vollkeramik (z. B. Empress) hergestellt werden, was die ästhetische Wirkung wesentlich verbessert (Abb. 206) und zu abrasionsfesteren Kauflächen führt. Nur ist bei vollkeramischen Materialien der höhere finanzielle und technologische Aufwand zu berücksichtigen.

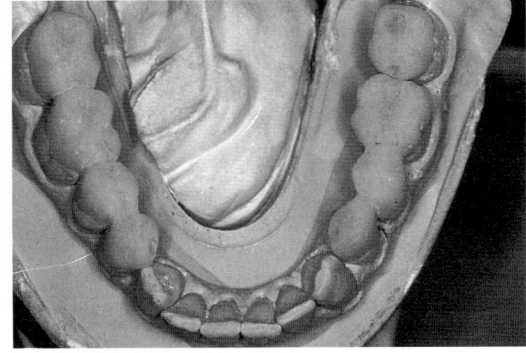

Abb. 200   Modellierte Kompositaufbauten für das Seitenzahngebiet zum Ausgleich der seitlichen Nonokklusion nach Positionierung

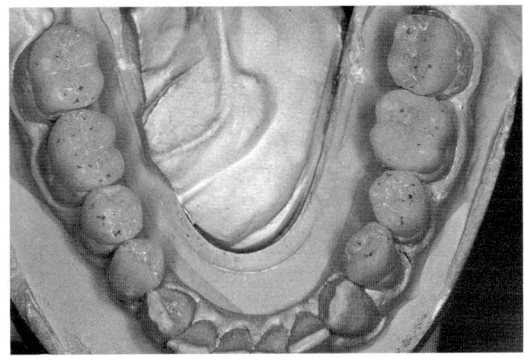

Abb. 201   Ausgearbeitete Kompositaufbauten mit Kontaktdarstellung zur Sicherung der Kiefergelenkposition

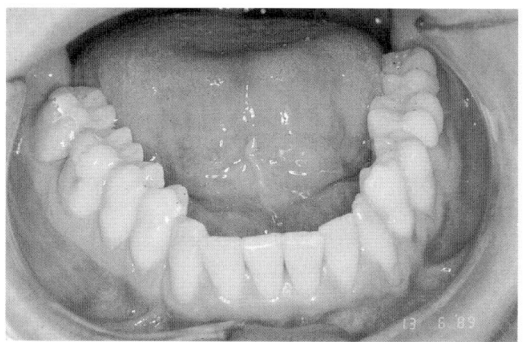

Abb. 202　Nach Silanisierung mit Dual-Zement eingeklebte Kompositaufbauten im Unterkiefer einer Patientin

Abb. 203　Zustand nach prothetischer Versorgung der Molaren zum Ausgleich der Nonokklusion nach Positionierung. Man erkennt die noch bestehende Nonokklusion der kariesfreien Prämolaren, die durch Kompositaufbauten ausgeglichen werden soll

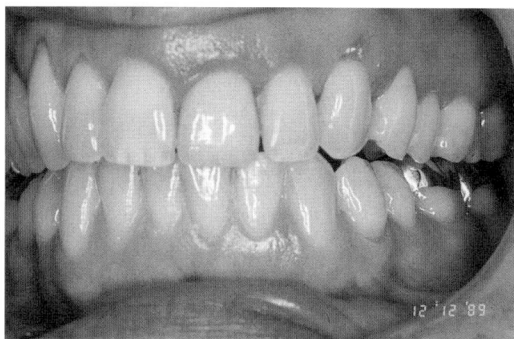

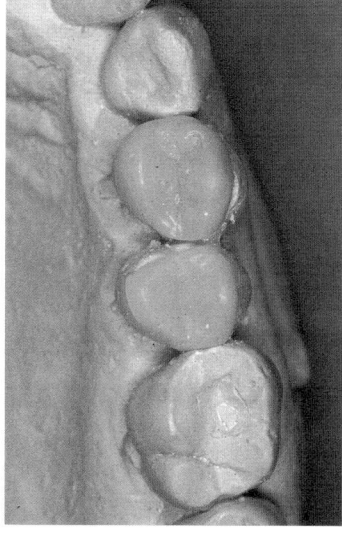

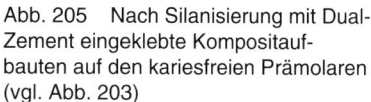

Abb. 204　Modellierte Kompositaufbauten für das Prämolarengebiet (vgl. Abb. 203)

Abb. 205　Nach Silanisierung mit Dual-Zement eingeklebte Kompositaufbauten auf den kariesfreien Prämolaren (vgl. Abb. 203)

Abb. 206　Nach Silanisierung mit Dual-Zement aufgeklebte vollkeramische Langzeitaufbauten im Prämolarengebiet zum Ausgleich der durch die Positionierung eingetretenen Nonokklusion bei kariesfreien Prämolaren. Die Molaren sind mit metallkeramischen Kronen und Brücken versorgt

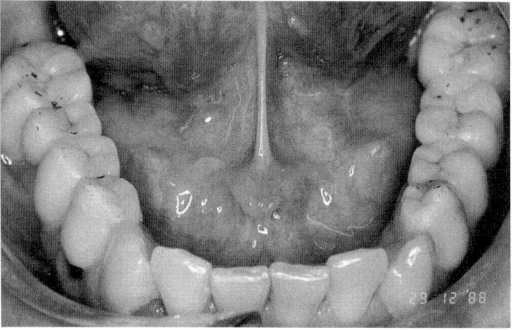

3.2.2.5 Aufbißschienen (Zusammenfassung)

Aufbißbehelfe konnten entsprechend ihrer Indikation eingeteilt werden in:

- Reflexschienen,
- Äquilibrierungsschienen,
- Positionierungsschienen,
- Parafunktionsschienen.

Reflexschienen

Zu den Reflexschienen zählen:

- Interzeptor,
- anteriorer Jig/Plateau,
- Tiefziehschiene (Drum-Schiene, Miniplastschiene) (nichteingeschliffen).

Wirkung:

Unterbrechung des Zahnkontaktes und damit des Reflexkreises.

Okklusionsstörung	→	Muskelfunktionsstörung
Parafunktionsstörung	→	Muskelfunktionsstörung

Indikation:

- Myopathie durch Okklusionsstörung
- Myoarthropathie durch psychoemotionale, stressbedingte Parafunktionen

Kontraindikation:

Arthropathien: Strukturveränderungen, Retralverlagerungen oder intrakapsuläre Verlagerungen.

Herstellung:

Interzeptor, wenn möglich im Artikulator, um die Stops auf die Retrusionsfacetten im Prämolarengebiet zu plazieren.
- Anteriorer Jig/Plateau aus schnellhärtendem Kunststoff im Artikulator oder im Munde des Patienten (Sofortmaßnahme).
- Tiefziehfolie 1–1,5 mm auf einem Ober- oder Unterkiefermodell.

Klinik:

Reflexschienen sollten maximal 8 Tage zeitweise, besser ganztags getragen werden. Tritt keine Besserung ein, müssen weiterführende Maßnahmen erwogen werden (s. Therapieplan, S. 309).

Der *Interzeptor* kann bei erfolgreichem Einsatz auch als Parafunktionsschiene, weiterhin zeitweise bei psychoemotionaler Belastung getragen werden.

Ein *anteriorer Jig* (Lucia) sollte, weil er retrudierende Wirkung besitzt, nicht länger als 1–3 Stunden getragen werden. Er kann dann zur Herstellung eines Registrates bei Ventralverlagerungen und für die Anfertigung einer Äquilibrierungsschiene herangezogen werden.

Das *anteriore Plateau* kann bei Myopathien bis zu 8 Tagen getragen werden und sollte dann durch eine Äquilibrierungsschiene ausgetauscht oder, wenn man als Basis für das Plateau eine Tiefziehfolie verwendet, in diese umgewandelt werden. Bei längerer Tragezeit des anterioren Plateaus besteht die Gefahr der Kiefergelenkkompression und der Elongation der Seitenzähne! Dies gilt auch für den Interzeptor. Beim anterioren Jig/Plateau kommt die Gefahr der Retralverlagerung noch hinzu.

Eine *uneingeschliffene Tiefziehfolie* muß nach 3–8 Tagen in eine Äquilibrierungsschiene überführt werden, entweder durch Einschleifen oder durch den Aufbau mit Kaltpolymerisat im Artikulator (Sandwichschiene). Bei längerer Tragezeit besteht die Gefahr der Kiefergelenkdistraktion mit Retralverlagerung.

Wertung:

Die Reflexschienen eignen sich in der Funktionstherapie bei richtiger Indikationsstellung als Sofortmaßnahme bei myofunktionellen Beschwerden. Nur bei psychoemotional bedingten Erkrankungen sind sie als alleiniges Therapiemittel anzusehen.

Äquilibrierungsschienen

Zu den Äquilibrierungsschienen zählen:

- feste Aufbißschiene (Michigan-Schiene),
- Tiefziehschiene 1,0–1,5 mm (eingeschliffen).

Wirkung:

Durch den Aufbau einer idealen Okklusion, gleichmäßiger, gleichzeitiger, allseitiger Kontakt im Seitenzahngebiet und einer Frontzahnführung mit Disklusion im Seitenzahngebiet, soll reflektorisch die Muskelaktivität herabgesetzt, die Muskeln entspannt und die Schmerzen beseitigt werden. Außerdem soll eine Kiefergelenkentlastung durch Herabsetzung des Spannungszustandes im kraniomandibulären System herbeigeführt werden.

Indikation:

- Dentopathien durch Überlastungen des Zahnes, der Zahngruppen und des Parodontiums,
- Myopathien, bedingt durch Okklusionsstörungen,
- Myopathien aufgrund psychoemotionaler und psychosomatischer Einflüsse,
- Arthropathien durch Belastungsänderungen im Kiefergelenk, besonders bei Kiefergelenkdistraktion,
- Diskusverlagerungen bei Kiefergelenkbewegungen,
- Arthropathien durch Stellungsänderung der Kondylen-Diskus-Einheit zur Fossa, besonders bei Ventralverlagerung,
- Kraniopathien, unterstützend zur Therapie bei Haltungs- und Bewegungsstörungen der Halswirbelsäule und der Kopf-, Halsmuskulatur.

Kontraindikation:

Bei partieller oder totaler Diskusverlagerung in statischer Okklusion, besonders, wenn eine definitive prothetische, kieferorthopädische oder kombinierte Therapie mit kieferchirurgischen Eingriffen durchgeführt werden soll/muß.

Herstellung:

Die *feste Äquilibrierungsschiene* wird ausschließlich im teil- oder volljustierbaren Artikulator hergestellt. Das Oberkiefermodell wird schädelbezüglich einartikuliert, die Zuordnung des Unterkiefers erfolgt über ein Registrat, entweder in retraler Kondylenposition – keine Kiefergelenksymptomatik! – oder durch ein manuell geführtes oder muskelstimuliertes Registrat (Myozentrik).

Die Einstellung des Artikulators sollte nach den Daten der instrumentellen Bewegungsanalyse erfolgen. Wird auf eine instrumentelle Bewegungsaufzeichnung verzichtet, sollte der Artikulator mittelwertig (SCN 40 Grad, BW 20 Grad) eingestellt werden. Die Vertikale wird für die Herstellung der Schiene soweit angehoben, daß ein interokklusaler Freiraum von 1,5–2 mm entsteht.

Unterschnitte, Interdentalräume und das marginale Parodontium werden im Bereich der Schiene mit Modellzement ausgeblockt. Beide Modelle werden nun im Bereich der Zahnreihe isoliert. Modellierwachs (Plattenwachs) wird nach Erwärmen am schienentragenden Modell (Ober- oder Unterkiefer) adaptiert und entsprechend der Ausdehnung der Schiene zurückgeschnitten. Der okklusale Wachsanteil wird nun erwärmt und der Artikulator geschlossen. Es wird anschließend solange Wachs entfernt bzw. aufgetragen, bis punktförmige Kontakte zu den tragenden Höckern des Gegenkiefermodells entstehen. Diese Kontakte sollen kleinflächig und in leicht muldenförmigen Arealen liegen. Ist diese Kontaktbeziehung aufgebaut, wird durch Auftragen von Wachs eine Frontzahnführung modelliert, die bei Protrusions- und Lateralbewegungen zu einer Disklusion im Seitenzahnbereich führt. Bei einer Oberkieferschiene soll ein deutlicher interinzisaler Freiraum vorhanden sein und die Frontzahnführung eine Steilheit besitzen, die entweder gleich oder steiler (ca. 10 Grad) als die Kondylenbahnneigung ist. Für die Ausformung der Frontzahnführung kann auch ein Konturformer verwendet werden.

Bei einer Unterkieferschiene werden kleine Führungsflächen zu den palatinalen Konkavitäten der oberen Frontzähne modelliert, die die Führungsfunktion übernehmen.

Ist die Aufbißschiene entsprechend den genannten Bedingungen ausmodelliert, wird sie in glasklarem Kunststoff (Heißpolymerisat) überführt. Danach wird sie mit dem Modell in den Artikulator zurückgesetzt und die okklusale Kontaktbeziehung mit Folie überprüft und eventuell nachgeschliffen.

Die Aufbißschiene kann danach vom Modell abgenommen, ausgearbeitet und poliert werden. Besonders die parodontalen Bereiche sind nachzuarbeiten, damit keine Traumatisierung und eine höhere Plaquebesiedelung nach Eingliederung der Aufbißschiene entsteht. Entspricht sie diesen Bedingungen (Abb. 207), kann die Äquilibrierungsschiene beim Patienten eingegliedert werden.

Die *Tiefziehschiene (eingeschliffen)* wird aus 1,5–2 mm starker Tiefziehfolie auf einem Oberkiefermodell hergestellt. Das Einschleifen kann sowohl im Artikulator (s. oben) als auch im Mund des Patienten erfolgen (Sofortmaßnahme).

Klinik:

Die *Äquilibrierungsschiene* sollte im initialen Stadium (Schmerzzustand) 3–8 Tage ganztags getragen werden. Nach 8 Tagen erfolgt die erste Nachkontrolle mit äquilibriertem Einschleifen auf gleichmäßige, allseitige und gleichzeitige Zahnkontakte im Seitenzahngebiet

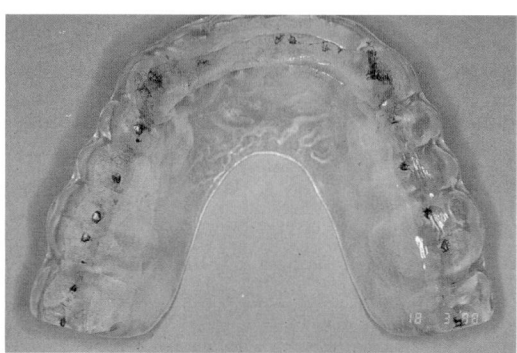

Abb. 207   Eingeschliffene Äquilibrierungsschiene als Parafunktionsschiene
bei bestehendem starkem nächtlichem
Bruxismus

bei Frontzahnführung. Die Frontzähne werden zum Schluß wieder leicht außer Kontakt geschliffen. Weitere Kontrolltermine bei abklingenden Beschwerden nach 14 Tagen bis 4 Wochen, danach weiterführende Therapie.

Wertung:

Die Äquilibrierungsschiene ist der am meisten zum Einsatz kommende, mit hoher Erfolgswahrscheinlichkeit einsetzbare Aufbißbehelf in der Funktionstherapie. Richtige Indikationsstellung vorausgesetzt, könnte Beschwerdefreiheit bis zur Symptomlosigkeit in ca. 80% erreicht werden. Die Erfolgschancen sind mit einer festen Äquilibrierungsschiene günstiger als mit einer eingeschliffenen Tiefziehschiene, da diese eine höhere Elastizität und geringere Abrasionsfestigkeit besitzt und damit eine stabile Okklusion nicht erzielt werden kann. Sie ist aber für die Initialtherapie und als Parafunktionsschiene zu empfehlen.

Positionierungsschiene

Synonyma für die Positionierungsschiene sind

- Repositionierungsschiene,
- Protrusivschiene,
- Entlastungsschiene,
- Distraktionsschiene.

Wirkung:

Durch eine gezielte Stellungs- und Belastungsänderung oder Reposition des Kondylus im Diskus wird bei arthrogen verursachten Erkrankungen versucht, das Kiefergelenk in eine therapeutische bzw. physiologische Position zu bringen. Dadurch soll auch erreicht werden, daß die artikulierenden Flächen sich in entlasteter Relation zueinander befinden und eine Regeneration der Gewebe eintreten kann. Entsprechend der Kiefergelenkerkrankung wird die Kiefergelenkposition über ein therapeutisches Registrat oder im Positionierer/ Artikulator eingestellt und die Aufbißschiene danach gefertigt.

Indikation:

Bei primären und sekundären Kiefergelenkerkrankungen:

• Arthritis, Synovitis, Chondritis   – Distraktionsschiene
• Arthrose, Osteoarthrose   – Distraktionsschiene
• Arthropathia deformans   – Distraktionsschiene

- anterior-mediale Diskusverlagerung
  in statischer Okklusion — Positionierungsschiene
- laterale Diskusverlagerung — Distraktionsschiene
- posteriore Diskusverlagerung
  in statischer Okklusion — Distraktionsschiene
- Kiefergelenkkompression — Distraktionsschiene
- Diskusperforation — Distraktionsschiene
- Fibrosierungen — Distraktionsschiene
- Retralverlagerung — Positionierungsschiene
- Lateralverlagerung — Äquilibrierungsschiene

Kontraindikation:

- Diskusverlagerung bei exkursiver Kiefergelenkbewegung,
- Myopathien,
- Dentopathien.

Herstellung:

Die Positionierungsschiene wird ausschließlich im Artikulator oder Positionierer nach schädelbezüglicher Übertragung des Oberkiefermodells und Zuordnung des Unterkiefermodells vorgenommen. Die Zuordnung des Unterkiefermodells erfolgt entweder über ein Positionierungsregistrat oder in habitueller Interkuspidation (IKP). Bei Einstellung der Modelle in habitueller Interkuspidation werden die Positionierungsdaten aus der instrumentellen Bewegungsanalyse oder der bildgebenden Kiefergelenkdiagnostik ermittelt.

Die Einstellung des Artikulators für die Herstellung der Aufbißschiene und bei Einstellung des Unterkiefermodells über ein Positionierungsregistrat kann aus den Daten der instrumentellen Bewegungsaufzeichnung aber auch mittelwertig (SCN 40 Grad, Bennett-Winkel 15–20 Grad, side shift 0 mm) erfolgen. Es empfiehlt sich, die Positionierungsschiene für den Unterkiefer aus Heißpolymerisat anzufertigen. Die Schiene weist deutliche Impressionen der antagonistischen Höcker und Führungsflächen im Prämolaren- und Frontzahngebiet auf. Die labortechnische Herstellung entspricht ansonsten der der Äquilibrierungsschiene (s. S. 191), nur sollte darauf geachtet werden, daß die Positionierungsschiene fest an der Zahnreihe anliegt, da sie in jedem Fall 24 Stunden getragen werden muß.

Klinik:

Die Positionierungsschiene wird beim Patienten eingegliedert und auf Sitz und Funktion überprüft. Es wird nicht eingeschliffen!

Der Patient wird über die Aufgabe der Positionierungsschiene, Trageweise, Mundhygiene und Konsequenzen, die sich aus der Schienentherapie ergeben können, nochmals aufgeklärt. In jedem Fall sollte ein physiotherapeutisches Übungsprogramm für die Einnahme der Schienenposition eingeleitet werden (s. S. 165). Die Positionierungsschiene ist ganztags, auch beim Essen zu tragen! Nach 8 Tagen sollte der 1. Kontrolltermin sein, mit Überprüfung der Schienenposition in Relation zu Beschwerden und Symptomen. Eventuelles Freischleifen der *nichttragenden* Höcker. Nach 14 Tagen und weiter im 4wöchigen Rhythmus sollten dann die Kontrollsitzungen angesetzt werden. Bei Besserung bzw. Symptomfreiheit wird die Schiene in eine Äquilibrierungsschiene schrittweise überführt, um

eine stabile Kiefergelenkposition in Relation zur Muskelfunktion herzustellen. Dabei kann
der Unterkiefer sich etwas weiter nach retral einstellen. Mindestbehandlungszeitraum ist
ein viertel bis halbes Jahr. Nach Abschluß der Behandlung erfolgt in der Regel durch Einstellung einer funktionellen Kiefergelenkposition eine weiterführende definitive Therapie,
wie Einschleifen, Kieferorthopädie, Prothetik, Kieferchirurgie, oft in Kombination (s. S.
243).

Wertung:

Die Therapie mit einer Positionierungsschiene stellt durch die Umstellung der Kiefergelenkposition und damit der Kieferrelation einen schweren Eingriff in die bestehenden
Kontaktverhältnisse von Ober- zu Unterkiefer dar. Daraus ergeben sich aufwendige nach-
folgende Behandlungen. Dieser Umstand muß bei Einleitung einer Positionierungstherapie berücksichtigt werden. Trotz dieser Einschränkung ist die Positionierungstherapie oft
nur das einzige Mittel, Beschwerdefreiheit bis zur Symptomlosigkeit zu erreichen. Gerade
bei einer intrakapsulären Verlagerung, den Arthrosen und der Arthropathia deformans
kann ohne Positionierungsschiene keine dauernde Besserung erreicht werden.

Die Erfolgswahrscheinlichkeit einer Positionierungstherapie ist stark abhängig von der Art
der Erkrankung, dem Alter und der Mitarbeit des Patienten. Sie liegt abhängig von diesen
Kriterien zwischen 50% und 90%. Die Rezidivrate liegt zwischen 15–20% nach 3–5 Jahren.

Parafunktionsschienen

Zu den Parafunktionsschienen sind zu zählen:

- Reflexschienen (Interzeptor),
- Äquilibrierungsschienen,
- Schienen aus weichbleibendem Kunststoff (weichbleibende Schienen).

Wirkung:

Die neuromuskuläre Wirkung der oben aufgezeichneten Schienenarten ist unterschiedlich.

Die Reflexschienen erzielen ihre positive Reaktion über eine Aufhebung der Zahnkontakte, eine Erhöhung der Vertikaldimension und den punktförmigen symmetrischen Aufbiß an einem Zahn (s. auch S. 150).

Mit der Äquilibrierungsschiene wird ein positiver Effekt über den Aufbau einer idealen
Okklusion und die Erhöhung der Vertikaldimension erreicht und versucht, eine harmonische Kiefergelenk- und Muskelfunktion herzustellen (s. auch S. 191). Die weichbleibende
Schiene beruht auf dem »Soft-Gefühl«, der Aufhebung des harten Zahnkontaktes, um dadurch Einfluß auf die Muskelfunktion zu nehmen.

Allen Schienenarten ist gemeinsam der Versuch der Ausschaltung von Parafunktionen,
Knirsch- und Preßphänomenen, um die damit verbundenen hohen Belastungen an Zähnen, Parodontien, Muskulatur und Kiefergelenk zu verhindern.

Da Parafunktionen unterschiedliche Ursachen wie Okklusionsstörungen, psychoemotionale und psychosomatische Einflüsse (s. S. 20) haben können, ist auch das Indikationsgebiet der Parafunktionsschiene unterschiedlich.

Indikation:

Reflexschienen werden besonders bei psychoemotional bedingten Parafunktionen einge-setzt, in Zeiten erhöhter Belastung, bei Streß wie Prüfungen, Heirat u.ä.

Äquilibrierungsschienen sind besonders bei Parafunktionen angezeigt, die ihre Ursache in sta-tischen oder dynamischen Okklusionsstörungen haben, sowie bei Bruxismus, der durch funktionstherapeutische Maßnahmen nicht beherrscht wird. Dies gilt auch nach protheti-scher Rekonstruktion, wenn trotz harmonischer okklusaler Beziehungen Bruxismus wei-terbesteht. Weichbleibende Schienen sind bei parafunktionsbedingten Myopathien indi-ziert, wenn eine Äquilibrierungsschiene keine Besserung bewirkt. Ein differentialdiagno-stischer Hinweis, wann eine weichbleibende Schiene zur Anwendung kommen sollte, gibt es bisher nicht. So wird von einem Teil der Patienten die härtere Schiene als angenehm, die weichbleibende als unangenehm empfunden und umgekehrt. Es empfiehlt sich aber immer mit einer harten Äquilibrierungsschiene zu beginnen und, wenn diese nicht akzep-tiert wird, auf eine weichbleibende Schiene umzusteigen. Durch eine weichbleibende Schiene wird die Okklusion nicht stabilisiert, und sie kann nur bedingt äquilibriert einge-schliffen werden.

Kontraindikation:

Siehe
• Reflexschiene, S. 130
• Äquilibrierungsschiene, S. 191

Herstellung:

Siehe
• Reflexschiene, S. 153
• Äquilibrierungsschiene, S. 191, 237
• weichbleibende Schiene, S. 235
• Tiefziehschiene, S. 235

Klinik:

Eine *Reflexschiene* kann als Parafunktionsschiene immer wieder in Zeiten hoher psycho-emotionaler Belastung bis zu 8 Tagen getragen werden. Sie sollte jedoch nicht als Dauer-schiene zum Einsatz kommen! Es besteht die Gefahr, daß auf dem Aufbiß bruxiert wird und Elongationen von Zähnen eintreten (s. Reflexschiene, S. 130).

Die *Äquilibrierungsschiene* und die *weichbleibende Schiene* können sowohl in Zeiten hoher psychoemotionaler Belastung als auch als Dauerschiene zum Einsatz kommen. Es ist aber zu raten, daß die Schienen regelmäßig unregelmäßig getragen werden, damit Parafunkti-onsmuster reflektorisch nicht eingefahren werden. Durch einen Wechsel, 2 Tage tragen, 1 Tag nicht tragen und tragen in Zeiten hoher Belastung, wird immer wieder das Parafunk-tionsmuster unterbrochen, was zur Herabsetzung der traumatischen Wirkung von Knirsch- und Preßphänomenen beiträgt. Es gibt aber auch Patienten, die durch den stän-digen Wechsel, einmal Schiene, dann keine Schiene, parafunktionell angeregt werden und lieber die Schiene jede Nacht tragen. Da es bis jetzt keinen differentialdiagnostischen Hin-weis dafür gibt, welcher Tragemodus zu empfehlen ist, gilt der Grundsatz: »Probiere, was Dir gut tut«.

Wertung:

Parafunktionsschienen besitzen einen hohen Stellenwert in der Dauerbehandlung von parafunktionsbedingten Erkrankungen im kraniomandibulären System, da es mit funktionstherapeutischen und psychotherapeutischen Maßnahmen nicht in jedem Fall gelingt, den eingefahrenen Reflexkreis Pressen/Knirschen zu unterbrechen.

Zeichnet sich nach einer Therapie ab, daß parafunktionelle Muster weiter bestehen, sollte in jedem Fall eine Parafunktionsschiene, in den meisten Fällen eine Äquilibrierungsschiene, angefertigt werden, um die traumatische Auswirkung herabzusetzen (Abb. 208). Dies gilt besonders nach prothetischer Rekonstruktion, denn es ist günstiger, wenn auf einer Schiene bruxiert wird, als auf einer mit hohem Aufwand hergestellten Rekonstruktion. Abbildung 209 zeigt ein extremes Beispiel parafunktioneller Tätigkeit, denn nach nur 12 Wochen sind massive Schliffflächen, die das Kauflächenrelief zerstörten, zu erkennen. Von diesen Patienten wird das nächtliche Tragen einer Parafunktionsschiene als angenehm, wenn nicht als unverzichtbar angesehen und akzeptiert.

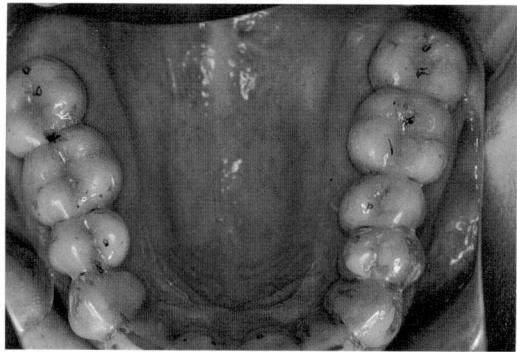

Abb. 208   Parafunktionsschiene aus 1,5-mm-Tiefziehfolie, äquilibriert eingeschliffen, für den Oberkiefer nach aufwendiger prothetischer Rekonstruktion und weiter bestehender Parafunktion (vgl. Abb. 13)

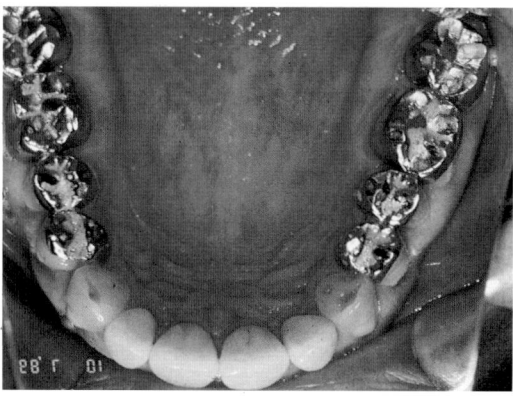

Abb. 209   Starke Abrasionsspuren an den Kauflächen der Oberkieferrekonstruktion nach halbjähriger Tragezeit

3.3   Definitive Therapie

Eine definitive Maßnahme innerhalb der Funktionstherapie wird dann eingeleitet, wenn durch initiale oder kausale Therapieschritte ein Zustand der Beschwerdefreiheit, möglichst der Symptomfreiheit, eingetreten ist. Eine definitive Therapie sichert den hergestellten funktionellen Zustand. Da durch definitive Maßnahmen die Möglichkeit entfällt, auf einfache Weise eine Umstellung vorzunehmen, sind solche Behandlungsschritte immer erst am Ende einer Kausaltherapie einzuleiten.

Zu definitiven therapeutischen Maßnahmen zählen:

- die Einschleiftherapie,
- die definitive prothetische Versorgung des Gebisses,
- die kieferorthopädische Regulierung des Gebißzustandes beim Jugendlichen und Erwachsenen und
- die kieferchirurgischen Maßnahmen, die die Umstellung der Zahnreihen und das Kiefergelenk betreffen.

Diese vier Möglichkeiten der definitiven Therapie innerhalb der Funktionstherapie sollen im folgenden abgehandelt werden. Ergänzend muß aber betont werden, daß definitive Maßnahmen auch dann eingeleitet werden können, wenn aufgrund des Gebißzustandes, (Verlust von Stützzonen, gewanderte und gekippte Zähne, höckerlose Zähne und Rekonstruktionen usw.) keine Kausaltherapie möglich ist bzw. deren Erfolg nicht gesichert erscheint. Nach Durchführung definitiver Maßnahmen kann mit Hilfe einer Aufbißschienentherapie nur bedingt eine Umstellung der Kieferrelation hergestellt werden. Ist eine definitive Therapie nicht erfolgversprechend, wird man nur einen Kiefer, meist den Oberkiefer, definitiv prothetisch versorgen und den Unterkiefer zur Aufnahme einer Aufbißschiene oder provisorisch versorgt zur Weiterbehandlung heranziehen. Erst nach Beschwerdefreiheit wird dann dieser Kiefer definitiv prothetisch versorgt.

Ein definitiver Zahnersatz sollte in jedem Fall nur provisorisch befestigt werden, um eventuell notwendige Korrekturen leichter vornehmen zu können. Erst nach einem beschwerdefreien Intervall von einem viertel bis einem halben Jahr kann an eine definitive Befestigung des Zahnersatzes gedacht werden.

Diese Vorgehensweise beugt Rezidiven und »unliebsamen« Auseinandersetzungen mit Gutachtern, Gutachterkommissionen, Richtern u.ä. vor und ermöglicht bei Änderung des Funktionszustandes therapeutisch tätig zu werden. Auch kann Zurückhaltung im definitiven prothetischen Vorgehen davor bewahren, daß es zu einer Exazerbation von funktionell vorliegenden Symptomen kommt.

Ist z. B. eine funktionelle Erkrankung auf eine dysgnathe Zahnstellung zurückzuführen, wie in Abbildung 210 eine Lingualstellung der oberen Frontzähne, durch welche eine Retrallage der Kiefergelenke mit anterior-medialer Diskusverlagerung entstanden ist, muß initial mit der kieferorthopädischen Behandlung die Fehlstellung beseitigt werden (Abb. 211). Erst nach Korrektur der Zahnstellung wird eine Positionierungstherapie eingeleitet. Dieses Vorgehen empfiehlt sich immer dann, wenn durch eine Positionierung aufgrund der Zahnstellung extreme vertikale oder horizontale Unterkieferpositionen entstehen, die möglicherweise muskuläre Hyperaktivität auslösen würden. Diese Umkehrung, zuerst definitive, dann kausale Therapiemaßnahmen, erhöht die Erfolgswahrscheinlichkeit der Behandlung und bringt subjektive Erleichterung für den Patienten während der Schienen-

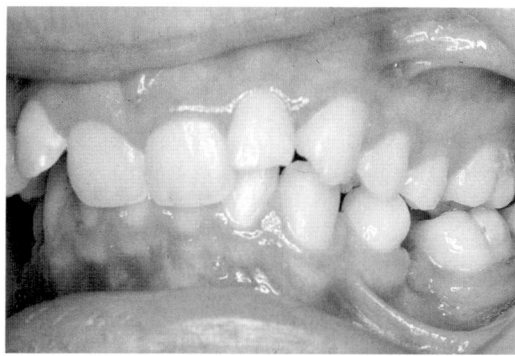

Abb. 210   Retralverschiebung des Unterkiefers durch Lingualstellung der oberen mittleren Schneidezähne, die parafunktionell entstanden ist. Eine Reposition des beidseitig nach anterior-medial verlagerten Discus articularis wäre nur über eine starke Sperrung der Vertikalen möglich gewesen. Aus diesem Grunde wurde zuerst eine kieferorthopädische Auflösung der Dysgnathie vorgenommen (s. Abb. 211)

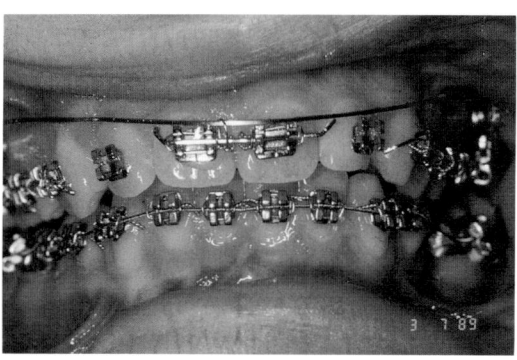

Abb. 211   Zustand nach kieferorthopädischer Auflösung der Dysgnathie. Zu diesem Zeitpunkt wurde die Positionierungstherapie beider Kiefergelenke eingeleitet

therapie. Alle Therapiemöglichkeiten sind individuell nach der Art der Erkrankung, nach dem Gebißzustand und dem allgemeinen Befinden des Patienten flexibel zu nutzen, um Therapieerfolge zu erhalten, den Behandlungsaufwand zu senken und die Behandlungszeit zu verkürzen.

3.3.1   Einschleifen des natürlichen Gebisses

Das Einschleifen des Gebisses zur Wiederherstellung einer ausgeglichenen statischen und dynamischen Okklusion ist eine Maßnahme, bei der Zahnhartsubstanz entfernt wird, weshalb diese Therapie immer mit großer Zurückhaltung durchgeführt werden sollte. Im Gegensatz zur restaurativen Therapie mit Kronen und Brücken, wo man versucht, die Vertikaldimension zu erhalten bzw. wiederherzustellen, wird sie bei der Einschleiftherapie immer abgesenkt! Das Maß der Absenkung ist abhängig davon, wieviel Hartsubstanz entfernt werden muß, um eine stabile Höcker-Fossa-Beziehung und eine Frontzahnführung zu erzielen. Vor einer Einschleiftherapie muß aus diesem Grund eine instrumentelle Funktionsanalyse durchgeführt werden. Durch ein Probeeinschleifen im Artikulator ist es möglich, das Maß der Absenkung zu ermitteln [261], um die Frage »Einschleiftherapie – ja oder nein ?« zu klären.

Das Ziel jeder Einschleifmaßnahme ist eine gesicherte Höcker-Fossa-Beziehung und damit Abstützung in sagittaler und transversaler Richtung [218, 261, 351]. Die zahngeführten Bewegungen sollten frontzahngeführt sein und zu einer gleichmäßigen allseitigen Disklusion sowohl auf der Laterotrusions- als auch auf der Mediotrusionsseite führen. Auch sollte man sich vor der Durchführung einer Einschleiftherapie prinzipiell immer die Frage stellen, ob das Ziel der Einschleiftherapie nicht durch rekonstruktive Maßnahmen, wie den Aufbau abradierter Frontzähne, zu erreichen ist. Die Erfahrung hat gezeigt, daß es nach Einschleiftherapie durch Veränderungen in der Zahnstellung und durch auftretende Abrasionen notwendig werden kann, daß erneut eingeschliffen werden muß. Dies ist ein Beleg dafür, daß die Okklusion auch nach Einschleifmaßnahmen, wie nach einer Rekonstruktion, als nicht absolut stabil angesehen werden kann, sondern Veränderungen unterliegt. Veränderungen durch statische und dynamische Einflüsse (Belastungen, muskulärer Tonus) und Anpassungserscheinungen durch Abrasionsmuster sind im orofazialen System als physiologisch anzusehen, wenn sie in gewissen Grenzen ablaufen. Wird durch solche Adaptationsvorgänge der Schwellenwert zum pathologischen Stadium überschritten, wodurch Beschwerden auftreten, kann die Situation entstehen, daß erneut eingeschliffen werden sollte. Eine erneute Einschleiftherapie wäre aber dann wiederum mit einem Hartsubstanzverlust und einer Absenkung der vertikalen Kieferrelation verbunden. Somit könnte durch ein erneutes Einschleifen ein Circulus vitiosus entstehen, der in Veränderung der Vertikaldimension begründet ist und eine Beherrschung des Krankheitsbildes unmöglich macht. Dies wäre dem pathophysiologischen Regelkreis, der für die Entstehung der generalisierenden Abrasion verantwortlich zeichnet, gleichzusetzen.

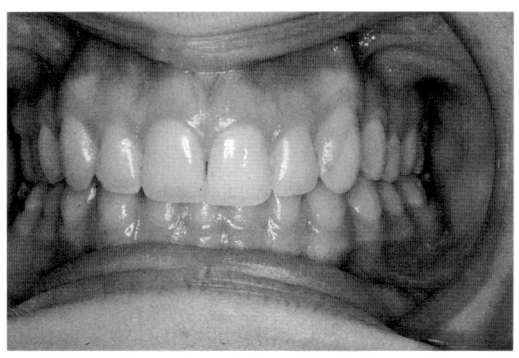

Abb. 212   Aufbau beider Eckzähne, um bei zahngeführten Bewegungen eine Disklusion im Seitenzahngebiet wieder zu erreichen und Hypermediotrusions-kontakte, die parafunktionell genutzt wurden, auszuschalten. Durch diese Maßnahme konnte eine Einschleiftherapie bei der Patientin umgangen werden

Bei stark abradierten Frontzähnen und bestehenden dynamischen Okklusionsstörungen im Seitenzahngebiet ist es deshalb günstiger, die Frontzähne aufzubauen und dadurch eine störungsfreie dynamische Okklusion herzustellen [24]. Der Aufbau der Frontzähne kann sowohl mit Komposit bei orofazial nicht aktiven Patienten (Abb. 212) als auch mit Teil- und Vollkronen erfolgen. Bei Patienten, die orofazial sehr aktiv sind, bei starken Knirschern, sollte der Aufbau der Frontzähne mit abrasiv festeren Materialien erfolgen. Für den Eckzahn hat sich die palatinal angebrachte Teilkrone, die auch in Adhäsivtechnik hergestellt und angebracht werden kann, bewährt. Der inzisale Teil dieser Teilkrone kann bei starken Abrasionen dann auch metallkeramisch verblendet werden. Vollkeramische Kappen (laminate veneers) aus Inceram, einer im besonderen Verfahren gehärteten Keramik, werden in jüngster Zeit für den Aufbau abradierter Frontzähne angewendet. Die hergestellten Kappen werden im Säure-Ätz-Verfahren mit Dualzement auf die Zähne aufgeklebt. Zuvor wird eine Silanisierung der Aufbauten vorgenommen, um die Haftfestigkeit zu steigern. Da die Präparation nur im Schmelz erfolgt, ist dieses Verfahren substanzschonend und eine Wiederholung der Herstellung, z. B. bei Fraktur, jederzeit möglich. Im

Moment liegen noch keine Langzeituntersuchungen vor, weshalb diese Möglichkeit des Frontzahnaufbaus noch nicht allgemein empfohlen werden kann [*Pröbster,* pers. Mitt.].

Bei orofazial stark aktiven Patienten ist eine Versorgung mit Kronen erforderlich und immer auch eine Biofeedback-Therapie oder das Tragen einer Parafunktionsschiene auch über längere Zeit anzuraten.

Eine Einschleiftherapie gliedert sich grundsätzlich in zwei Teile, dem Probeeinschleifen im Artikulator und dem selektiven Einschleifen am Patienten [261].

3.3.1.1 Probeeinschleifen

Für das Probeeinschleifen im Artikulator werden Hartgipsmodelle von Ober- und Unterkiefer angefertigt. Als Artikulator sollten Non-Arcon-Artikulatoren zur Anwendung kommen, da es bei ihnen bei Überprüfung der statischen und dynamischen Okklusion zu keiner Distraktion zwischen Kondylarkugel und Gelenkfläche kommt. Das Artikulatoroberteil ist somit präziser geführt, und Pseudokontakte oder Pseudostörungen werden in einem viel geringeren Maße angetroffen als bei Arcon-Artikulatoren. Der Artex-TS (Girrbach) oder der Dentatus-Artikulator sind für das Einschleifen besonders zu empfehlen.

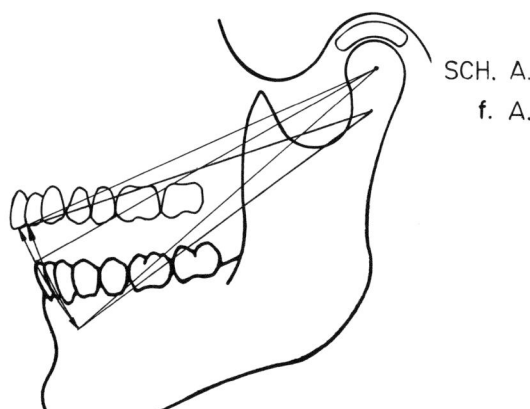

SCH. A.

f. A.

Abb. 213   Abweichung in der okklusalen Beziehung, wenn das Unterkiefermodell über ein die Vertikale sperrendes Registrat in den Artikulator eingestellt wird und die Scharnierachse (Sch A) fehlerhaft oder abweichend von dieser (falsche Achse fA) bestimmt wurde. Man erkennt, daß durch das Absenken in statische Okklusion der Unterkiefer in eine abweichende Position gerät

Das Oberkiefermodell wird schädelbezüglich einartikuliert, mindestens mit einem arbiträren Gesichtsbogen, günstiger über eine terminale Übertragung. Eine terminale Übertragung des Oberkiefermodells ist immer dann erforderlich, wenn für die Bestimmung der horizontalen Kieferrelation die Vertikale durch das Registrat stark gesperrt werden muß. Durch das Absenken im Artikulator bis zum ersten Zahnkontakt können Verschiebungen entstehen, die Fehlkontakte vortäuschen [*Mack* in 609]. Dies ist dann der Fall, wenn die Artikulatorachse mit der Rotationsachse des Kiefergelenks, der Scharnierachse, nicht übereinstimmt (Abb. 213). Im allgemeinen und bei geringer vertikaler Sperrung durch ein Registrat reicht eine arbiträre Übertragung des Oberkiefermodells in den Artikulator aus. Der auftretende Fehler bei Nichtübereinstimmung der Achsen kann dann vernachlässigt werden.

Die Zuordnung des Unterkiefermodells in den Artikulator erfolgt über ein Registrat, welches die Position des Unterkiefers zum Oberkiefer reproduziert, die definitiv durch das

Einschleifen angestrebt wird. Dies kann sowohl die zentrische als auch die funktionelle Kondylenposition nach einer Positionierungstherapie sein. Zu diagnostischen Zwecken und bei Myopathien ohne Kiefergelenksymptomatik kann auch die retrale Kondylenposition (RKP) für das Einschleifen im Artikulator als Ausgangssituation dienen.

Zur Herstellung der Registrate kann sowohl Wachs (Beauty pink wax, Bite wax, Hardplate wax u.a.), als auch individuelle Kunststoffträger aus selbstpolymerisierendem Kunststoff (Pekatrey, Formatrey, Ostron 100, Unifast u.a.) oder lichthärtendem Kunststoff (Woelm-Kunststoff) herangezogen werden. Kunststoffträger sollten immer im Artikulator bei geringer Sperrung hergestellt werden. Selbstpolymerisierende Kunststoffe sollten mindestens 24 Stunden liegenbleiben, damit sich Restspannungen, die durch den Polymerisationsvorgang entstehen, abbauen. Lichthärtende Kunststoffe können demgegenüber nach der Herstellung sofort am Patienten eingesetzt werden, da die Restspannungen geringer sind und mit Verziehungen der Registrierschablone kaum gerechnet werden muß (*Wirz,* pers. Mitt.). Werden Wachsregistrate zur Lagebestimmung des Unterkiefers eingesetzt, sollte in jedem Fall das Unterkiefermodell noch am gleichen Tag in den Artikulator eingebracht werden.

Restspannungen und thermische Einflüsse führen, wie Untersuchungen von *Müller* [266] gezeigt haben, zu Verwindungen der Registrierbehelfe, die zu fehlerhaften Lagebeziehungen zwischen Ober- und Unterkiefer beitragen. Unabhängig vom Materialeinsatz ist darauf zu achten, daß die Registrate möglichst dünn, verwindungsstabil und exakt auf den Modellen reponierbar sind. Zahnkontakte sollten auf jeden Fall vermieden werden, um reflektorische Rückkoppelungsphänomene und mechanische Abgleitbewegungen auszuschließen.

Das Registrat wird zuerst am Oberkiefer adaptiert und gegebenenfalls korrigiert. Zu Adaptation und Korrektur können Zinkoxyd-Eugenol-Pasten (z. B. Temp Bond, Super Bite), Steffens-Zement (*Fischer,* pers. Mitt.) oder auch Alu-Wachs verwendet werden. Die Impressionen der Höcker im Registrat sollten kleinflächig, gleichmäßig und drucklos genommen werden. Nach Adaptation des Registrates im Oberkiefer wird der Sitz auf dem Oberkiefermodell kontrolliert. Ergeben sich Diskrepanzen, muß nochmals im Mund korrigiert werden. Die Zuordnung des Unterkiefers erfolgt, wie eingangs erwähnt, in der entsprechenden Kiefergelenkposition. Im allgemeinen sollte dazu der Patient im Behandlungsstuhl aufrecht sitzen (evtl. sogar stehen), eine gerade Kopfhaltung einnehmen und muskulär vollkommen entspannt sein!

Nach Vorbereitung des Registrates, Erwärmen oder Beschicken mit Korrekturmaterial wird dieses am Oberkiefer fixiert und der Patient aufgefordert, eventuell leicht unter manueller Führung in das Registrat zu schließen. Nach Erhärtung des Registrates oder des Korrekturmaterials wird der Patient aufgefordert, mehrmals die gleiche Position einzunehmen. Der Behandler kontrolliert dabei, ob der Patient geradlinig, ohne Ausweichbewegung, die Position wiederfindet. Abschließend kann der muskuläre Aktivitätszuwachs zwischen der rechten und linken Seite palpatorisch verglichen werden, indem der Patient drucklos in die Impressionen des Registrates schließt und anschließend leicht zubeißt oder schluckt. Vom Behandler wird der Aktivitätszuwachs im M. masseter beidseitig durch Auflegen der Finger auf den Muskel verfolgt (Abb. 214). Ist eine gleichzeitige Anschwellung des Muskelbauches auf der rechten und linken Seite zu fühlen, kann mit großer Wahrscheinlichkeit angenommen werden, daß das Registrat auch muskulär richtig adaptiert wurde. Bei Wachsregistraten ist dieser Test vorsichtig durchzuführen, da bei Kraftentwicklung die Impressionen vertieft bzw. das Registrat durchgebissen werden kann.

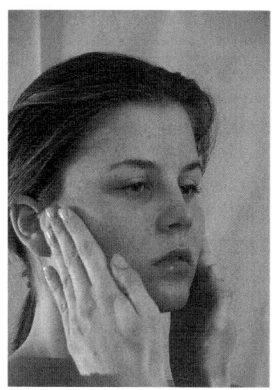

Abb. 214   Bilaterale Palpation des Masseters, um eine gleichmäßige Aktivitätszunahme bei Einnahme der habituellen Interkuspidation zu diagnostizieren

Auch kann durch zu starke Kraftentwicklung eine Kompression im Kiefergelenk eintreten, die man durch ein drucklos genommenes Registrat eigentlich vermeiden wollte. Der
Test sollte aus diesen Gründen immer mit mäßigem Druck ausgeführt werden.

Mit elektromyographischen Geräten, wie dem Myotronic oder Muskel Balance Monitor,
ist die Überprüfung etwas exakter möglich, weil der zeitlich gleiche Aktivitätsanstieg
durch den Beginn der Interferenzmuster zwischen der rechten und linken Seite bestimmt
werden kann.

Das Registrat wird nun aus dem Munde des Patienten entnommen, zu tiefe Impressionen
auf ein Mindestmaß zurückgeschnitten und der Sitz des Registrates auf dem Unterkiefermodell kontrolliert. Ergeben sich Paßungenauigkeiten, ist eine Korrektur im Munde des
Patienten angezeigt. In gleicher Weise sollte ein zweites oder drittes Registrat (Check-
Biß) angefertigt werden, um im Artikulator über die Kontrollsockelmethode die Reproduzierbarkeit der Unterkieferposition bestimmen zu können. Besteht im Artikulator
Übereinstimmung zwischen den Registraten, ist davon auszugehen, daß die Unterkieferposition reproduziert eingestellt wurde. Mit Hilfe des ersten Registrates wird das Unterkiefermodell im Artikulator dem Oberkiefermodell zugeordnet und fixiert. Die Einstellung des Artikulators erfolgt nach den Daten, die in einer individuellen Bewegungsaufzeichnung mit Minipantographen oder elektronischen Systemen gewonnen wurden. Auch
mit Protrusionsregistraten kann der Artikulator eingestellt werden, denn für das Probeeinschleifen ist eine annähernd genaue Einstellung der sagittalen Kondylenbahnneigung ausreichend. Der Bennett-Winkel und die Bennett-Bewegung (Immediate side shift) können
mittelwertig festgelegt werden. Nach der Justierung des Artikulators ist dieser für das Probeeinschleifen vorbereitet.

Das Einschleifen gliedert sich in drei Arbeitsgänge, die Höcker-Fossa-Analyse, das Einschleifen der statischen Okklusion und das der dynamischen Okklusion.

Höcker-Fossa-Analyse (HFA)

Durch die Höcker-Fossa-Analyse soll die Lage der tragenden Höcker bestimmt und die
Richtung der Korrektur festgelegt werden. Sowohl für die tragenden Höcker im Oberkie-
fer, die palatinalen Höcker, als auch die des Unterkiefers, die bukkalen Höcker, wird eine
Analyse vorgenommen.

Als Konzept für diese Analyse kann sowohl die Zahn-zu-Zahn-Beziehung nach *Thomas* [353], als auch die Zahn-zu-zwei-Zahn-Beziehung nach *Lundeen* [238] herangezogen werden. Ausschlaggebend hierfür ist die bestehende Höcker-Fossa-Relation, die bestehende Verzahnung und die anatomische Form der Zähne.

Durch Bleistiftmarkierungen wird die angestrebte Lage der tragenden Höcker, in der eine stabile Abstützung zu den antagonistischen Kauflächen erreicht wird, eingezeichnet (Abb. 215 u. 255).

Die Höcker-Fossa-Analyse wird zuerst für die tragenden Höcker des Unterkiefers der rechten und linken Seite, dann für die tragenden Höcker des Oberkiefers durchgeführt. Hierfür wird das Modellpaar von dorsal, also intraoral, am Artikulator betrachtet (Abb. 216).

Die Höcker-Fossa-Analyse an den Modellen ist notwendig, um die Lage der Höcker entsprechend ihren statischen Anforderungen zu ermitteln und um das Maß des Zahnhartsubstanzverlustes vor dem Einschleifen im Munde bestimmen zu können. Auch die Funktion der Höcker bei Protrusions- und Laterotrusionsbewegungen nach rechts und links kann in der Artikulatoranalyse ermittelt werden. Ausgegangen wird dabei von der natürlichen Verzahnung, der Zahn-zu-zwei-Zahn-Beziehung.

In Zahn-zu-zwei-Zahn-Beziehung wird angestrebt, daß jeder Zahn eine antagonistische Beziehung zu zwei Zähnen des Gegenkiefers besitzt. Betrachtet man die tragenden Höcker des Unterkiefers, so ergeben sich bei der Zahn-zu-zwei-Zahn-Beziehung folgende Relationen.

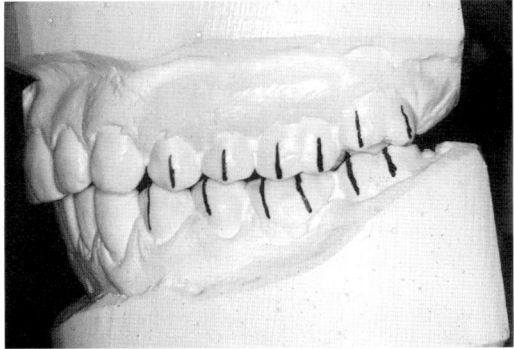

Abb. 215   Höcker-Fossa-Analyse an einartikulierten Modellen zur Lagebestimmung der tragenden und nichttragenden Höcker des Ober- und Unterkiefers für das Probeeinschleifen im Artikulator

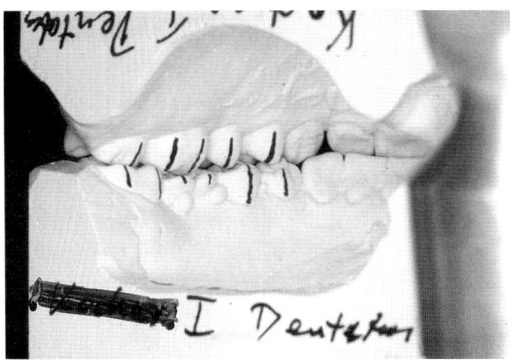

Abb. 216   Höcker-Fossa-Analyse zur Bestimmung der Lage der tragenden Höcker des Oberkiefers und der nichttragenden Höcker im Unterkiefer vor Einschleiftherapie

Der bukkale Höcker des ersten Prämolaren hat Randleistenkontakt zum ersten Prämolaren des Oberkiefers, der zweite Prämolar hat Randleistenbeziehung zu beiden Oberkieferprämolaren, mit seinem mesialen Abhang zu der distalen Randleiste des oberen 4ers, mit seinem distalen Höckerabhang zur mesialen Randleiste des oberen 5ers (s. Abb. 217).

Der mesiobukkale Höcker des unteren ersten Molaren hat Randleistenbeziehung zum zweiten Prämolaren und ersten Molaren des Oberkiefers. Wiederum hat der Höcker mit seinem mesialen Abhang zur distalen Randleiste des oberen 5ers und mit seinem distalen Höckerabhang zur mesialen Randleiste des oberen 6ers Kontakt [261].

Der erste Molar des Unterkiefers wird beim Einschleifen immer als zweihöckeriger Zahn betrachtet, da es in den seltensten Fällen gelingt, einen vorhandenen dritten distalen Höcker so zu beschleifen, daß er eine regelrechte Kontaktbeziehung zu seinem Antagonisten bekommt. Somit hat der zweite mediobukkale (bei Dreihöckerigkeit) bzw. distale (bei Zweihöckerigkeit) Höcker Kontaktbeziehung zur zentralen Grube des oberen ersten Molaren. Er ist tripodisiert und hat Kontakte zu den zwei Dreieckswülsten des mesiobukkalen und distobukkalen Höckers wie dem Transversalenwulst des palatinalen Höckers. Die beschriebenen Kontaktverhältnisse des ersten Molaren des Unterkiefers gelten in gleicher Weise für den zweiten Molaren.

Für die tragenden Höcker des Oberkiefers ergeben sich folgende Relationen.

Im Gegensatz zu den tragenden Höckern der Unterkieferseitenzähne haben die palatinalen Höcker der Oberkieferzähne fast ausschließlich Grubenkontakt. So findet der tragende Höcker des ersten oberen Prämolaren Abstützung in der distalen Grube des ersten unteren Prämolaren. Der tragende Höcker des zweiten Prämolaren besitzt seine dreipunktförmigen Stops in der distalen Grube des zweiten unteren Prämolaren. Zentrale Bedeutung für die sagittale und horizontale Abstützung und Lagesicherung des Unterkiefers kommt dem mesiopalatinalen Höcker des ersten und zweiten Molaren zu. Sie finden ihre Stops in der zentralen Grube der unteren Molaren und stützen sich somit wiederum tripodisiert in den Gruben ab. Die Kontaktpunkte liegen auf den Dreieckswülsten des mesiolingualen und distolingualen Höckers sowie auf dem Dreieckswulst des distobukkalen Höckers [261].

Der distopalatinale Höcker des oberen ersten und zweiten Molaren besitzt Randleistenkontakt zu den antagonistischen Molaren im Unterkiefer. Der mesiale Höckerabhang des distopalatinalen Höckers hat Kontakt zur distalen Randleiste des ersten unteren Molaren, der distale Höckerabhang zur mesialen Randleiste des zweiten Molaren (Abb. 217). Die Kontaktbeziehung des distopalatinalen Höckers des oberen ersten Molaren ist durch Einschleifen in der Regel herstellbar, da dieser Höcker sehr oft relativ groß ausgebildet ist. Beim zweiten Molaren ist dies in der Regel nicht zu erreichen, da der Höcker meist klein oder gar nicht ausgebildet ist. Somit kann man auch auf seine Analyse verzichten und ihn beim Einschleifen unberücksichtigt lassen.

Die Zahn-zu-zwei-Zahn-Beziehung entspricht in der Regel der natürlichen Bezahnung bei neutraler Lagebeziehung des Unterkiefers zum Oberkiefer. Die Zahn-zu-Zahn-Beziehung wird demgegenüber seltener angetroffen. Trotzdem ist es notwendig, die Unterschiede zur Zahn-zu-Zahn-Beziehung zu kennen, um bei einer distaleren Lagebeziehung des Unterkiefers zum Oberkiefer eine stabile Höckerbeziehung einschleifen zu können.

Im Gegensatz zur Zahn-zu-zwei-Zahn-Beziehung liegt bei der Zahn-zu-Zahn-Beziehung immer eine Höcker-Fossa-Beziehung vor. Eine Höcker-Randleistenbeziehung wird nicht

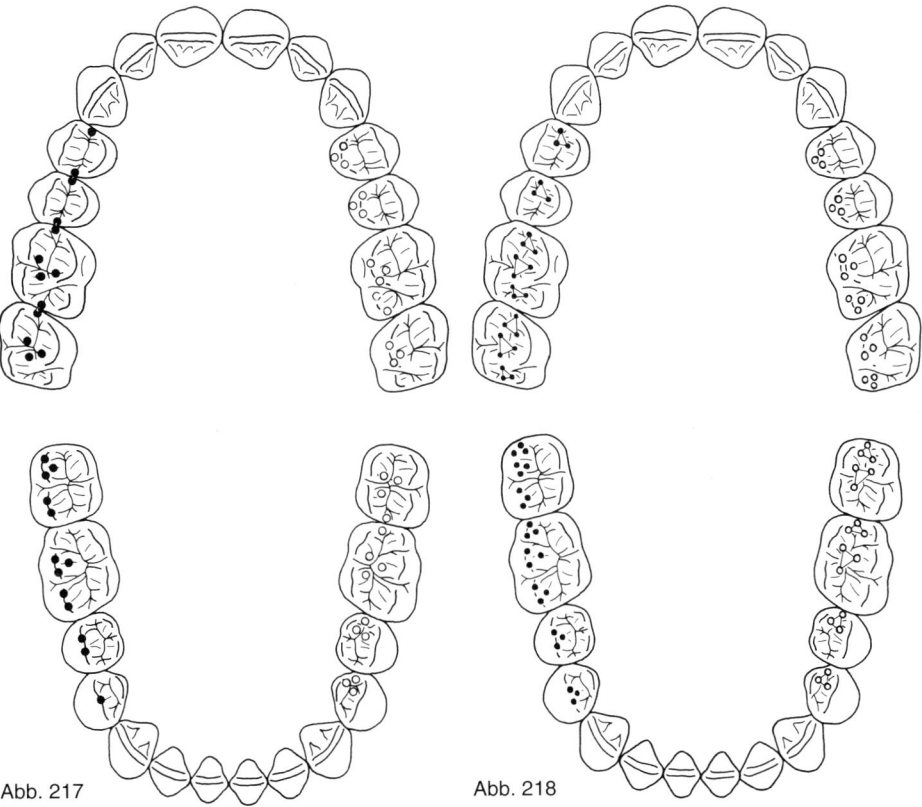

Abb. 217   Abb. 218

Abb. 217   Zahn-zu-zwei-Zahn-Beziehung nach *Lundeen* [237] zur Herstellung einer idealen Höcker-Fossa-Beziehung (in Anlehnung an *Motsch* [261])

Abb. 218   Zahn-zu-Zahn-Beziehung nach *Thomas*. Alle tragenden Höcker haben Kontakt in den antagonistischen Gruben (in Anlehnung an *Motsch* [261])

angestrebt. Die Unterschiede beziehen sich somit nur auf die bukkalen Höcker der unteren Prämolaren, die mesiobukkalen Höcker der Unterkiefermolaren und der distopalatinalen Höcker der Oberkiefermolaren. Die bukkalen Höcker der unteren Prämolaren finden ihre Abstützung in der mesialen Grube der oberen Prämolaren, die mesiobukkalen Höcker der unteren Molaren in der mesialen Grube der oberen Molaren. Die distopalatinalen Höcker der oberen Molaren haben Dreipunktkontakt in der distalen Grube der unteren Molaren (Abb. 218).

In der Höcker-Fossa-Analyse muß entschieden werden, welche Höckerrelation zur Anwendung kommen kann, ohne daß der Zahn zu stark beschliffen werden muß. Es gilt der Grundsatz: »Schonung der Zahnhartsubstanz«.

Nachdem die Höckerrelation festgelegt und mit Bleistift markiert wurde, folgt die dynamische Analyse für das störungsfreie Gleiten der Höcker bei lateralen und protrusiven Bewegungen. Hierfür wird der Artikulator in eine rechtslaterale bzw. linkslaterale Stellung bewegt und analysiert, ob die tragenden Höcker auf der Mediotrusionsseite störungsfrei aneinander vorbeigleiten können. Ist zu ersehen, daß die Höcker in der festgelegten Stellung kollidieren könnten, so ist ihre Lage entsprechend der Aus- und Einflugschneisen zu verändern [261]. Die Lage der Höcker wird hierzu in mesiodistaler Richtung leicht variiert. In gleicher Weise wie auf der Mediotrusionsseite wird in einer rechts- bzw. linkslateralen Position das Gleiten zwischen den tragenden und nichttragenden Höckern auf der Laterotrusionsseite überprüft. Sind Störungen zwischen den nichttragenden oberen und tragenden unteren Höckern von bukkal bzw. den tragenden oberen und nichttragenden unteren Höckern von lingual zu erkennen, wird der nichttragende Höcker in seiner Lage verändert bzw. werden Querfissuren eingeschliffen [261]. Die ideale Lage der Höckerspitzen der nichttragenden Höcker wird festgelegt und auf dem Modell mit Bleistift markiert. Dabei muß die Funktion des nichttragenden Höckers erhalten bleiben. Ist dies nicht zu gewährleisten, darf auch am tragenden Höcker geschliffen werden.

Nach dieser Höckeranalyse in der Sagittalebene wird eine horizontale Lagebestimmung der tragenden und nichttragenden Höcker am Oberkiefer- und Unterkiefermodell vorgenommen. Es wird gefragt:

1. Liegen alle Höckerspitzen und mesiodistalen Höckerabhänge auf einer Linie, bzw. sind sie durch Einschleifmaßnahmen auf eine gleiche Lage und Höckerform umzugestalten?
2. Sind alle tragenden Höcker gleich hoch, oder überragen einzelne Höcker die Okklusionskurve?
3. Sind alle Fissuren und Randleisten gleich tief, und liegen sie auf einer Linie, die parallel zur Höckerlinie verläuft?

Sind Abweichungen von diesen idealen Beziehungen vorhanden, werden sie auf den Modellen markiert und bei späteren Einschleifmaßnahmen berücksichtigt.

3.3.1.2 Einschleifen am Modell

Das Einschleifen am Modell gliedert sich in 3 Schritte:

• Einschleifen der statischen Okklusion (maximale Interkuspidation,)
• Einschleifen der dynamischen Okklusion, der Protrusion, Laterotrusion und Retrusion,
• Kontrolle.

Hierzu können sowohl rotierende Instrumente als auch Handinstrumente (Tübinger Messer, X-Acto-Messer) benutzt werden. Wie schon erwähnt, dient das Einschleifen am Modell dazu, den Hartsubstanzverlust in Relation zu idealen statischen und dynamischen Prinzipien zu erfragen, um für das spätere Einschleifen im Munde des Patienten Hinweise zu bekommen, wo und wie eingeschliffen werden muß.

Einschleifen der statischen Okklusion (maximale Interkuspidation)

Man beginnt damit, die vorzeitigen Kontakte mit Okklusionsfolie darzustellen und anschließend den Höcker bzw. die Fissuren so umzugestalten, daß entsprechend der Vorstellung einer idealisierten Kaufläche in der festgelegten Höcker-Fossa-Beziehung die Zähne umgeformt werden (Abb. 217 u. 218). Für das Einschleifen der maximalen Interkuspidation gelten folgende Richtlinien:

• Beschleife tragende Höcker so, daß sie eine halbkugelförmige Form erhalten und die Höckerspitzen auf einer Linie liegen, die mit den Fissuren der antagonistischen Zahnrei-

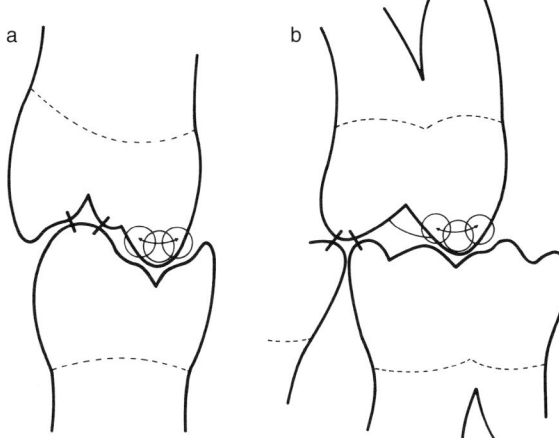

Abb. 219   Kauflächengestaltung in sagittaler und transversaler Richtung, um eine initiale Entkupplung der Kontakte zu erreichen. Konvexe, kontakttragende Teile wechseln sich mit konkaven Elementen ab

he korrespondiert. Alle Höcker sind annähernd gleich hoch und ihre Lage entspricht der festgelegten Höcker-Fossa-Relation.

- Vertiefe die Fissuren so, daß Wülste entstehen (Dreieckswülste), die den Kontakt zum antagonistischen Höcker auf seinen Höckerabhängen aufbauen. Diese Wülste in den Gruben sollen, wenn möglich, konvexe Form haben und in der Tiefe der Grube zusammenlaufen. Der tiefste Punkt der Grube korrespondiert mit der antagonistischen Höckerspitze. Um die konvexe Form herauszuarbeiten, ist es oft notwendig, neben den Hauptfissuren Nebenfissuren einzuarbeiten, die die Schaffung konvexer Wülste ermöglichen (Abb. 219) und Freiheit in der dynamischen Okklusion herstellt.
- Forme die Randleisten so um, daß sie konvexe Form bekommen und auf einer Linie und gleicher Höhe liegen.

Diese Regeln beziehen sich auf das Einschleifen von vorzeitigen Kontakten und auf das Einschleifen einer stabilen Abstützung im Seitenzahngebiet. Letzteres ist aber nur dann möglich, wenn kein Frontzahnkontakt vorliegt und die vertikale Relation entsprechend abgesenkt werden kann. Bei vorzeitigen Kontakten in der Front gelten zuerst andere Regeln (siehe unten), die getrennt betrachtet werden sollen.

Das Umformen der Seitenzähne wird in mehreren Schritten durchgeführt. Nach jedem Schleifvorgang wird die okklusale Kontaktbeziehung mit Okklusionsfolie überprüft und entschieden, ob eine stabile Kontaktbeziehung entstanden ist. Das Einschleifen der maximalen Interkuspidation im Seitenzahngebiet wird vorerst beendet, sobald sich Frontzahnkontakt einstellt. Es muß dann entschieden werden, ob die vertikale Dimension durch Einschleifen der Frontzähne weiter abgesenkt werden kann, um stabile Beziehungen zu erhalten.

Folgende Fragen müssen geklärt werden:

- Ist eine weitere Absenkung der vertikalen Dimension möglich?
- Läßt die Stellung und die Kontaktbeziehung der Frontzähne ein weiteres Einschleifen zu?
- Können die Frontzähne von ihrer Form her und trotz des zu erwartenden Substanzverlustes eingeschliffen werden?

Können diese Fragen positiv beantwortet werden, werden zuerst die Front- und dann die Seitenzähne weiter eingeschliffen, bis stabile Höcker-Fissuren-Beziehungen entstanden sind. Limitiert wird dieses Einschleifen dann, wenn mehr Hartsubstanz entfernt wurde, als es der Schmelzmantel der Seitenzähne und Frontzähne gestattet. Dies entspricht einer Absenkung der Modelle am Stützstift um ca. 2–4 mm. Aus diesem Grund sollte während des Einschleifvorganges die Absenkung der Vertikalen am Stützstift kontrolliert werden.

Einschleifen der Frontzähne

Bei bestehenden vorzeitigen Kontakten in der Front sind nur dann die Frontzähne einzuschleifen, wenn sichergestellt ist, daß diese vorzeitigen Kontakte nicht auf seitlichen Stützzonenverlust oder auf eine bestehende Infraokklusion zurückzuführen sind. Für diese Entscheidung, ob Frontzähne eingeschliffen werden dürfen, ist die bestehende vertikale Kieferrelation zu überprüfen. Bei großem interokklusalem Freiraum im Seitenzahngebiet (Prämolarengebiet) dürfen Frontzähne nicht eingeschliffen werden, da dadurch die vertikale Kieferrelation stark abgesenkt wird. In diesen Fällen ist es therapeutisch sinnvoller und prospektiv richtiger, die Seitenzähne aufzubauen oder kieferorthopädisch zu elongieren und damit den okklusalen Ausgleich zu erhalten. Auch die Intrusion der Frontzähne mit Hilfe kieferorthopädischer Maßnahmen, sowohl beim Jugendlichen als auch beim Erwachsenen, ist in diesen Fällen in Erwägung zu ziehen [250].

Ist der interokklusale Freiraum im Seitenzahngebiet gering (1–2 mm) und treten die Frontzähne bei Beurteilung des geringsten Sprechabstandes in Kontakt, kann eine Einschleifmaßnahme im Frontzahngebiet durchgeführt werden, wenn die Stärke des Schmelzmantels dies ermöglicht.

Beim Einschleifen der Frontzähne ergibt sich als weitere Frage, welche Zahnreihe eingeschliffen werden soll, die Unter- oder die Oberkieferzähne?

Die Unterkieferfrontzähne dürfen nur dann eingeschliffen werden, wenn eine Disklusion im Seitenzahngebiet besteht. Tritt bei Protrusions- und Laterotrusionsbewegungen keine Disklusion im Seitenzahngebiet auf und ist diese durch Einschleifmaßnahmen im Seitenzahngebiet auch nicht herzustellen, so muß im Oberkiefer die palatinale Konkavität eingeschliffen werden [261]. Aus der Tatsache, daß der Schmelzmantel in diesem Bereich oft dünn ist, ergibt sich, daß nur geringe Einschleifmaßnahmen im Oberkieferfrontzahngebiet durchgeführt werden können. Auch ist immer beim Einschleifen im Frontzahngebiet an die Veränderung der vertikalen Dimension zu denken, und deshalb sind die Korrekturen auf ein Minimum zu beschränken.

Es ist darauf zu achten, daß der interinzisale Freiraum zwischen den Ober- und Unterkieferfrontzähnen nicht verlorengeht. Das konkave Führungsgewölbe der mittleren und seitlichen Schneidezähne und die gerade bis konvexe Führungsfläche am Eckzahn müssen beim Einschleifen erhalten bleiben.

Beim Einschleifen der Unterkieferfrontzähne ist darauf zu achten, daß keine flächigen Kontakte zu den Oberkieferzähnen entstehen, die möglicherweise dann die Funktion einer parafunktionell genutzten Schliffläche übernehmen. Es sollten konvexe Flächen mit leicht punktförmigen Kontakten zu den Randwülsten der Oberkieferfrontzähne hergestellt werden. Nach diesem Einschleifen der statischen Okklusion (maximalen Interkuspidation) folgt die Überprüfung und Korrektur der dynamischen Okklusion, der zahngeführten Bewegungen.

Einschleifen der dynamischen Okklusion

Laterotrusionsseite

Das Überprüfen und Einschleifen der laterotrusiven Bahnen steht unter der Zielsetzung, eine Eckzahnführung und eine gleichmäßige und gleichzeitige Disklusion im Seitenzahngebiet sowohl auf der Laterotrusions- als auch auf der Mediotrusionsseite herzustellen. Auf der Laterotrusionsseite betrifft dies die Bewegungen zwischen dem bukkalen nichttragenden Höcker des Oberkiefers und dem bukkalen tragenden Höcker des Unterkiefers und zwischen dem palatinalen tragenden Höcker des Oberkiefers und dem lingualen nichttragenden Höcker des Unterkiefers. Auf der Mediotrusionsseite betrifft dies die Bewegungen zwischen den palatinalen tragenden Oberkieferhöckern und den bukkalen tragenden Unterkieferhöckern (Abb. 220a u. b). Ziel ist es, daß bei Lateralbewegungen die Höcker störungsfrei aneinander vorbeigleiten können und die statischen Kontakte zu erhalten [261].

Im Artikulator werden die Lateralbewegungen mit andersfarbiger Folie (rote Hanelfolie) als die Protrusionsbewegungen und die statischen Kontakte dargestellt. Treten Störungen im Seitenzahngebiet sowohl auf der Laterotrusions- als auch auf der Mediotrusionsseite auf, die die Eckzahnführung aufheben, so werden sie in Verlaufsrichtung der Höcker zueinander durch Umschleifen der Laterotrusions- oder Mediotrusionsflächen entfernt. Um die statischen Kontakte aufrechtzuerhalten, ist es günstiger, an den nichttragenden

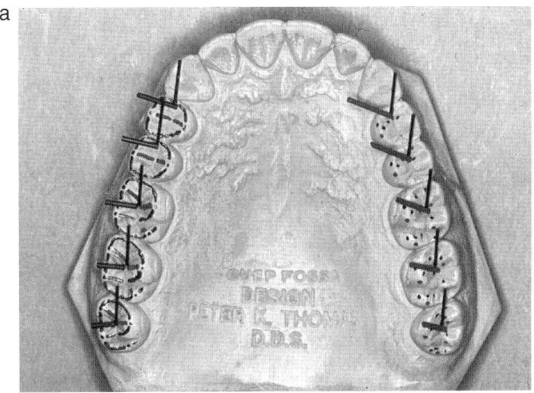

a

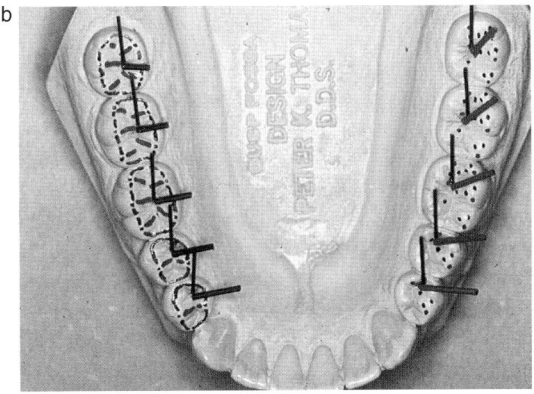

b

Abb. 220   a) Bewegungsspuren der tragenden Höcker des Unterkiefers in den Kauflächenarealen des Oberkiefers bei Protrusions- und Lateralbewegung zu einer Seite. b) Bewegungsspuren der tragenden Höcker des Oberkiefers in den antagonistischen Kauflächenarealen des Unterkiefers bei Protrusions- und Lateralbewegungen zur linken Seite

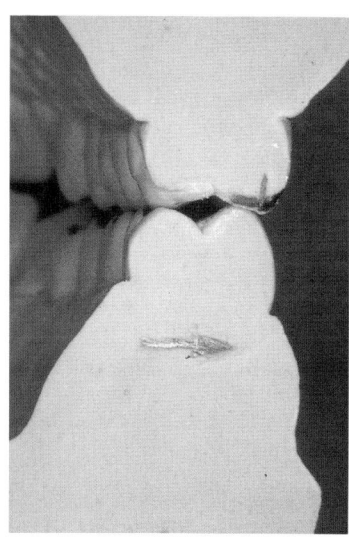

Abb. 221   Beim Einschleifen der Lateralbewegung und sich ergebenden Störungen auf den nichttragenden Höckern darf die Lage der Höckerspitzen nicht verändert werden, da so das Kauflächenareal vergrößert wird

Höckern Störungen zu entfernen, als die tragenden Höcker umzuschleifen. Dies kann aber nur soweit geschehen, daß die Funktion der nichttragenden Höcker erhalten bleibt: Schutz vor dem Einbeißen von Wange und Zunge!

Müssen, um laterotrusive Störungen zu beseitigen, die nichttragenden Höcker sehr stark beschliffen werden, ist es günstiger, auch an den tragenden Höckern zu schleifen (s. Höcker-Fossa-Analyse, S. 248).

Beim Einschleifen der Lateralbewegungen ist auf der Laterotrusionsseite auch darauf zu achten, daß das Kauflächenareal nicht vergrößert wird (Abb. 221). Dies wird dadurch erreicht, daß man in lingualer und in bukkaler Richtung schleift und damit die Höckerspitze in ihrer Position nicht verändert. Auch ist es bei Störungen auf der Laterotrusionsseite sinnvoll, die Lage der bukkalen Höcker im Oberkiefer leicht in distaler Richtung zu verändern, um die statischen Kontakte zu erhalten. Im Unterkiefer kann auf dem distalen Abhang, distal des statischen Kontaktes, eine Furche (Thomas-notch) eingeschliffen werden, durch welche der obere bukkale Höcker hindurchgleiten kann [261].

Treten Störungen zwischen den tragenden Höckern des Oberkiefers und den nichttragenden Höckern des Unterkiefers auf, so wird die Störung am unteren lingualen Höcker korrigiert. In seltenen Fällen, besonders bei sehr großen palatinalen Höckern im Oberkiefer, muß unter Beachtung der statischen Kontakte dieser Höcker insgesamt verkleinert werden, um den unteren lingualen Höcker zu erhalten. Auch kann die Lage der lingualen Höckerspitzen im Molarengebiet nach mesial und nach distal verändert werden, um ein Gleiten des tragenden Höckers durch die linguale Querfissur zu ermöglichen. Die Beachtung von Höckergröße, Höckerform und die Form des antagonistischen Kauflächenareals entscheidet darüber, ob am tragenden Höcker oder nur an den nichttragenden Höckern geschliffen werden kann.

Mediotrusionsseite
Treten Störungen bei lateralen Bewegungen zur rechten bzw. linken Seite auf der Mediotrusionsseite auf, muß an den inneren Abhängen der tragenden Höcker im Ober- und

a 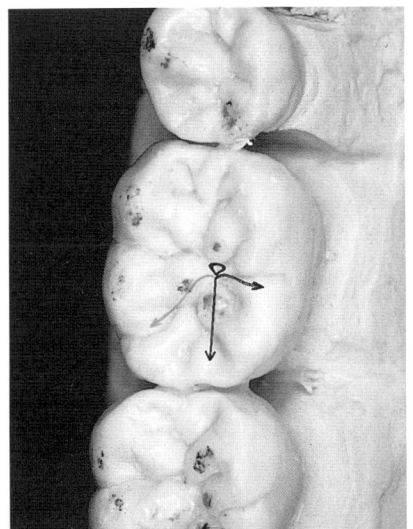 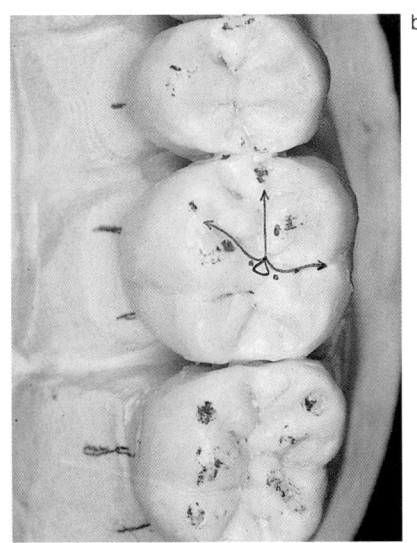 b

Abb. 222 a) Bewegung des tragenden oberen palatinalen Höckers in der Kaufläche eines unteren ersten Molaren. Es sind deutlich die konvex-konkave Gestaltung der Kaufläche und die geschwungenen Bewegungsspuren des tragenden Höckers zu erkennen. b) Bewegungsspuren des mediobukkalen Höckers des unteren ersten Molaren in der Kaufläche des oberen ersten Molaren

Unterkiefer geschliffen werden. Hierbei müssen in jedem Fall die statischen Kontakte der tragenden Höcker beachtet werden [261]. Um diese zu erhalten, ist es notwendig, daß in Bewegungsrichtung geschliffen wird (Abb. 220a u. b). Ein störungsfreies Gleiten der mesiopalatinalen Höcker der oberen Molaren zu den distobukkalen Höckern der unteren Molaren ist oft nur dadurch zu erreichen, daß eine ergänzende konkave Fissur (Stuart-Furche) eingeschliffen wird [261]. Auch kann Freiheit in der Bewegung dadurch erreicht werden, daß sich der Kontaktpunkt auf einem konvexen Element (Höckerabhang, Dreieckswulst) befindet und die Bewegungsspur im Kauflächenareal für den tragenden antagonistischen Höcker in einer konkaven Mulde verläuft (Abb. 222a u. b).

Treten Mediotrusionsstörungen an den palatinalen Höckern der oberen Prämolaren zu den antagonistischen Mediotrusionsflächen der unteren Prämolaren und Molaren auf, so sind diese störenden Gleitflächen nur durch Umschleifen der oberen und unteren Zähne auszugleichen. Dabei kann es notwendig werden, daß die Höckerspitzen der oberen tragenden Höcker nach mesial und die tragenden Höcker der unteren bukkalen Höcker nach distal verlagert werden müssen. Bei diesem Umschleifen der Lage der Höckerspitzen darf die punktförmige Abstützung nicht verlorengehen. Das Überprüfen und Einschleifen der Mediotrusionsbewegung zur rechten und linken Seite wird solange wiederholt, bis eine Frontzahnführung hergestellt ist.

Um auch bei diesen Bewegungen eine gewisse Sicherheitsreserve zu erhalten, können die Lateralbewegungen nach rechts und links bei einer abgeflachten Kondylenbahnneigung im Mediotrusionsgelenk und vergrößertem Bennett-Winkel von 5 Grad sowie erhöhter Bennett-Bewegung um 0,5 mm überprüft werden. Die Disklusion im Seitenzahngebiet sowohl auf der Laterotrusions- als auch auf der Mediotrusionsseite kann dabei von anterior nach posterior leicht zunehmen und auf der Mediotrusionsseite gering größer sein als auf der Laterotrusionsseite. Man spricht von sequenzieller Laterotrusionsführung [327]. Durch dieses sequenzielle Abflachen der Höckerneigung von anterior nach posterior und zwischen der Laterotrusionsseite zur Mediotrusionsseite soll erreicht werden, daß bei eintretenden Abrasionen im anterioren Zahnbogen keine Störungen im Molarengebiet auftreten. Diese sequenzielle Laterotrusionsführung findet auch bei der Rekonstruktion der Kauflächen Anwendung. Sie erhöht die Sicherheit, funktionelle Störungen im Molarengebiet zu vermeiden.

Protrusionsbewegung

Das Einschleifen von dynamischen Störungen bei Protrusionsbewegungen erfolgt mit der Zielsetzung, eine Frontzahnführung bis zum Inzisalkantenstand bei gleichmäßiger und gleichzeitiger Disklusion im Seitenzahngebiet herzustellen [261]. Im Artikulator werden Protrusionsstörungen im Seitenzahngebiet mit andersfarbiger Folie (grüne Hanelfolie) als für die statischen Kontakte verwendet. Die Folie wird zwischen die Zahnreihen gelegt und eine Protrusionsbewegung im Artikulator unter Zahnkontakt durchgeführt. Anfangs kann der Bennett-Winkel auf Null, sollte aber dann auf sein normales Maß eingestellt werden, um auch lateroprotrusive Bewegungen mit erfassen zu können.

Ergeben sich in der Protrusionsbewegung störende Kontakte, die die Frontzahnführung aufheben, so werden diese in Verlaufsrichtung der Protrusionsfacetten von posterior nach anterior entfernt. Die Protrusionsfacetten (im Oberkiefer die distalen, im Unterkiefer die mesialen Höckerabhänge) werden soweit abgeflacht, daß sie bei wiederholt durchgeführter Protrusionsbewegung nicht mehr die Frontzahnführung aufheben. Entsprechend dem Kauflächenrelief kann sowohl im Ober- als auch im Unterkiefer die Korrektur durchgeführt werden. Zu beachten ist dabei, daß die statischen Kontakte nicht entfernt werden. Dies gelingt oft nur durch Umgestaltung der Höckerabhänge in protrusiver Richtung, durch Einziehung leicht konkaver Mulden.

Diese Einschleifmaßnahme wird solange wiederholt, bis eine Frontzahnführung in protrusiver Richtung hergestellt ist. Protrusive Störungen, die sich im Munde des Patienten durch die Elastizität der biologischen Gewebe bei maximaler Kraftentfaltung einstellen könnten, können im Artikulator durch eine Abflachung der Kondylenbahn um ca. 5 Grad schon in der Modellanalyse erkannt werden [261]. Treten im Artikulator nach Abflachung der Kondylenbahn keine störenden protrusiven Kontakte im Seitenzahngebiet auf, werden die lateralen Bewegungen nach rechts und links nochmals überprüft und eingeschliffen.

Retrusionsbewegung

Eine Einschleiftherapie in habitueller Interkuspidation (IKP) bzw. zentrischer Kondylenposition setzt voraus, daß es dem Patienten möglich ist, auch retrusive Bewegungen in die retrale Kontaktposition durchzuführen [118–120]. Auch diese Bewegung sollte störungsfrei erfolgen und durch Kontakte auf den Retrusionsflächen des ersten *und/oder zweiten Prämolaren* geführt werden. Treten bei einer Retrusionsbewegung störende Kontakte im Molarengebiet auf, können diese zu parafunktioneller Tätigkeit anregen. Die Retrusionsbewegung sollte deshalb im Artikulator auf einer Strecke von 0,5–1 mm bei einer posterioren Kondylenbahnneigung von 0–20 Grad überprüft werden. Dieses Überprüfen der Retrusivbewegung ist nur in wenigen Artikulatoren (Hanau, Dentatus, Kondylator) möglich. Durch Öffnen der Retrusionsschrauben und Einstellung der retrusiven Kondylenbahn kann in diesen Artikulatoren die Bewegung überprüft werden. Treten Störungen auf Retrusionsfacetten im Molarengebiet auf, so werden diese durch Abflachen der Höckerneigung bzw. Einbringen von konkaven Mulden posterior des zentrischen Kontaktpunktes beseitigt. In Arcon- bzw. Nonarcon-Artikulatoren, die keine retrusive Einstellung besitzen, kann durch Wechseln der Kondylargehäuse von der rechten auf die linke Seite eine retrusive Bewegung ermöglicht und somit auch diese Bewegungsrichtung überprüft werden.

Kontrolle
Zum Abschluß des Einschleifens der dynamischen Okklusion in den aufgezeigten Bewegungsrichtungen werden die statischen Kontakte nochmals überprüft und evtl. nach den aufgezeigten Richtlinien nachgeschliffen. An allen Zähnen, an welchen Einschleifmaßnahmen durchgeführt wurden, erfolgt nun die Markierung der eingeschliffenen Areale. Dies kann mit unterschiedlich farbigen Filzstiften erfolgen (Abb. 223a u. b): für die statischen Kontakte rot, für die Protrusivbewegung grün und für die Laterotrusivbewegungen blau. Auch ist es möglich, die Kauflächenareale vor dem Einschleifen oberflächlich farbig (grünen Filzstift) zu markieren. Nach den einzelnen Korrekturen erscheinen die abgetragenen Bereiche gipsfarben und können nun farbig markiert werden. Durch diese Markierung ist es bei der klinischen Umsetzung visuell einfach möglich, die entsprechenden Einschleifmaßnahmen am Patienten durchzuführen. Man kann somit auf eine umfangreiche Schleifliste [218] verzichten und nur durch den klinischen Vergleich zwischen Modell- und Mundsituation eine Einschleiftherapie ausführen.

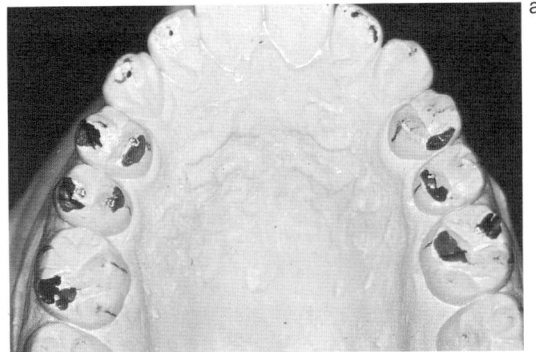

a

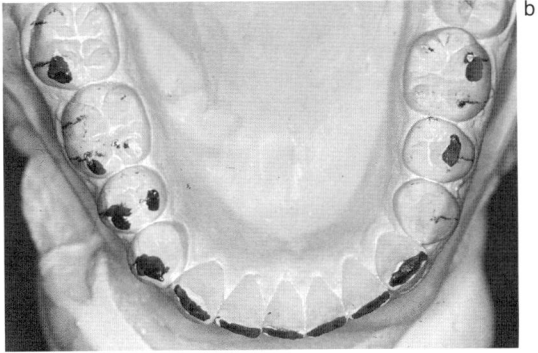

b

Abb. 223   a) Markiertes Oberkiefermodell nach dem Probeeinschleifen im Artikulator mit den zu beschleifenden Arealen. Es ist somit leichter, beim Einschleifen am Patienten die entsprechenden Areale aufzufinden und zu korrigieren. b) Markiertes Unterkiefermodell nach dem Probeeinschleifen im Artikulator

3.3.1.3 Einschleifen am Patienten

Das Einschleifen am Patienten setzt voraus, daß man sich dessen bewußt ist, daß es sich um eine definitive Zahnhartsubstanz abtragende Maßnahme handelt. Sie muß deshalb mit größtmöglicher Sorgfalt ausgeführt werden. Es ist weiterhin notwendig, daß in der Einschleifsitzung der Patient die zu erzielende horizontale Kieferrelation reproduzierbar einnehmen kann. Der Patient sollte deshalb in einem entspannten Zustand sein. Trägt der Patient eine Aufbißschiene, ist immer zu empfehlen, diese mindestens 12 Stunden vorher und bis zur Einschleifsitzung zu tragen. Auch können entsprechende Entspannungsübungen, wie elektrische Stimulation mit dem Myomonitor, Massagen und/oder das Aufbeißen auf eine zwischen die Frontzähne eingebrachte Watterolle oder Wasserkissen (Daki-Kissen), vor dem Einschleifen empfohlen werden.

Das definitive Einschleifen am Patienten gliedert sich, wie das Probeeinschleifen am Modell, in Einschleifen der statischen und der dynamischen Okklusion.

Einschleifen der statischen Okklusion

Zur Darstellung der Vorkontakte und damit der einzuschleifenden Areale sitzt der Patient aufrecht im Behandlungsstuhl, mit horizontaler Kopfhaltung, ohne sich anzulehnen. Es ist darauf zu achten, daß der Patient keine Zwangshaltung einnimmt und nicht versucht, die Okklusionsfolie durch ein seitliches Verschieben des Unterkiefers, wenn sie nur einseitig eingebracht wird, zu fangen. Dies kann vermieden werden, indem der Kopf durch den Behandler stabilisiert (Abb. 224) und der Unterkiefer mit der anderen Hand *leicht* geführt wird. Die Helferin hält nach Trocknung der Kauflächenareale die Okklusionsfolie zwischen die Zahnreihen, und der Patient schließt unter leichter manueller Führung bis zum ersten Kontakt. Allgemein hat sich bewährt, wenn der Patient den Mund ca. 30 mm öffnet und dann rasch schließt. Diese Bewegung kann gut geführt und kontrolliert werden.

Nach Darstellung der Kontakte (Abb. 225) werden diese mit denen auf dem Einschleifmodell verglichen und bei Übereinstimmung nach den Regeln, die im Kapitel Probeeinschleifen zusammengefaßt sind, im Munde des Patienten entfernt. Ist keine Übereinstimmung vorhanden, werden die Kauflächen gesäubert, und die Darstellung der Kontakte wiederholt. Stimmen sie nun mit denen auf dem Einschleifmodell überein, kann eingeschliffen werden. Ist keine Übereinstimmung zu erzielen, muß nach den Ursachen – Verspannungen, fehlerhafte Kieferrelationsbestimmung für das Probeeinschleifen u.a. – gesucht und eventuell eine erneute Analyse im Artikulator durchgeführt werden. Auf keinen Fall sollte am Patienten eingeschliffen werden.

Das Einschleifen kann in halb oder ganz liegender Position erfolgen. Für das Einschleifen werden zylinder-, birnen- und flammenförmige Feinkorndiamanten verwendet (Abb. 226). Für jedes Kauflächenelement, Höcker, Randleisten, Fissuren, werden verschiedene Schleifkörper ausgewählt. Um einen ständigen Wechsel der Schleifkörper zu vermeiden, arbeitet man mit Winkelstück und Schnelläufer, die mit den am häufigsten gebrauchten Schleifkörpern bestückt sind. Das Schleifen wird mit mittlerer Kühlwassermenge durchgeführt, um bessere Sicht zu behalten, da nicht im Dentin geschliffen wird. Zuerst werden immer die Fissuren um das Kontaktareal vertieft und in einem konvexen Bewegungsgang die tragenden Anteile herausgearbeitet. Als Vorbild für dieses Einschleifen ist immer das Einschleifmodell heranzuziehen, um die Lage der Kontaktpunkte, die entsprechende Höcker-Fossa-Beziehung und Höcker-Randleisten-Kontakte gedanklich übertragen zu

Abb. 224 Griffhaltung des Behandlers bei horizontaler Kieferrelationsbestimmung zur Erzielung einer zentrischen Okklusion bei harmonischer Muskel- und zentrischer Kondylenposition. Mit der einen Hand wird der Kopf in eine ausgeglichene sagittale und frontale Balance geführt, mit der anderen Hand der Unterkiefer leicht in die zentrische Okklusion manipuliert

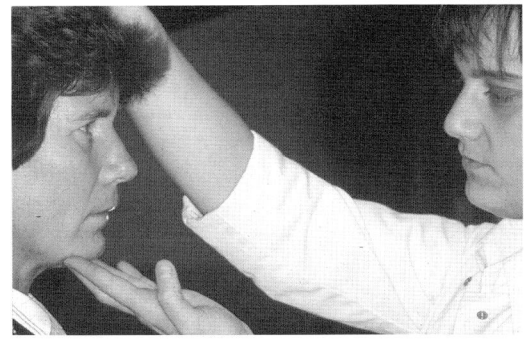

a

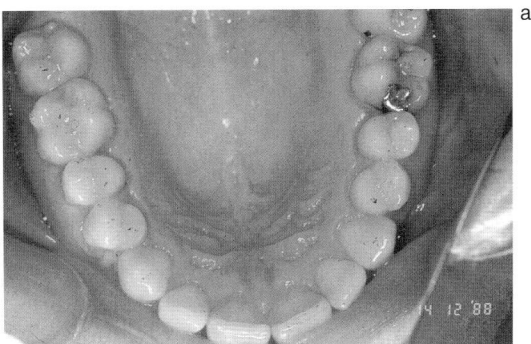

b

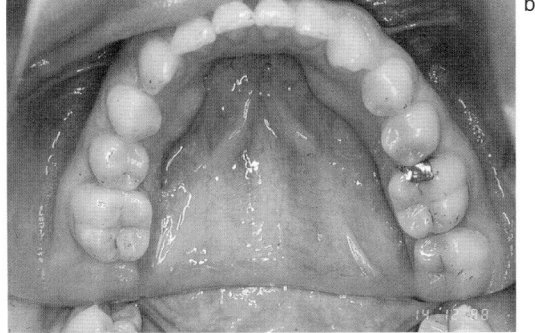

Abb. 225 a u. b Erste Kontaktdarstellung im Munde des Patienten vor Einschleiftherapie. Die sich darstellende Kontaktbeziehung wird mit der am Modell eingezeichneten Markierung verglichen und bei Übereinstimmung entfernt

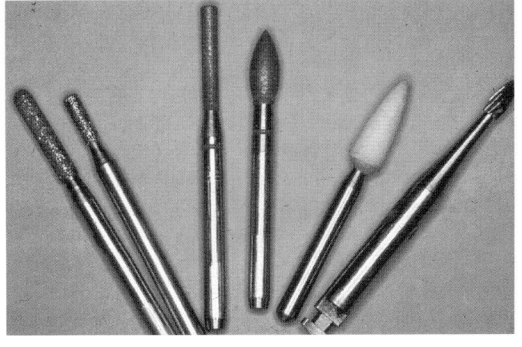

Abb. 226 Einschleifinstrumentarium für das natürliche Gebiß, bestehend aus Feinkorndiamanten in zylindrischer und Birnenform

können. Man beginnt in einem Kiefer und geht quadrantenweise vor, bis die entsprechende Grundform herausgearbeitet ist.

Nach diesem ersten Schleifzyklus wird der Patient aufgerichtet und kurz entspannt. Es folgt, wie oben beschrieben, die erneute Kontaktdarstellung, der Vergleich mit dem Einschleifmodell, und der zweite Zyklus kann durchgeführt werden. Sind in allen vier Stützzonen Zahnkontakte vorhanden bzw. besitzt jeder Zahn im Seitenzahngebiet einen oder mehrere Zahnkontakte, kann mit der Darstellung und dem Einschleifen der Protrusions-, Laterotrusions- und Retrusionsbewegungen begonnen werden.

Einschleifen der dynamischen Okklusion

Zuerst werden die Bewegungskontakte mit andersfarbiger Folie, dann wieder die statischen Kontakte dargestellt. Unter Erhalt der statischen Kontakte werden Störungen, die sich auf Protrusions-, Laterotrusions-, Mediotrusions- und Retrusionsfacetten darstellen, entfernt. Dabei sind die Ein- und Ausflugschneisen der tragenden Höcker im Kauflächenareal des antagonistischen Zahnes zu beachten. Besitzt man noch keine Routine im Einschleifen, sollten die zahngeführten Bewegungen einzeln ausgeführt, kontrolliert und eventuell eingeschliffen werden, Protrusion, Laterotrusion nach rechts, dann nach links und zum Schluß die Retrusionsbewegung. Dies erleichtert das Auffinden von Störungen und ermöglicht eine schonende Vorgehensweise. Zum Schluß jedes Schleifzyklus werden statische Kontakte, die sich besonders stark dargestellt haben, eingeschliffen.

Nun folgt wiederum in sitzender Position des Patienten die Darstellung der Bewegungskontakte und der statischen Kontakte. In der gleichen Weise werden nun wiederum sich darstellende Störungen eingeschliffen.

Während der ersten und der weiteren Sitzungen sollten nicht mehr als drei Einschleifzyklen vorgenommen werden, da die Patienten oft noch verspannt sind und sich durch die Manipulationen eine muskuläre Reaktion einstellt. Auch ist in Betracht zu ziehen, daß die Zähne durch das Einschleifen in einen neuen Belastungszustand versetzt werden und sich die neuromuskuläre Situation dadurch ändert. Um eine Adaptation an die neu geschaffene Situation zu ermöglichen, wird nach jeder Einschleifsitzung eine Pause von mindestens 8 Tagen eingehalten. Es gilt die Regel: Einschleifen des natürlichen Gebisses in mindestens *drei* Sitzungen und in *drei* Einschleifzyklen pro Sitzung im Abstand von 8–14 Tagen. In der klinischen Praxis hat sich gezeigt, daß nach Einschleifmaßnahmen eine Adaptationsphase von 3–8 Tagen notwendig ist, damit sich der Patient an die veränderte Situation gewöhnt. Dies wird auch durch elektromyographische Untersuchungen gestützt, in denen nachgewiesen wurde, daß erst nach dieser Adaptationsphase eine Normalisierung der Aktivität der Elevatoren eintritt [176, 245].

Für dieses schrittweise Vorgehen spricht auch, daß sich die Zähne nach dem Einschleifen durch die anders gerichtete Belastung in ihrer Lage verändern und damit die Kontaktsituation Änderungen unterliegt. Somit werden erneute Korrekturen notwendig. Würde man versuchen, die erforderlichen Einschleifmaßnahmen in einer Sitzung durchzuführen, kann es aufgrund der aufgezeigten Zusammenhänge passieren, daß keine idealen Bedingungen entstehen und letztendlich durch weiteres Einschleifen der Zahnhartsubstanzverlust vergrößert wird. Das Einschleifen in mehreren Sitzungen ist somit nicht nur neuromuskulär sinnvoll, sondern auch zahnhartsubstanzschonend. Zum Abschluß einer Sitzung werden die beschliffenen Areale mit Shofustein, Gummipolierern und Gummikelchen geglättet [261].

Kontrolle

In der abschließenden Sitzung einer Einschleiftherapie werden die statischen Kontakte mit Shimstockfolie und Okklusionsfolie überprüft. Die Shimstockfolie sollte von jeder Zahngruppe im Seitenzahngebiet bei Einnahme der habituellen Interkuspidation, aber nicht von den Frontzähnen gehalten werden.

Die Seitenzähne sollten pro Zahn mindestens A- und B- bzw. B- und C-Kontakte aufweisen. Über die Zahnreihe verteilt sind sowohl auf der rechten als auch auf der linken Seite Schließstopper und Ausgleicher notwendig (Abb. 227). Die Protrusions- und Laterotrusionsbewegungen müssen gleichmäßig über die Frontzähne geführt werden, die Retrusionsbewegungen über die Retrusionsfacetten des ersten und/oder zweiten Prämolaren auf der rechten und linken Seite. Bei diesen Bewegungen sollte eine leichte und gleichmäßige (ca. 0,5–1,0 mm) Disklusion im Seitenzahngebiet vorhanden sein. Sind diese Bedingungen der dynamischen Okklusion durch Einschleifmaßnahmen nicht zu erreichen, ist immer, wie eingangs dargestellt, ein Aufbau der Frontzahnführung in Erwägung zu ziehen.

Jede Einschleiftherapie erfordert ein Recall nach 8–12 Wochen, wo nochmals die Kontaktbeziehung in der oben beschriebenen Art kontrolliert wird (Abb. 228a u. b) und gegebenenfalls Korrekturen vorgenommen werden. Erst dann kann sie als abgeschlossen gelten.

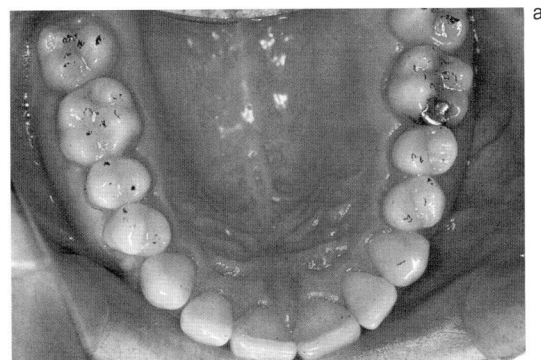

a

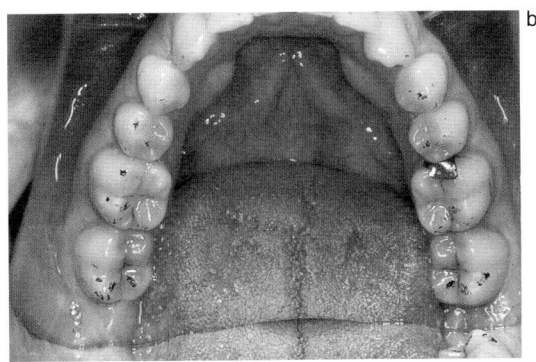

b

Abb. 227 a u. b   Kontaktdarstellung nach dem Einschleifen. Eine deutliche Kontaktverteilung im Seitenzahngebiet ist zu erkennen

a

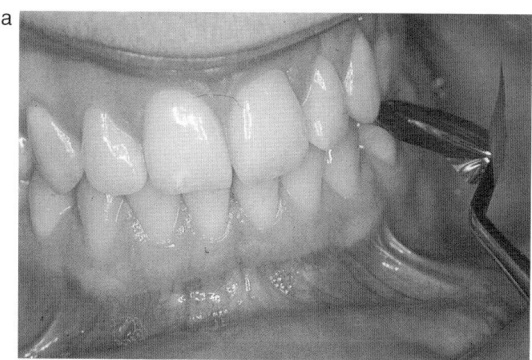

b

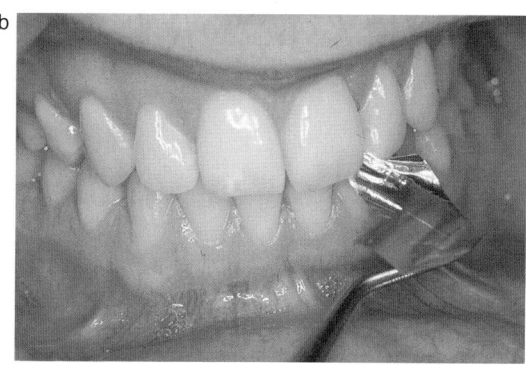

Abb. 228 a u. b   Kontrolle der hergestellten Kontaktbeziehung im Seitenzahngebiet mit Schimstockfolie. Jedes
Zahnpaar wird auf seine Kontakte hin
überprüft

3.3.2   Definitive prothetische Therapie

Die prothetische Versorgung nach Funktionstherapie unterliegt den allgemeinen Prinzipi-
en der Prothetik. Trotzdem gestaltete sich die prothetische Versorgung besonders nach der
Kiefergelenktherapie schwieriger, weshalb in diesem Abschnitt näher auf die Problematik
eingegangen werden soll. Ansonsten sei auf einschlägige Lehrbücher der Prothetik verwiesen. Das Hauptproblem nach Kiefergelenktherapie, besonders nach Positionierung des
Kiefergelenks – z. B. bei anterior-medialer Diskusverlagerung, Strukturveränderungen im
Sinne der Arthropathia deformans und Osteoarthrosen – liegt in der Kieferrelationsbestimmung. Ziel ist es, die mit der Aufbißschiene erreichte beschwerdefreie Unterkieferposition
in der transversalen und sagittalen Relation in eine definitive prothetische Versorgung zu
überführen. Da ein Großteil der Patienten nach Positionierungsschienentherapie eine
große FKP-RKP-Differenz aufweisen, ist die Beibehaltung der funktionellen Kondylenposition (FKP) nach Herausnahme der Schiene oft nicht gewährleistet. Es hat sich besonders bei älteren Patienten gezeigt, daß eine Rückführung der Kiefergelenke in die Ausgangsposition bzw. in eine normale Relation zwischen RKP und IKP nicht möglich ist
und zu Rezidiven führt.

Auch kann die retrale Kondylenposition, da sie in diesen Fällen eine pathologische Position darstellt, nicht als Ausgangspunkt für die Kieferrelation herangezogen werden. Nur
bei jugendlichen Patienten mit einer hohen Regeneration der Gelenkstrukturen stellt sich

zwischen Schienenposition (FKP) und retraler Kondylenposition eine normale Distanz ein, wodurch auch die Rezidivgefahr geringer ist.

Bei den Patienten, die eine große FKP-RKP-Differenz aufweisen, die bei Rückführung der Kiefergelenke zu Rezidiven neigen, und denen, die einen Doppelbiß (funktionelle Position – pathologische Position) entwickelt haben, ist es günstiger, die Kondylenposition in Schienenposition beizubehalten und die vertikale Relation im Artikulator auf eine normale Frontzahnbeziehung abzusenken (siehe unten). Um die Schienenposition in ein Registrat zu überführen, kann man sich verschiedener Hilfsmittel bedienen, die im folgenden dargestellt werden sollen. (Diese Maßnahmen sind immer den individuellen Gegebenheiten beim Patienten anzupassen!) Sehr erfolgreich ist die Methode, die Aufbißschiene im Bereich der Frontzähne freizuschleifen, um einen frontalen Einbiß aus Kaltpolymerisat herzustellen (Abb. 229). Nach Aushärtung des Einbisses wird dieser auf eine gute Reponierbarkeit zurückgeschliffen und im Munde des Patienten überprüft. Anschließend wird die Aufbißschiene aus dem Mund entfernt und der Einbiß an den Oberkieferfrontzähnen befestigt. Aus einer mittleren Öffnungsbewegung heraus schließt der Patient in den Einbiß und hält diese Position unter geringer Muskelspannung. Das Kinn kann dabei mit der rechten oder linken Hand unterstützt werden, um die Muskelaktivität soweit wie möglich herunterzufahren. Schnell abbindender Abformgips (z. B. Xantano, Centridur) wird nun mit einer Einmalspritze im Seitenzahngebiet appliziert und so die Schienenposition fixiert. Nach Abbinden des Gipses wird dieser entfernt, auf eine minimale Stärke zurückgeschnitten und auf den Modellen sowie im Munde des Patienten auf genauen Sitz überprüft (Abb. 230).

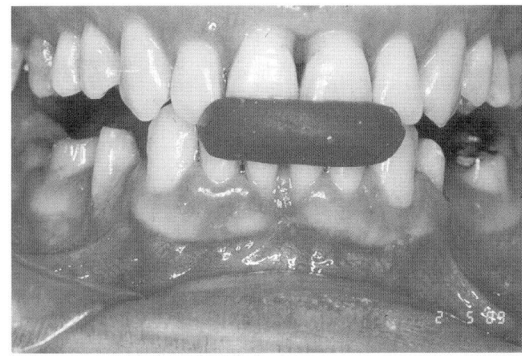

Abb. 229   Frontaler Kunststoffeinbiß zur Fixierung der durch Aufbißschienen hergestellten Kiefergelenkposition für die Kieferrelationsbestimmung

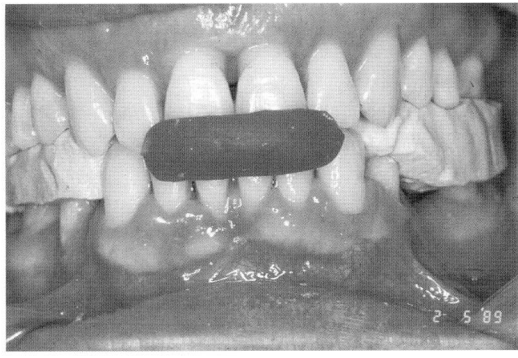

Abb. 230   Mit Gipsschlüsseln wird die vertikale und horizontale Kieferrelation fixiert und anschließend in einen Artikulator übertragen

Nach dem Einartikulieren der Modelle mit dem Gipsschlüssel wird die vertikale Dimension bis knapp auf Frontzahnkontakt am Stützstift abgesenkt. Zur Kontrolle dient eine doppelt gelegte Okklusionsfolie (Hanel), die bei Artikulatorschluß noch zwischen den Frontzähnen durchgezogen werden kann.

Sind keine Frontzähne vorhanden, kann diese Methode, die Kieferrelation über die Aufbißschiene zu fixieren, geändert werden. Die Aufbißschiene wird in der Mitte mit einer Trennscheibe getrennt und einseitig die Kieferrelation nach Abnahme der Provisorien mit Gips fixiert. Begonnen wird immer auf der Seite, die gelenkstabiler ist, bzw. der gesunden Seite. Anschließend wird die Gegenseite durch Entfernen der Aufbißschiene und der Provisorien und dem Zurücksetzen des Gipsschlüssels auf der kontralateralen Seite fixiert und nach dem Einspritzen des Gipses, dessen Aushärtung und Zurückschneiden die Modelle (wie oben beschrieben) in den Artikulator übertragen.

Nach durchgeführter Kieferrelationsbestimmung können die Aufbißschienenteile im Munde des Patienten mit Kaltpolymerisat wieder verbunden werden. Die Schiene wird weiter zur Stabilisierung der Kiefergelenke bis zur Eingliederung des Zahnersatzes getragen.

In ähnlicher Weise kann die Aufbißschiene in drei Segmente (zwei posteriore und ein anteriores) zerlegt werden, um die Schienenposition zu übertragen. Das anteriore Segment wird zur Fixierung der Unterkieferposition eingesetzt, die posterioren nacheinander entfernt und die Relation durch Abformgips fixiert. Je nach Lückentopographie können die Segmente zur Fixierung eingesetzt und die freigehaltenen Bereiche zur Relationsbestimmung genutzt werden. Aus diesem Beispiel wird deutlich, daß individuell variiert werden muß, um die durch die Aufbißschienentherapie erzielte funktionelle Kondylenposition (FKP) in ein Registrat und damit in den Artikulator zu übertragen.

Als ungünstig hat sich erwiesen, die Aufbißschiene selbst als Registrat für die Übertragung der Modelle in den Artikulator zu verwenden. Zum einen treten sehr häufig Paßungenauigkeiten zwischen Modell und Aufbißschiene auf, die vom Behandler nicht erkannt werden. Zum anderen ist eine sichere Fixierung der Aufbißschiene nach Entfernung der Provisorien im Munde nicht möglich. Hinzu kommt, wenn der schienentragende Kiefer auch zur Aufnahme von Zahnersatz vorgesehen ist, daß die Aufbißschiene mit thermoplastischem Material unterfüttert werden muß. Dies kann zu Paßungenauigkeiten führen und insgesamt die Genauigkeit der Übertragung beeinträchtigen.

Eine andere Methode, um die funktionelle Kiefergelenkposition in einen Artikulator zu übertragen, ist die Verwendung von graphischen oder elektronischen Registriersystemen, die über paraokklusale Schienen arbeiten [229, 230]. Sie können neben der Aufbißschiene im Munde des Patienten fixiert werden (Abb. 231). Zuerst wird mit der Schiene die Unterkieferposition bestimmt, dann werden die Unterkieferbewegungen aufgezeichnet. Nach Entfernen der Aufbißschiene und der Provisorien wird die Ausgangsposition der Registrierung durch Einnahme der entsprechenden Unterkieferposition angefahren und in ein Registrat überführt. Treten Abweichungen von der Ausgangslage – Position mit der Aufbißschiene – ein, können diese durch Wiederholung der Registrierung oder Korrektur des Registrates ausgeglichen werden. Für diese Art der Registrierung eignen sich besonders Kunststofftrays, die mit thermoplastischem Material (Aluwachs, Bite compound) korrigiert werden (Abb. 232). Langabbindende Fixiermaterialien, wie Gips oder Zinkoxid-Eugenol-Pasten, haben sich nicht bewährt, da während der langen Abbindungsphase der

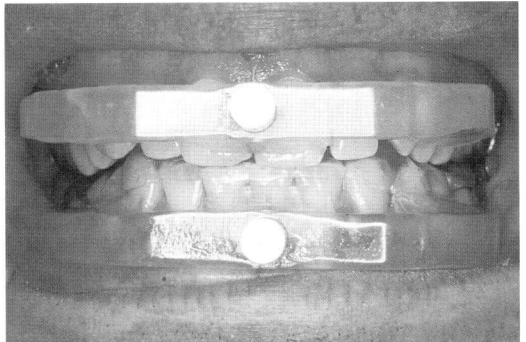

Abb. 231   Im Munde eingegliederte paraokklusale Schienen und Positionierungsschienen für eine elektronische instrumentelle Registrierung der Kiefergelenkbewegung aus therapeutischer Kondylenposition

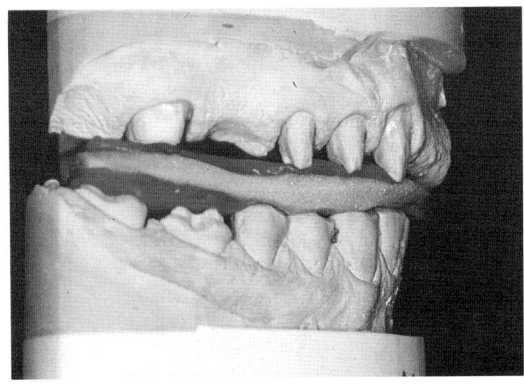

Abb. 232   Mit einem Kunststoffträger (Peka Tray) und thermoplastischem Material (Bite compound) fixierte therapeutische Kondylenposition im Artikulator zur Herstellung der Oberkiefertotal- und Unterkieferteilrekonstruktion.

Unterkiefer aus der festgelegten Position wieder abrutschen kann. Auch fällt es dem Patienten oft schwer, während der Abbindungsphase den Unterkiefer muskulär sicher zu stabilisieren.

Nach Verfestigung wird das Korrekturmaterial aus dem Munde des Patienten entfernt, gekühlt und wieder reponiert. Es kann so nochmals die Kiefergelenkposition überprüft und korrigiert werden, eventuell können die Kiefergelenkbewegungen aufgezeichnet werden. Die Aufzeichnungen dienen dann zur Programmierung des Artikulators.

Letztendlich kann eine funktionelle Kiefergelenkposition auch allein über ein Registrat fixiert werden. Dies setzt aber voraus, daß eine stabile Kiefergelenkbeziehung durch die Behandlung erreicht wurde und diese Position reproduzierbar durch den Patienten eingenommen werden kann.

Als Trägermaterial können Wachs-, Kunststoff- oder bleitote Metallplatten verwendet und mit Alu-Wachs oder auch Zinkoxid-Eugenol-Pasten im Mund korrigiert werden. Kunststoffträger sind vorher im Artikulator nach einer provisorischen Kieferrelationsbestimmung anzufertigen und in einem weiteren Schritt am Patienten zu korrigieren.
Alle Registrate sollten nach Korrektur auf ihre Paßgenauigkeit auf den Modellen und im Munde des Patienten kontrolliert werden, bevor sie zum Einartikulieren des Unterkiefermodells herangezogen werden.

Erst nachdem die horizontale Kieferrelation festgelegt ist, folgt die Gesichtsbogenübertragung zur schädelbezüglichen Montage des Oberkiefermodells im Artikulator. Diese Übertragung sollte wenn möglich terminal nach Bestimmung der Scharnierachse erfolgen. Eine terminale Übertragung ist immer dann durchzuführen, wenn die vertikale Dimension im Artikulator (wie oben beschrieben) abgesenkt werden muß. Eine arbiträre Übertragung ist für eine definitive prothetische Versorgung nur bedingt zu empfehlen. Sie gehört aber sonst zum Standard in der funktionstherapeutischen Behandlung. Das Einbringen der Modelle in den Artikulator sollte vom Behandler selbst durchgeführt werden. Danach wird die prothetische Arbeit entsprechend den allgemeinen funktionellen, hygienischen und ästhetischen Regeln angefertigt (Abb. 233 u. 234).

Jeder definitive Zahnersatz nach einer Funktionstherapie wird nur provisorisch eingegliedert, um die Möglichkeit der okklusalen Korrektur außerhalb des Mundes zu haben. In Ausnahmefällen kann der Zahnersatz in einem Kiefer definitiv eingegliedert werden, wenn der andere Kiefer die Möglichkeit der vollständigen okklusalen Korrektur gestattet.

Vor provisorischer Eingliederung werden die Paßgenauigkeit, der Randschluß, die Approximalkontakte und die statische und dynamische okklusale Beziehung kontrolliert. Sind in der statischen und dynamischen Okklusion Störungen vorhanden, die nicht auf Fehler bei der Kieferrelationsbestimmung und auf herstellungsbedingte Fehler zurückgeführt werden können, wird nicht eingeschliffen! Der Zahnersatz wird in den Artikulator zurückgesetzt und auf seine statische und dynamische okklusale Beziehung überprüft. Besteht eine Übereinstimmung zwischen Interferenzen im Artikulator und Mund, werden diese entfernt, da sie auf Übertragungsfehler zurückzuführen sind. Ist eine ausgeglichene Okklusion im Artikulator nachweisbar und sind Interferenzen im Munde vorhanden, wird auf keinen Fall eingeschliffen. In jedem Fall wird der Zahnersatz beim Patienten provisorisch eingegliedert und erst nach einer Adaptationszeit von 3–8 Tagen wiederum okklusal überprüft. Sind nach dieser Tragezeit die gleichen okklusalen Interferenzen vorhanden, können entsprechende Korrekturmaßnahmen durchgeführt werden. Sind geringe okklusale Interferenzen nachweisbar, können diese in der Regel im Munde des Patienten durch Einschleifen (Einschleifregeln, s. S. 252) ausgeglichen werden. Bei erheblichen Abweichungen empfiehlt sich immer die Korrektur im Artikulator durch eine Remontage. Eine bestehende Infraokklusion sollte durch Auflöten oder Aufbrennen fehlender okklusaler Kontakte ausgeglichen werden oder durch Umstellen des partiellen oder totalen Zahnersatzes. Immer muß beachtet werden, daß durch Einschleifmaßnahmen die vertikale Kieferrelation abgesenkt wird, wodurch funktionelle Störungen wieder entstehen können. Ist bei Herstellung eines definitiven Zahnersatzes vorauszusehen, daß nach Eingliederung eingeschliffen werden muß, sollte die Vertikaldimension vor Anfertigung des Zahnersatzes am Artikulator prospektiv um das Maß des zu erwartenden Substanzverlustes angehoben werden. In der Klinik wie in Laborversuchen [309] hat sich beim Einschleifen der Kauflächen gezeigt, daß ein Vertikaldimensionsverlust von 0,5–0,7 mm zu erwarten ist. Um diesen Betrag sollte der Stützstift und durch Einlegen von Distanzscheiben (Abb. 235a u. b) die Vertikale an den Kondylargehäusen oder Kondylartrommeln mindestens angehoben werden. Dieses prospektive Vorgehen ermöglicht Einschleifmaßnahmen, ohne daß die Vertikaldimension zu stark abgesenkt werden muß.

Der Patient sollte vor der provisorischen Befestigung des Zahnersatzes sowohl über die Adaptationsmechanismen und Adaptationszeiten als auch über notwendige Korrektur- und Kontrollmaßnahmen aufgeklärt werden.

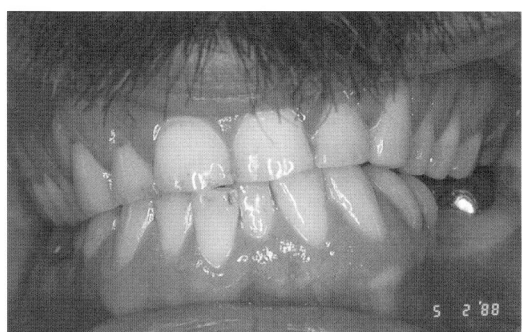

a

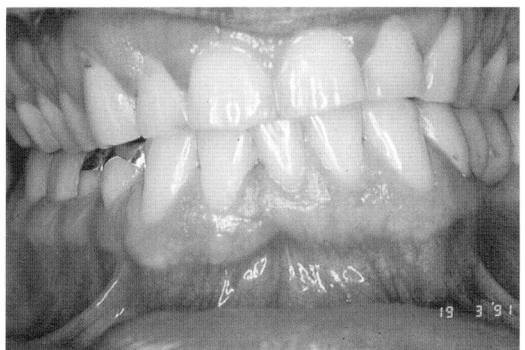

b

Abb. 233 Zustand vor (a) und nach (b)
Positionierungstherapie der Kiefergelen-
ke, kieferorthopädischer Ausrundung des
Unterkieferzahnbogens und prothetischer
Versorgung des Seitenzahngebietes

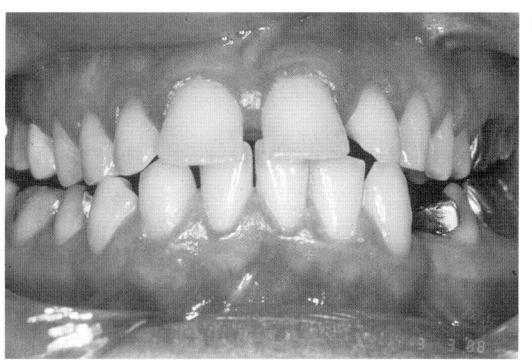

a

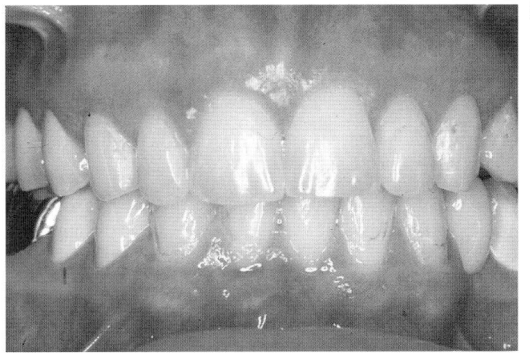

b

Abb. 234 Zustand vor (a) und nach (b)
Positionierungstherapie der Kiefergelen-
ke, kieferorthopädischer Angleichung der
Zahnbögen und prothetischer Stabilisie-
rung des Seitenzahngebietes durch
Kronen und Brücken

a

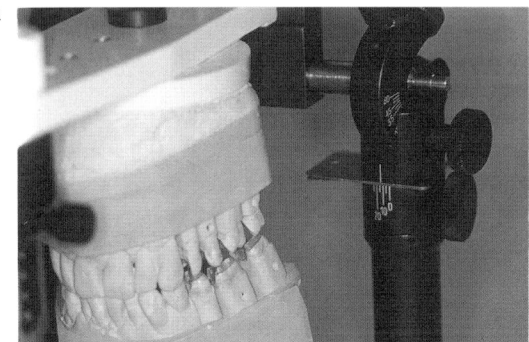

b

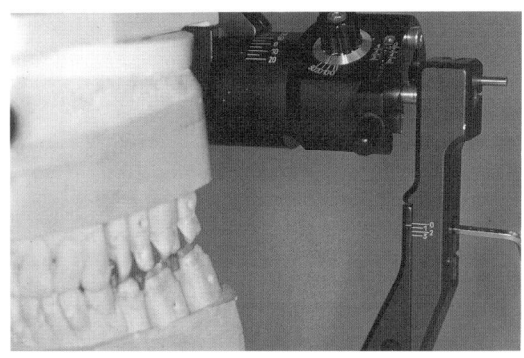

Abb. 235 Möglichkeiten einer Gelenkentlastung vor prothetischer Rekonstruktion der Kiefergelenke mit Distanzscheiben im Artex-AT-Artikulator (a) oder über eine Distraktionskalibrierung am Artex AN (b)

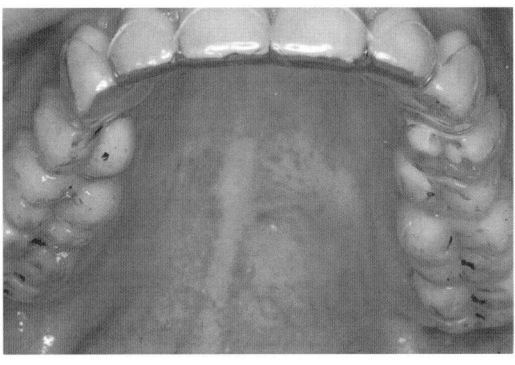

Abb. 236 Eingegliederte Parafunktionsschiene nach totaler Rekonstruktion im Oberkiefer zur Vermeidung parafunktioneller Schäden an der Rekonstruktion (vgl. Abb. 13, S. 28)

Als Korrekturmaßnahmen können während der provisorischen Tragezeit auftreten:

• Einschleifen im Mund,
• okklusale Adjustierung im Artikulator (Remontage),
• Umstellungen von künstlichen Zähnen im Artikulator.

Funktionelle Veränderungen nach Eingliederung werden durch folgende Kontrolluntersuchungen erfaßt:

• Zahn- und Parodontalbefund,
• Muskelbefund,
• Kiefergelenkbefund.

Diese Kontrolluntersuchungen sollten während der provisorischen Tragezeit regelmäßig im 4–6wöchigen Rhythmus erfolgen. Treten Veränderungen auf, muß anhand der klinischen, eventuell auch durch instrumentelle Diagnostik entschieden werden, welche Korrekturmaßnahme zur Anwendung kommen soll. Auch wenn man davon ausgehen kann, daß geringe Änderungen in der funktionellen Beziehung immer nachweisbar sein werden [93], sollte eine definitive Befestigung erst nach Eintritt stabiler okklusaler Beziehungen etwa nach 4–12 Wochen erfolgen.

Vor dem definitiven Einsetzen sollten die Paßgenauigkeit, die Approximalkontakte und die okklusalen Kontaktverhältnisse kontrolliert werden. Eventuelle Paßungenauigkeiten und fehlende Approximalkontakte können somit noch ausgeglichen werden. Hyperkontakte und Schliffflächen in okklusalen Arealen sollten unter Zuhilfenahme des Mikroskops oder der Lupe erkannt und eingeschliffen werden. Erst nach diesen Korrektur- und Kontrollmaßnahmen wird definitiv eingegliedert. Das definitive Zementieren sollte schrittweise und quadrantenweise vorgenommen werden. Jede Krone, jede Brücke ist einzeln zu zementieren, evtl. in mehreren Sitzungen, um Zementierungsfehler zu vermeiden.

Nach definitiver prothetischer Versorgung von Patienten, die an einer Dysfunktion litten, ist eine regelmäßige Nachkontrolle in 3–6monatigem Rhythmus nicht nur sinnvoll, sondern notwendig, um den Funktionszustand zu bestimmen.

Untersucht werden sollten:

• die Okklusionsverhältnisse,
• der Parodontalzustand,
• der Muskelbefund,
• der Kiefergelenkbefund.

Werden Symptome, die auf eine Verschlechterung hinweisen, festgestellt, können sie durch die regelmäßige Kontrolle frühzeitig therapiert werden. Stellt man z. B. in diesen Untersuchungen fest, daß parafunktionelle Knirsch- und Preßmechanismen weiter bestehen, die auch die okklusale Kontaktbeziehung verändern, können ihre traumatischen Wirkungen auf die kraniomandibulären Strukturen durch Eingliederung einer Parafunktionsschiene reduziert werden. Es gilt der banale Grundsatz: Lieber eine Aufbißschiene zerknirschen als eine definitive prothetische Versorgung! Erklärt man Patienten diese Zusammenhänge, wird eine Parafunktionsschiene akzeptiert und getragen (Abb. 236).

Schliffacetten, die auf parafunktionelle Tätigkeit hinweisen und evtl. zu Zahnlockerungen und parodontalen Veränderungen führen, können somit frühzeitig erkannt und entsprechend den allgemeinen Einschleifregeln in physiologische Kontakte umgewandelt werden.

Die regelmäßige Nachkontrolle hat nicht nur die Aufgabe, den Funktionszustand zu überprüfen, sondern zu verbessern und aufrechtzuerhalten. Gerade Patienten, die an einer Dysfunktion gelitten haben, muß besondere Aufmerksamkeit gewidmet werden, um ein Rezidiv zu vermeiden.

4 Kiefergelenktherapie in Verbindung mit der Kieferorthopädie

Kontakte zwischen Funktionstherapie und Kieferorthopädie ergeben sich auf zwei Gebieten: zum einen in der Herstellung eugnather Beziehungen in der Zahnreihenfunktion nach einer Funktionstherapie, zum anderen in der Erkennung und Vermeidung von Dysfunktionsyndromen vor und während einer kieferorthopädischen Behandlung [91, 95, 154, 156, 161, 204, 258, 300].

Durch eine kieferorthopädische Maßnahme wird immer in die Stellung und die Funktion der Zahnreihen zueinander eingegriffen. Somit ist es verständlich, daß auch durch kieferorthopädische Maßnahmen Störungen in der Funktion der Muskulatur und der Kiefergelenke eintreten können.

Es gilt die Beziehung:

Zahnstellung = Unterkieferstellung = Kiefergelenkposition

4.1 Kieferorthopädische Maßnahmen nach Funktionstherapie

Nach einer Funktionstherapie werden kieferorthopädische Maßnahmen immer dann notwendig, wenn durch eine Positionierungstherapie eine Umstellung in der horizontalen und vertikalen Kieferrelation eingetreten ist. Ist das Ausmaß der Stellungsänderung der Zähne bzw. Zahngruppen oder der Zahnreihen zueinander in einer Größenordnung, die mit konservierenden oder prothetischen Maßnahmen nicht überbrückt werden kann (Abb. 237), sind immer kieferorthopädische Maßnahmen zur Verbesserung der Gebißsituation in Erwägung zu ziehen. Bei jugendlichen Patienten und kariesfreien Gebissen ist dies in jedem Fall indiziert (Abb. 238). Auch bei gewanderten, gekippten und elongierten Zähnen vor einer prothetischen Therapie sind kieferorthopädische Maßnahmen erforderlich, um eine verbesserte statische Situation zu erhalten.

Werden Stellungskorrekturen der Zähne oder Zahnreihen nach einer funktionstherapeutischen Behandlung eingeleitet, so ist eine enge Zusammenarbeit zwischen dem funktionstherapeutisch tätigen Zahnarzt und dem Kieferorthopäden obligat, um die hergestellte funktionelle Kieferrelation während der kieferorthopädischen Therapie aufrechtzuerhalten [95]. Diese Zusammenarbeit kann in folgender schematischer Art und Weise verlaufen, muß sich aber immer an individuellen Gegebenheiten orientieren.

Die kieferorthopädische Planung für die erforderlichen Zahnbewegungen muß in der bestehenden therapeutischen Unterkiefer- und damit Kiefergelenkposition erfolgen! Alle Planungsunterlagen wie Fernröntgenbilder, Fotostat-Aufnahmen oder Artikulatoranalysen müssen deshalb in dieser Position erstellt werden. Entweder werden sie mit der in situ befindlichen Aufbißschiene angefertigt, oder ein Registrat, welches vom Zahnarzt in der angestrebten Unterkieferposition hergestellt wurde (Wachs- oder Kunststoffregistrat), dient dem Kieferorthopäden für die Planung des Falles. Nach dieser Planung richtet sich auch der Einsatz von kieferorthopädischen Geräten.

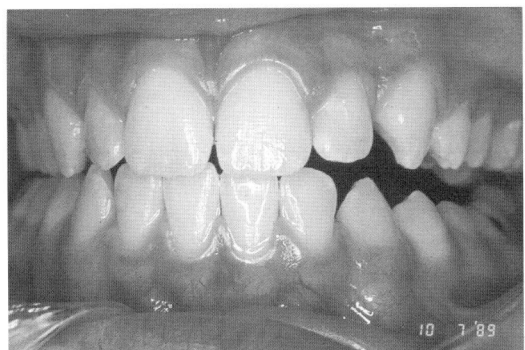

Abb. 237   Zustand nach Positionierung der Kiefergelenke bei einer 13jährigen Patientin. Es ist deutlich die starke Infra-okklusion im linken Seitenzahngebiet zu erkennen

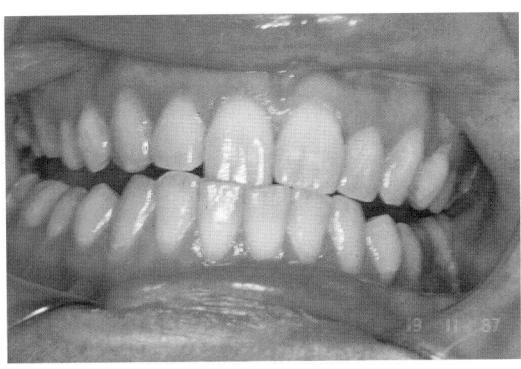

Abb. 238   Zustand nach Positionierung beider Kiefergelenke bei einer 22jährigen Patientin. Es bestand eine beidseitige Retrallage beider Kondylen und anterior-medialer Diskusverlagerung in habitueller Interkuspidation. Durch die Positionie-rungstherapie besteht eine Nonokklusion im Seitenzahngebiet, die mit Hilfe kiefer-orthopädischer Maßnahmen ausge-glichen werden soll

In der Regel werden für die Behandlung bei der aufgezeigten Patientengruppe festsitzende Apparaturen eingesetzt, da mit ihnen, besonders im Erwachsenenalter, ein schnellerer Erfolg zu erwarten ist. Auch funktionelle Geräte, Aktivatoren, Bionator, aktive Platten, können entsprechend den individuellen Gegebenheiten zum Einsatz kommen. Die Auswahl der Geräte richtet sich somit nach der Größe der Zahnbewegung, dem Alter des Patienten und dem parodontalen Zustand. Sie ist natürlich auch abhängig davon, mit welchen Apparaturen der Kieferorthopäde in der Regel arbeitet.

Vor Durchführung einer kieferorthopädischen Behandlung ist der Patient, dies gilt für Jugendliche und besonders für Erwachsene, über Ziel, Dauer und Risiken aufmerksam zu machen. Seine vollständige Zustimmung ist in jedem Falle erforderlich, da die Behandlung mit ca. 2 Jahren relativ lang und aufwendig ist und die Rezidivgefahr besonders bei Erwachsenen recht hoch ist.

In den Abbildungen 239 a-d ist die Behandlung einer 47jährigen Patientin zusammenge-stellt, die sowohl funktionstherapeutisch-kieferorthopädisch als auch prothetisch erfolg-reich abgeschlossen wurde. In Abbildung 239d ist der Zustand nach 2 Jahren dargestellt, der deutlich die Tendenz zum Rezidiv, auch wenn vollständige Beschwerdefreiheit besteht, zeigt. Die allgemeine Rezidivneigung bei komplex behandelten Patienten ist in der eigenen Klientel mit ca. 15–20% anzusetzen und besonders dann hoch, wenn Kontrollter-mine nicht eingehalten und Retentionsmaßnahmen nicht befolgt werden.

Wird unter diesen Prämissen einer kieferorthopädischen Behandlung zugestimmt, sollte mit Zahnbewegungen in dem Kiefer begonnen werden, der nicht die Aufbißschiene trägt.

a

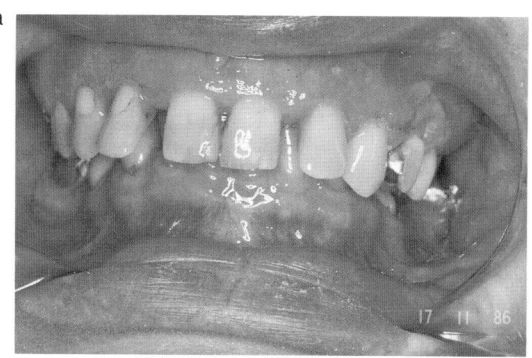

b

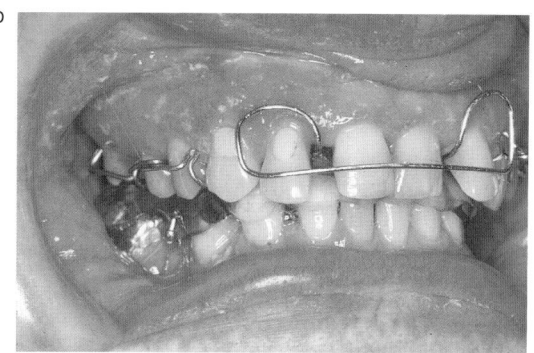

c

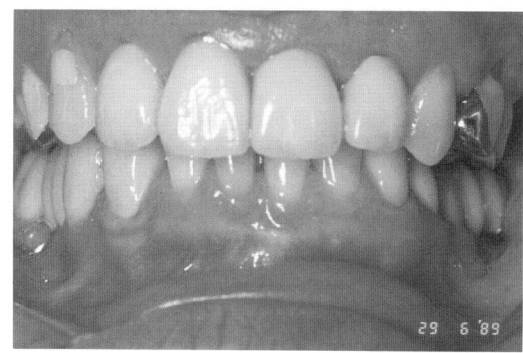

d

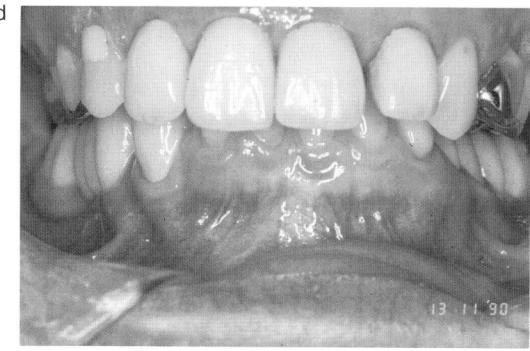

Abb. 239 Die Abbildungen geben den Behandlungsablauf einer 40jährigen Patientin wieder. a) Ausgangssituation, Retrallage beider Kiefergelenke mit anterior-medialer Diskusverlagerung und Kiefergelenk- und Muskelschmerzen. b) Zustand nach Positionierung und Einleitung kieferorthopädischer Maßnahmen zur Aufhebung der lückigen Protrusion. c) Zustand nach abgeschlossener prothetischer Rekonstruktion. d) Rezidivneigung im Sinne des tiefen Überbisses und der lückigen Protrusion 2 Jahre nach Abschluß der Behandlung

Entsprechend der sich einstellenden Zahnbewegung wird die Aufbißschiene regelmäßig so umgeschliffen, daß sie einerseits die Bewegungen nicht behindert und andererseits die Kieferrelation aufrechterhält. Die Termine für das Frei- und Umschleifen der Aufbißschiene sollten zwischen den kieferorthopädischen Kontrolluntersuchungen liegen, um Störungen erkennen und gezielt entfernen zu können. Diese korrigierenden Maßnahmen kann natürlich auch der Kieferorthopäde selbst durchführen. Sie werden solange durchgeführt, bis die Positionierungsschiene nicht mehr getragen wird, der schienetragende Kiefer selbst kieferorthopädisch behandelt werden muß oder die Behandlung im Gegenkiefer abgeschlossen ist.

Kann die Aufbißschiene nicht mehr getragen und/oder muß der Schiene tragende Kiefer gleichzeitig behandelt werden, kann zur Sicherung der Kiefergelenkposition während der weiteren kieferorthopädischen Behandlung entweder – und dies richtet sich nach der notwendigen Zahnbewegung und dem verwendeten kieferorthopädischen Gerät – ein *posteriorer Aufbiß* (Abb. 240) auf die letzten Molaren aufgeklebt oder ein *freischwebender Aktivator* (Abb. 241) angefertigt werden.

Der posteriore Aufbiß wird beidseitig für den letzten Molaren hergestellt. Er kann, wie es *Toll* (pers. Mitt.) angab, im Munde des Patienten aus Kaltpolymerisat geformt und nach Aushärtung und Ausarbeitung mit Bracketkleber auf der Kaufläche befestigt werden (Abb. 242). Günstiger ist es aber, diesen posterioren Aufbiß in einem Artikulator, in welchem die Modelle in therapeutischer Position eingebracht wurden, herzustellen und dann im Munde aufzukleben. Durch einen so hergestellten posterioren Aufbiß werden die übrigen Seitenzähne gesperrt, und Zahnbewegungen sind leichter möglich. Die Kaufunktion des Patienten ist während der Zeit der Zahnbewegung erheblich eingeschränkt (!), worauf hingewiesen werden sollte.

Kann die Unterkieferposition nicht gehalten werden, ist ein zusätzlicher anteriorer Einbiß notwendig, der an die palatinalen Konkavitäten der oberen Frontzähne aufgeklebt wird. Er dient als Retrusionsfacette, um den Unterkiefer in die therapeutische Position zu führen bzw. ihn in dieser zu halten (Abb. 243). Wurden die Seitenzähne entsprechend bewegt und besteht ein Kontakt zwischen den Prämolaren und dem ersten Molaren, wird der Aufbiß entfernt und der letzte Molar kieferorthopädisch bewegt.

Dieses aufwendige Verfahren der Einstellung der Zähne über einen posterioren Aufbiß umgeht *Korn* [204] dadurch, daß er ausschließlich einen anterioren Einbiß zur Fixierung der therapeutischen Position eingliedert, der teils fix, teils mit Gummizügen befestigt wird. Aus der eigenen klinischen Erfahrung sind anteriore Aufbisse allein nicht uneingeschränkt zu empfehlen, da durch sie die Kiefergelenkbelastung erhöht wird. Durch die langandauernde kieferorthopädische Behandlung besteht die Gefahr einer Kiefergelenkkompression und des Rezidivs einer anterior-medialen, partiellen oder totalen Diskusverlagerung. Auch wird durch einen anterioren Aufbiß das Kauen für den Patienten noch schwieriger.

Der Vorteil eines posterioren und anterioren Aufbisses, zur Sicherung der therapeutischen Kondylenposition, ist die störungsfreie kieferorthopädische Zahnbewegung. Nachteil ist die mehr oder weniger starke Beeinträchtigung der Kaufunktion und die hohe Belastung für den letzten Molaren. Um diese Nachteile zu umgehen, verzichtet *Toll* (pers. Mitt.) auf einen posterioren Aufbiß und empfiehlt die Anfertigung einer festsitzenden Rückführungsschlaufe, eines »Mandibular Repositioning Appliance«. Auch in Verbindung mit einem anterioren Aufbiß kann dieses Gerät verwendet werden. *Jähnig* [172] schlägt aus den gleichen Gründen die Eingliederung eines Herbst-Scharniers vor, um die Kiefergelenkpo-

a

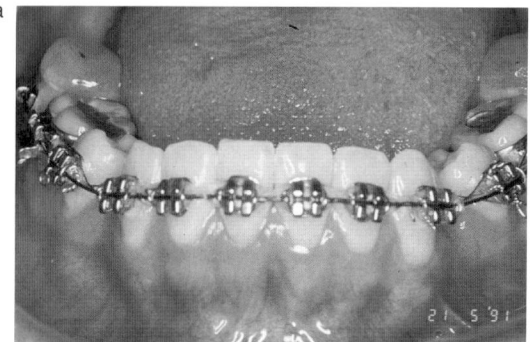

b

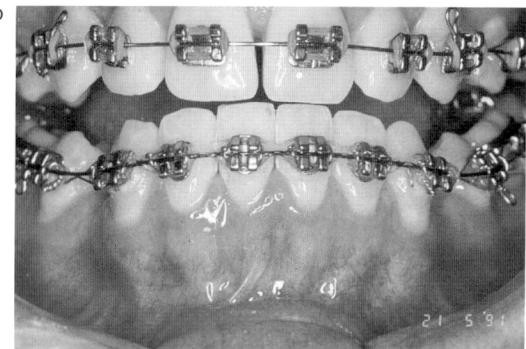

Abb. 240 a u. b   Posteriore Aufbisse auf dem zweiten unteren Molaren zur Sicherung der therapeutischen Kiefergelenkposition und Durchführung der kieferorthopädischen Behandlung

a

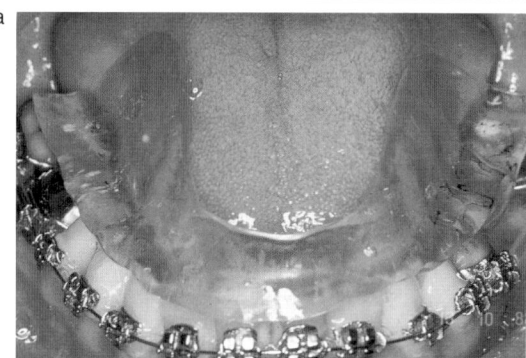

b

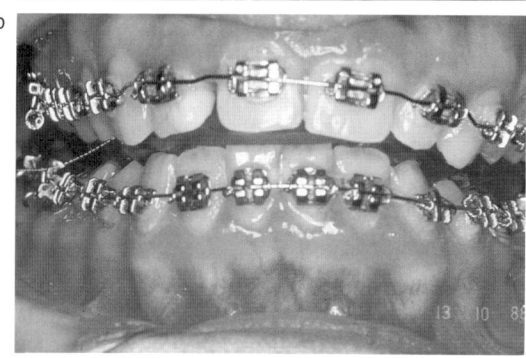

Abb. 241 a u. b   Eingegliederter freischwebender Aktivator zur Sicherung der Kiefergelenkposition und gleichzeitiger kieferorthopädischer Angleichung beider Zahnbögen in der beschwerdefreien funktionellen Kiefergelenkposition

Abb. 242 Herstellung eines posterioren Aufbisses auf dem zweiten Molaren aus Kompositmaterial (a) und Mundsituation (b) nach Aufkleben der Aufbisse auf dem zweiten Molaren (extreme Situation)

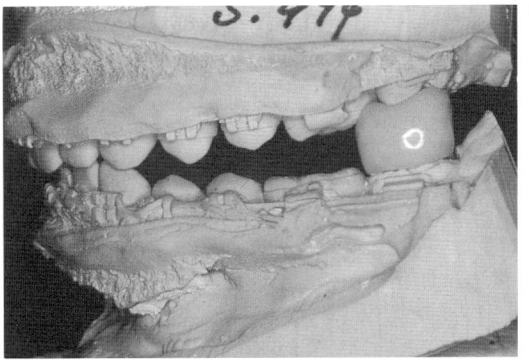

Incisal Build-up

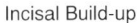

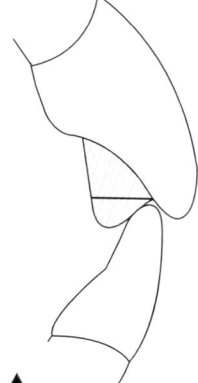

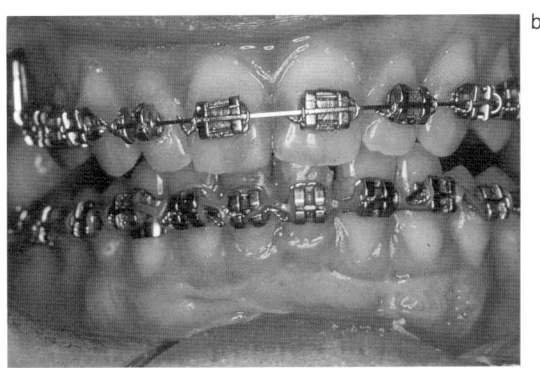

Abb. 243 Anteriorer Einbiß nach *Toll* (pers. Mitt.) zur Sicherung der horizontalen Kieferrelation in therapeutischer Kiefergelenkposition zur Durchführung kieferorthopädischer Maßnahmen

sition zu sichern. Eine weitere Möglichkeit, die Kiefergelenkposition aufrechtzuhalten und gleichzeitig kieferorthopädische Zahnbewegungen durchzuführen, eröffnet der »freischwebende Aktivator« [91]. Dieses Gerät, das dem klassischen Aktivator stark ähnelt, aber auf Halteelemente und Labialbügel verzichtet, soll nach einer erfolgreichen Positionierung des Kiefergelenks die Lagesicherung übernehmen und gleichzeitig eine kieferorthopädische Zahnbewegung nicht behindern. Besonders in Fällen, bei denen in beiden Kiefern gleichzeitig behandelt wird und eine stabile Kiefergelenksituation erreicht wurde, ist es sinnvoll, einen freischwebenden Aktivator einzugliedern (Abb. 241).

Der freischwebende Aktivator wird im teiljustierbaren Artikulator nach Montage der Modelle in therapeutischer Kiefergelenkposition hergestellt. Nach Isolierung der Modelle wird der Aktivator in Wachs entsprechend dem Schema (Abb. 244) modelliert und in Kalt- bzw. Heißpolymerisat überführt. Im Unterkiefer wie im Oberkiefer sind linguale Pelotten anzubringen, die als reflektorische und mechanische Führungsflächen anzusehen sind und zur Einnahme der therapeutischen Position dienen.

Entsprechend der vorzunehmenden Zahnbewegungen wird vom Kieferorthopäden oder Zahnarzt der Aktivator so freigeschliffen, daß die Zahnbewegungen nicht behindert werden. Wird das Umschleifen des freischwebenden Aktivators vom Zahnarzt übernommen, sollten die Termine wiederum zwischen denen der kieferorthopädischen Kontrolle liegen.

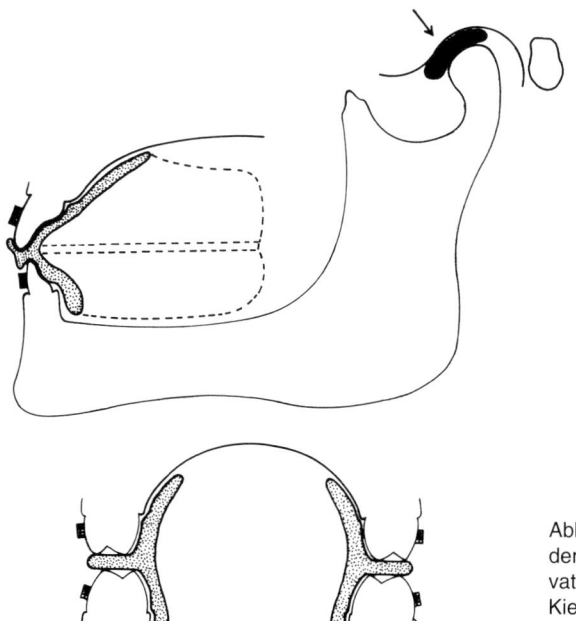

Abb. 244   Schematische Darstellung der Wirkung eines freischwebenden Aktivators zur Sicherung der hergestellten Kiefergelenkposition und Durchführung kieferorthopädischer Zahnbewegungen

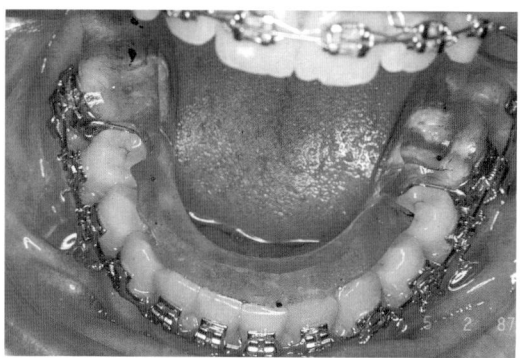

Abb. 245   Zurückgeschliffener, freischwebender Aktivator nach fast vollständiger Angleichung des Ober- und Unterkieferzahnbogens in funktioneller Kiefergelenkposition

Im Anfangsstadium können Einbisse für die Frontzähne bestehenbleiben, um es den Patienten zu erleichtern, die therapeutische Unterkieferposition zu finden. In einem späteren Stadium und nach weiterer Stabilisierung der Kiefergelenkposition kann der freischwebende Aktivator auf Einbisse vollständig verzichten und soweit freigeschliffen werden, daß ausschließlich eine reflektorische Führung bestehenbleibt (Abb. 245).

Der freischwebende Aktivator sollte vom Patienten so oft wie möglich, auf jeden Fall nachts getragen werden. Durch die sprachliche Beeinträchtigung ist es dem Patienten nicht zuzumuten, ihn auch tagsüber zu tragen. Sobald es die Zahnstellung ermöglicht, sollte aus diesem Grunde der freischwebende Aktivator durch einen posterioren Aufbiß oder eine der neuen Situation angepaßte Positionierungsschiene ersetzt werden. Letzteres ist immer dann anzustreben, wenn in einem Kiefer die Zahnbewegungen abgeschlossen wurden.

Nach Abschluß der kieferorthopädischen Behandlung wird zur Retention in therapeutischer bzw. funktioneller Kiefergelenk- und damit Unterkieferposition ein »Positionierer« angefertigt und entsprechend den kieferorthopädischen Richtlinien vom Patienten getragen. Auch ist es in diesem Stadium notwendig, eine klinische und instrumentelle Funktionsanalyse durchzuführen, um vor Entbändern den funktionellen und kieferorthopädischen Behandlungserfolg zu überprüfen. Diese Analyse ermöglicht es, falls positive funktionelle Befunde noch vorliegen bzw. ein nicht erkanntes Rezidiv entstanden ist, funktionstherapeutische Maßnahmen fortzuführen und die kieferorthopädische Behandlung anschließend weiterzuverfolgen. In der Retentionsphase ist es in der Regel notwendig, da ein Positionierer nur nachts getragen wird und noch keine stabilen Kontaktbeziehungen zwischen den Zahnreihen bestehen, zusätzlich eine Positionierungsschiene anzufertigen, die am Tage zu tragen ist. Erst nach der Retentionsphase von 3–6 Monaten sollten definitive Maßnahmen zur Stabilisierung eingeleitet werden. Durch eine klinische und instrumentelle Analyse ist zuvor zu klären, in welcher okklusalen Beziehung (statische oder dynamische) sich die Zähne zueinander befinden und welche weiteren Maßnahmen (Einschleiftherapie, prothetische Rekonstruktion) notwendig sind, um eine stabile Beziehung zwischen der Oberkiefer- und der Unterkieferzahnreihe herzustellen.

Die Abbildungen 246 bis 249 zeigen, daß es durch kooperative Zusammenarbeit zwischen Kieferorthopäden und funktionstherapeutisch orientiertem Zahnarzt gelingt, ein funktionell und ästhetisch gutes Ergebnis zu erzielen.

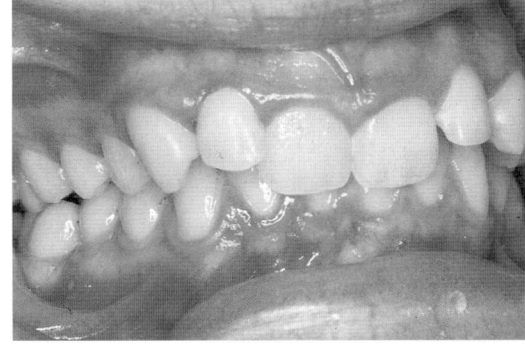

Abb. 246   Zustand vor Positionierungstherapie bei Distalverzahnung, tiefem Überbiß und Lingualstellung der mittleren Schneidezähne

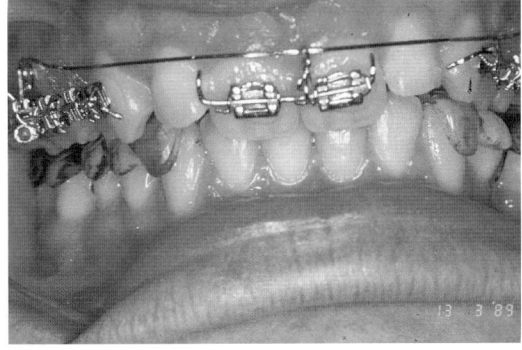

Abb. 247   Kieferorthopädische Behandlung des Oberkiefers zur Nivellierung der Fehlstellung der mittleren Schneidezähne. Nach Erreichen dieses Zustandes wurde eine Kiefergelenkpositionierung durch eine Unterkieferpositionierungsschiene eingeleitet (vgl. Abb. 252)

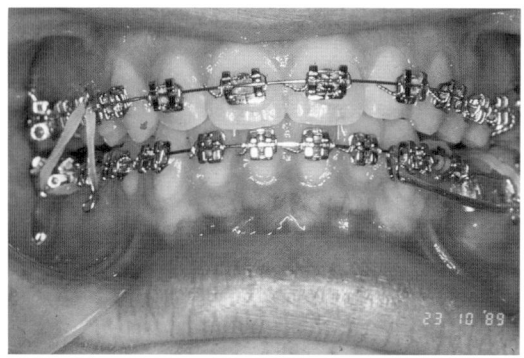

Abb. 248   Nach Abschluß der Funktionstherapie werden Ober- und Unterkiefer in der entsprechenden Position aneinander angeglichen

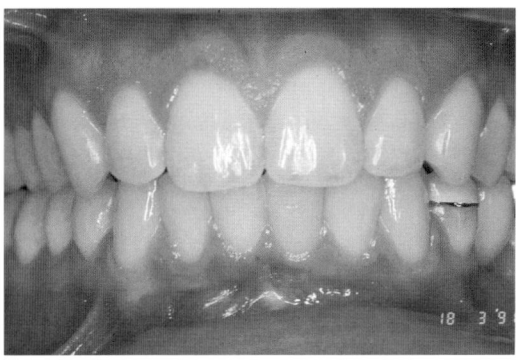

Abb. 249   Klinischer Zustand nach abgeschlossener kieferorthopädischer, funktioneller und prothetischer Therapie (vgl. Abb. 246)

4.2   Kieferorthopädische Maßnahmen aus funktionstherapeutischer Sicht

Dysgnathien der verschiedenen Arten sind auf muskuläre oder skelettale Ursachen, wie z. B. das Wachstum, zurückzuführen, wobei von kieferorthopädischer Seite bisher die Zahnfehlstellung eines Kiefers oder der Kiefer zueinander betrachtet wurde, ohne die muskuläre oder arthrogene Situation zu berücksichtigen. Auch ging man davon aus, daß allein durch die Verbesserung der Zahnstellung in Richtung einer eugnathen Gebißsituation der Funktionszustand des kraniomandibulären Systems harmonisiert würde. Somit ignorierte man zum einen, daß eine Dysgnathie mit Symptomen einer Funktionserkrankung einhergehen und zum anderen, daß durch eine kieferorthopädische Behandlung ein Dysfunktionssyndrom entstehen kann.

Da, wie hinreichend dargestellt, jede Änderung in der Zahnstellung eine Dysfunktion im kraniomandibulären System bewirken kann, ist verständlich, daß bei jeder Dysgnathie funktionelle Störungen der Muskulatur und/oder der Kiefergelenke vorliegen bzw. durch eine kieferorthopädische Behandlung verursacht werden können. Dies ist unabhängig vom Alter des Patienten. Aus funktioneller Sicht steht somit an erster Stelle die Erkennung von Symptomen einer Dysfunktion vor der kieferorthopädischen Planung und an zweiter Stelle die Vermeidung von Funktionserkrankungen durch eine kieferorthopädische Behandlung.

Erreicht werden soll durch eine funktionelle Diagnostik, daß bestehende Symptome einer Erkrankung frühzeitig erkannt und nicht durch eine kieferorthopädische Therapie manifestiert bzw. verstärkt werden. Es kann durchaus vorkommen, daß eine z. B. latent vorliegende Fehlstellung der Kiefergelenke durch eine kieferorthopädische Behandlung exazerbiert und das Krankheitsbild einer funktionell bedingten Arthropathie entsteht. Es ist daher notwendig, auch bei Kindern und Jugendlichen vor einer kieferorthopädischen Behandlung den funktionellen Zustand des kraniomandibulären Systems durch eine klinisch-funktionelle Diagnostik zu erfragen. Ergeben sich Symptome oder Befunde, müssen diese im Behandlungsplan berücksichtigt werden bzw. eine funktionelle Vorbehandlung vor kieferorthopädischer Therapie erfolgen.

Die Auflösung einer Dysgnathie mit kieferorthopädischen Maßnahmen, festsitzenden oder abnehmbaren Geräten, wird in jedem Fall die Zahnbeziehung zueinander verändern. Auch wenn man davon ausgeht, daß diese Veränderungen in Richtung eines eugnathen Gebißzustandes verlaufen, kann durch die Zahnbewegungen zum einen die Funktion der Muskulatur negativ beeinflußt, zum anderen durch Änderung der Unterkieferposition die Kondylenstellung in eine pathologische Richtung verändert werden. Ausmaß und Richtung der auf die Zähne wirkenden Kraft können somit Kiefergelenkverlagerungen in retraler, transversaler und ventraler Richtung bewirken. Die eintretende Gewebereaktion im Kiefergelenk entscheidet darüber, ob es zu einer pathologischen Reaktion oder Adaptation kommt [95]. Dabei spielt die zeitliche Einwirkung dieser Kräfte eine nicht zu unterschätzende Rolle.

In Abhängigkeit von der Dysgnathieart wird mit kieferorthopädischen Maßnahmen versucht, anhand der skelettalen schädelbezüglichen Orientierungshilfen aus der Fernröntgenseitenanalyse die Zähne und Zahnreihen so zueinander in Kontakt zu bringen, daß eine ideale Neutralverzahnung mit Frontzahnführung hergestellt wird. Diese Auflösung einer Dysgnathie geschieht in der Regel ohne Beachtung der Kiefergelenke und deren Stellung in der Fossa glenoidalis. Auch wird meist nicht beachtet, ob eine regelrechte Beziehung zwischen Diskus und Kondylus besteht. Daraus ergeben sich mehrere Möglichkeiten, wie sich kieferorthopädische Maßnahmen bei Auflösung einer Dysgnathie auf das Kiefergelenk auswirken können:

1. Es besteht eine regelrechte Beziehung zwischen Diskus und Kondylus und dieser zur Fossa glenoidalis.
   Geht man davon aus, daß durch Angleichung der Zahnbogengröße und der Stellung der Zähne zueinander eine Dysgnathie entsprechend der vorliegenden Angle-Klasse aufgelöst wird, so ergeben sich immer Änderungen in der Unterkieferposition und damit der Stellung und Belastung der Kiefergelenke. Dies wird bei der Angle-Klasse III (Mesialverzahnung) besonders deutlich. Wird versucht, eine Mesialverzahnung durch Retrudieren des Unterkiefers (Klasse-III-Gummizüge usw.) aufzulösen, ergibt sich zwangsläufig eine retrusive Kraftkomponente auf die Kiefergelenke. Durch diesen retrusiven Schub kann eine Retralverlagerung mit Traumatisierung der bilaminären Zone und Verdrängen des Diskus in eine anterior-mediale Stellung zum Kondylus entstehen. Die Beziehung zwischen der kieferorthopädischen Maßnahme und der funktionellen Schädigung des Gelenks liegt in der posterioren Wirkrichtung der angewendeten Kräfte.
   Da nie eindeutig vorausgesagt werden kann, wie die Gewebe des kraniomandibulären Systems und damit auch die Kiefergelenke auf solche Kräfte reagieren, ist es zwingend

notwendig, während der Behandlung den Funktionszustand regelmäßig zu kontrollieren und auf sich einstellende Symptome entsprechend zu reagieren.

2. Es besteht eine Fehlstellung im Kiefergelenk vor kieferorthopädischer Behandlung, die möglicherweise ursächlich an der Dysgnathie beteiligt ist oder durch sie hervorgerufen wird.

Diese Fehlstellung kann entsprechend der Wirkrichtung kieferorthopädischer Kräfte und durch Zahnstellungsänderungen entweder aufgelöst oder verstärkt werden. Wiederum soll dies an der Mesialverzahnung deutlich gemacht werden. Besteht bei einer Angle-Klasse III auch eine ventrale Kondylenstellung (große RKP-IKP-Differenz), so kann durch Auflösen der Dysgnathie eine physiologische Kiefergelenkstellung resultieren. Liegt aber eine symptomlose retrale Kondylenstellung vor, so wird die Fehlstellung verstärkt und Symptome bzw. Beschwerden können sich einstellen. Auch kann dadurch, wie oben schon ausgeführt, eine anterior-mediale Diskusverlagerung provoziert werden. Dieses Wechselspiel zwischen Zahnstellung, Unterkieferlage und Kiefergelenkposition, was hier nur für die Sagittalebene beschrieben wird, kann auf alle Raumebenen und auf die einzelnen Dysgnathiearten erweitert werden. Es ist somit die Aufgabe des Kieferorthopäden, die Kiefergelenkposition und den Kiefergelenkzustand vor Behandlung zu bestimmen und in Relation zu der notwendigen Veränderung in der Zahnstellung, der Unterkieferstellung und den einwirkenden Kräften zu setzen, um Zahnfehlstellungen aufzulösen und pathologische Veränderungen an den Kiefergelenken zu vermeiden.

Eine weitere Größe, die funktionelle Erkrankungen im kraniomandibulären System im jugendlichen Alter auslösen kann, ist das Wachstum zwischen Maxilla, Mandibula und Kiefergelenk. Wachstumsunterschiede können zu Zahnfehlstellungen führen, aber auch Kiefergelenkfehlstellungen verursachen. Auch während oder nach einer kieferorthopädischen Behandlung kann das Wachstum des Gesichtsschädels zu einem kieferorthopädischen Rezidiv und zu Kiefergelenkerkrankungen führen.

Im wachsenden Gesichtsschädel geht man im allgemeinen von drei Wachstumsrichtungen aus, die unabhängig von der okklusalen Beziehung betrachtet werden [19, 21, 68, 292]:

- dem *neutralen* Wachstum; Wachstumsrichtung und -geschwindigkeit sind harmonisch aufeinander abgestimmt;
- dem *horizontalen* Wachstum (anteriore Rotation, brachiofaziales Wachstum); Maxilla, Mandibula und Kiefergelenk zeigen ein mehr anteriores Wachstum, während das vertikale Wachstum gering ist und der Gesichtsschädel nach anterior rotiert;
- dem *vertikalen* Wachstum (posteriore Rotation, dolichofaziales Wachstum) von Maxilla, Mandibula und Kondylus; weist mehr ein vertikales Wachstum auf, wodurch das System mehr nach posterior rotiert.

Das Wachstum von Maxilla, Mandibula und Kiefergelenken bestimmt Größe und Richtung der Gesichtsentwicklung. Dies sagt aber noch nichts darüber aus, ob das Wachstum in diesen drei anatomischen Bereichen auch aufeinander abgestimmt ist und sich harmonisch-funktionelle Beziehungen ergeben. Geht man davon aus, daß das Wachstum des Gesichtsschädels individuellen, genetischen und funktionellen Unterschieden unterworfen ist, können Größe und Geschwindigkeit des Wachstums in diesen Bereichen variieren. Auch funktionelle Faktoren, wie okklusale Beziehungen und muskuläre Einflüsse, werden das Wachstum und seine Richtung mit beeinflussen.

Betrachtet man das Wachstum des unteren Gesichtsschädels aus der Sicht unterschiedlicher Wachstumsrichtung und unterschiedlicher Wachstumsgeschwindigkeit, so ergeben sich verschiedene Möglichkeiten einer funktionellen Beeinträchtigung des Systems. Auswirkungen einer wachstumsbedingten funktionellen Beeinträchtigung oder Erkrankung zeigen sich hauptsächlich in Stellungs- und Belastungsänderungen der Kiefergelenke und in einer anterior-medialen Diskusverlagerung. Sie sind auf eine retrale Druckkomponente infolge des Wachstums zurückzuführen.

Eine hohe posteriore Druckkomponente während des Wachstums kann nur dann eintreten, wenn das Wachstum der Maxilla kleiner ist als das der Mandibula oder der Kiefergelenke (Abb. 65, S. 82), dabei spielt die Wachstumsrichtung eine Rolle. Bei einem mehr vertikalen Wachstum kann nur dann die retral-kraniale Druckkomponente groß werden, wenn das Wachstum im Kiefergelenk das von Maxilla und Mandibula übersteigt (Abb. 64 S. 82). Da dies nur selten der Fall ist, ist auch bei Patienten mit dolichofazialer Wachstumsrichtung nur selten mit einer funktionellen Kiefergelenksymptomatik zu rechnen. Dies zeigt sich auch in unserem Patientengut der letzten 10 Jahre: Nur 15 von 220 Patienten (6,8%) waren dem vertikalen Wachstumstyp zuzuordnen.

Bei einem mehr horizontalen Wachstum entsteht eher eine retral-kraniale Druckkomponente im Kiefergelenk, die zu den aufgezeigten Erkrankungsformen führt. So kann die nach dorsal wirkende Druckkomponente durch ein übersteigertes Wachstum der Mandibula und des Kiefergelenks gegenüber der Maxilla entstehen oder wenn das Wachstum der Maxilla gegenüber der Mandibula zurückbleibt (Abb. 65, S. 82).

Eine wesentliche Rolle spielt dabei, ob die unterschiedliche Wachstumsgeschwindigkeit auch in der aufgezeigten Richtung fortschreiten kann oder durch Faktoren wie Muskelzug oder okklusale Verschlüsselung behindert wird [95]. Bei nichtbehindertem Wachstum resultiert bei einem höheren Wachstum der Mandibula und des Kiefergelenks gegenüber der Maxilla eine Mesialverzahnung. Wird aber das anteriore Wachstum durch die okklusale Verschlüsselung (tiefer frontaler Überbiß, steile Höcker-Fossa-Beziehung) blockiert, resultiert ein posteriorer Wachstumsdruck, der die genannten Hauptformen funktioneller Kiefergelenkerkrankungen auslösen kann.

So konnten 132 von 220 Kiefergelenkpatienten (60%) dieser Wachstumsgruppe zugeordnet werden. Möglicherweise ist in der Behinderung und der unterschiedlichen Geschwindigkeit des Wachstums auch der Grund dafür zu sehen, daß die Mehrzahl der Patienten mit anterior-medialer Diskusverlagerung und retraler Kondylenstellung angibt, erstmalig ein Kiefergelenkknacken zwischen dem 14. und 17. Lebensjahr wahrgenommen zu haben. Treten während und nach einer kieferorthopädischen Behandlung im Alter zwischen 14 und 17 Jahren Kiefergelenksymptome auf, können diese sowohl auf die Behandlung als auch auf einen Wachstumsschub zurückgeführt werden. Aus diesem Grunde sollte, bevor eine kieferorthopädische Behandlung abgeschlossen wird, das Hauptwachstum beendet sein. Das Wachstum des unteren Gesichtsschädels ist eine Größe, die in ihrer funktionellen Auswirkung auf das Kiefergelenk nur unzureichend vorausberechnet werden kann.

Das frühzeitige Erkennen einer funktionellen Störung und die richtige Wertung von Symptomen, die vor, während und nach einer kieferorthopädischen Behandlung auftreten, ist die einzige Möglichkeit, das Wachstum in seiner Richtung, Größe und Wirkung auf das Kiefergelenk zu erfassen und durch funktionelle und kieferorthopädische Maßnahmen zu kompensieren.

Die Vermeidung einer Kiefergelenkerkrankung aufgrund des eintretenden Wachstums ist auch forensisch notwendig, damit eine pathologische Symptomatik nicht ursächlich der kieferorthopädischen Behandlung zugeordnet wird.

4.3   Erkennen von Funktionserkrankungen aus kieferorthopädischer Sicht

Für die Erkennung von Dysfunktionen sollen zwei Aspekte betrachtet werden.

1. Welche Befunde aus der klinischen und instrumentellen Analyse sind aus kieferorthopädischer Sicht für die Erkennung von Funktionsstörungen wichtig?
2. Bei welchen Dysgnathiearten sind Funktionsstörungen zu erwarten, und welche funktionellen Mechanismen liegen ihnen möglicherweise zugrunde?

Für die Funktionsdiagnostik vor, aber auch während der kieferorthopädischen Behandlung steht die klinische, instrumentelle und radiologische Diagnostik zur Verfügung. In der klinischen Analyse sollte besonders auf Kiefergelenk- und Muskelbefund geachtet werden. Druckempfindliche Muskelgruppen weisen auf eine Hyperaktivität in der Wirkrichtung dieser Muskeln hin und können somit Aufschluß über eine primäre Verlagerung des Unterkiefers geben. Sind z. B. die Retraktoren stark druckempfindlich, kann eine Retralverlagerung des Unterkiefers bestehen. Eine Hyperaktivität der Protraktoren läßt den Verdacht auf eine bestehende Ventralverlagerung zu. Werden solche Befunde angetroffen, sollte durch weitere diagnostische Maßnahmen eine Unterkiefer- und damit eine Kiefergelenkverlagerung ausgeschlossen werden.

In der Kiefergelenkdiagnostik wird klinisch besonders auf eine Vorschädigung des Gelenks geachtet. Befunde wie Kiefergelenkknacken, sprunghafte Bewegungen während der Öffnung in einem oder beiden Kiefergelenken und Einschränkungen der Mundöffnung sind Hinweise auf eine funktionelle Erkrankung. In jedem Fall sollte bei Kindern und Jugendlichen die RKP-IKP-Differenz bestimmt werden, um eine Fehlstellung der Kondylen auszuschließen. Patienten mit Kiefergelenksymptomatik weisen zu 80% eine retrale Kondylenposition in habitueller Interkuspidation auf. Normalerweise ist bei 90% der Bevölkerung eine RKP-IKP-Differenz von 0,5–1,2 mm vorhanden [85].

Ist keine RKP-IKP-Differenz bestimmbar und wird zusätzlich durch die kieferorthopädische Behandlung ein retrusiver Druck auf die Gelenke ausgeübt, kann die bilaminäre Zone geschädigt werden und eine anterior-mediale Diskusverlagerung eintreten. Kiefergelenkknacken und sprunghafte Bewegungen, die während einer Behandlung auftreten, sind ein sicherer Hinweis auf eine Diskusverlagerung.

Bei Kindern zwischen 12 und 14 Jahren sollte eine RKP-IKP-Differenz zwischen 1,5 und 3,5 mm und bei Jugendlichen zwischen dem 16. und 18. Lebensjahr von 0,5–1,5 mm als normal angesehen werden [327]. Auch während der kieferorthopädischen Therapie, besonders wenn retrusive Kraft auf den Unterkiefer wirkt, sollte die RKP-IKP-Differenz kontrolliert werden, um eine Schädigung der dorsalen Gelenkanteile frühzeitig zu erkennen. Werden in der klinischen Analyse Symptome einer Kiefergelenkschädigung angetroffen, sollte immer eine funktionelle Behandlung dieser Symptome erfolgen, damit sie nicht durch weitere kieferorthopädische Therapie manifestiert oder verstärkt werden.

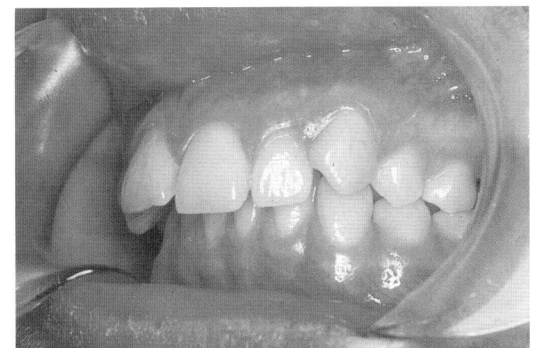

a

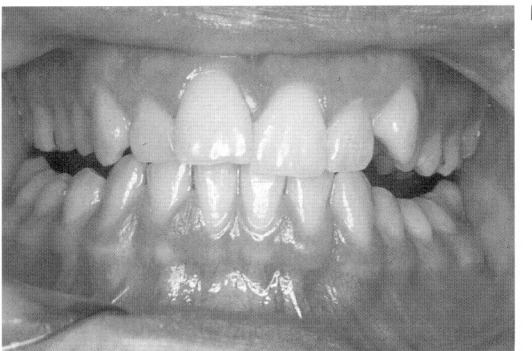

b

Abb. 250   Auflösung einer Distalverzahnung bei bestehender Retrallage und anterior-medialer Diskusverlagerung in habitueller Interkuspidation (a) in eine Neutralsituation (b), wodurch eine günstigere Ausgangsposition für die kieferorthopädische Behandlung entsteht

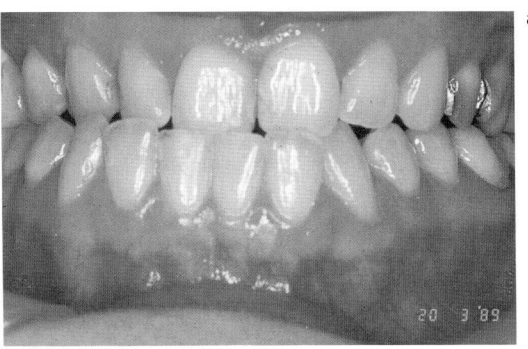

a

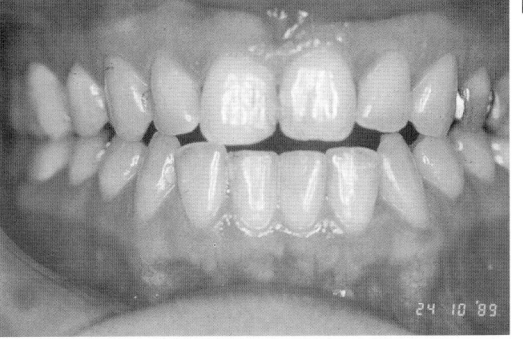

b

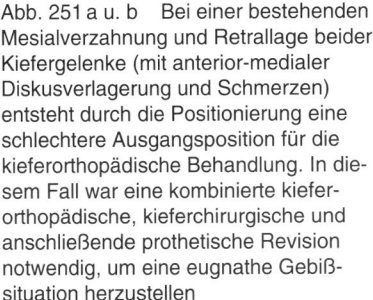

Abb. 251 a u. b   Bei einer bestehenden Mesialverzahnung und Retrallage beider Kiefergelenke (mit anterior-medialer Diskusverlagerung und Schmerzen) entsteht durch die Positionierung eine schlechtere Ausgangsposition für die kieferorthopädische Behandlung. In diesem Fall war eine kombinierte kieferorthopädische, kieferchirurgische und anschließende prothetische Revision notwendig, um eine eugnathe Gebißsituation herzustellen

Eine funktionelle Vorbehandlung verändert die Lage des Unterkiefers zum Oberkiefer, wodurch auch die kieferorthopädische Planung beeinflußt wird. Der kieferorthopädische Aufwand, eine Dysgnathie aufzulösen, kann sich dadurch möglicherweise verringern, aber auch erhöhen. Eine Angle-Klasse II/2, deren Ursache in einer retralen Kiefergelenkstellung liegt, kann durch Einstellung des Unterkiefers in eine physiologische Kiefergelenkposition (Abb. 250) schon in Richtung einer Neutralverzahnung aufgelöst werden, wodurch sich der kieferorthopädische Aufwand wesentlich verringert. Demgegenüber kann sich bei einer Angle-Klasse III und bestehender retraler Kondylenposition mit und ohne Diskusverlagerung – dies betrifft auch den frontal offenen Biß – durch Einstellung der Kiefergelenke in physiologischer Position der kieferorthopädische Aufwand erheblich erhöhen. Dieser therapeutische Aufwand ist nötig, um eine neutrale Verzahnung zu erreichen (Abb. 251). In einigen Fällen müssen deshalb auch kieferchirurgische Maßnahmen diskutiert werden, da die Lösung des Falles allein durch kieferorthopädische Behandlung nicht möglich ist. Diese beiden Beispiele machen deutlich, daß sich durch funktionelle Befunde und deren Behandlung eine kieferorthopädische Planung vollständig ändern kann und sie deshalb berücksichtigt werden müssen.

Als weitere diagnostische Maßnahmen sind daher zu empfehlen:

- die Palpation der Kiefergelenke zur Erfassung der Schmerzempfindlichkeit, des Bewegungsablaufes und der Stellung der Kondylen,
- die klinische oder instrumentelle Bestimmung der RKP-IKP-Differenz,
- die Auskultation, um Knackgeräusche zu verifizieren,
- die instrumentelle Bewegungsaufzeichnung bei sprunghaften Bewegungen bei nicht interpretierbarem Kiefergelenkknacken,
- die radiologische Darstellung des Kiefergelenks in habitueller Interkuspidation bei Verdacht auf eine Stellungsänderung.

Diese diagnostischen Erhebungen sind auch während der kieferorthopädischen Behandlung regelmäßig zu den Kontrollterminen durchzuführen, um funktionelle Störungen frühzeitig zu erkennen.

Anhand der Angle-Klassen soll nun dargestellt werden, bei welcher Dysgnathieart und durch welche kieferorthopädischen Maßnahmen funktionelle Störungen und Erkrankungen auftreten können [95].

Angle-Klasse I

Bei neutraler Verzahnung gibt es drei Möglichkeiten, die während einer kieferorthopädischen Therapie zu hohen Druckbelastungen im Kiefergelenk führen und dadurch eine Retralverlagerung mit Diskopathie auslösen können.

1. Bei Vorliegen eines Ober- und Unterkieferengstandes und bestehendem horizontalen Wachstum, Frontzahnkontakt in habitueller Interkuspidation und geringer bzw. fehlender IKP-RKP-Differenz kann es zu funktionellen Kiefergelenkstörungen kommen, wenn durch Auflösung des Engstandes der Unterkiefer nach retral geführt wird.
   Wird in diesen Fällen eine Extraktionstherapie zuerst im Oberkiefer eingeleitet oder der Unterkieferengstand zuerst aufgelöst, erhöht sich die dorsale Druckkomponente, die Kiefergelenkprobleme induzieren kann. Aus funktioneller Sicht ist es in diesen Fällen günstiger, den Oberkieferengstand zuerst aufzulösen oder mit einer Extraktionstherapie im Unterkiefer zu beginnen, um den Unterkiefer protrusiv freizugeben und nicht zu retrudieren.

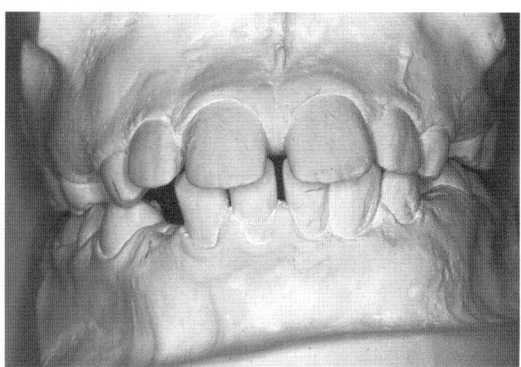

Abb. 252   Lückige Protrusion des Oberkiefers bei sonst regelrechter Verzahnung des Unterkiefers. Durch die einseitige kieferorthopädische Schließung der Lücken im Oberkiefer entstand ein retraler Schub auf die Kiefergelenke mit Diskusverlagerung und retraler Kondylenposition

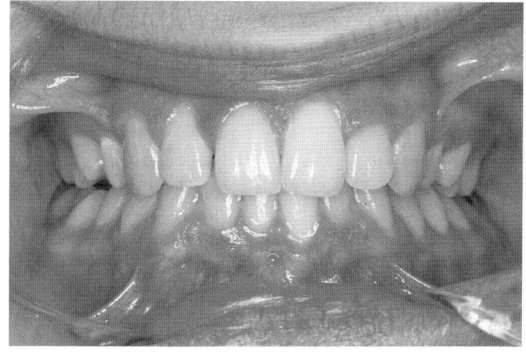

Abb. 253   Frontaler Unterkieferengstand bei annähernd regelrechter Zahnstellung im Oberkiefer. Durch eine einseitig im Unterkiefer durchgeführte kieferorthopädische Auflösung des Engstandes kam es zu einer Retralverlagerung der Kiefergelenke mit Schmerzen und anterior-medialer Diskusverlagerung

2. Bei neutraler Verzahnung und bestehender lückiger Protrusion im Oberkiefer kann durch den einseitigen Einsatz von Multiband der Oberkiefer verkürzt werden, wodurch bei regelrechter Stellung der Unterkieferzähne und vorliegendem Frontzahnkontakt der Unterkiefer nach retral geführt wird (Abb. 252). Die Kiefergelenkposition kann bei diesen Fällen nur dadurch gesichert werden, daß entweder durch Erhöhung der vertikalen Kieferrelation ein Angleichen der unterschiedlichen Zahnbogengrößen erfolgt oder eine Extraktionstherapie nur im Unterkiefer durchgeführt wird. Durch die Erhöhung der Vertikaldimension kann die Frontzahnführung bei geringem vertikalen Überbiß verlorengehen. Eine Extraktionstherapie nur im Unterkiefer kann zum Verlust einer stabilen Abstützung im Seitenzahngebiet beitragen. Die Nachteile beider Methoden müssen fallspezifisch gegeneinander abgewägt werden. Unter Umständen, wenn es die individuellen Gegebenheiten nicht erlauben, müssen nach Extraktionstherapie im Oberkiefer Lücken zwischen dem Eckzahn und dem zweiten Prämolaren belassen werden. Dies besonders dann, wenn keine RKP-IKP-Differenz mehr nachweisbar ist und wenn Symptome einer Schädigung des Gelenks auftreten.

3. Besteht eine Neutralverzahnung mit unterem frontalen Engstand, so liegen die Probleme ähnlich wie beim Bestehen einer lückigen Protrusion im Oberkiefer (Abb. 253). Wird allein der Unterkieferfrontengstand aufgelöst, so ergibt sich ein retrusiver Schub auf die Kiefergelenke. Treten Symptome einer Schädigung des Kiefergelenks auf, ist durch Auflösung des Unterkieferengstandes eine retrale Stellung des Kiefergelenks entstanden. Kiefergelenkprobleme können nur vermieden werden, wenn der Oberkiefer

in die Planung einbezogen wird. In vielen Fällen liegt bei Bestehen eines Unterkiefer-engstandes das kausale Problem in der Unterentwicklung des Oberkiefers. Liegt eine Unterentwicklung des Mittelgesichts (verkleinerter SNA-Winkel) vor, kann ein fronta-ler Engstand des Unterkiefers nur durch eine Extraktionstherapie im Unterkiefer oder durch eine chirurgische Vorverlagerung des Oberkieferzahnbogens (Le Fort I) aufgelöst werden. Natürlich müßten vor einer chirurgischen Revision die Zahnbögen von Ober- und Unterkiefer für den postchirurgischen Zustand kieferorthopädisch aneinan-der angeglichen werden.

Die Entscheidung für eine der aufgezeigten Therapiemethoden wird auch hier von in-dividuellen Gegebenheiten und persönlichen Beweggründen des Behandlers und des Patienten abhängig sein.

Während bei Neutralverzahnung davon ausgegangen werden kann, daß in den meisten Fällen die Kiefergelenkposition regelrecht ist, findet man bei einer Klasse II (Distalverzah-nung) häufiger eine Retrallage mit partieller oder totaler anterior-medialer Diskusverlage-rung der Kiefergelenke, weil neben der skelettalen Komponente (Wachstum) ein mus-kulärer Faktor hinzukommt.

Angle-Klasse II

Eine Distalverzahnung kann pathophysiologisch auf unterschiedliche Mechanismen zurückgeführt werden. So können Unterschiede im Wachstum zwischen Maxilla und Mandibula, Zwangsführungen in der Beziehung der Zahnreihen zueinander und musku-läre Hyperaktivitäten der Retraktoren zu einer Angle-Klasse II führen.

Bleibt das Wachstum der Mandibula gegenüber dem Wachstum der Maxilla zurück, oder ist das Wachstum der Maxilla größer als das Wachstum der Mandibula und der Kieferge-lenke, so entsteht eine Distalverzahnung. Die Auswertung des Verhältnisses von SNA- zu SNB-Winkel in der Fernröntgenanalyse gibt darüber Auskunft, welche Wachstumsände-rung verantwortlich ist. Besteht ein normaler SNA-Winkel gegenüber einem verkleiner-ten SNB-Winkel, ist das Wachstum der Maxilla normal, das der Mandibula verkleinert. Liegt ein vergrößerter SNA-Winkel bei normalem SNB-Winkel vor, ist das Wachstum der Maxilla vergrößert. Dieser Zusammenhang ist auch wichtig, um zu erkennen, ob eine Distalverzahnung nur auf skelettale oder auch auf muskuläre Ursachen zurückgeführt wer-den kann.

Eine muskuläre Distalverzahnung hat ihre Ursache in einer hohen Aktivität der Retrakto-ren. Die Verlagerung des Unterkiefers in distaler Richtung kann dann auf eine Ausdün-nung der bilaminären Zone und/oder auf eine Wachstumshemmung des Kiefergelenks zurückgeführt werden. Geht man von den Werten aus, die *Mahan* [in 329] und *Carlsson* [36] für die Breite der bilaminären Zone angegeben haben, so ergibt sich bei vollständiger Traumatisierung der bilaminären Zone ein Weg von 3,5 mm, was einer Distalverzahnung von einer halben Prämolarenbreite entspricht. Liegt eine Distalverzahnung vor, bei wel-cher der SNA-Winkel normal und der SNB-Winkel leicht verringert ist, sollte an eine muskuläre Retrallage gedacht werden.

Besteht der eindeutige Verdacht auf eine muskulär verursachte Distalverzahnung, sollte diese vor kieferorthopädischer Therapie durch eine Positionierung der Kiefergelenke vor-behandelt werden. Eine Auflösung allein durch kieferorthopädische Maßnahmen birgt im-mer die Gefahr, daß die pathologische Kiefergelenkposition beibehalten oder verstärkt wird und das Beschwerdebild einer Arthropathie auftreten kann. Begünstigt wird dies dadurch, daß eine Klasse-II-Situation sehr oft über eine Extraktionstherapie und durch Einsatz eines Headgears behandelt wird. Ein Headgeareinsatz erhöht durch Rückverlagerung des Oberkiefers die retrusiv wirkende Kraft auf die Kiefergelenke, wodurch der Druck auf die bilaminäre Zone verstärkt und eine Retrallage mit anterior-medialer Diskusverlagerung entstehen kann [95].

Wird eine Distalverzahnung durch eine Positionierung der Kiefergelenke behandelt, ergibt sich für die Kieferorthopädie eine günstigere Ausgangsposition, um eine neutrale orthostatische Gebißsituation herzustellen. In den Abbildungen 254 und 255 sind die Veränderungen vor und nach Positionierung im Bereich der Zahnreihe und im Profil dargestellt. Es ist deutlich zu erkennen, daß sich die Zahnbeziehung in Richtung Neutralverzahnung wesentlich verbessert, sich aber auch das Profil verändert. Die Änderung im Profil wird von weiblichen Patienten oft nicht toleriert, weil durch die Erhöhung der Vertikaldimension und die progenere Unterkieferstellung der gewohnte »niedliche« Gesichtsausdruck verlorengeht. Es kann durchaus sein, daß aus diesem Grunde eine Behandlung abgelehnt bzw. ihr Erfolg in Frage gestellt wird. Frauen sollten deshalb auf diese Veränderung im Gesichtsausdruck besonders aufmerksam gemacht werden, damit die Behandlung mitgetragen und das spätere Behandlungsergebnis akzeptiert wird.

Es muß auch darauf hingewiesen werden, daß es nach Positionierung eines Distalbisses manchen Patienten nicht gelingt, sich auf die therapeutische Unterkieferposition muskulär umzustellen. Dies ist meist dann zu beobachten, wenn vor Aufbißschienenbehandlung keine Beschwerden bestanden und die Notwendigkeit einer Änderung der Kiefergelenkstellung vom Patienten nicht akzeptiert oder verstanden wurde. Demgegenüber gelingt es einigen Patienten nur bewußt, auch wenn sie Verständnis für die Behandlungsmaßnahme aufbringen und die Schienenposition einer physiologischen Kondylus-Diskus-Relation entspricht, diese einzunehmen. Unbewußt und bei funktionellen Bewegungen gehen sie in eine retralere Kondylenstellung. Diese Position kann mit der früheren pathologischen Lage der Kondylen übereinstimmen, aber auch ventral vor dieser liegen. Das ist wichtig und muß klinisch geklärt werden, weil daraus therapeutische Konsequenzen erwachsen.

Liegt die unbewußt eingenommene Unterkieferstellung vor der pathologischen Kondylenposition, spricht dies, wenn keine anderen Befunde dagegenstehen, dafür, daß eine regelrechte Kondylus-Diskus-Relation auch in der unbewußt eingenommenen Lage besteht. Die Diskrepanz zwischen bewußt und unbewußt eingenommener Kondylenposition kann nun auf zwei Phänomene zurückgeführt werden; entweder wurde eine therapeutische Position in zu weit ventraler Kondylenstellung gewählt oder die Diskus-Kondylus-Einheit wurde durch Straffung der bilaminären Zone wieder in die Fossa glenoidalis zurückgeführt.

Besteht eine Differenz zwischen bewußt und unbewußt eingenommener Unterkieferlage zur Schienenposition bei regelrechter Kondylus-Diskus-Relation, wird die Positionierungsschiene in retraler Richtung freigeschliffen, bis eine Übereinstimmung zwischen beiden Positionen besteht. Diese Unterkieferstellung entspricht dann der funktionellen Kondylenposition. Das retrusive Freischleifen sollte langsam und schrittweise erfolgen, um ein Rezidiv zu vermeiden. Treten Symptome einer intrakapsulären Verlagerung nach retrusivem Einschleifen auf, muß wieder anterior positioniert werden. Die unbewußte Einnahme der pathologischen Kondylenposition ist immer dann zu beobachten, wenn durch eine hohe Aktivität der suprahyoidalen Muskulatur (Retraktoren) der Unterkiefer reflektorisch retral eingestellt wird. In diesen Fällen darf die Schienenposition nicht verändert werden,

a

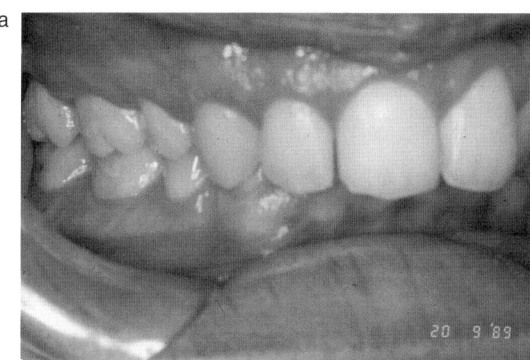

b

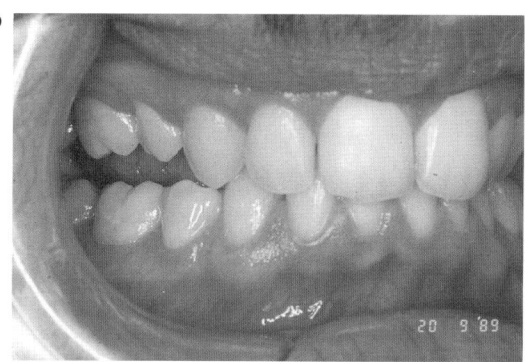

Abb. 254 a u. b Veränderung in der Zahnstellung bei einer Distalverzahnung mit tiefem Überbiß durch Positionierung beider Kiefergelenke aus einer Retrallage in eine regelrechte Diskus-Kondylus-Relation

a b

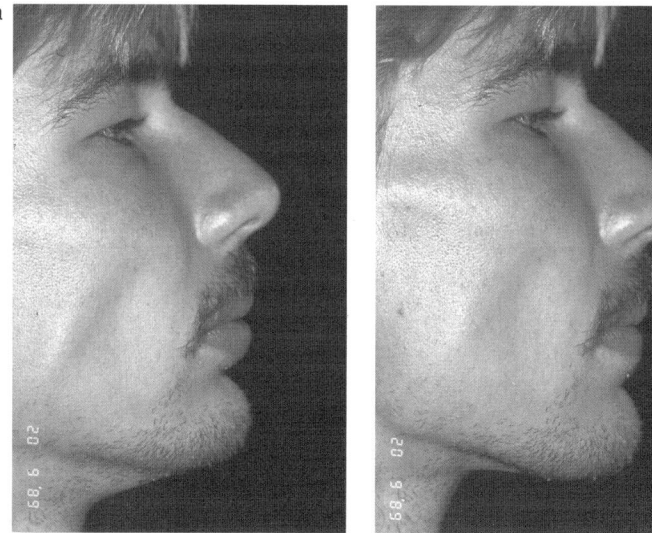

Abb. 255 a u. b Veränderung im Profil durch Kiefergelenkpositionierung des gleichen Patienten (vgl. Abb. 260)

und es ist angezeigt, dem Patienten Übungen zur muskulären Entspannung und zur Kräftigung der Protraktoren zu empfehlen (siehe unten). Diese Übungen sind mehrmals täglich auszuführen, um die muskuläre Aktivität zu ändern, damit die Schienenposition auch reflektorisch eingenommen wird.

Gelingt es trotz dieser Übungen nicht, die therapeutische Position zu stabilisieren, und muß zwingend kieferorthopädisch behandelt werden, sollte die pathologische Kondylenposition als Ausgangsposition für die kieferorthopädische Planung herangezogen werden, mit der Zielsetzung, durch die Behandlung eine Kiefergelenkentlastung zu erreichen. Würde die therapeutische Position für die kieferorthopädische Planung und Therapie gewählt, kann sich nach Abschluß der Behandlung durch die bestehende hohe muskuläre Komponente ein Rezidiv einstellen.

Im allgemeinen wird nach Eingliederung einer Positionierungsschiene zur Auflösung einer Distalverzahnung – besonders wenn es gelingt, einen anterior-medial verlagerten Diskus zu reponieren – die ventrale Position sehr schnell akzeptiert und als angenehm empfunden. (Aussage eines Patienten: »Ich wußte gar nicht, daß es mir im Kopf so gut gehen kann!«) So nehmen jugendliche Patienten schon nach wenigen Wochen eine stabile Kiefergelenkposition ein. Voraussetzung hierfür ist, daß die Positionierungsschiene ganztägig und auch beim Kauen getragen wird. Fällt es dem Patienten initial schwer, die anteriore Position des Unterkiefers einzunehmen, sollte er 2–3mal täglich Bewegungsübungen (s. Zungenübungen, S. 178) zur Programmierung der neuen Unterkieferlage ausführen. Nach Umstellung der Unterkieferposition wird in der therapeutischen Position die kieferorthopädische Planung für die restlichen Zahnbewegungen durchgeführt und nach den Anweisungen (siehe oben) in einer regelmäßigen Zusammenarbeit zwischen Funktionstherapeuten und Kieferorthopäden ausgeführt.

Nach Abschluß der kieferorthopädisch-funktionellen Behandlung ist eine klinische Funktionsanalyse und eventuell eine definitive prothetische Versorgung oder eine Einschleiftherapie notwendig, um die funktionelle Kiefergelenkposition zu stabilisieren.

Angle-Klasse III

Eine Mesialverzahnung kann pathophysiologisch auf zwei Wachstumsmechanismen und eine funktionelle Ursache zurückgeführt werden, die auch aus funktionsanalytischer Sicht von Bedeutung sind.

Eine Möglichkeit besteht, wenn der Oberkiefer in seinem Wachstum gegenüber dem Unterkiefer zurückbleibt. (In diesen Fällen ist der SNA-Winkel verkleinert, während der SNB-Winkel annähernd normale Werte besitzt.) Wird das Wachstum der Mandibula weder muskulär noch durch die bestehende okklusale Beziehung behindert, stellen sich normale Kiefergelenkverhältnisse ein. Kann das Wachstum aber in ventraler Richtung nicht erfolgen, treten retrale Kraftkomponenten auf, die auch zu einer Kiefergelenksymptomatik beitragen können.

Die zweite Möglichkeit liegt bei dem verstärkten Wachstum der Mandibula und der Kiefergelenke gegenüber der Maxilla vor, der klassischen Progenie. (Im Fernröntgenseitenbild wird ein normaler SNA-Winkel zu einem vergrößerten SNB-Winkel angetroffen.) Bei einer echten Progenie ist immer davon auszugehen, daß durch den vergrößerten mandibulären Wachstumsdruck eine retrale Druckkomponente und damit Kiefergelenkstellung entsteht. Auch in diesen Fällen ist entscheidend, ob das Wachstum in ventraler Richtung ungehindert fortschreiten kann oder ob es behindert wird. Bei behindertem Wachstum ist wiederum die Möglichkeit, daß Kiefergelenkprobleme entstehen, größer als bei unbehindertem Wachstum. Deshalb ist bei einer echten Progenie vor und während der kieferorthopädischen Behandlung unbedingt eine Kiefergelenkdiagnostik durchzuführen, um Symptome einer Erkrankung frühzeitig zu erkennen und sie im Behandlungskonzept zu berücksichtigen.

Die dritte Möglichkeit einer sich entwickelnden Mesialverzahnung ist die Zwangsführung, wobei der Unterkiefer über fehlstehende – meist in Kreuzbiß stehende – Zähne in eine anteriore Position gleitet. Durch diese Abgleitbewegung des Unterkiefers in eine progene Stellung werden auch die Kiefergelenke einseitig oder beidseitig mit nach anterior geführt. Die Kiefergelenke stehen somit bei normalem Wachstum der Mandibula in einer anterioren Stellung. Da der Diskus der Bewegung des Kondylus folgt, steht er bei einer Zwangsprogenie in einer regelrechten Lagebeziehung zu ihm. Deshalb ist bei dieser Form der Mesialverzahnung der Grad der Gewebeschädigung im Kiefergelenk gering, und Symptome bzw. Erkrankungen sind nur in Ausnahmefällen zu beobachten. Vor einer kieferorthopädischen Behandlung wird der Unterkiefer und damit die Kiefergelenke in seine physiologische Position über eine Aufbißschiene oder ein anteriores Plateau in die Fossa glenoidalis zurückgeführt. Diese Lage wird als Ausgangspunkt für die kieferorthopädische Planung und Therapie herangezogen. Kiefergelenkprobleme treten während der Behandlung im allgemeinen nicht auf.

Anders liegen die Verhältnisse, wenn eine wachstumsbedingte Mesialverzahnung behandelt werden soll oder wird, dann sollte man immer von einer Vorschädigung der Kiefergelenke ausgehen, unabhängig davon, ob Symptome oder klinische Befunde vorliegen. Werden Kiefergelenkbefunde vor kieferorthopädischer Behandlung angetroffen, sind sie ein sicherer Hinweis und stellen eine Indikation für eine funktionelle Vorbehandlung dar. Bei Behandlung einer wachstumsbedingten Mesialverzahnung muß man deshalb mit scho-

a
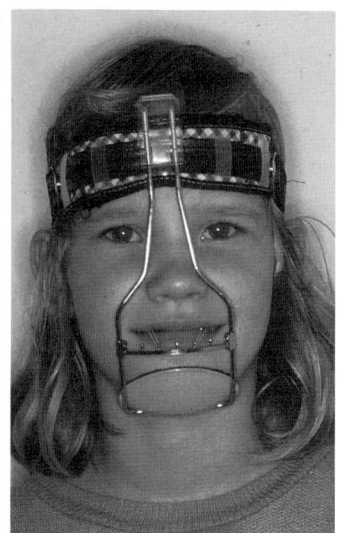
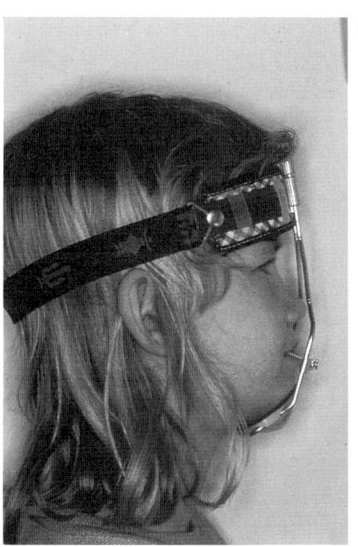
b

Abb. 256 a u. b   Kieferorthopädische Auflösung einer Mesialverzahnung durch Protrusion des Oberkiefers mit einer Delaire-Maske, um eine retrale Kiefergelenkstellung zu vermeiden

nenden Kräften arbeiten, um keinen zu starken retrusiven Schub zu erhalten, der eine Traumatisierung der bilaminären Zone bewirkt. Eine Schädigung kann auch dadurch vermieden werden, daß schon im frühen Kindesalter, wenn das Kiefergelenkwachstum noch nicht abgeschlossen ist, eine Klasse III in eine Klasse I umgewandelt wird.

Treten während der Behandlung Symptome einer Kiefergelenkschädigung auf, ist diese zu unterbrechen, um eine funktionelle Behandlung durchzuführen und das Behandlungskonzept eventuell umzustellen. Andere Behandlungsmethoden, wie z. B. die Nachentwicklung des Oberkiefers mit einer Delaire-Maske (Abb. 256a u. b) und auch chirurgische Maßnahmen sind dann in Erwägung zu ziehen. Eine regelmäßige Kontrolle der bestehenden RKP-IKP-Differenz, des Bewegungsablaufs im Kiefergelenk und auftretender Geräusche sollte während der kieferorthopädischen Behandlung durchgeführt werden, um frühzeitig eine funktionelle Erkrankung der Kiefergelenke erkennen und darauf reagieren zu können.

Laterogenie

Eine Laterogenie kann sowohl auf skelettale Ursachen, unilateral vergrößertes oder verkleinertes Wachstum, auf eine Zwangsführung des Unterkiefers durch Fehlstellungen von Zähnen, aber auch auf eine einseitige Kiefergelenkverlagerung zurückgeführt werden (Abb. 257).

Bei einer Laterogenie reichen deshalb kieferorthopädische und kieferchirurgische Maßnahmen allein nicht aus, die Fehlstellung des Unterkiefers aufzulösen. Ist eine Laterogenie mit einer Kiefergelenkfehlstellung verbunden, müssen zuerst durch eine funktionelle Vorbehandlung die Kiefergelenke in eine physiologische Position gebracht werden. Daraus ergeben sich Lageveränderungen des Unterkiefers, die in Richtung der neutralen Position (Abb. 257a) führen können. Die therapeutisch hergestellte Unterkieferposition dient dann als Ausgangslage für die kieferorthopädische Planung und Therapie. In manchen Fällen muß dabei auch erwogen werden, eine kombinierte kieferorthopädische und kieferchirurgische Therapie durchzuführen.

Klinisch hat es sich bei Einstellung des Unterkiefers und damit der Kiefergelenke in eine therapeutische Position als günstig erwiesen, die skelettalen Mittellinien von Ober- und Unterkiefer zu beachten und in Übereinstimmung zu bringen. Eine einseitige Mittellinienverschiebung durch vorzeitigen Zahnverlust, Aplasien von Zähnen u.ä. ist dabei zu berücksichtigen. In der Regel stimmt die Mittellinie von Ober- und Unterkiefer in der therapeutischen Kiefergelenkposition überein (Abb. 257 b).

Während der Therapie einer Laterogenie müssen immer beide Kiefergelenke auf Symptome einer Funktionsstörung überprüft werden. Es kann durchaus vorkommen, daß sich während der Behandlung im bis dahin nicht betroffenen Gelenk Symptome einer funktionellen Störung zeigen. Dies ist darauf zurückzuführen, daß der Unterkiefer aus der Lateralstellung meist in Richtung des gesunden Gelenks geschwenkt wird, wodurch in diesem eine laterale, retrale Belastung entsteht. Eine hohe Belastung für dieses Gelenk kann bei der Herstellung der Aufbißschiene dadurch vermieden werden, wenn im Artikulator diese Seite um 0,3–0,6 mm protrudiert und distrahiert wird. Bei Beschwerdefreiheit in diesem Gelenk kann während der regelmäßigen Kontrollen der Positionierungsschiene die eingestellte prospektive Protrusion und Distraktion langsam wieder zurückgenommen werden.

a

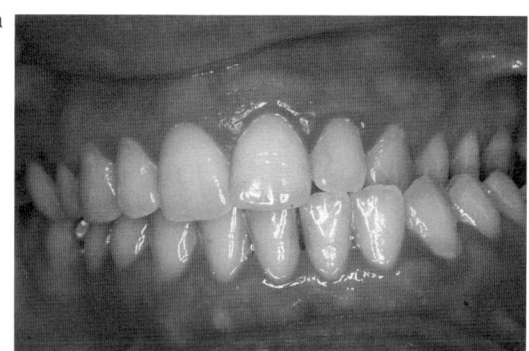

b

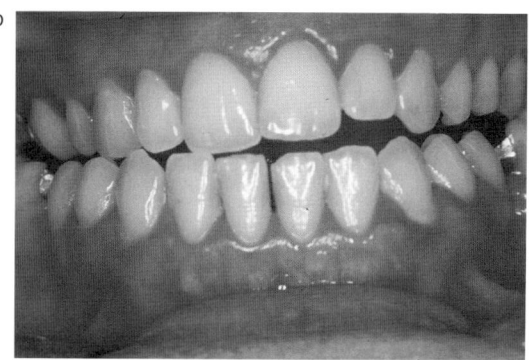

c

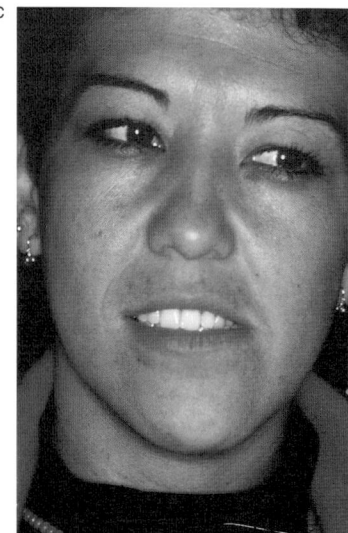

d

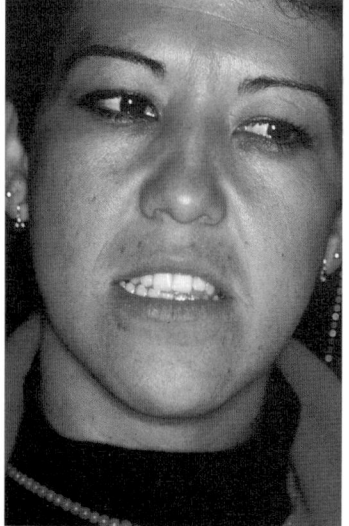

Abb. 257 a-d   Darstellung der Veränderung durch Kiefergelenkpositionierung bei bestehender Laterogenie nach links. a u. b) Veränderung in der Gebißsituation. c u. d) Veränderungen des Gesichts.
Es ist deutlich eine Mittellinienübereinstimmung und Abnahme der Laterogenie durch die Positionierung des linken Kiefergelenks in eine regelrechte Stellung zu erkennen

Durch eine funktionelle Vorbehandlung einer Laterogenie mit Einstellung der Kiefergelenke ist es auch möglich, den Behandlungsaufwand für den Patienten erheblich zu mindern und in einigen Fällen auf kieferchirurgische Maßnahmen zu verzichten.

Offener Biß

Die Entstehung eines frontal-offenen Bisses wird auf skelettale, myofunktionelle und arthrogene Ursachen zurückgeführt. Die Entscheidung, welche primäre Ursache für die Entstehung eines offenen Bisses, besonders im Erwachsenenalter, verantwortlich gemacht werden kann, ist klinisch nicht immer eindeutig zu bestimmen.

Als Hauptursache können sowohl für den frontal-offenen Biß (Abb. 258) als auch den seitlich-offenen Biß (Abb. 259) Zungenfehlfunktionen ausgemacht werden. Die Auflösung eines frontal- oder seitlich-offenen Bisses, der auf myofunktionelle Fehlfunktionen, Einpressen der Zunge zwischen die Frontzähne oder Seitenzähne, zurückgeführt werden kann, ist mit logopädischen und myofunktionellen Mitteln [*Garliner* 107, 108] möglich. Funktionell können diese Therapiearten durch die an die Aufbißschiene angebrachten Zungenschilder unterstützt werden. Die Aufbißschiene sollte für den Unterkiefer hergestellt werden, wobei die nach palatinal gerichteten Zungenschilder das Einpressen der Zunge in den Frontzahnbereich oder Seitenzahnbereich verhindern. Durch diese unterstützenden Maßnahmen ist es möglich, die Zungenfunktion umzustellen.

Eine weitere Ursache für die Entstehung eines frontal-offenen Bisses sowohl im jugendlichen als auch im erwachsenen Alter besteht in primären und sekundären Kiefergelenkerkrankungen. So beschreibt *Mahan* [in 329] die Entstehung des offenen Bisses als Folge struktureller Veränderungen im Gelenk, die bei einer primär-chronischen Polyarthritis

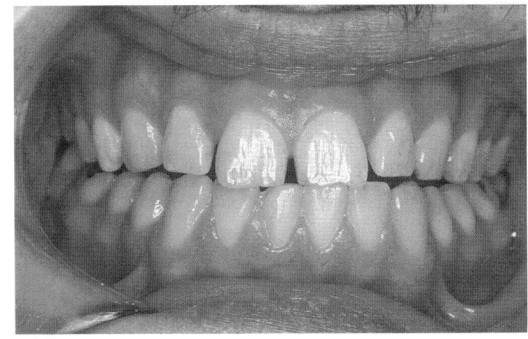

Abb. 258   Frontal-offener Biß mit lückiger Protrusion. Ausschließlicher Kontakt auf den Molaren bei Retrallage der Kiefergelenke, anterior-mediale Diskusverlagerung mit Beschwerden. Ursächlich wird diese Dysgnathie durch eine Zungenfehlfunktion beim Schlucken und Sprechen verursacht

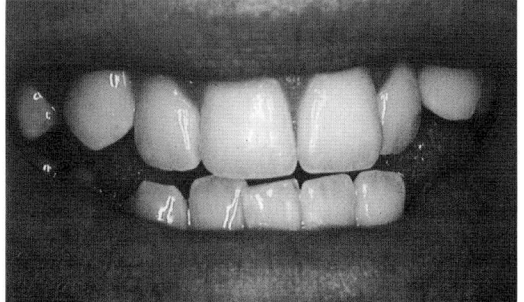

Abb. 259   Seitlich-offener Biß in Positionierungsposition. Man erkennt deutlich, daß die Zunge durch einen lateralen Sigmatismus die Dysgnathie ursächlich beeinflußt hat

beobachtet werden können. Im Verlauf einer endogenen rheumatischen Veränderung im Gelenk kann es zur vollständigen Auflösung des Gelenkkopfes kommen, wodurch ein vertikaler Höhenverlust eintritt. Der Verlust der vertikalen Abstützung im Kiefergelenk, unterstützt durch die Zugrichtung der Retraktoren und Elevatoren, führt zu einer Rotation des Unterkiefers um die Molaren, wodurch ein sekundär-offener Biß entsteht (Abb. 31).

Der gleiche Mechanismus kann bei einer vollständigen anterior-medialen Diskusverlagerung beobachtet werden. Tritt durch den verlagerten Diskus, bei entsprechender Zugrichtung der Retraktoren und Elevatoren, ein posteriorer vertikaler Höhenverlust im Kiefergelenk ein, kann ein frontal-offener Biß entstehen. Der vertikale Höhenverlust ist abhängig von der Stärke der posterioren Lippe des Discus articularis und kann 2,5–4 mm betragen [*Mahan,* in 329, *Carlsson,* 36, in 376]. Auch in diesen Fällen rotiert der Unterkiefer über die posteriore Molarenabstützung, wodurch der offene Biß hervorgerufen wird.
Aus kieferorthopädischer Sicht ist bei der Behandlung eines offenen Bisses die primäre Ursache für die Entstehung der Dysgnathie von Bedeutung. Liegt eine arthrogene Ursache vor, die nicht beachtet wird, wird durch eine alleinige kieferorthopädische Therapie die Fehlstellung in den Kiefergelenken nicht verändert, eher durch die Änderungen in der Zahnstellung fixiert. Es kann durchaus sein, daß es bei einer latenten Kiefergelenkfehlstellung ohne auffällige Symptomatik durch die kieferorthopädische Behandlung zu Beschwerden im Kiefergelenk kommt. Vom Patienten werden Symptome oder Beschwerden mit der kieferorthopädischen Maßnahme in Zusammenhang gebracht und nicht in der ursächlich vorliegenden Kiefergelenkfehlstellung gesehen. Dies ist ein Grund mehr – nicht nur beim offenen Biß – vor kieferorthopädischer Behandlung einer Dysgnathie den arthrogenen Zustand zu ermitteln.

Tritt ein frontal-offener Biß durch einen total nach anterior-medial verlagerten Diskus akut auf, ist es möglich, diesen durch Positionierung des Kondylus im Diskus weitgehend wieder zu schließen. Bei chronisch bestehender anterior-medialer Diskusverlagerung kann durch Kompensationsmechanismen, Wanderung von Zähnen und Zahngruppen, Zungenfehlfunktion u.a. der offene Biß nicht geschlossen werden. Es kann durchaus sein, daß sich nach Positionierung die kieferorthopädische Ausgangsbasis verschlechtert (Abb. 251), wodurch sich der Aufwand zur Auflösung der Dysgnathie vergrößert. Auch kieferchirurgische Behandlungsmethoden, wie z. B. die Teilosteotomie nach *Schuchardt* im Oberkiefer, müssen in Erwägung gezogen werden, um einen frontal-offenen Biß nach funktionstherapeutischer und kieferorthopädischer Behandlung zu schließen.
Aus prophylaktischen Gründen sollte die Kiefergelenksituation bei jugendlichen Patienten mit frontal-offenem Biß immer untersucht werden, um sie gegebenenfalls im kieferorthopädischen Behandlungsplan zu berücksichtigen.

Aplasie von Zähnen

Bei Nichtanlage von seitlichen Oberkieferfrontzähnen werden kieferorthopädisch die bestehenden Lücken dadurch geschlossen, daß der Eckzahn an die Stelle des seitlichen Schneidezahnes bewegt wird. Auch bei traumatischem Verlust von Schneidezähnen werden die Lücken durch Mesialisierung der Nachbarzähne geschlossen. Durch diesen Lückenschluß wird der Oberkieferzahnbogen entsprechend der Lückenbreite verkürzt. Ist der Unterkieferbogen normal ausgeprägt und besteht keine sagittale Stufe, muß der Unterkiefer, um eine normale Interkuspidation aufrechtzuhalten, retrudiert werden. Dadurch wird auch eine retrusive Bewegung im Kiefergelenk ausgeübt, und eine Retrallage mit anterior-medialer Diskusverlagerung kann entstehen (Abb. 260).

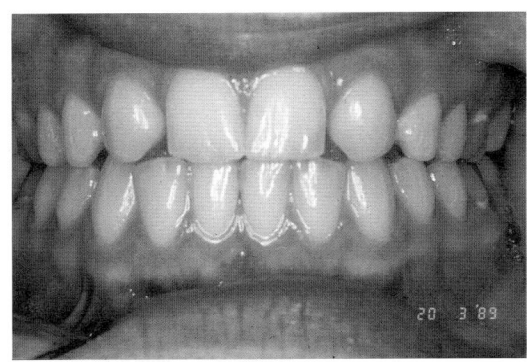

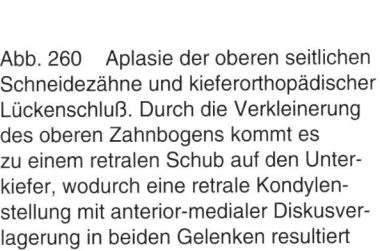

Abb. 260   Aplasie der oberen seitlichen Schneidezähne und kieferorthopädischer Lückenschluß. Durch die Verkleinerung des oberen Zahnbogens kommt es zu einem retralen Schub auf den Unterkiefer, wodurch eine retrale Kondylenstellung mit anterior-medialer Diskusverlagerung in beiden Gelenken resultiert

Eine normale Kiefergelenkstellung kann bei kieferorthopädischem Lückenschluß im Oberkiefer aber nur dann beibehalten werden, wenn die Zahnbogengröße des Unterkiefers der des Oberkiefers angeglichen würde. Dies wäre nur durch Ausgleichsextraktionen im Unterkiefer möglich. Da eine Ausgleichsextraktion vom Patienten nicht verstanden und oft nicht akzeptiert und auch allgemein von kieferorthopädischer Seite wegen entstehender Asymmetrien nicht gern ausgeführt wird, ist durch den Lückenschluß und die damit verbundene Verkürzung des Oberkieferbogens die Gefahr einer Kiefergelenkschädigung groß. Die Gefahr wird noch größer, wenn eine latente oder nicht erkannte Retrallage mit oder ohne anterior-mediale Diskusverlagerung vorliegt.

Im Zweifelsfall, wenn keine andere Ausgangssituation vorhanden ist (siehe unten), ist es deshalb günstiger, die Lücken offen zu lassen und sie später entweder prothetisch oder implantologisch zu versorgen.

Auch die Veränderung der Stellung des Eckzahnes bei Aplasie des seitlichen oberen Schneidezahnes hat sich aus funktionellen Gründen als ungünstig erwiesen, weil dadurch die Führungsfunktion bei Lateralbewegungen mehr auf die Prämolaren übertragen und durch die palatinale konvexe Form des Eckzahnes die protrusive Führung verändert wird. So können auch vorzeitige Kontakte durch die unterschiedliche palatinale Form des seitlichen Schneidezahnes gegenüber dem Eckzahn auftreten und zu funktionellen Störungen führen. Die prospektive Überlegung bei Aplasie von Zähnen, den Eckzahn in seiner Stellung nicht zu verändern und mit beginnendem Erwachsenenalter die Lücken mit anderen zahnärztlichen Maßnahmen zu versorgen, ist aus den dargestellten Gründen gerechtfertigt.

Nur wenn eine große sagittale Stufe zwischen Ober- und Unterkiefer und eine große IKP-RKP-Differenz besteht, kann der Lückenschluß mit kieferorthopädischen Mitteln erwogen werden. Treten bei einem kieferorthopädischen Lückenschluß Kiefergelenkprobleme auf, müssen die Lücken wieder geöffnet werden, um den Unterkiefer nach anterior freizugeben. Dieser Zusammenhang macht deutlich, wie groß die Problematik des kieferorthopädischen Lückenschlusses im Oberkieferfrontzahngebiet im Hinblick auf die Entstehung funktioneller Erkrankungen ist.

Extraktionstherapie

Zum Abschluß dieses Kapitels sei auf die Extraktionstherapie zur kieferorthopädischen Behandlung von Kieferfehlstellungen eingegangen. Der Anteil von Patienten mit Kiefergelenkproblemen während oder nach kieferorthopädischer Behandlung, bei denen eine Ex-

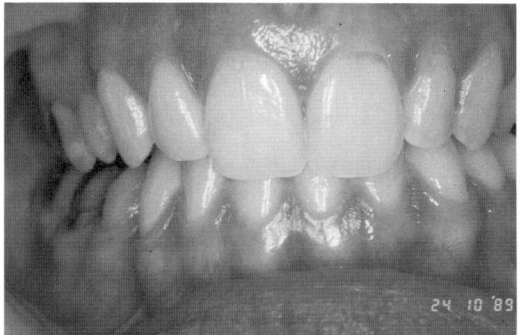

Abb. 261   Gebißzustand einer 19jähri-
gen Patientin nach Extraktionstherapie
zum Ausgleich einer bestehender Distalverzahnung. Zuerst wurden die Unter-
kiefer-, dann die Oberkieferprämolaren
extrahiert, wodurch der Unterkieferbogen
stark verkürzt und das Oberkieferfront-
segment nach kaudal-posterior rotierte.
Zum Zeitpunkt der Untersuchung bestehen beidseitige Kiefergelenkbeschwerden mit Retrallage der Kondylen und anterior-medialer Diskusverlagerung

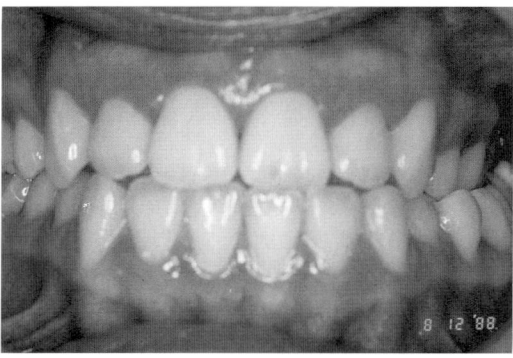

Abb. 262   Gebißzustand einer 24jähri-
gen Patientin mit Kiefergelenkproblemen,
bei welcher mit 14 Jahren beide Oberkieferprämolaren zum Ausgleich eines
frontalen Engstandes extrahiert wurden

a

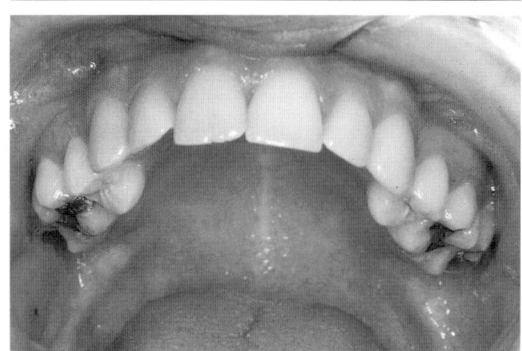

b

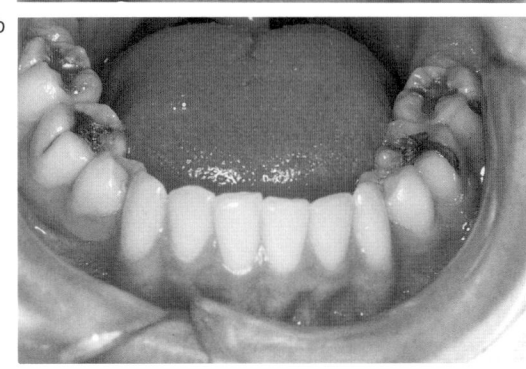

Abb. 263 a u. b   Gebißzustand einer
17jährigen Patientin mit Kiefergelenkknacken in beiden Gelenken, bei welcher
die Extraktionstherapie zeitlich stark
versetzt durchgeführt wurde. Zuerst wurden die Oberkieferprämolaren und später
die Unterkieferprämolaren extrahiert

traktionstherapie durchgeführt wurde, lag in unserer Gesamtklientel bei ca. 20%. Dies betraf besonders Patienten, bei welchen durch eine Extraktionstherapie eine Distalverzahnung aufgelöst werden sollte (Abb. 261).

Zwei Möglichkeiten können bei einer Extraktionstherapie zu Kiefergelenkproblemen führen.

Wird eine Distalverzahnung durch eine einseitige, im Oberkiefer durchgeführte Extraktionstherapie der Prämolaren behandelt, kann sich durch die Verkürzung des Oberkieferzahnbogens eine Retrusion des Unterkiefers mit Retrallage der Kiefergelenke und deren Folgen ergeben (Abb. 262).

Eine Extraktionstherapie, wenn sie im Oberkiefer eingeleitet wird, führt besonders dann zu einer Retrusion der Kiefergelenke, wenn die Ausgleichsextraktion im Unterkiefer wesentlich verzögert erfolgt. Die Verkürzung des Oberkieferzahnbogens kann dann schon zu einer Kiefergelenkschädigung geführt haben (Abb. 263). Deshalb ist es günstiger, eine Extraktionstherapie im Unterkiefer einzuleiten und die Ausgleichsextraktion nach Verkürzung des Unterkieferzahnbogens im Oberkiefer durchzuführen. Durch diese zeitliche Abfolge kann das Kiefergelenk in seiner physiologischen Lage gehalten werden.

Eine weitere Möglichkeit, die nach Extraktionstherapie zu einer funktionellen Erkrankung des Kiefergelenks führen kann, auch wenn die zeitliche Folge richtig gewählt wurde, ist bei Extraktion der ersten Prämolaren zu beobachten. Geht nach der Entfernung der ersten Prämolaren die Abstützung des Frontzahnsegmentes verloren, weil der Lückenschluß im Unterkiefer rascher verläuft als im Oberkiefer, kann das Oberkieferfrontzahnsegment nach kaudal-dorsal abkippen (Abb. 261). Dieses Abkippen des Frontzahnsegmentes führt zu einem tiefen Überbiß oder Deckbiß, wodurch der Unterkiefer sowohl mechanisch, als auch muskulär weiter retrudiert wird (s. Distalverzahnung, S. 288). Dies ist dann zu beobachten, wenn die Extraktionstherapie nicht dem zeitlichen Durchbruch der Zähne angepaßt war und die herausnehmbaren kieferorthopädischen Geräte möglicherweise nicht regelmäßig vom Patienten getragen wurden. Weitere Gründe für dieses Abkippen der Frontzahnsegmente sind darin zu sehen, daß durch die Extraktion des ersten Prämolaren die sagittale Abstützung des Frontzahnsegmentes verlorengeht und es bei überwiegendem Muskeldruck des M. orbicularis oris nach lingual-kaudal bewegt wird.

Bei einer Extraktionstherapie, die nicht mehr im zeitlichen Ablauf der klassischen Extraktionstherapie nach *Hotz* [166] durchgeführt werden kann, ist es deshalb notwendig, durch Einsatz festsitzender Apparaturen die Zahnbewegungen zu steuern und die Distalisierung der Frontzähne in Achsenrichtung durchzuführen. Um die sagittale Abstützung des Frontzahnsegmentes zu gewährleisten, ist auch in Erwägung zu ziehen, statt des ersten den zweiten Prämolaren zu extrahieren. Auch unter diesen Prämissen ist aus funktionellen Gründen wichtig, darauf zu achten, daß der Unterkiefer zeitlich schneller als der Oberkiefer bewegt wird.

4.4   Zusammenfassung

Aus den Befunden der in den letzten Jahren behandelten Patienten geht hervor, daß während und nach kieferorthopädischer Behandlung Kiefergelenksymptome und -erkrankungen dann auftreten, wenn die Kiefergelenke vor oder durch die Behandlung nach retral oder lateral verlagert werden. In 80% unserer Fälle konnte eine Retralverlagerung der Kondylen in retrokraniale oder retrokaudale Richtung klinisch oder radiologisch nachgewiesen werden. Die Retralverlagerung war in fast allen Fällen mit einer anterior-medialen Diskusverlagerung verbunden. Als klinische Befunde fielen bei diesen Patienten besonders auf:

• Kiefergelenkknacken,
• Kiefergelenkschmerzen,
• sprunghafte bis limitierte Kiefergelenkbewegungen,
• intra- und präaurikuläre Druckempfindlichkeit,
• fehlende RKP-IKP-Differenz,
• vorzeitige Kontakte im Frontzahngebiet und
• eine Hyperaktivität der Elevatoren und Retraktoren.

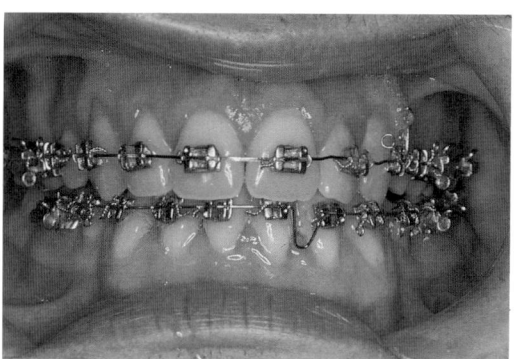

Abb. 264   Gebißzustand eines 24jährigen Patienten, bei welchem während kieferorthopädischer Behandlung Kiefergelenkprobleme (Knacken, Schmerzen) auftraten. Ursache: Vorkontakte zwischen den Unterkieferbrackets und den Oberkieferzähnen

Die Ausführungen haben gezeigt, daß eine Dysgnathieart mit funktionellen Kiefergelenkerkrankung in Zusammenhang steht. Für die kieferorthopädische Praxis ergibt sich allgemein, daß bei Auflösung einer Dysgnathie die Kräfte mitberücksichtigt werden müssen, die auf den Unterkiefer insgesamt wirken und zu einer Kiefergelenkschädigung führen könnten. Es sind hauptsächlich Kräfte, die den Unterkiefer nach retral oder retral-lateral abgleiten lassen. Auch kieferorthopädische Hilfsmittel wie schiefe Ebenen, Headgear, wenn er zur Retrusion der Maxilla angewendet wird, Klasse-III-Gummizüge, und im Unterkieferfrontzahngebiet geklebte Brackets, die zu vorzeitigen Kontakten führen, können zu Funktionserkrankungen der Kiefergelenke beitragen (Abb. 264). Auf ein sorgfältiges vertikales Anbringen der Brackets an den Unterkieferfrontzähnen mit anschließender Okklusionskontrolle sollte geachtet werden. Eine regelmäßige Kiefergelenkdiagnostik sollte während einer kieferorthopädischen Behandlung, besonders wenn retrusive Kräfte auf den Unterkiefer wirken, immer durchgeführt werden, um eine eventuelle Schädigung frühzeitig erkennen und ihr entgegenwirken zu können.

5 Chirurgische Therapiemaßnahmen in der Funktionstherapie

Aus funktionstherapeutischer Sicht ergeben sich mehrere Ansätze, chirurgische Maßnahmen einzusetzen:

- bei Myopathien: Muskelchirurgie;
- bei Arthropathien: Kiefergelenkchirurgie;
- bei Zahnfehlstellungen: Dysgnathiechirurgie.

Kann durch eine konservative Therapie der Funktionszustand des kraniomandibulären Systems nicht befriedigend wiederhergestellt oder eine Beschwerdelinderung bzw. -freiheit erreicht werden, müssen auch kieferchirurgische Maßnahmen in Erwägung gezogen werden.

5.1 Muskelchirurgie

Als kieferchirurgische Methoden bei funktionell bedingten Myopathien kann die Muskelverkleinerung und die Ablösung des Ansatzes eines Muskels bei Hypertrophie und Hyperaktivität eingesetzt werden. So kann z. B. eine Masseterhypertrophie durch Verkleinerung des Muskels, eine Hyperaktivität des M. mentalis durch Ablösen des Sehnenansatzes vom Knochen therapiert werden.

Der Einsatz dieser chirurgischen Maßnahmen ist aber nur dann indiziert, wenn alle konservativen Behandlungen nicht zum Erfolg geführt haben, da jede chirurgische Intervention Risiken und möglicherweise negative Folgen beinhaltet. Man ist deshalb sehr zurückhaltend, eine Muskelverkleinerung z. B. bei Masseterhypertrophie durchzuführen, obwohl durch diese Maßnahme ein ästhetisch gutes Ergebnis erzielt werden kann. Grund hierfür ist auch, daß die Mechanismen, Knirsch- und Preßphänomene, die zur Hypertrophie geführt haben, durch den chirurgischen Eingriff nicht aufgehoben werden. Bleiben diese Fehlfunktionen bestehen, kommt es in der Regel zu einem Rezidiv. Auch können Narbenzüge, die durch den operativen Eingriff entstehen, zu einer weiteren funktionellen Beeinträchtigung führen. Eine chirurgische Muskelverkleinerung ist aus diesen Gründen nur dann indiziert, wenn alle konservativen Maßnahmen zu keinem Erfolg geführt haben und die vorliegenden Beschwerden und Beeinträchtigungen so schwerwiegend sind, daß sie einen Eingriff rechtfertigen. Auch die Ablösung des Ansatzes eines Muskels bei vorliegender Hyperaktivität und Hypertrophie ist aus funktioneller Sicht deshalb mit Skepsis zu betrachten.

Da ein Muskel über ein individuelles Trainingsprogramm aktiviert oder deaktiviert werden kann (s. isometrisches Training, S. 165, Myofeedback, S. 179), sind diese Maßnahmen vor einem chirurgischen Eingriff in jedem Falle einzuleiten und letztendlich vorzuziehen.

5.2   Kiefergelenkchirurgie

Innerhalb dieses Lehrbuches soll nicht im einzelnen auf die chirurgischen Methoden der Kiefergelenkchirurgie eingegangen werden, da sie den kieferchirurgischen Lehrbüchern entnommen werden können. Es sollen aber die einzelnen Methoden indikationsspezifisch genannt, in der allgemeinen Durchführung beschrieben und im Erfolg bewertet werden.

Als Methoden in der Kiefergelenkchirurgie sind zu nennen: die glättende Kondylotomie, die Konylektomie, die Diskusexstirpation, die Diskusreposition und die Diskusplastik [42, 59, 289, 329, 330].

Glättende Kondylotomie

Die glättende Kondylotomie wird zur Entfernung von strukturellen Veränderungen am Gelenkkopf, die zu starken Schmerzen geführt haben und die die Kiefergelenkbewegung blockieren, eingesetzt. Darunter fallen die anteriore Lippenbildung bei Arthropathia deformans, die Osteophytenbildung, die Sklerosierungen am lateralen Pol des Kiefergelenks und hyperplastische Veränderungen an der Gelenkoberfläche [336, 348] (Abb. 265, 266).

Nach Eröffnung des Gelenks und Darstellung des Gelenkkopfes werden mit einer Lindemannfräse oder rotierenden Diamanten strukturelle Veränderungen geglättet. Weite Spongiosaeröffnungen sind dabei zu vermeiden, um Blutungen im Gelenk möglichst geringzuhalten [59]. Noch während der Operation wird die Translationsbewegung des Gelenks durch Unterkieferbewegungen kontrolliert. Das Gelenk wird anschließend sorgfältig geschlossen, nicht ohne eine dünne Drainage einzunähen, die einen Sekretabfluß ermöglicht. Die Drainage kann nach ein paar Tagen entfernt werden. Das Kiefergelenk wird über eine Unterkiefer-Distraktionsschiene (s. S. 209) für die folgenden Wochen entlastet. Bei starken Bewegungsschmerzen kann das Kiefergelenk für 8–14 Tage durch Verschnüren ruhiggestellt werden.

Nach der Ruhigstellung ist eine funktionelle Nachbehandlung unbedingt erforderlich. Die Ligaturen zwischen Ober- und Unterkiefer werden geöffnet und zu kleinen Haken umgebogen, in welche Gummizüge gespannt werden können. Der Patient beginnt mit Öffnungsbewegungen, da in der Regel die Mundöffnung nach einer Gelenkoperation auf unter 20 mm eingeschränkt ist und mit Schmerzen oder Spannungsgefühlen verbunden sein kann. In dieser ersten Sitzung wird auch überprüft, ob der Patient nach Öffnungsbewegung gleichmäßig in die Aufbißschiene schließen kann. Ist das nicht der Fall, wird die Schiene äquilibriert mit distraktiver Wirkung eingeschliffen.

Der Patient wird weiter angewiesen, Öffnungsbewegungen 3mal täglich 10–20mal (bis zur Spannungsgrenze, ohne daß Schmerzen auftreten) auszuführen und den Schneidekantenabstand mit einem Zentimetermaß zu messen. Änderungen in der Mundöffnung sollten täglich notiert und dem Behandler mitgeteilt werden. Die Kontrolltermine sind wöchentlich, dann 14tägig und nach Beschwerdefreiheit vierteljährlich anzusetzen.

Eine Normalisierung der Unterkieferöffnungsbewegung auf Werte zwischen 35 bis 40 mm tritt postoperativ in der Regel nach 8–12 Wochen auf. In diesen Untersuchungen sollte das Gelenk auf das Verhältnis zwischen Rotations-Translations-Komponente, das »joint play« und das »end feel« untersucht werden. Überwiegt bei der Öffnungsbewegung die Rotationskomponente im Gelenk, so ist der Gelenkkopf weiterhin in der Gelenkpfanne fixiert und auch eine Fixierung des Diskus in pathologischer Position wahrscheinlich.

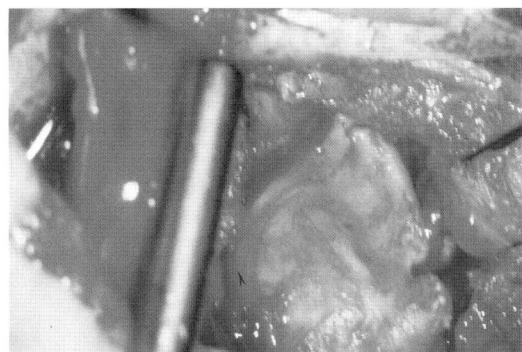

Abb. 265   Laminäre Strukturveränderung im Bereich der anterioren Gelenkfläche des linken Kiefergelenks, die
durch eine glättende Kondylotomie entfernt wurde (Foto: Prof. *R. Schmelzle*)

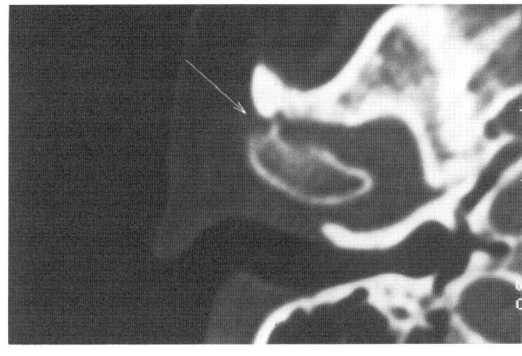

Abb. 266   Computertomogramm des
linken Kiefergelenks mit Osteophytenbildung im lateralen Pol. Nur durch eine
kieferchirurgische Revision konnte Beschwerdefreiheit erreicht werden

In diesen Fällen sollte die Aufbißschiene weiterhin distraktiv eingeschliffen oder aufgebaut werden, um durch eine weitere Entlastung die Translation im Gelenk zu ermöglichen.

Treten während dieser Nachsorgebehandlung starke Beschwerden auf, kann über Gummizüge das Kiefergelenk kurzzeitig für 8 Tage ruhiggestellt werden, um dann wieder mit den physiotherapeutischen Übungen fortzufahren. Thermotherapie, manuelle Mobilisierung und Bewegungsübungen zur Unterstützung des Heilungsprozesses und zur Erzielung eines normalen Bewegungsspiels im Kiefergelenk sollten entsprechend den individuellen Gegebenheiten immer eingesetzt werden.

Durch eine glättende Kondylotomie konnte bei 80% der behandelten Patienten eine Beschwerdefreiheit mit normaler Mundöffnung erzielt werden [199]. Die glättende Kondylotomie ist bei strukturellen Veränderungen im Kiefergelenk indiziert, wenn konservative Maßnahmen zu keiner Besserung führen und die Diagnose durch ein bildgebendes Verfahren, wie die Computertomographie, gesichert ist. Auch muß das Ausmaß der strukturellen Veränderungen und ihre Lokalisation genau bestimmbar sein, bevor eine chirurgische Therapie eingeleitet wird [307].

Kondylektomie

Eine Kondylektomie, die Entfernung des Gelenkkopfes, führt immer zu einer schweren funktionellen Beeinträchtigung des Patienten. Die Indikation wird vom Kieferchirurgen deshalb nur bei schwerwiegenden Befunden und meist intra operationem gestellt. Ist während einer Kiefergelenkoperation zu konstatieren, daß eine vorgesehene glättende

Kondylotomie durch andere Veränderungen am Gelenkkopf wie große Geröllzysten, osteomyelitische Prozesse und osteonekrotische Veränderungen nicht möglich ist, kann eine Kondylektomie erwogen werden. Auch hyperplastische Prozesse, Tumor des Gelenkkopfes, freie Gelenkkörper und deren Verwachsung mit dem Kondylus können eine Indikation für eine Kondylektomie darstellen [59, 339, *Schmelzle,* pers. Mitt.].

Nach einer Kondylektomie wird der Unterkiefer teilweise oder vollständig muskulär geführt, weshalb es intra operationem von Vorteil ist, um auch die Nachsorge zu erleichtern, wenn der Unterkiefer in der bestehenden habituellen Interkuspidation für 14 Tage bis 4 Wochen verschnürt wird. Durch diese Fixierung in habitueller Interkuspidation wird eine durch Narbenkontraktur eintretende Seitabweichung des Unterkiefers zur kondylektomierten Seite weitgehend verhindert. Ist eine ligamentäre Fixierung durch die Gebißsituation nicht möglich, ist anzustreben, noch intra operationem einen Verschlüsselungssplint, ähnlich dem Aktivator, einzugliedern, der den Unterkiefer in der bestehenden Interkuspidation hält. Dieses Halten ist deshalb von großer Wichtigkeit, weil nach einer Kondylektomie die posteriore Abstützung über die Kiefergelenke teilweise oder vollkommen fehlt und funktionelle Bewegungen des Unterkiefers rein muskulär ausgeführt werden. In der Phase zwischen postoperativer Ruhigstellung und Einsetzen der Nachsorgetherapie können Veränderungen in der Zahnstellung eintreten, die, wird eine intraoperative Stabilisierung nicht durchgeführt, die Nachsorgetherapie wesentlich erschweren und den Aufwand einer prothetischen Rekonstruktion vergrößern. Die Nachsorge nach Kondylektomie und nach der Phase der Ruhigstellung ist auch bei intraoperativ vorgenommener Stabilisierung schwierig und bedarf von seiten des Patienten eines hohen Maßes an Aktivität und von seiten des Behandlers großer Zuwendung und Geduld, um eine muskuläre Führung des Unterkiefers in habitueller Interkuspidation herzustellen. In vielen Fällen gelingt dies nicht optimal, und es muß mit prothetischen Maßnahmen letztendlich ein Ausgleich zwischen der funktionell eingestellten Unterkieferposition und der okklusalen Beziehung hergestellt werden.

Die Nachsorgetherapie nach einer Kondylektomie hat somit als Ziel, die bestandene habituelle Interkuspidation durch Bewegungsübungen annähernd zu erhalten bzw. einen Ausgleich zwischen der bestandenen statischen Okklusion und der sich ergebenden skelettalen und muskulären Situation herzustellen. Dieser Ausgleich ist nach der postoperativen Stabilisierungsphase über Aufbißbehelfe, Bewegungsübungen und physiotherapeutische Maßnahmen anzustreben.

Weicht der Unterkiefer nach Entfernung der ligamentären Fixierung gleich zur kondylektomierten Seite ab, ist eine Schiene anzufertigen, die durch Führungsflächen (Pelotten) den Unterkiefer in die habituelle Interkuspidation führt. Diese Pelotten, die an der Aufbißschiene angebracht werden, führen mechanisch-reflektorisch den Unterkiefer in habituelle Interkuspidation. Es ist darauf zu achten, daß diese Pelotten die Funktionsbewegung nicht zu stark stören und die Schleimhaut nicht traumatisieren. Der Patient wird angewiesen, auf der gesunden Seite zu kauen und mehrmals täglich sehr bewußt Bewegungsübungen auszuführen. Geradlinige Mundöffnungen bis ca. 40 mm sollten 10–20mal, 3–4mal täglich ausgeführt werden. Diese Übungen sind auch dann weiter auszuführen, wenn sich eine funktionelle, muskulär stabilisierte Unterkieferlage herausgebildet hat. In dieser Position sollte eine notwendige prothetische Rekonstruktion durchgeführt werden.

Diskektomie, Diskusreposition, Diskusplastik

Die Diskektomie ist eine Maßnahme, die bei chronischen Diskopathien, Verlagerungen, Perforationen, Infektionen mit starken Schmerzzuständen indiziert ist. Wie bei der Kondylektomie ist aus funktionellen Gründen Zurückhaltung bei der Indikationsstellung notwendig, da durch die Entfernung des Discus articularis seine Pufferfunktion entfällt und so die funktionellen Flächen des Kondylus und der Eminentia articularis überlastet werden können. Strukturelle Veränderungen an diesen Flächen können somit nicht ausgeschlossen werden. Die Entfernung des Discus articularis sollte nur dann durchgeführt werden, wenn nach Ausschöpfung aller diagnostischen und therapeutisch-konservativen Maßnahmen keine Beschwerdebesserung erreicht wurde [289]. Endgültig wird vom Kieferchirurgen intra operationem entschieden, ob der Diskus aufgrund seiner morphologischen Veränderung bzw. seiner Dislokation entfernt werden muß. Auch ist intra operationem die Frage zu klären, ob der Diskus reponiert werden kann oder eine Diskusplastik, z. B. durch Sialit-Einlagen, zum Schutz der Gelenkflächen durchgeführt werden sollte [*Schmelzle,* pers. Mitt., *Hausamen* und *Reich* in 168].

Die Nachsorgetherapie bei einer Diskektomie, einer Diskusreposition und einer Diskusplastik ist in gleicher Weise auszuführen. Der Patient wird postoperativ für 4–8 Tage durch intramaxilläre Verschnürung ruhiggestellt. Andere Autoren geben auch an, daß sie eine Verschlüsselung und damit Ruhigstellung nach diesem Eingriff aus funktionellen Gründen nicht für notwendig erachten [71]. Intra operationem bzw. nach Beendigung der Ruhigstellung ist eine Distraktionsschiene (Distraktionswerte 0,6–0,9 mm) zur Entlastung der artikulierenden Flächen einzugliedern. Außerdem sind Bewegungsübungen und physiotherapeutische Maßnahmen zur Herabsetzung der Muskelaktivitäten und zur Unterstützung der Geweberegeneration im Gelenk einzuleiten. Die Nachkontrollen sollten 8–14tägig vorgenommen werden, wobei die Mundöffnung, das Gelenkspiel (»joint play«) und die Translationsbewegung im Gelenk kontrolliert werden. Die Distraktionsschiene wird mit zunehmender Besserung äquilibriert eingeschliffen und abgesenkt. Dabei wird die frühere habituelle Interkuspidation nur bei der Diskektomie wieder erreicht. Bei einer Diskusreposition und Diskusplastik bleibt in der Regel eine Infraokklusion bestehen, die durch die Aufbißschiene oder eine provisorische Versorgung vorerst ausgeglichen werden muß. Definitiv rekonstruktive Maßnahmen sollten erst nach einem beschwerdefreien Intervall von 6–12 Monaten durchgeführt werden. Bis zu diesem Zeitpunkt ist die Aufbißschiene in regelmäßigen Kontrollen auf ihre okklusale Adjustierung zu überprüfen.

Wie eingangs erwähnt, stellt die Diskektomie durch ihre ungewisse Prognose eine Ausnahmeoperation in der Kiefergelenktherapie dar, und es ist der Diskusplastik der Vorzug zu geben. Die Bewertung der Diskusplastik in der Literatur ist positiv, obwohl noch keine Langzeitergebnisse veröffentlicht wurden. Der Erfolg einer Diskusreposition ist derzeit umstritten, da in einem höheren Prozentsatz als bei einer Diskusplastik Rezidive auftraten. *Reich* [289] stellt die Indikation für eine Diskusreposition deshalb auch sehr eng. Die Entscheidung ist abhängig vom Gewebezustand des Diskus und der bilaminären Zone und vom Ausmaß der zu erwartenden parafunktionellen Tätigkeit. Bei hoher parafunktioneller Tätigkeit ist von einer chirurgischen Diskusreposition Abstand zu nehmen. Trotz dieser Einschränkung ist die Diskusreposition bei chronischer anterior-medialer Diskusverlagerung und Therapieresistenz auf konservative Maßnahmen in Erwägung zu ziehen. Bei jugendlichen Patienten kann eine langandauernde Schienentherapie dadurch auch verkürzt werden. *Doleick* und *Sander* [59] geben eine Wahrscheinlichkeit von sehr guten bis guten

Ergebnissen bei richtiger Indikationsstellung von 85–90% für diese Operationstechniken an.

Abschließend sei noch auf die kiefergelenkchirurgische Methode von *Onischi* [274] hingewiesen, der mit Hilfe der Arthroskopie eine Diskusstraffung, Diskusreposition und das Lösen von Fibrosierungen im Gelenk durchführt. Ein für das Kiefergelenk speziell entwickeltes Arthroskop erlaubt es, daß feinste Instrumente in das Kiefergelenk eingeführt werden können, um unter der Sicht einer Glasfaseroptik Fibrosierungen zu lösen und eine Straffung der bilaminären Zone durchzuführen.

Dysgnathiechirurgie

Kieferchirurgische Eingriffe bei Vorliegen einer Dysgnathie sind immer dann indiziert, wenn es mit konservativen Maßnahmen nicht gelingt, eugnathe Gebißsituationen herzustellen. Da bestehende Kiefer- und Zahnfehlstellungen mit Funktionsstörungen bzw. Dysfunktionen verbunden sind, soll auf die Zusammenarbeit zwischen Funktionstherapie, Kieferorthopädie und Kiefer-Gesichts-Chirurgie eingegangen werden. (Über allgemein angewendete chirurgische Methoden bei Dysgnathien sei auf die Lehrbücher der Kiefer-Gesichtschirurgie verwiesen.)

Die Koordination einer Dysgnathiebehandlung kommt im allgemeinen dem Kieferorthopäden zu. Er stellt nach seinen Untersuchungen und Planungsunterlagen die Verbindung zum Kiefer-Gesichts-Chirurgen und/oder dem funktionstherapeutisch tätigen Zahnarzt bzw. zwischen diesen her.

Werden in der Eingangsuntersuchung Symptome oder Befunde einer Dysfunktion diagnostiziert, wird als erster Schritt eine genauere klinische und instrumentelle Funktionsanalyse durchgeführt und auf dieser aufbauend eine Funktionstherapie eingeleitet (Tab. 10).

Tabelle 10   Behandlungsablauf bei Dysgnathiepatienten mit und ohne funktionelle Befunde

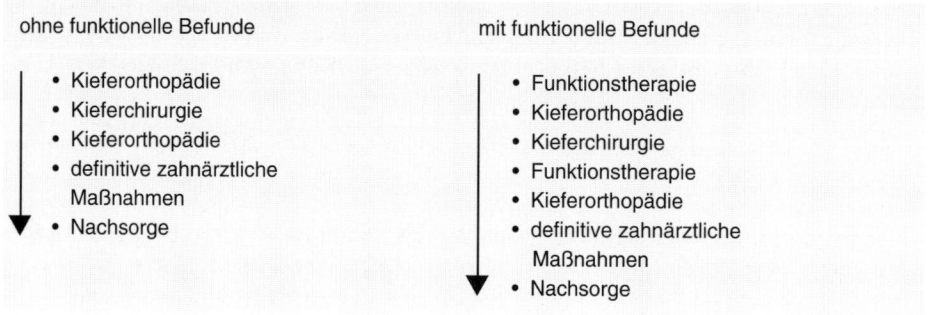

ohne funktionelle Befunde	mit funktionelle Befunde
• Kieferorthopädie	• Funktionstherapie
• Kieferchirurgie	• Kieferorthopädie
• Kieferorthopädie	• Kieferchirurgie
• definitive zahnärztliche Maßnahmen	• Funktionstherapie
• Nachsorge	• Kieferorthopädie
	• definitive zahnärztliche Maßnahmen
	• Nachsorge

Nach Stabilisierung des funktionellen Zustandes kann die kieferorthopädische und kieferchirurgische Planung in der eingestellten funktionellen Unterkieferposition vorgenommen werden. In Ausnahmefällen kann es auch sein, daß zuerst kieferorthopädisch behandelt werden muß, da die Gebißsituation eine funktionelle Therapie nur mit fraglichem Erfolg ermöglichen würde. Durch die kieferorthopädische Behandlung z. B. eines Deckbisses (Abb. 246, S. 279) – Auflösen eines frontalen Engstandes mit Ausformung des Oberkiefers – wird es einfacher, eine Positionierung der Kiefergelenke vorzunehmen (Abb. 247,

S. 279). Durch dieses koordinierte Vorgehen kann die vertikale Erhöhung durch die Positionierungsschiene verringert, und muskuläre Hyperaktivitäten (Pressen auf der Schiene) können weitgehend vermieden werden.

Erst nach Abschluß der Funktionstherapie wird die definitive kieferorthopädische/kieferchirurgische Planung und Therapie durchgeführt. Die kieferorthopädische Behandlung bis zum kieferchirurgischen Eingriff wird nach den in Kapitel »Kiefergelenktherapie in Zusammenarbeit mit der Kieferorthopädie« (S. 272) angegebenen Richtlinien durchgeführt. Eine enge Zusammenarbeit zwischen Funktionstherapie und Kieferorthopädie ist dabei notwendig, um den Funktionszustand entsprechend den durchgeführten Zahnbewegungen zu kontrollieren und eventuell zu korrigieren. Ist die kieferorthopädische Vorbehandlung soweit fortgeschritten, daß die Operation durchgeführt werden kann, ist eine präoperative Planung aller Fachvertreter notwendig. In dieser präoperativen Besprechung muß endgültig geklärt werden, welche Operationsmethode zur Anwendung kommen soll, ob die intraoperative Fixierung in habitueller Interkuspidation erfolgen kann oder über eine Aufbißschiene mit gelenkentlastender Wirkung. Auch ist zu klären, ob die Operation in einem oder in beiden Kiefern durchgeführt wird und ob für die Sicherung der Kiefergelenkposition ein entsprechender Übertragungssplint anzufertigen ist. Aus funktionstherapeutischer Sicht ist es ein Hauptziel, die funktionell gewonnene Kiefergelenkposition während der Operation zu sichern und postoperativ eine Situation zu erhalten, die weitere kieferorthopädische, funktionstherapeutische und prothetische Maßnahmen zur Funktionsverbesserung ermöglicht. Auf Grund dieser Überlegung hat es sich als günstig erwiesen, wenn

- die kieferorthopädische Behandlung noch nicht ganz abgeschlossen ist und festsitzende Geräte im Mund verbleiben, wodurch postoperative Korrekturen noch durchgeführt werden können;
- die intraoperative Fixierung über eine Aufbißschiene mit kiefergelenkentlastender Wirkung erfolgt;
- die intraokklusale postoperative Beziehung von Ober- und Unterkiefer so geplant wird, daß eher durch aufbauende Maßnahmen (Kronen, Brücken) funktionelle Beziehungen hergestellt werden als durch das Einschleifen von Zähnen, mit anderen Worten, daß postoperativ eher eine Infraokklusion im Seitenzahngebiet entsteht als vorzeitige Kontakte!

Auch sollte nach einer funktionellen Kiefergelenktherapie ein chirurgischer Eingriff am aufsteigenden Ast des Unterkiefers vermieden werden. Zwar kann dieser Forderung nicht immer gefolgt werden, es hat sich aber klinisch gezeigt, daß die Rezidivgefahr größer ist, wenn die Operation im Unterkiefer erfolgt. Bei einem Eingriff im aufsteigenden Ast geht intra operationem die Kontrolle über die Kiefergelenkposition verloren, wodurch eine erneute Fehlstellung oder Fehlbelastung eintreten kann, die postoperativ zum Rezidiv führt. Auch durch die Fixierung des aufsteigenden Astes über eine Schraubenosteosynthese am Corpus mandibulae kann es zu Verlagerungen des Kondylus kommen [231]. *Luhr* et al. [236] haben, um eine Verlagerung oder Traumatisierung zu vermeiden, eine Methode der Fixierung des aufsteigenden Astes mit Osteosyntheseplatten an der Maxilla beschrieben, durch welche die Kiefergelenkposition intra operationem weitgehend gesichert werden kann. Diese relativ aufwendige Methode ermöglicht eine Beibehaltung der Kondylenstellung nach Durchtrennung im Kieferwinkelbereich und Fixierung des Unterkieferkörpers in regelrechter Position zum Oberkiefer über Osteosyntheseschrauben. Aus funktioneller

Sicht erscheint es trotzdem günstiger, eine Operation im aufsteigenden Ast zu umgehen und Stellungskorrekturen, falls dies durch die individuellen Gegebenheiten möglich ist, durch einen Eingriff am Oberkiefer vorzunehmen.

Bei der postoperativen Nachsorge ist es notwendig, den Funktionszustand des kraniomandibulären Systems zu überprüfen und bei pathologischen Befunden funktionstherapeutische und kieferorthopädische Maßnahmen einzuleiten bzw. weiterzuführen. Erst bei Beschwerdefreiheit und einer Retentionsphase von ca. 6 Monaten bis zu einem Jahr − dies unterliegt individuellen Schwankungen − können zur Stabilisierung des Funktionszustandes definitive prothetische Maßnahmen eingeleitet werden. Ein regelmäßiges Recall zur Überprüfung des funktionellen Zustandes in halb- bis jährlichem Rhythmus schließt sich der aufgezeigten interdisziplinären Behandlung von Dygnathiepatienten an.

6 Therapieplan

Die Behandlung von funktionellen Symptomen und Erkrankungen des kraniomandibulären Systems ist, wie dargestellt, wegen der komplexen Zusammenhänge und Auswirkungen nur nach einer genauen Diagnose, die sich am Prinzip »vom Einfachen zum Aufwendigen« orientiert, möglich. Die Therapie unterliegt dem Grundsatz: erst Schmerzbeseitigung (symptomatische, initiale Therapie), dann Ursachenausschaltung (kausale Therapie), letztendlich Sicherung des erreichten Zustandes (definitive Therapie).

Eine kausale Therapie kann aber auch dann initial eingeleitet werden, wenn durch eine mehr oder weniger aufwendige Diagnostik die Ursache der Beschwerden und Befunde sicher erkannt wurde. In der ersten Sitzung ist allgemein davon auszugehen, daß es sich um eine »Funktionserkrankung« handelt, welche unterschiedliche Ursachen und Wirkungen besitzen kann. Als Initialdiagnostik sollten zur Erkennung der Symptome, Befunde, Hintergründe und zur Festlegung der initialen Therapie folgende Untersuchungen durchgeführt werden:

- Anamnese
  - allgemeine Anamnese,
  - spezielle Anamnese (Befundblatt),
- Zahnbefund,
- Parodontalbefund,
- Muskelbefund,
- Kiefergelenkbefund,
- Klinische Okklusionsanalyse,
- Umfeld.

Anhand dieser Befunde wird eine erste Diagnose gestellt, die hauptsächlich die Symptome, weniger die Ursache der Beschwerden berücksichtigt. Auf Grund dieser Diagnose, z. B. Kopfschmerz, Zahnschmerz, Muskelschmerz, wird die initiale Therapie zur Schmerzbeseitigung eingeleitet.

Es muß weiter geklärt werden, ob es sich um eine primäre oder eine sekundäre Erkrankung handelt. Bei Verdacht auf eine primäre Erkrankung wird man immer versuchen, diese mit zahnärztlichen und ärztlichen Mitteln zu beherrschen. Bei Verdacht auf eine sekundäre, funktionelle Erkrankung wird mit funktionstherapeutischen, aber auch mit zahnärztlichen und physiotherapeutischen Mitteln versucht, den physiologischen Funktionszustand des Systems wiederherzustellen.

Entscheidend für die Festlegung der weiteren Therapie ist dabei, wodurch die Funktion des kraniomandibulären Systems ursächlich gestört wird. Es muß also entschieden werden, was der primäre Stressor ist. Handelt es sich um:

- okklusale Einflüsse,
- psychoemotionale Einflüsse,
- psychosomatische Reaktionen,
- lokale Faktoren,
- Fremdfaktoren?

Um die Beziehung zwischen Ursache und Ort der bestehenden Symptome oder Beschwerden erläutern zu können, muß weiterhin geklärt werden, welche Reaktion der primäre Stressor zur Folge hat, Hyperaktivität, Hypoaktivität, Parafunktionen, und ob dadurch Ursache und Wirkung in einen funktionellen Zusammenhang gebracht werden können.

Letztendlich entscheidet auch der Ort der bestehenden Beschwerden

* Zahn, Zahngruppe   → Dentopathie
* Zahnhalteapparat   → Parodontopathie
* Muskulatur   → Myopathie
* Kiefergelenk   → Arthropathie
* Kopf allgemein   → Kraniopathie

darüber, welche Therapie zum Eisatz kommen soll und muß.

Die Feststellung, ob die »sekundäre, funktionelle Erkrankung« durch Okklusionsstörungen verursacht oder durch psychoemotionale Einflüsse bzw. psychosomatische Veränderungen ausgelöst wird und über Parafunktionen (Pressen/Knirschen) zur Dentopathie, Myopathie, Arthropathie führt, gibt Auskunft darüber, auf welchem Weg man zu einem Therapieerfolg gelangen kann (Abb. 267 und 268).

Ist man durch die Anamnese und die klinische Untersuchung zu der Ansicht gelangt, daß die Erkrankung auf eine okklusale Störung zurückzuführen ist, so ist der zu erwartende Therapieerfolg als relativ hoch einzuschätzen. Bei psychoemotionalen Ursachen, Zeiten stärkerer Belastung, ist der Behandlungserfolg an den emotionalen Zustand gebunden. Zwar gelingt es mit funktionstherapeutischen Maßnahmen, eine Besserung im Beschwerdebild zu erzielen, eine Symptomfreiheit ist aber mit der Beherrschung der psychoemotionalen Ursache und damit Ausschaltung der parafunktionellen Tätigkeit (Bruxismus, Bruxomanie, Habits) verknüpft. Auch die Rezidivgefahr und Rezidivhäufigkeit ist bei diesem Patientenkreis höher.

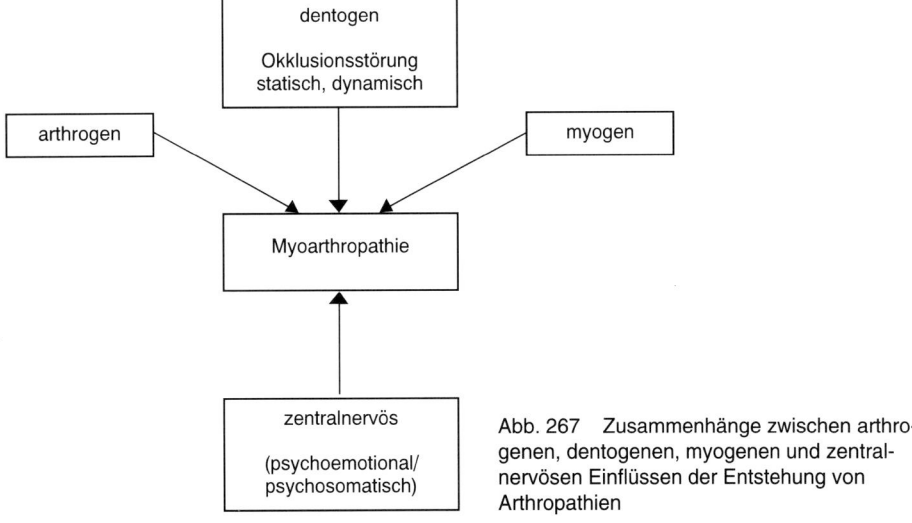

Abb. 267   Zusammenhänge zwischen arthrogenen, dentogenen, myogenen und zentralnervösen Einflüssen der Entstehung von Arthropathien

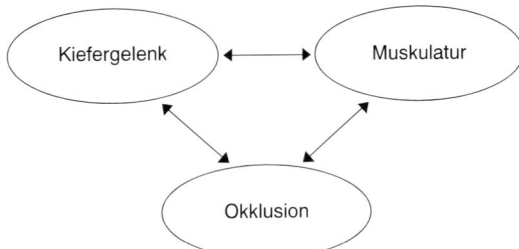

Abb. 268   Funktionsbeziehung
zwischen Kiefergelenk, Muskulatur
und Okklusion

Liegen psychosomatische Ursachen dem Beschwerdebild zugrunde, ist mit funktionstherapeutischen Maßnahmen meist nur eine geringe Beeinflussung möglich. Die Rezidivhäufigkeit ist hoch! Bei begründetem Verdacht auf einen psychosomatischen Hintergrund
(siehe unten) sollte in jedem Fall ein Psychologe oder Psychiater zu Rate gezogen werden,
um die Diagnose »psychosomatisch bedingte Erkrankung« verifizieren zu lassen. Ist dies
der Fall, kann die funktionelle Behandlung als unterstützende Therapie weitergeführt werden, die Kausaltherapie liegt dann in der Hand des Psychologen oder Psychiaters. Gerade
bei Dysfunktionsyndromen mit dem Verdacht auf psychosomatische Hintergründe ist das
Wissen um den kausalen Zusammenhang notwendig, um den funktionstherapeutischen
Erfolg einer Behandlung einschätzen zu können.

6.1   Problempatient

Tritt durch Therapie kein Erfolg in der Behandlung ein, liegt die Reaktion des Patienten
auf diese Maßnahme nicht in der Norm, ist sie gar unverständlich und die Schmerzschilde-
rung inadäquat [*Graber* in 168, 3], kann davon ausgegangen werden, daß ein psychischer
Hintergrund besteht und das Beschwerdebild durch zahnärztliche Maßnahmen allein nicht
beherrscht wird. Für diese Patientengruppe hat sich allgemein die Bezeichnung »Problem-
patient« eingebürgert.

Folgende Angaben und Befunde weisen anamnestisch darauf hin, daß ein psychosomatischer Hintergrund vorliegt:

1. lange Anamnese;
2. häufig wechselnder Behandler (Killerphänomen);
3. diffuses und wechselndes Beschwerdebild;
4. Ursache meist fixiert, z.B. falsche Unterkieferposition, falsch hergestellter Zahnersatz,
   Zähne zu groß, Zähne zu klein usw.;
5. Erfolg erheischen: »Sie, Herr Doktor, werden es schon schaffen, die Beschwerden zu
   beseitigen!«
6. an Erfolglosigkeit glauben: »Es hat bisher, egal was man gemacht hat, nichts geholfen!«
7. wechselnder Therapieerfolg, mal besser, mal schlechter, mal beschwerdefrei, ohne daß
   wesentliche Änderungen z. B. in der Unterkieferposition durchgeführt wurden;
8. Placeboeffekte zeigen große Wirkung.

Merke: Auch wenn viele Punkte bei einem Patienten zutreffen sollten, ist eine genaue
Diagnostik notwendig, um organische Erkrankungen primär auszuschließen, denn die
Frage ist, wer das Primat hat: die Henne oder das Ei!

Tabelle 11 Zusammenhänge zwischen anamnestischen und therapeutischen Angaben von Patienten mit Beschwerden im kraniomandibulären System, die entweder organisch oder nicht organisch fixiert sind (in Anlehnung an *Adler* [3])

organisch	Merkmale	nicht organisch
eindeutig umschrieben	Schmerzlokalisation	vage, unklar, wechselnd
Bild paßt	Schmerzschilderung	inadäquat, dramatisch
unabhängig davon	Schmerz und mitmenschliche Beziehung	damit verbunden
passend zum Schmerz	Affekte des Patienten	inadäquat
eindeutig	Zeitdimensionen (Schmerz)	dauernd da, etwa gleich intensiv
vorhanden	abhängig von Willkürmotorik	fehlt
plausibel	Reaktion auf Medikamente	nicht verständlich
psychisch betont	Ursache	organisch betont
einfach, klar, nüchtern	Sprache	intellektuell, Ärztejargon
ruhig, aufmerksam	Affekte des Arztes	Ärger, Wut, Langeweile, Ungeduld, Lächeln, Hilflosigkeit, Verwirrung

Insbesondere fällt die Diskrepanz der Befunde mit dem Befinden und die Mitbeteiligung der Persönlichkeit am Befinden auf (Tab. 11).

Es sei weiterführend auf die Ausführungen von *Müller-Fahlbusch* et al. [269] und *Graber* [125, 131, 133, in 168] hingewiesen. Die Entscheidung »psychosomatisches Geschehen« sollte aber nur dann gestellt werden, wenn von zahnärztlicher Seite alle möglichen Ursachen ausgeschlossen wurden und Therapiemaßnahmen erfolglos verlaufen sind. Letztendlich muß die genaue Diagnose und Therapie von einem Facharzt vorgenommen werden.

6.2 Dentopathien/Parodontopathien

Akut auftretende dentogene oder parodontale Schmerzphänomene ohne erkennbare primäre Ursachen können auf Knirsch- und Preßphänome zurückgeführt werden und sind entsprechend dem Schema (Tab. 12) zu therapieren. In der Initialtherapie steht die Schmerzbeseitigung mit Analgetika und die Entlastung des Zahnes oder der Zahngruppe über eine Äquilibrierungsschiene (Miniplastschiene) im Vordergrund. Liegen keine myogenen Begleitsymptome vor, wird die Aufbißschiene zum Eingliederungstermin direkt äquilibriert eingeschliffen. Bei myogenen Verspannungen und begleitenden Muskelschmerzen kann eine Miniplastschiene für drei Tage im Sinne der Reflexschiene eingegliedert werden. Danach erfolgt das äquilibrierte Einschleifen in muskel- und gelenkbezüglicher Position. Die Aufbißschiene wird ganztägig für 3–8 Tage getragen. Nach Beschwerdefreiheit können klinische und instrumentelle Analyseverfahren angewendet werden, um statische oder dynamische Okklusionsstörungen zu erkennen. Werden okklusale Störungen verifiziert, können sie durch kausale und definitive Maßnahmen nach Abklingen der akuten Phase ausgeglichen werden.

Tabelle 12   Therapieschema für die Behandlung von Dentopathien

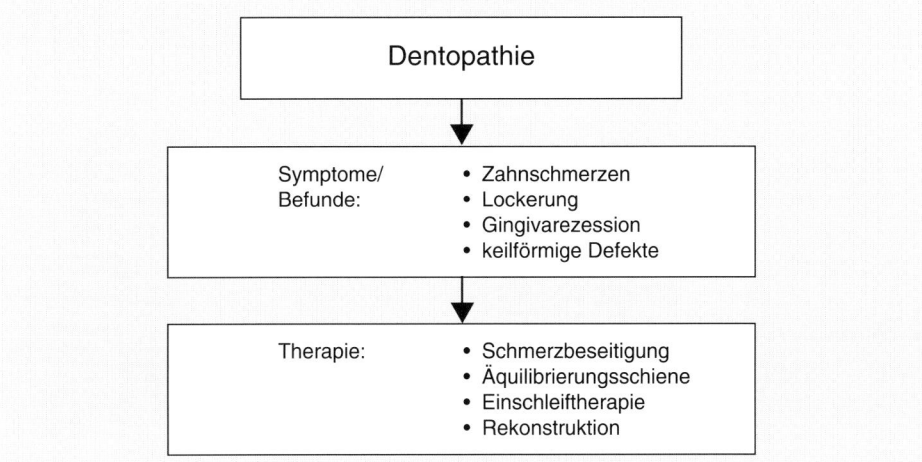

Bei chronischen parodontalen und dentogenen Schmerzphänomenen, wenn das Thera-pieschema der akuten Beschwerden zu keinem Erfolg führt, sollte über weiterführende diagnostische Maßnahmen die Ursache der Beschwerden, wie primär entzündliche Reak-tionen, Projektionsschmerzen oder neurogene Schmerzphänomene, verifiziert werden.

Zur differentialdiagnostischen Abklärung kann der Provokationstest, die Heilanästhesie und die Untersuchung der »trigger points« herangezogen werden. Bei positivem Provoka-tionstest kann davon ausgegangen werden, daß die parodontalen oder dentogenen Schmerzen auf Überlastungen durch parafunktionelle Tätigkeit zurückzuführen sind. Tritt keine positive Reaktion ein, ist nach anderen Ursachen zu suchen. Bei positiver Wirkung einer Heilanästhesie besteht der begründete Verdacht, daß es sich um ein lokales, primär oder sekundär bedingtes Krankheitsbild handelt. Bei negativer Wirkung sind neurogene, psychogene Ursachen und Projektionsphänomene zu vermuten. Werden bei Untersu-chung der »trigger points« die geschilderten Schmerzphänomene ausgelöst, kann davon ausgegangen werden, daß es sich um ein Projektionsschmerzphänomen, ein Problem des Umfeldes handelt. Die weiteren Therapieschritte richten sich danach, welche Ursache für parodontale und dentogene Schmerzen verifiziert wurde. Führen auch diese diagnosti-schen und therapeutischen Maßnahmen zu keinem Ergebnis, so ist in jedem Fall eine kon-siliarische fachärztliche Untersuchung und gegebenenfalls Therapie angezeigt. Es empfiehlt sich eine hals-nasen-ohrenärztliche, neurologische, orthopädische, psychologische oder psychiatrische Untersuchung, wobei die Reihenfolge dieser Untersuchung von anamne-stisch angegebenen Befunden und Beschwerden bestimmt wird.

6.3 Myopathien

Beschwerden im kraniomandibulären System, die auf myogene Reaktionen (Tab. 13), wie Myalgie, Muskelverspannung, Muskelhartspann, zurückzuführen sind, sind im akuten Stadium mit Maßnahmen zur Schmerzbekämpfung und zur Muskelentspannung zu therapieren. Hierzu können Analgetika und Muskelrelaxantien sowie physiotherapeutisch Kryo- und Thermotherapie angewendet werden. Unterstützend kann zur Ausschaltung möglicher statischer und/oder dynamischer okklusaler Interferenzen eine Äquilibrierungsschiene eingegliedert werden.

Tritt keine Beschwerdebesserung bzw. -freiheit nach einigen Tagen oder wenigen Wochen ein, ist nach anderen Ursachen wie z. B. kraniozervikalen, kraniovertebralen Einflüssen zu suchen und eine eventuell notwendige Therapie einzuleiten.

Bei chronischen Myopathien kommt neben der Schmerzbekämpfung der Wiederherstellung der Normfunktion des Muskels eine wichtige Rolle zu. Neben Analgetika und der Stabilisierung der Okklusion durch eine Äquilibrierungsschiene werden physiotherapeutische Maßnahmen, wie Wärmepackung, Muskelmassage, Bewegungsübungen und manuelle Mobilisierungstechniken, eingesetzt.

Bei myogenen Schmerzphänomenen gilt auch: Tritt nach einer Therapiedauer von 8–12 Wochen keine wesentliche Änderung im Beschwerdebild ein, ist mit Hilfe konsiliarischer Untersuchungen nach anderen Ursachen zu suchen.

Tabelle 13   Therapieschema für die Behandlung von Myopathien

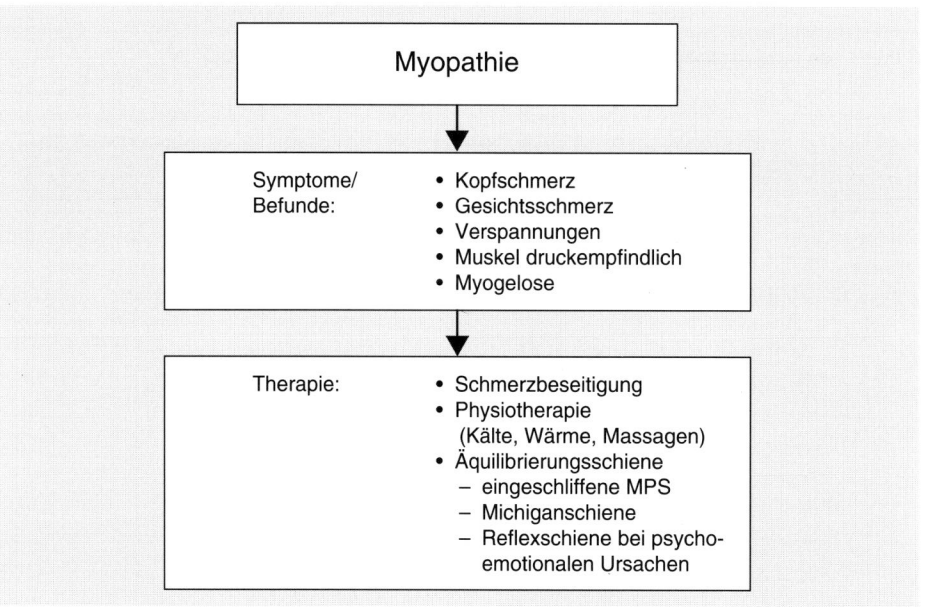

6.4   Arthropathien

Arthrogen bedingte Beschwerden des kraniomandibulären Systems müssen nach Art der Kiefergelenkerkrankung behandelt werden (Tab. 14). Stehen neben Gelenksymptomen Muskelbeschwerden im Vordergrund, können alle bei Myopathie genannten Therapieansätze zur Anwendung kommen. Erst nach Beschwerdefreiheit wird entschieden, welche kausale Kiefergelenktherapie weiter ausgeführt wird. Denn bei arthrogen bedingten Myopathien ist dann mit einer höheren Rezidivrate zu rechnen, wenn die arthrogene Ursache nicht beseitigt wird.

Liegen arthrogene Beschwerden vor, ist die Art der Kiefergelenkerkrankung zu bestimmen. Diese sind gleichzeitig Schlüssel für die einzuleitende Therapie. Durch die verschiedenen Erkrankungsformen der Kiefergelenke ist immer ein individuelles therapeutisches Vorgehen angezeigt, was sich an dem in Tabelle 14 dargestellten Schema anlehnen kann. Auch hier steht die Schmerzbeseitigung am Anfang der Therapie, danach kann sie ursachenbezogen fortgesetzt werden. Die Frage, ob für die Kiefergelenkerkrankung okklusale, myogene oder primäre Faktoren im Gelenk ursächlich sind, muß geklärt werden. Ist z. B. eine Kiefergelenkkompression auf eine Hyperaktivität der Muskulatur zurückzuführen, muß selbstverständlich neben der Gelenksymptomatik auch die Muskulatur behandelt werden.

Funktionelle Erkrankungen der Kiefergelenke werden hauptsächlich über Positionierungsschienen therapiert. Voraussetzung ist, daß die Schiene ganztags getragen wird über einen Zeitraum von mindestens 4–12 Wochen. Erst nach Stabilisierung des Zustandes können definitive Maßnahmen eingeleitet werden.

Tabelle 14   Therapieschema für die Behandlung von Arthropathien

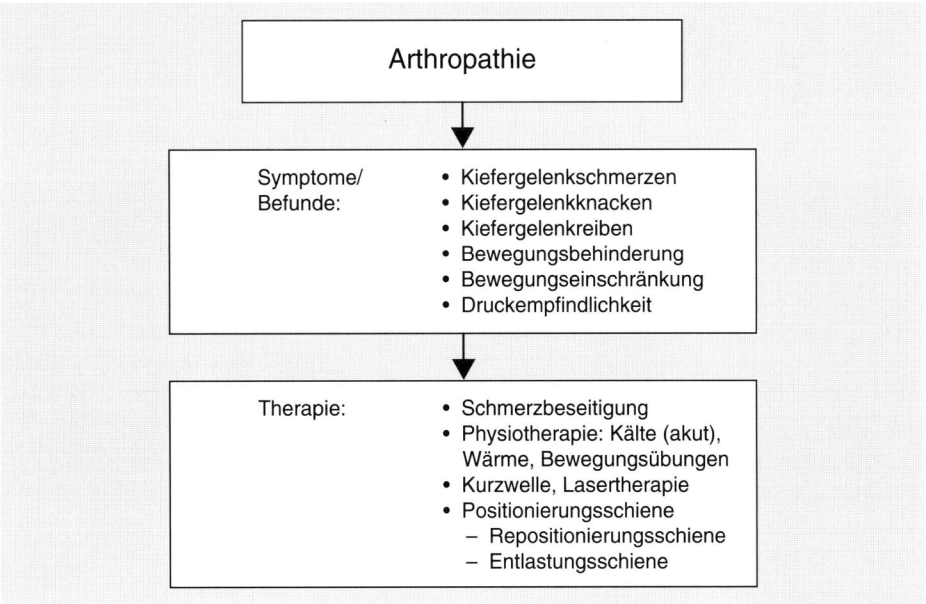

Tabelle 15   Therapieschema für die Behandlung von Kraniopathien

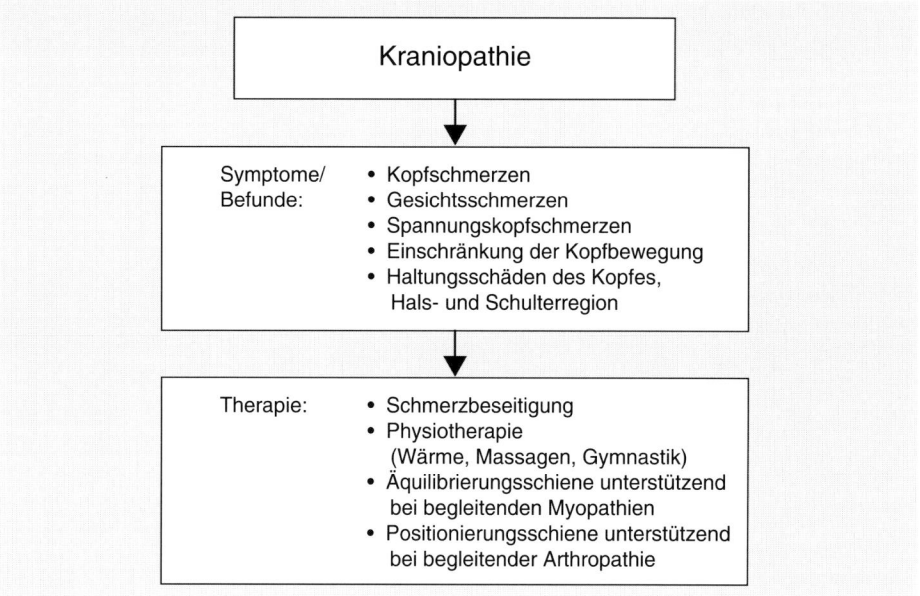

Gelingt es über eine Positionierungsschiene nicht, das Krankheitsbild zu beeinflussen, müssen nach erneuter und erweiterter Diagnostik entsprechend den Befunden auch andere Therapiearten, medikamentöse Therapie, physiotherapeutische Maßnahmen bis hin zum kieferchirurgischen Eingriff in Erwägung gezogen werden. Auch an das Krankheitsbild einer Kraniopathie (Tab. 15) ist zu denken und entsprechende Maßnahmen durchzuführen.

6.5   Wertung von funktionstherapeutischen Maßnahmen

Am Ende eines Lehrbuches stellt sich immer die Frage, wie der Erfolg der geschilderten Therapiemaßnahmen zu werten und wie groß die Rezidivrate in Abhängigkeit von der Diagnose ist. Aus diesem Grund wurde in zwei Nachuntersuchungen der Erfolg funktioneller Therapie erfragt.

Die erste Untersuchung schloß Patienten ein, die allgemein an einer funktionellen Erkrankung im kraniomandibulären System litten und in den Jahren 1982 bis 1986 an der Poliklinik für zahnärztliche Prothetik I des Zentrums für Zahn-, Mund- und Kieferheilkunde der Universität Tübingen behandelt wurden. Es handelte sich um 267 Patienten, die einer Nachuntersuchung nach durchschnittlich zweieinhalb Jahren nachkamen.

Diese Patienten wurden mit unterschiedlichen Therapiemitteln entsprechend der Primärdiagnose behandelt – Initialtherapie, Äquilibrierungsschienen und Positionierungsschienen.

Die zweite Untersuchung schloß Patienten ein, die im Zeitraum von 1985 bis 1988 behandelt wurden. Bei diesen Patienten stand eine Kiefergelenksymptomatik im Vordergrund, und sie wurden ausschließlich mit Positionierungsschienen behandelt. Es handelt sich um 278 Patienten, von denen sich 105 einer Nachuntersuchung unterzogen.

In der ersten Gruppe waren von 267 Patienten 217 weiblichen (81,3%) und 50 männlichen (18,7 %) Geschlechts. Der jüngste Patient war 14, der älteste 80 Jahre alt. Der Altersgipfel lag im 40. Lebensjahr.

Als Primärdiagnose wurde in 60% der Fälle eine Arthropathie, in 40% eine Myopathie ermittelt. Bei 37,4% der Erkrankten wurde neben der Primärdiagnose starke parafunktionelle Tätigkeit, Knirschen und Pressen, nachgewiesen.

Alle Patienten wurden durch okklusale Adjustierung mittels Aufbißschiene und ein Teil zusätzlich mit physiotherapeutischen Maßnahmen behandelt.

Entsprechend den Primärdiagnosen wurden 110 Patienten mit hauptsächlich myopathischen Beschwerden mit einer Äquilibrierungsschiene und 143 Patienten bei vorwiegend arthrogener Symptomatik mit einer Positionierungsschiene behandelt. Die durchschnittliche Behandlungszeit betrug 3–12 Monate.

Zum Zeitpunkt der Nachuntersuchung wurde der Erfolg der Behandlung in fünf Kategorien eingeteilt:

- Beschwerdefreiheit   = 48,5%
- Besserung   = 24,5%
- temporäre Besserung   = 4,1%
- kein Erfolg   = 13,5%
- nicht mehr erschienen   = 9,4%

Schlüsselt man das Therapieergebnis nach der eingegliederten Aufbißschiene auf (Tab. 16), so wird deutlich, daß durch die Positionierungsschiene ein höherer Prozentsatz an Beschwerdefreiheit erzielt wurde. Demgegenüber wird mit einer Äquilibrierungsschiene bei Myopathien Beschwerdefreiheit in 38%, eine Besserung in 36,6% angegeben. Dieses Ergebnis ist dadurch zu erklären, daß der Anteil an Patienten mit parafunktionellen Habits bei den Myopathie-Patienten wesentlich höher war als in der Gruppe mit Arthropathien. In gleicher Weise zeigte sich, daß eine Äquilibrierungsschiene bei Arthropathiepatienten eingegliedert nur zur Besserung und nicht zur Beschwerdefreiheit führte. Der indikationsbezogene Einsatz von Aufbißschienen trägt somit zu einer höheren Erfolgswahrscheinlichkeit bei.

Tabelle 16   Therapieergebnis

	Äquilibrierungsschiene (in %)	Positionierungsschiene (in %)
beschwerdefrei	38,0	57,7
Besserung	36,6	24,5
temp. Besserung	25,4	5,9
kein Erfolg	0,0	6,2
nicht mehr erschienen	0,0	5,7
	N = 110	N = 143

Aus der zweiten Untersuchung an Patients, die mit Positionierungsschienen behandelt wurden, soll neben der Erfolgswahrscheinlichkeit der Behandlung die Änderung von Befunden bis zum Zeitpunkt der Nachuntersuchung gezeigt werden. Von 278 Patienten kamen 105 zur Nachuntersuchung.

Der Erfolg nach Abschluß der Primärbehandlung wurde wie folgt eingestuft:

- Beschwerdefreiheit = 58%
- Besserung   = 30%
- kein Erfolg   = 12%

Zum Zeitpunkt der Nachuntersuchung, die durchschnittlich 18 Monate nach Abschluß der Behandlung erfolgte, zeigte sich eine Verschlechterung dieses Ergebnisses:

- Beschwerdefreiheit = 52%
- Besserung   = 38%
- kein Erfolg   = 10%

Aus der Gruppe der Patienten mit Beschwerdefreiheit klagten noch 30% darüber, hin und wieder Schmerzen im Kiefergelenk zu haben. In der Gruppe, die den Zustand als Besserung empfand, gaben 30% an, noch Beschwerden in den Kiefergelenken zu haben. Bei 18% dieser Gruppe war gegenüber dem primären Behandlungsergebnis klinisch ein ein-

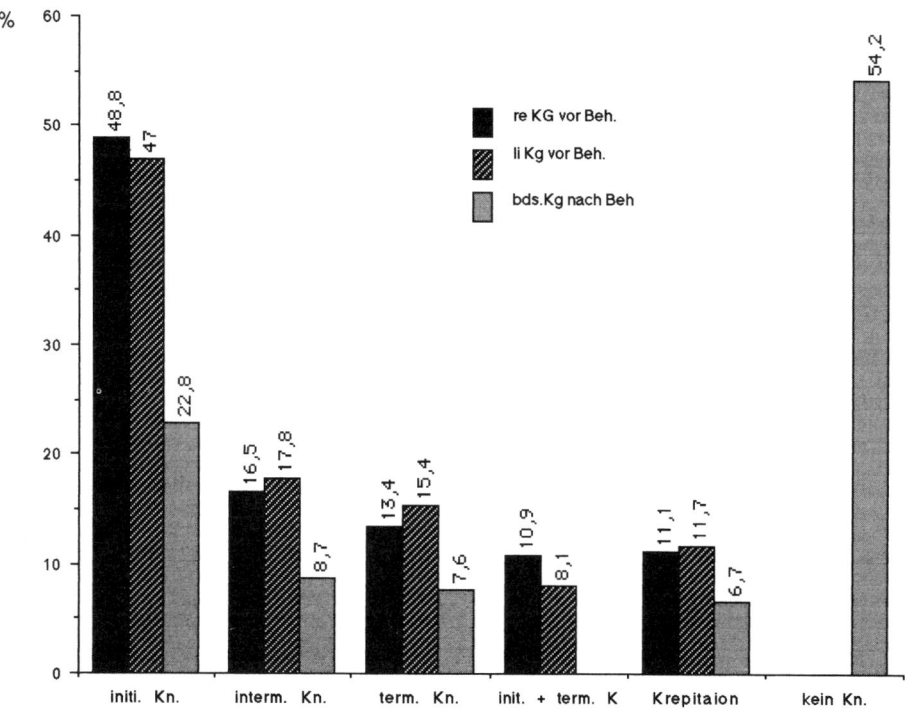

Kiefergelenkbefunde

re KG vor Beh.
li Kg vor Beh.
bds.Kg nach Beh

initi. Kn.   interm. Kn.   term. Kn.   init. + term. K   Krepitaion   kein Kn.

Abb. 269   Kiefergelenkbefunde von Patienten vor und nach Positionierungstherapie zum Zeitpunkt der Nachuntersuchung

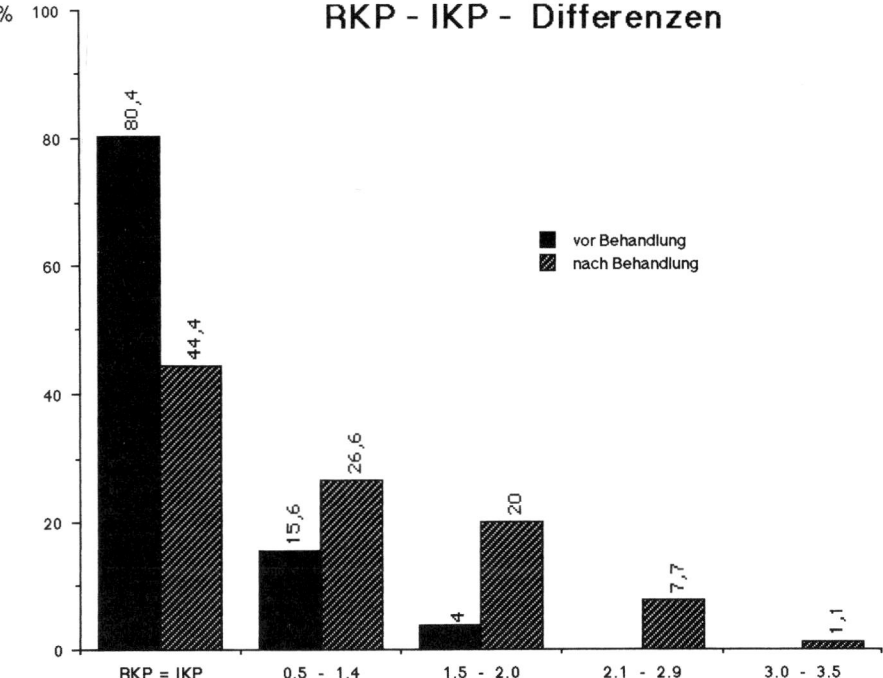

Abb. 270   Differenzen zwischen RKP und IKP vor und nach Positionierungstherapie

deutiges Rezidiv nachzuweisen, obwohl das Behandlungsergebnis mit »Besserung« eingestuft wurde.

Einige klinische Befunde aus der Erstuntersuchung sind denen der Nachuntersuchung in Abbildung 269 und 270 gegenübergestellt. Daraus wird ersichtlich, daß Gelenkgeräusche durch eine Positionierungstherapie zurückgehen, sich eine größere RKP-IKP-Differenz einstellt und die Mundöffnung geradliniger und größer wird.

Es wird aber auch deutlich, daß durch eine Positionierungstherapie nicht alle Symptome einer Arthropathie, wie z. B. das Kiefergelenkknacken, beseitigt werden konnten. Geht man aber davon aus, daß es sich hauptsächlich um Patienten handelt, denen mit einer Äquilibrierungsschiene nicht geholfen wurde, so sprechen die Ergebnisse für den Einsatz einer Positionierungstherapie bei Symptomen und Erkrankungen der Kiefergelenke.

Diese Ergebnisse, die mit denen von *Williamson* et al. [371], *Hansson* [150], *Carlsson* [38], *Jäger* [171], *Stongohr* et al. [349], *Tallents* et al. [353], *Wedel* et al. [364], *Bumann* und *Kopp* [28] vergleichbar sind, machen deutlich, daß der Erfolg einer Funktionstherapie im wesentlichen von einer gesicherten Diagnose, der angewendeten Therapie (z. B. Art der Aufbißschienen), aber auch von der Mitarbeit des Patienten abhängig ist.

Eine auf einer sicheren Diagnose aufbauende, indikationsbezogene Funktionstherapie, die die komplexen Zusammenhänge zwischen dem kraniomandibulären, kraniozervikalen und kraniovertebralen System und anderen Organen berücksichtigt, ist eine zukunftsorientierte Behandlungsform bei funktionellen Erkrankungen des orofazialen Systems.

Krankheitsbilder

Arthritis, Kapsulitis, Synovitis, Chondritis

Ursache:
Bakterielle oder abakterielle Entzündung des Kiefergelenks. Bei einer abakteriellen Erkrankung ist die Ursache in einem Mikrotrauma zu suchen, ausgelöst durch hohen Druck auf die artikulierenden Flächen und den Bandapparat durch Zug auf die ligamentären Strukturen.

Symptome:
Stechende Schmerzen im Bereich des Kiefergelenks, ausstrahlende Schmerzen in das Ohr, die Maxilla, die Mandibula, eingeschränkte Mundöffnung, oft unter 18 mm, prä- und intraaurikuläre Druckempfindlichkeit des Gelenks, Schmerzen zunehmend bei Bewegung (Zwangshaltung), selten Schwellungen und Rötungen im Gelenkbereich bei Gelenkerguß, Infraokklusion auf der erkrankten Seite.

Therapie:
medikamentös: Analgetika, Antiphlogistika, bei sicherer Diagnose
                   Arthritis-Präparate.
physiotherapeutisch: Ruhigstellung, Kältetherapie.
Aufbißschiene: Äquilibrierungsschiene zum Ausgleich der Infraokklusion,
                   die im Laufe der Behandlung weiter abgesenkt wird.

Weitere Maßnahmen:
Internistische Abklärung des Entzündungsgeschehens.

Arthrose (Arthrosis deformans)

Ursache:
Reaktion auf große Druckbelastung im Kiefergelenk mit strukturellen Veränderungen an den artikulierenden Flächen.

Symptome:
Durch Sklerose der Gelenkflächen, Reibegeräusche (Krepitation), stechende Gelenkschmerzen, Einschränkung der Translationsbewegung im Gelenk, Mundöffnungsbehinderung mit Abweichung zur erkrankten Seite, Kiefergelenkknacken in allen Phasen der Bewegung, initial, terminal, intermediär.

Therapie:
Entlastung der Kiefergelenke, weiche Speisen, Eingliederung einer Positionierungsschiene (Distraktionsschiene 0,9–1,5 mm). Medikamentöse Therapie: Analgetika, bei gesicherter Diagnose Antirheumatika.
Im Spätstadium der Erkrankung Bewegungsübungen, definitive prothetische Versorgung mit Gelenkentlastung und Wiederherstellung der Vertikaldimension.

Physiologische Therapie:
Wärmebehandlung, in einem späteren Stadium der Krankheit Bewegungstherapie.

Weitere Maßnahme:
Internistische Abklärung eines rheumatogenen Geschehens.

Diskusperforation

Ursache:
Eine Diskusperforation ist auf eine Kiefergelenkkompression zurückzuführen. Es ist hauptsächlich der laterale Gelenkbereich betroffen.

Symptome:
Liegt eine beschwerdefreie Diskusperforation vor, so wird von den Patienten angegeben, daß sie unter Belastung, z. B. beim Kauen, eine Verschiebung oder Vorwölbung im lateralen Kiefergelenkbereich beobachtet haben, mit und ohne knackende Geräusche. Forciert man die Druckkomponente im Gelenk (kranialer Druck auf den Kieferwinkel), kann eine Diskusperforation dadurch verifiziert werden, daß sich laterale Diskusanteile nach außen verschieben lassen.
Ist eine Diskusperforation mit Beschwerden verbunden, so sind die Symptome: Schmerzen bei Bewegungen und unter Belastung, reibende Geräusche. Im initialen Stadium ist die Unterkieferbewegung nicht eingeschränkt.

Therapie:
Die Diskusperforation wird durch eine gezielte Gelenkentlastung mit einer Positionierungsschiene behandelt. Durch die Schiene wird das Gelenk in einer Größenordnung von 0,6–1,2 mm distrahiert, wodurch eine weitere Druckbelastung auf den subchondralen Knochen und den Discus articularis verhindert werden soll. Durch diese Maßnahme kann Beschwerdefreiheit erzielt werden. Wie weit eine bestehende Diskusperforation durch die Entlastungstherapie vollständig ausheilt, d.h., daß sich die Perforation wieder schließt, ist bisher nicht bekannt.

Diskusverlagerung – bei exkursiver Kiefergelenkbewegung

Ursachen:
Die Ursachen einer Diskusverlagerung bei Öffnungsbewegung sind in zwei pathophysiologischen Mechanismen zu suchen:

1. Fibrosierungen zwischen dem Discus articularis und der Fossa glenoidalis aufgrund einer hohen Druckbelastung (Kiefergelenkkompression), die durch einen seitlichen Stützzonenverlust oder eine Infraokklusion im Seitenzahngebiet hervorgerufen werden kann. Auch parafunktionelle Tätigkeiten, Knirschen und Pressen mit hoher Druckbelastung, führen zu Verklebungserscheinungen.
2. Hypermobilität der Kiefergelenkbewegung durch eine Überdehnung des Kapsel- und Bandapparates im Sinne einer Kiefergelenkdistraktion, wobei der Diskus in seiner Bewegungsmöglichkeit hinter dem Kondylus zurückbleibt. Eine Kiefergelenkdistraktion kann auf vorzeitige Kontakte im Molarengebiet, Hypermediotrusionskontakte und auf Trainingseffekte (z. B. Singen) zurückgeführt werden.

Symptome:
Intermediäres bis terminales Kiefergelenkknacken, selten initiales Knacken bei Öffnungsbewegungen, wobei der Kondylus den Discus articularis während der Bewegung verläßt. Kiefergelenkbeschwerden sind bei dieser Art der Diskusverlagerung selten zu beobachten, falls nicht durch eine Überdehnung des Kapselapparates ein ziehender Gelenkschmerz (Kapselschmerz) eintritt.

Therapie:
Bei Beschwerden, Schmerztherapie und, entsprechend der Ursache, Kiefergelenkentlastung bei Fibrosierungserscheinungen durch Distraktionsschienen, Aufbau der seitlichen Stützzonen und bei Hypermobilität Einschränkung der Mundöffnung durch Bewegungsübungen und Okklusionsausgleich bei bestehenden vorzeitigen Kontakten und Hypermediotrusionskontakten im Molarengebiet.

Diskusverlagerung – anterior-medial mit Reposition in statischer Okklusion

Ursachen:
Diese Diskusverlagerung kann durch drei pathophysiologische Mechanismen entstehen.

1. Diskusverlagerung aufgrund einer Hyperaktivität des M. pterygoideus lateralis pars superior, wodurch der Diskus durch eine Überdehnung der bilaminären Zone nach anterior zum Kondylus verlagert wird.
2. Die mechanische Verdrängung des Diskus durch eine Retralverlagerung des Kondylus in die bilaminäre Zone durch Zwangsführung des Unterkiefers über vorzeitige Kontakte auf Protrusionsfacetten auch infolge eines Stützzonenverlustes im Molarengebiet.
3. Skelettale mechanische Verdrängung des Discus articularis durch ein überwiegendes Wachstum der Mandibula und des Kondylus gegenüber der Maxilla und der Schädelbasis, wodurch der in die bilaminäre Zone eindringende Kondylus den Discus articularis mechanisch nach anterior verdrängt.

Symptome:
Initiales bis intermediäres, oft auch reziprokes Kiefergelenkknacken bei Mundöffnung mit deutlich sprunghafter Bewegung des Kondylus über den dorsalen Diskusrand, Gelenkschmerzen, die beim Kauen auf der betroffenen Seite zunehmen, auch nach Phasen hoher parafunktioneller Tätigkeit wie nächtlichen Knirsch- und Preßphänomenen. Deutliche s-förmige Abweichung des Unterkieferinzisalpunktes bei Mundöffnung.

Therapie:
Schmerzbeseitigung durch Analgetika und Positionierung des Kondylus über eine Aufbißschiene im Discus articularis in therapeutischer Kondylenposition.

Diskusverlagerung – anterior–medial ohne Reposition in statischer Okklusion

Ursachen:
Die Ursachen entsprechen denen einer anterior-medialen Diskusverlagerung in statischer Okklusion (siehe oben); okklusal, skelettal, muskulär.

Symptome:
Blockierung der Kiefergelenkbewegung durch einen vollständig anterior-medial verlagerten Discus articularis. Die Mundöffnung ist akut auf 18–22 mm limitiert, und im Gelenk überwiegt der Anteil der Rotations- gegenüber der Translationsbewegung. Eine totale Diskusverlagerung kann akut (Diskusprolaps, Lock joint, Closed lock), aber auch schleichend eintreten. Je nach Art der Gewebeschädigung ist eine totale Diskusverlagerung mit Gelenkschmerzen verbunden.

Therapie:
Schmerzbeseitigung und muskuläre Entspannung, um eine Repositionierungstherapie mit Hilfe von Positionierungsschienen einzuleiten. Die Positionierungsschienen müssen immer getragen und regelmäßig kontrolliert werden (siehe S. 238).

Diskusverlagerung – lateral in statischer Okklusion

Ursachen:
Eine laterale Diskusverlagerung tritt infolge einer Diskusperforation im lateralen Diskusbereich auf. Durch Erhöhung der Druckkomponente im Gelenk wird der laterale Diskusanteil nach außen verdrängt.

Symptome:
Gelenkschmerzen und das Gefühl, daß sich beim Kauen oder bei Einnahme der habituellen Interkuspidation im lateralen Gelenkbereich etwas verschiebt, vorwölbt. Palpatorisch ist bei Belastung im Kiefergelenk, im lateralen Gelenkbereich, eine sich herausschiebende Vorwölbung, der Diskusanteil, zu fühlen.

Therapie:
Schmerzbeseitigung und Eingliederung einer Distraktionsschiene (0,6–1,2 mm Distraktion) zur Entlastung des betroffenen Gelenks. Langzeitbehandlung ½–1 Jahr, um eine Regeneration des Diskus zu erreichen.

Diskusverlagerung – posterior in statischer Okklusion

Ursache:
Eine posteriore Diskusverlagerung kann durch traumatische und hohe parafunktionelle Tätigkeit in exzentrischen Unterkieferstellungen hervorgerufen werden. Steht der Kondylus in einer exzentrischen Stellung – d.h., ist er über den anterioren Diskusrand getreten (siehe auch Diskusverlagerung bei exkursiven Kiefergelenkbewegungen, S. 84) – kann er in der Rückwärtsbewegung den Diskus in den posterioren Gelenkraum verschieben. D.h., es findet keine inkursive Selbstreposition statt. Da durch den posterior verlagerten Diskus der Gelenkraum ausgefüllt wird, tritt eine Infraokklusion im Seitenzahngebiet ein.

Symptome:
Plötzlich eintretende Infraokklusion auf der betroffenen Kiefergelenkseite, mit akuten Gelenkschmerzen.

Therapie:
Versuch der manuellen Reponierung über den Hippokrates-Griff und Gelenkentlastung durch Eingliederung einer Distraktionsschiene mit Distraktionswerten zwischen 0,6 und 1,2 mm. Durch diese Maßnahmen soll eine Gelenkentlastung und die Möglichkeit einer Selbstreposition des Diskus durch Auffalten ermöglicht werden. Da eine posteriore Diskusverlagerung oft mit muskulärem Spasmus verbunden ist, ist eine Muskelentspannungstherapie angezeigt.

Fibrosierung (siehe Hypomobilität)

Gesichtsschmerz – neurogen (Neuralgie, Trigeminusneuralgie)

Ursache:
Schmerzen im Projektionsgebiet eines Nerven, die auf Entzündungen und Quetschungen des Nerven zurückgeführt werden können.

Symptome:
Einschießender, stechender Schmerz von quälendem Charakter.

Befunde:
Oft keine eindeutigen funktionellen Befunde der Muskulatur und der Kiefergelenke.

Therapie:
medikamentös:	Analgetika;
Schienentherapie:	Äquilibrierungsschiene zur differentialdiagnostischen Abklärung für 8–14 Tage;
weitere Maßnahmen:	neurologische Abklärung des Schmerzgeschehens.

Heiserkeit (siehe Schluckbeschwerden, S. 332)

Hörsturz (siehe Tinnitus, S. 333)

Hypermobilität (siehe auch Kiefergelenkdistraktion)

Ursache:
Gelenkdistraktion durch vorzeitige Kontakte im Molarengebiet und Hypermediotrusionskontakte, verbunden mit Bruxismus.

Symptome:
Mundöffnung über 45 mm diskoordinierte Bewegungsmuster, Kapselschmerz durch Überdehnung.

Therapie:
Beschränkung der Unterkieferbewegung beim Gähnen usw., Äquilibrierungsschiene und anteriores Plateau zur Zentrierung des Gelenks, rhythmische Stabilisierungsübungen mit der Zunge am harten Gaumen im Bereich der Gaumenfalte, reine Rotationsbewegungen (Scharnierübungen).

Hypomobilität (Limitation, artikulär, Fibrosierungen) (siehe auch Kiefergelenkkompression)

Ursachen:
Kiefergelenkkompression mit Verklebungserscheinungen zwischen Diskus und Gelenkfläche. Auch Gelenkblutungen und Entzündungen der Synovialflüssigkeit, der Kapsel (Kapsulitis) und der artikulierenden Gelenkflächen können vorhanden sein.

Symptome:
Einschränkung der Translation im betroffenen Gelenk und damit der Unterkieferbewegung. Oft ohne Schmerzen im betroffenen, aber mit Beschwerden im kontralateralen Gelenk. Durch die Fibrosierungen nimmt die Öffnungsbewegung kontinuierlich bis Werte unter 20–22 mm SKD ab.

Therapie:
Manuelle Mobilisierung des betroffenen Gelenks mit Bewegungsübungen, Förderung der Translationsbewegung, Gelenkentlastung durch Eingliederung einer Positionierungsschiene (Distraktion in Größenordnung von 0,6–0,9 mm) mit ständiger Anpassung an sich ergebende Veränderungen.

Kiefergelenkdistraktion

Ursachen:
Eine Kiefergelenkdistraktion kann durch vorzeitige Molarenkontakte, durch Kippungen, Wanderungen, durch Elongationen, durch überkonturierte Füllungen und prothetische Versorgungen sowie durch Hypermediotrusionskontakte im Molarengebiet hervorgerufen werden.

Symptome:
Hypermobilität des Kiefergelenks mit Mundöffnungswerten über 44 mm SKD, diskoordinierten Bewegungen im Kiefergelenk, d.h. Vorwärts- und Rückwärtsbewegungen laufen nicht auf den gleichen Bahnen, und intermediäres bis terminales Knacken aufgrund einer Überdehnung des Kapsel-Bandapparates. Kiefergelenkschmerzen durch Überdehnung des Bandapparates im Sinne eines ziehenden Gelenkschmerzes.

Therapie:
Zentrierung des Kiefergelenks im Discus articularis durch eine Äquilibrierungsschiene, initial auch über ein inzisales Plateau. Einschränkung der Mundöffnung durch Mundöffnungsübungen (Zunge am Gaumen) und Einschränkung der Mundöffnung beim Gähnen durch Handunterstützung, wodurch der Kapselapparat sich wieder straffen soll. Definitiv muß eine Kiefergelenkdistraktion durch eine Einschleiftherapie bzw. konservierende oder prothetische Rekonstruktion behandelt werden.

Kiefergelenkkompression

Ursachen:
Eine Kiefergelenkkompression ist in der Regel auf den Verlust der Seitenzahnabstützung, sei sie iatrogen verursacht oder durch Zahnverlust erworben oder auf hohe parafunktionelle Tätigkeit und durch Intrusion der Seitenzähne zurückzuführen.

Symptome:
Kiefergelenkschmerzen, die bei Kiefergelenkbewegungen zunehmen. Einschränkung der Translationsbewegung im Gelenk durch Fibrosierungen und strukturelle Umwandlungen. Die Bewegungen sind mit Reibegeräuschen (sandartig) verbunden. Auch das Gefühl des »Eingerostet-seins« im Kiefergelenk weist auf eine Kiefergelenkkompression hin.

Therapie:
Schmerzbeseitigung und muskuläre Entspannung und Kiefergelenkentlastung durch Aufbau der seitlichen Abstützung oder Entlastung der Kiefergelenke über eine Distraktionsschiene mit Werten von 0,6 bis 0,9 mm.

Kopfschmerz – Spannungskopfschmerz

Ursache:
Muskelverspannung, Hartspann der Kopf- und Halsmuskulatur.

Symptome:
Kopfschmerz mit Spannungsgefühlen (Haubengefühl, fortschreitend, oft von der Nackenmuskulatur ausgehend und andere Muskelgruppen erfassend).

Befunde:
Druckempfindliche Kau- und Gesichts- bzw. Nackenmuskulatur.

Therapie:
physiotherapeutisch: Kältebehandlung,
medikamentös: frühzeitig Analgetika (Salycilate),
Schienentherapie: Äquilibrierungsschiene.

Kopfschmerz – vaskulär

Ursache:
Spasmus von Kopf- und Nackengefäßen (nicht endgültig geklärt).

Symptome:
Einschießender stechender Schmerz von quälendem Charakter mit sensorischen Begleiterscheinungen (Schwindel u.ä.).

Befunde:
Oft keine eindeutigen funktionellen Befunde der Muskulatur und der Kiefergelenke.

Therapie:
medikamentös: Analgetika mit vasodilatatorischer Wirkung,
Schienentherapie: Äquilibrierungsschiene zur differentialdiagnostischen
                          Abklärung

Limitation – arthrogen

Ursachen:
Am häufigsten verursacht durch einen nach anterior-medial total verlagerten Discus articularis ohne Reposition in statischer Okklusion. Weiterhin können strukturelle Veränderungen, Osteophyten, freie Gelenkkörper und Fibrosierungen den Bewegungsraum begrenzen.

Symptome:
Einschränkung der Mundöffnung oft unter 20 mm mit Deviation zur erkrankten Seite.

Therapie:
Entsprechend der Ursache!
physiotherapeutisch: manuelle Therapie, Bewegungsübungen;
medikamentös: (bei Schmerzzuständen)
                          Analgetika, Antirheumatika;
Schienenarten: Positionierungsschiene bei anterior-medialer
                          Diskusverlagerung, Distraktionsschiene bei
                          Strukturveränderungen;
chirurgisch: glättende Kondylotomie und Entfernung von
                          Gelenkkörpern u.a..

Limitation – muskulär

Ursachen:
Die Einschränkung der Muskelaktivität kann reflektorisch im Sinne eines Schutzreflexes erfolgen (Muskelsplinting – Muskelschienung), durch Muskelverspannungen und Muskelkontraktur infolge einer erbrachten Muskelleistung oder durch eine relative Ischämie entstehen. Auch primäre Erkrankungen eines Muskels und arthrogene Erkrankungen führen reflektorisch zu einer Ruhigstellung der Muskulatur.

Symptome:
Reduktion, Limitation der Unterkieferbewegung mit und ohne Schmerzen.

Therapie:
Entsprechend der Ursache!
physiotherapeutisch: initial Kälte, später Wärme, Bewegungsübungen, Massagen;
medikamentös: Analgetika, Muskelrelaxantien;
Schienentherapie: Äquilibrierungsschiene bei okklusaler Ursache,
Positionierungsschiene bei arthrogener Ursache.

Limitation – skelettal

Ursachen:
Einschränkung der Unterkieferbewegungen bei Verknöcherungen der Temporalissehne, des Lig. stylohyoideum, durch Hyperplasien des P. muscularis zum Arcus zygomaticus.

Symptome:
Langsam zunehmende Einschränkungen der Mundöffnung bis auf Werte weit unter 20 mm. Bei Verknöcherung des Lig. stylohyoideum Schmerzen bei Bewegung und beim Schlucken.

Therapie:
chirurgisch: Entfernung der verknöcherten Sehnen- und Muskelansätze sowie hyperplastische Veränderungen.

Masseterhypertrophie

Ursachen:
Zunahme der Muskelmasse des Masseter durch hohe isometrische parafunktionelle Muskelarbeit (Knirschen und Pressen) nahe der habituellen Interkuspidation. Oft verbunden mit retralen Kiefergelenkstellungen.

Symptome:
Zunahme der Muskelmasse im M. masseter superficialis, meist ohne weitere Beschwerden. Sonst Muskelschmerzen, Kopfschmerzen, Projektionsschmerzen der Ober- und Unterkiefermolaren.

Therapie:
physiotherapeutisch: Entspannungsübungen, Myofeedback, Muskelstretching;
medikamentös: Analgetika und Muskelrelaxantien (nur bei Beschwerden);
Schienenart: Äquilibrierungsschiene zur Vertikalerhöhung und Ausschaltung von okklusalen Störungen,
Positionierungsschiene bei Kiefergelenkfehlstellungen.

Muskelhartspann

Ursachen:
Muskelverhärtung infolge hoher Aktivität unwillkürlicher ständiger Kontraktionen nach und während Bruxismus oder Bruxomanie, aber auch durch zentralnervöse Tonussteigerung (α-Motorik) verursachter Muskelspasmus, oft nicht zu trennen vom Trismus.

Symptome:
Muskelschmerzen, Kopfschmerzen, Gesichtsschmerzen. Brettharter Muskel mit Druckempfindlichkeit. Die Bewegungen werden zögernd ausgeführt, können aber auch vollständig limitiert sein.

Therapie:

physiotherapeutisch:	Kälte, später Wärme, Kurzwelle, Massagen, Bewegungsübungen;
medikamentös:	Muskelrelaxantien (3–8 Tage), Analgetika, Anästhesie;
Schienentherapie:	Äquilibrierungsschiene.

Muskelspasmus (siehe auch Limitation – muskulär)

Ursache:
Eingeschränkte Bewegung des Unterkiefers durch nervale Blockierung der Muskulatur. Brettharte und druckempfindliche Kaumuskeln, Schwellung im Bereich der betroffenen Muskelgruppe aufgrund des arterio-venösen Staus durch den verkrampften Muskel (in seltenen Fällen auch Hämatomerscheinungen nach 2–3 Tagen).

Symptome:
Einschießender Muskelkrampf mit Schmerzen und Verspannungen.

Therapie:

physiotherapeutisch:	Kältebehandlung mehrmals täglich, Reflexmassagen, initial keine Bewegungsübungen – Ruhigstellung;
medikamentös:	Analgetika, Muskelrelaxantien, in schweren Fällen Infiltrationsanästhesie um den betroffenen Muskel mit Xylocain (keine Injektionen in das Muskelgewebe selbst, da Muskelnekrosen die Folge sein können!);
Schienentherapie:	Äquilibrierungsschiene.

Muskelverspannung (Trismus)

Ursache:
Reflektorische Verspannung der Muskulatur durch Entzündungen im umliegenden Bereich der betroffenen Muskeln (Pulpitis, Parodontitis, Myositis, Arthritis usw.). Diese Reaktion ist dem Schutzreflex gleichzusetzen. Auch an zentralnervöse Ursachen muß gedacht werden, wie Tetanus, Meningitis, Epilepsie, Hysterie.

Symptome:
Tonischer Krampf der Kaumuskulatur mit Einschränkung der Unterkieferbewegung und zu Beginn der Bewegung (Unterkieferzittern).

Therapie:
Beseitigung der Ursache, die zum Trismus führt (siehe Muskelhartspann).

Myalgien

Ursache:
Überlastung der Muskulatur durch Pressen, Knirschen und zentralnervös gesteuerter hoher Muskelaktivität.

Symptome:
Es handelt sich um ständige oder in Zeiten hoher Belastung auftretende dumpfe Schmerzen im Muskel. Diese Schmerzen nehmen bei Bewegungen (Kaubewegungen, Sprechen usw.) zu, dynamische Schmerzen. Die Muskeln weisen Palpationsempfindlichkeit auf, und es können diskoordinierte Muskelbewegungen vorliegen bis zum Tremor.

Therapie:

physiotherapeutisch:	Massagen, Wärme/Kälte, Bewegungsübungen;
medikamentös:	Sedativa,
	Muskelrelaxantien für 1–3 Tage;
Schienentherapie:	Reflexschiene (zeitweise),
	Äquilibrierungsschiene (längere Behandlung).

Myopathie

Ursache: (siehe oben)

Symptome:
Flächiger Muskelschmerz, Kopfschmerz, Gesichtsschmerz, oft auch ausstrahlende Schmerzen (siehe Projektionsschmerz, S. 97).

Therapie:

physiotherapeutisch:	Muskelmassagen;
	Thermotherapie: Wärme bei chronischen Schmerzen,
	Kälte bei initialen Schmerzen und Muskelspasmus;
medikamentös:	Analgetika,
	in seltenen Fällen Muskelrelaxantien;
Schienentherapie:	initial uneingeschliffene Miniplastschiene für 3–8 Tage,
	die anschließend äquilibriert eingeschliffen wird,
	Äquilibrierungschiene nach einem Relaxierungsregistrat
	oder einem myofunktionellen Registrat.

Myogelosen, Myofibrosen

Ursache:
Nekrotisiertes (abakteriell) und bindegewebig ersetztes Muskelgewebe durch Überlastungskontraktion.

Symptome:
Kleine bis kirschgroße druckempfindliche Knoten im Muskel, die sich vom übrigen Muskelgewebe klar abgrenzen lassen. Muskelschmerzen (oft nur bei Palpieren der Myogelosen).

Therapie:

physiotherapeutisch:	Massagen, Wärme, bei eingeschränkter Bewegung Bewegungsübungen;
medikamentös:	Analgetika/Antiphlogistika;
Schienentherapie:	Äquilibrierungsschiene.

Myositis

Ursache:
Die Myositis kann infektiöse, aber auch nichtinfektiöse Ursachen haben. Bei letzterem tritt sie durch Überlastung und Hyperaktivität im Sinne der abakteriellen Entzündung eines Muskels auf.

Symptome:
Es besteht ein ständiger oder langandauernder Muskelschmerz, der dumpf bis ziehend sein kann. Der betroffene Muskel ist angeschwollen und zeigt Verspannungserscheinungen (Spasmus). Der Muskel ist hoch druckempfindlich.

Therapie:

physiotherapeutisch:	Massage (oft stark schmerzhaft), akut Kälteanwendung, chronisch Kurzwelle oder Wärme;
medikamentös:	chemotherapeutisch (nur bei infektiöser Myositis), Analgetika/Antiphlogistika.

Nausea (siehe Tinnitus, S. 333)

Polyarthritis – akut

Ursache:
Gelenkerkrankung des rheumatischen Formenkreises (siehe S. 48).

Symptom:
Stechende Schmerzen im Kiefergelenk, die bei Bewegung zunehmen.

Therapie:

physiotherapeutisch:	Ruhigstellung, Kältetherapie, kalte feuchte Umschläge;
medikamentös:	Salicylate, Indometazin, Diclofenac;
Schienentherapie:	Distraktionsschiene 0,6–1,2 mm.

Polyarthritis – chronisch (progressive chronische Polyarthritis, PCP)

Ursache:
Gelenkerkrankung des rheumatischen Formenkreises (s. S. 48).

Symptom:
Schubweise auftretende stechende Gelenkschmerzen, die im Laufe der Zeit an Intensität zunehmen mit entzündlicher Gelenkschwellung und Einschränkung der Translationsbewegung (Mundöffnung unter 18 mm).

Therapie:

physiotherapeutisch:	hyperämisierende Maßnahmen, Wärmetherapie (z. B. Rheumasan-Einreibung), Bewegungsübungen;
medikamentös:	Analgetika/Antiphlogistika, Indometacin, Glucocorticoide;
Schienentherapie:	Distraktionsschiene 0,6–1,5 mm.

Schluckbeschwerden, Heiserkeit

Ursache:
Hyperaktivität der infrahyoidalen Muskulatur durch Fehlhaltungen des Kopfes, des Unterkiefers und damit auch der Kiefergelenke und des Zungenbeins.
Diese Hyperaktivität der infrahyoidalen Muskulatur kann auf hohe parafunktionelle Tätigkeit, wie Pressen und Knirschen, aber auch auf eine fehlerhafte Kieferrelation und statische wie dynamische Okklusionsstörung zurückgeführt werden. Immer in den Fällen, wo die infra- und suprahyoidale Muskulatur im Wechselspiel mit der Zunge zu einer Stabilisierung der Unterkieferlage herangezogen wird, kann es zu Mißempfindungen kommen. Deshalb ist es notwendig, differentialdiagnostisch zu entscheiden, ob die Hyperaktivität dieser Muskelgruppen ausschließlich auf eine kraniomandibuläre Fehlstellung oder Fehlfunktion zurückzuführen ist oder kraniovertebrale, kraniozervikale Dysfunktionen hierfür verantwortlich gemacht werden können. Auch psychosomatische Ursachen können diese Symptomatik bewirken.

Symptome:
Mißempfindungen im Larynx-Pharynx-Bereich wie Schluckbeschwerden, Heiserkeit, Rachen-, Zungenbrennen u.a.

Therapie:
Die Therapie von Mißempfindungen im Larynx-Pharynx-Bereich werden durch eine Änderung der Kieferrelation mit Hilfe von Äquilibrierungs- oder Positionierungsschienen behandelt. Tritt während der Aufbißschienentherapie keine Änderung im Beschwerdebild auf, weder Verschlechterung noch Verbesserung, so ist konsiliarisch nach primären Ursachen bzw. nach Funktionsstörungen im kraniovertebralen Bereich zu suchen.

Styloid-Syndrom (Eagle-Syndrom)

Ursache:
Eine Verlängerung des P. styloideus durch eine kontinuierlich eintretende Verknöcherung des Lig. stylohyoideum wird als »Eagle-Syndrom« bezeichnet und führt zu einer funktionellen Beeinträchtigung besonders bei Unterkieferbewegungen.

Symptome:
Schluckbeschwerden, Glossodynien, Kopfschmerzen und das Gefühl der Heiserkeit sind ein Hinweis auf ein bestehendes Styloid-Syndrom. Die Patienten haben Schmerzen stechender Art im pharyngealen Bereich, die bei Unterkieferbewegungen zunehmen. Häufig wird von den Patienten bei Unterkieferbewegungen ein leicht knackendes Geräusch empfunden, was auf Pseudarthrosen im Bereich des verknöchernden P. styloideus zurückzuführen ist. Eine Druckschmerzhaftigkeit im Bereich der Fossa tonsillaris kann auch ein Hinweis auf ein Eagle-Syndrom sein. Die einfachste Darstellung eines verknöchernden

Lig. stylohyoideum gelingt über das Orthopantomogramm oder die Panoramaröntgenaufnahme. Sowohl einseitig wie auch beidseitig kann eine Verknöcherung des Lig. stylohyoideum vorliegen.

Therapie:
Einzige Möglichkeit der Behandlung eines Styloid-Syndroms ist die operative Entfernung, die von extraoral, aber auch von intraoral durchgeführt werden kann.

Tendomyose

Ursache:
Mikrotrauma der Sehnen durch Hyperaktivität des entsprechenden Muskels.

Symptome:
Muskelschmerz, Kopfschmerz, Gesichtsschmerz.

Befunde:
Druckempfindlichkeit des Sehnenansatzes, auch des Muskels selbst. Eingeschränkte Unterkieferbewegung.

Therapie:
Siehe Myopathie.

Tinnitus, Nausea, Hörsturz

Ursache:
Mißempfindungen im Bereich des Ohrorgans, wie Ohrgeräusche, Schwindel und Verlust des Hörvermögens, können, wenn keine primäre Ursache gefunden wird, auch infolge funktioneller Störungen im kraniomandibulären System auftreten. Dabei können diese Ohrsymptome auf die enge nachbarliche Beziehung zwischen dem Kiefergelenk und dem Ohrorgan zurückgeführt werden. Zum einen können Ohrsymptome durch eine Quetschung des N. auriculotemporalis eintreten oder durch eine Reizung dieses Nerven aufgrund einer Hyperaktivität des M. pterygoideus lateralis. So kann durch eine Kiefergelenkkompression oder retrokraniale Verlagerung des Kondylus in die bilaminäre Zone der Nerv bei seinem Eintritt in die Glaser-Spalte, die sich im retralen kondylären Bereich befindet, gequetscht werden. Andere Autoren schließen eine neuralgiforme Art von Ohrsymptomen durch das Kiefergelenk aus.

Symptome:
Tinnitus (Ohrgeräusche), Nausea (Übelkeit, Schwindel) und Hörsturz.

Therapie:
Die Therapie von otogenen Mißempfindungen und Funktionsstörungen richtet sich nach funktionellen Kiefergelenk- und Muskelbefunden. Tritt unter einer Aufbißschienentherapie zur muskulären Entlastung oder nach Kiefergelenkpositionierung keine Änderung im otogenen Symptombild ein, müssen andere Ursachen für die Erkrankung gesucht werden (siehe Neuropathien, S. 92).

Wangenbrennen (siehe Zungenbrennen)

Zahnschmerz – funktionell

Ursachen:
Überlastung des Zahnes durch vorzeitige Kontakte, Laterotrusions- und Mediotrusionsstörungen, besonders nach starken parafunktionellen Preß- und Knirschphasen.

Symptome:
Akut auftretender Zahnschmerz ohne erkennbare primäre Ursache, der unter Belastung des Zahnes (Perkussion, Auslenkung) zunimmt. Auch eine Temperaturempfindlichkeit, besonders auf Kälte, ist nachweisbar.

Therapie:
Eingliederung einer Reflex- oder Äquilibrierungsschiene für einige Tage, anschließend nach instrumenteller Funktionsanalyse Beseitigung von statischen oder dynamischen Okklusionsstörungen.

Zungenbrennen, Wangenbrennen, Metallgeschmack

Ursachen:
Die Entstehung von Mißempfindungen der Zunge kann vielfältige Ursachen haben. Hierzu zählen toxische, allergologische Reaktionen aufgrund der eingegliederten Materialien, Mißempfindungen, die auf galvanische oder Lokalelementbildungen zurückzuführen sind, aber auch hormonelle oder psychosomatische Reaktionen, die die geschilderten Sensationen auslösen. Funktionell kann das Zungenbrennen auf eine Hyperaktivität der Zunge durch eine falsch eingestellte oder erworbene Kieferrelation entstehen.

Symptom:
Ständig oder unter Funktion zunehmende Mißempfindungen, die besonders nach Eingliederung von Zahnersatz zu beobachten sind.

Therapie:
Ausschluß von exogenen und endogenen Faktoren für die Mißempfindung und bei Verdacht auf fehlerhafte Kieferrelation Änderung durch Entfernung des herausnehmbaren Zahnersatzes für einige Tage bzw. Eingliederung einer Äquilibrierungsschiene zum Okklusionsausgleich. Tritt unter dieser Behandlung keine Änderung im Symptombild auf, d.h. weder Verschlechterung noch Verbesserung geschildert, muß nach anderen Ursachen wie endogenen Faktoren oder psychosomatischen Auffälligkeiten gesucht werden. Tritt eine Änderung im Symptomcharakter auf, können Funktionsstörungen in der statischen und dynamischen Okklusion oder falschen Kieferrelation als ursächlich angesehen werden. In diesen Fällen kann durch eine Aufbißschienentherapie (Äquilibrierungsschiene) mit einer anschließenden okklusalen Adjustierung Beschwerdefreiheit erzielt werden.

Terminologie

der Nomenklaturkommission der Arbeitsgemeinschaft für Funktionsdiagnostik innerhalb der Deutschen Gesellschaft für Zahn-, Mund- und Kieferkrankheiten (November 1991)

1. **Okklusion**
jeder Kontakt zwischen Zähnen des Ober- und Unterkiefers

1.1. *statische Okklusion*
Zahnkontakte ohne Bewegung des Unterkiefers

1.1.1. *maximale Interkuspidation*
statische Okklusion mit maximalem Vielpunktkontakt

1.1.2. *habituelle Okklusion*
gewohnheitsmäßig eingenommene statische Okklusion

1.1.3. *zentrische Okklusion*
maximale Interkuspidation bei zentrischer Kondylenposition

1.2. *dynamische Okklusion*
Zahnkontakte bei Bewegung des Unterkiefers

1.2.1. *Frontzahnführung*
dynamische Okklusion zwischen Ober- und Unterkieferfrontzähnen

1.2.2. *Eckzahnführung*
dynamische Okklusion zwischen Ober- und Unterkiefereckzähnen

1.2.3. *Gruppenführung*
dynamische Okklusion zwischen mehreren Zähnen auf der Laterotrusionsseite

2. **Zentrische Kondylenposition**
kranio-ventrale, nicht seitenverschobene Position beider Kondylen bei physiologischer Kondylus-Diskus-Relation und physiologischer Belastung der beteiligten Gewebe

3. **Scharnierachse**
dem Unterkiefer zugeordnete, ortsfeste Drehachse bei Öffnungs- und Schließbewegung des Unterkiefers

3.1. *zentrische Scharnierachse*
in zentrischer Kondylenposition bestimmte Scharnierachse

4. **Kondylenbahn**
dreidimensionale Bewegungsbahn(en) des Kondylus im schädelbezogenen Koordinatensystem

5. **Scharnierachsenbahn**
dreidimensionale Bewegungsbahn der Scharnierachse im schädelbezogenen Koordinatensystem am Ort der Aufzeichnung

6.   Interkondylarachse
die durch den geometrischen Mittelpunkt beider Kondylen verlaufende Verbindungslinie

7.   Unterkieferbewegungen

7.1.   *Protrusion*
Bewegung des Unterkiefers in ventraler Richtung

7.2.   *Retrusion*
Bewegung des Unterkiefers in dorsaler Richtung

7.3.   *Laterotrusion*
Bewegung einer Unterkieferseite von der Medianebene weg

7.4.   *Mediotrusion*
Bewegung einer Unterkieferseite zur Medianebene hin

7.5.   *Laterotrusionsseite*
die Seite, bei der sich der Unterkiefer von der Medianebene nach lateral bewegt

7.6.   *Mediotrusionsseite*
die Seite, bei der sich der Unterkiefer zu der Medianebene hin bewegt

7.7.   *Bennett-Bewegung*
seitliches Versetzen des Laterotrusionskondylus während einer Laterotrusionsbewegung des Unterkiefers

7.8.   *Bennett-Winkel*
in der Horizontalebene gemessener Winkel, zwischen der Sagittalrichtung und der Verbindungslinie vom Startpunkt zu einem jeweiligen Punkt auf der Mediotrusionsbahn des Kondylus

8.   Kieferrelationsbestimmung
dreidimensionale Zuordnung des Unterkiefers zum Oberkiefer

9.   Ruhelage
unbewußte Abstandshaltung des Unterkiefers vom Oberkiefer bei aufrechter Kopf- und Körperhaltung

10.   Okklusionsebene
Ebene, die durch den unteren Inzisalpunkt und durch die disto-bukkalen Höcker der zweiten unteren Molaren festgelegt ist

11.   Okklusionskonzepte

11.1.   *Frontzahngeschützte Okklusion*
Okklusionskonzept mit Frontzahnführung, die zur Disklusion aller übrigen Zähne führt

11.2.   *Eckzahngeschützte Okklusion*
Okklusionskonzept mit Eckzahnführung, die zur Disklusion aller übrigen Zähne führt

11.3.   *unilateral balancierte Okklusion*
Okklusionskonzept mit Führung aller Zähne der Laterotrusionsseite, die zur Disklusion aller übrigen Zähne führt

11.4.   *bilateral balancierte Okklusion*
Okklusionskonzept mit Führung aller Zähne bei Unterkieferbewegungen

12.   Okklusionsstörungen

12.1.   *Nonokklusion*
fehlender Antagonistenkontakt

12.2.   *Vorkontakt*
vorzeitiger Kontakt eines Zahnes oder einer Zahngruppe

12.2.1   *Vorkontakt, zentrisch*
vorzeitiger Kontakt eines Zahnes oder einer Zahngruppe, die den Unterkiefer aus der zentrischen Kondylenposition in eine Zwangsposition führt

13.   Kiefergelenkstörungen

13.1.   *Kondylenhypermobilität*
der Kondylus bewegt sich bis vor das Tuberculum articulare

13.2.   *Kondylusluxation*
der Kondylus tritt vor das Tuberculum articulare und bleibt in dieser Stellung

14.   Diskusverlagerung
unphysiologische Lagebeziehung des Diskus in Relation zum Kondylus. Diese können sein: partiell oder total, mit und ohne Reposition, in maximaler Interkuspidation oder bei exkursiven Unterkieferbewegungen.

15.   Störungen in der Unterkieferbewegung

15.1.   *Limitation*
Einschränkung des physiologischen Unterkieferbewegung

15.2.   *Deviation*
Abweichung des Inzisalpunktes während der Unterkieferöffnungsbewegungen mit Rückkehr in die Medianebene

15.3.   *Deflexion*
Abweichung des Inzisalpunktes zu einer Seite während Unterkieferöffnungsbewegung ohne Rückkehr zur Medianebene.

Begriffe, die nicht mehr verwendet werden sollten

Alte Begriffe	*Neue Begriffe*
Artikulation	dynamische Okklusion
Diskusluxation	Diskusverlagerung
Diskusprolaps	totale anterior-mediale Diskusverlagerung in habitueller Interkuspidation ohne Reposition
Diskussubluxation	totale anterior-mediale Diskusverlagerung in habitueller Interkuspidation mit Reposition
Diskusluxation in Exzentrik	Diskusverlagerung bei exkursiver Unterkieferbewegung
Diskusluxation in Zentrik	Diskusverlagerung in habitueller Interkuspidation
Kondylussubluxation	Kondylusluxation
Schlußbiß	habituelle Interkuspidation
Schlußokklusion	habituelle Interkuspidation
terminale Scharnierachse	Scharnierachse
Bißnahme	Kieferrelationsbestimmung
Bißschablone	Registrierschablonen
Ruheschwebe	Ruhelage

Begriffe, die darüber hinaus im Lehrbuch verwendet werden

PaKP = pathologische Kondylenposition
Lage der Kondylen in einer nicht physiologischen Stellung, die durch den Zahnreihenschluß oder durch traumatische Einwirkungen hervorgerufen wird. Die Kondylen sind einseitig oder beidseitig nach retral, ventral, kaudal oder kranial verlagert oder es besteht eine Verlagerung zwischen der Diskus-Kondylus-Einheit (intrakapsuläre Verlagerung).

ThKP = therapeutische Kondylenposition
Positionierung der Kiefergelenke bei gestörter Lagebeziehung zwischen Kondylus zu Diskus oder Kondylus-Diskus-Einheit zur Fossa glenoidalis bei Beschwerden im Kiefergelenkbereich. Je nach Art der Störung wird über eine Positionierungsschiene eine Lagebeziehung gewählt, die zur Entlastung im Kiefergelenkbereich oder Reposition führt, in funktioneller Übereinstimmung mit der Kaumuskulatur. Die ThKP kann während der Behandlung in eine funktionelle Kondylenposition übergehen.

Immediat side shift = ISS
Laterales Versetzen der Kiefergelenke am Anfang einer Seitwärtsbewegung (Bennett-Bewegung).

Induzierte side shift = ISS
Laterales Versetzen der Kiefergelenke unter mandibulärer Führung, um den lateralen Gelenkspielraum auszumessen.

Silent period
Innervationsstille im Summen-Aktionspotential während Muskelaktivität durch reflektorische Blockierung der Alpha-Motoneurone.

Muskel-Splinting (Limitation – muskulär)
Reflektorisches Ruhigstellen der Muskulatur als Schutz vor Überlastungen oder vor Schmerz; kann auch durch Rezeptoren aus dem Kiefergelenk hervorgerufen werden.

Limitation – arthrogen

Einschränkung der Unterkieferbewegung durch intrakapsuläre Blockierung der Translationsbewegung in einem oder beiden Kiefergelenken oder durch Muskelsplinting.

Diskoordination

Abweichungen des Unterkiefers bei Öffnungs-, Protrusions- und Lateralbewegungen von einer geraden Bahn zu einer oder beiden Kieferseiten durch intrakapsuläre Dysfunktion oder muskuläre Inkoordination (Hypermobilität).

Lock joint

Blockierung der Unterkieferbewegung durch einen akut anterior verlagerten Discus articularis.

Closed lock

Vollständige Bewegungseinschränkung der Kiefergelenke, die entweder durch einen lock joint oder durch ein splinting der Muskulatur verursacht werden kann (s. Limitation).

Joint play

Bewegungsspiel im Kiefergelenk, gemeint ist der Bewegungsraum, der durch die Gelenkkapsel ermöglicht wird. Ist kein joint play vorhanden, deutet dies auf eine Kapselstraffung hin, die verschiedene Ursachen haben kann.

End feel

Endgefühl im Bewegungsablauf des Kiefergelenks; gemeint ist, ob der Unterkiefer bei maximaler Öffnung manuell weiter geöffnet werden kann oder nicht. Ist dies nicht möglich, schließt man auf ein arthrogenes Geschehen, ist es in der Größenordnung von 1–3 mm möglich, auf eine myogene Funktionseinschränkung. Das End feel wird somit differentialdiagnostisch genutzt, um zwischen arthrogener und myogener Limitation zu unterscheiden.

Registrierbehelfe (früher Bißschablone)

Registrate bzw. Registrierschablonen zur Festlegung der vertikalen und horizontalen Kieferrelation aus Wachs (Beauty pink) oder Kunststoff.

Minipantographie (auch Axiographie, Rotographie, usw.)

Zweidimensionale Erfassung der Unterkiefer- und damit der Kiefergelenkbewegung in sagittal-vertikaler Richtung mit Gesichtsbogen, wie Quickanalyser (Panadent), Axiograph (SAM), Rotograph (Girrbach).

Pantographie (elektronische Pantographie)

Räumliche Erfassung der Unterkiefer- und damit der Kiefergelenkbewegung in sagittaler, vertikaler und transversaler Richtung mit Gesichtsbögen (Pantographen, elektronische Registriersysteme).

Schädelbezugsebene (SBE)

Referenzebene für die schädelbezügliche Übertragung von Modellen in den Artikulator, für die metrische Bestimmung der Kondylarbewegung und die Vermessung von Schädelbezugspunkten (Fernröntgenanalyse). Als Schädelbezugsebene werden die Frankfurter Horizontale, die Scharnierachs-Orbital-Ebene (SOE), die Gesichtsmittenhorizontale und die Camper-Ebene verwendet.

KLINISCHER FUNKTIONSSTATUS
der Arbeitsgemeinschaft für Funktionsdiagnostik in der DGZMK

Name, Vorname

Praxisstempel

Anschrift

Geburtsdatum

Telefon

VORGESCHICHTE

Datum

	ja	nein
1. Liegt eine Allgemeinerkrankung vor?	☐	☐
2. Nehmen Sie Medikamente?	☐	☐
3. Erlitten Sie einen Unfall oder Schlag?	☐	☐
4. Waren/sind Sie letztes Jahr in Behandlung bei einem		
Zahnarzt?	☐	☐
Arzt?	☐	☐
Facharzt?	☐	☐
5. Haben Sie Schmerzen oder Beschwerden im/am		
Kopf (allgemein)?	☐	☐
Nacken?	☐	☐
Ohrbereich/Kiefergelenke?	☐	☐
Schläfen?	☐	☐
Andere, wo?	☐	☐
6. Beeinflussen Ihre Beschwerden Ihr Wohlbefinden		
oder Ihre Leistungsfähigkeit?	☐	☐
7. Kiefergelenkgeräusche seit?	☐	☐
8. Sind ein oder mehrere Zähne schmerzhaft/empfindlich?	☐	☐
9. Waren/sind Kauen oder Mundöffnung behindert?	☐	☐
10. Können Sie mit den Zähnen knirschen/pressen?	☐	☐

Schmerzlokalisation

(nach Angaben des Patienten)

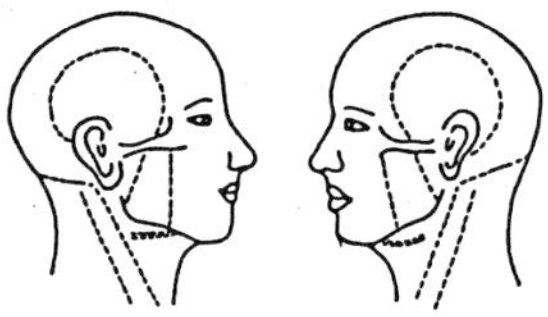

ausstrahlend = ↗

ANGABEN ZUR ANAMNESE

DIAGNOSE(N)

WEITERE DIAGNOSTISCHE MASSNAHMEN

BEFUNDE

1. GELENKGERÄUSCHE

☐ ja   ☐ nein

| R = Reiben |
| K = Knacken |

R öffnen L

R	K		R	K

	initial	terminal
	interm.	interm.
	terminal	initial

R schließen L

R	K		R	K

☐ Andere _____

2. PALPATION

| 1 = Mißempfinden |
| 2 = Schmerz |

	R	L
Kiefergelenk von lateral		
von dorsal		
M. masseter prof.		
superfic.		
M. temporalis ant.		
post.		
Suboccip.-/Nackenmusk.		
M. trapezius		
M. sternocleidomast.		
M. digastr. venter post.		
Temporalissehne		
M. pterygoid. lat.		
med.		
Mundboden		
Zunge		

3. MOBILITÄT DES UK

| 1 = behindert |
| 2 = schmerzh. |

	mm	1	2
SKD aktiv			
passiv			
RL			
LL			
P			
Schließen in RP			

Sprechabstand	
mm	

4. ZAHNSTATUS

8	7	6	5	4	3	2	1	1	2	3	4	5	6	7	8

5. KLINISCHE OKKLUSIONSPRÜFUNG

	ja	nein
IP – stabil		
IP ≙ RP		

Gleiten RP / IP   (in mm) _____

RL	P	LL

Vorzeitige Kontakte | Frontzahnüberbiß

IP	
RP	
RL	
LL	
P	

horizontal
(ant.-
post.)   mm

vertikal
(cranio-
caudal)   mm

6. PARODONTALER BEFUND

Lockerungen ☐

gesund ☐   Entzündungs-
zeichen ☐

7. PARAFUNKTIONEN

_____
_____
_____

8. KLINISCHE REAKTIONSTESTS
(z. B. Resilienztest, Provokationstest)

_____
_____
_____
_____

9. WEITERE BEFUNDE

_____
_____
_____
_____
_____
_____
_____

Name, Vorname	Praxisstempel
Anschrift	

Geburtsdatum	Telefon	

Datum

Der klinische Funktionsstatus wurde am _____
auf dem Formblatt erhoben. Es wurde dem Krankenblatt zur
Dokumentation beigefügt.

Die GOZ-Positionen   800 ☐   801 ☐   802 ☐   803 ☐   804 ☐
                      805 ☐   807 ☐   808 ☐   809 ☐   810 ☐

wurden aus folgender Indikation durchgeführt:

☐ Es liegt eine Kiefergelenk-/Muskelerkrankung
          ☐ leichter   ☐ mittlerer   ☐ schwerer Art vor.

☐ Ungleichmäßige Belastungsverhältnisse in Zusammenhang
  mit Zahnbetterkrankung (Parodontopathie).

☐ Ungleichmäßige Belastungsverhältnisse in Zusammenhang
  mit Zahn-/Kieferfehlstellung (Dysgnathie).

☐ Umfangreiche Gebißsanierung
  Planung:

8	7	6	5	4	3	2	1	1	2	3	4	5	6	7	8

F = Füllung   B = Brückenglied
K = Krone/Teilkrone   E = ersetzter Zahn
T = Teleskopkrone   H = Halteelement
f = fehlender Zahn   )(= Lückenschluß

☐ Umfangreiche kieferorthopädische/kieferchirurgische Behandlung
☐ Sonstige Indikation.   Begründung: _____

_____

_____

_____

_____

_____

_____

Datum   Unterschrift

Klinischer Funktionsstatus

Name , Adresse (Aufkleber)	Datum : _____
	Untersucher : _____
	Behandler : _____

VORGESCHICHTE

Überw.: ja .... nein ....
HA .... HZA .... Klinik ....

              ja   nein

1. Liegt eine Allgemeinerkrankung vor ? ☐ ☐
2. Nehmen Sie Medikamente ? ☐ ☐
3. Erlitten Sie einen Unfall oder Schlag ? ☐ ☐
4. Waren / sind Sie letztes Jahr in Behandlung bei

    Zahnarzt ? ☐ ☐

    Arzt ? ☐ ☐

    Facharzt ? ☐ ☐

5. Haben Sie Schmerzen oder Beschwerden im / am

    Kopf (allgemein) ? ☐ ☐

    Nacken ? ☐ ☐

    Ohrbereich / Kiefergelenke ? ☐ ☐

    Schläfen ? ☐ ☐

    Andere wo ? _____ ☐ ☐

6. Beeinflussen Ihre Beschwerden Ihr Wohlbefinden oder Ihre Leistungsfähigkeit ? ☐ ☐
7. Kiefergelenkgeräusche seit ? _____ ☐ ☐
8. Sind ein oder mehrere Zähne schmerzhaft / empfindlich ? ☐ ☐
9. Waren / sind Kauen oder Mundöffnung behindert ? ☐ ☐
10. Können Sie mit den Zähnen knirschen / pressen ? ☐ ☐

Befund seit wann ....

Wo : Gelenk .... Muskel ....
    Zähne .... Kopf .... HWS ....

Wie : _____
Wann : _____
Wie oft : _____

Schmerzlokalisation
(nach Angaben des Patienten)

ausstrahlend - /

Anamnese: _____
_____
_____
_____

Andere Erkr. :	Ohr :	Schmerz .... Tinitus	Nausea	Schwerhör. ....
	Kopf :	Schmerz .... Migräne	Schwindel	Trauma ....
	HWS :	Schmerz .... Verspann.	Luxat.	Trauma ....

Stress ja .... nein ....   **Schlaflosigkeit**   ja .... nein .... Med. ....

Habits ....   **Schlafgewohnheit**   ....

Vorbehandlung   ja ... nein ... mit was _____

Erfolg   besser ....   gleich ....   schlechter ....

Zahnersatz   festsitzend ....   kombiniert ....   herausnehmb. ....
    total ....   zahnlos .... (OK .... UK ....)   wie lang ....

Bemerkung   Kons .... Proth .... Chir .... Kfo ..... and. _____

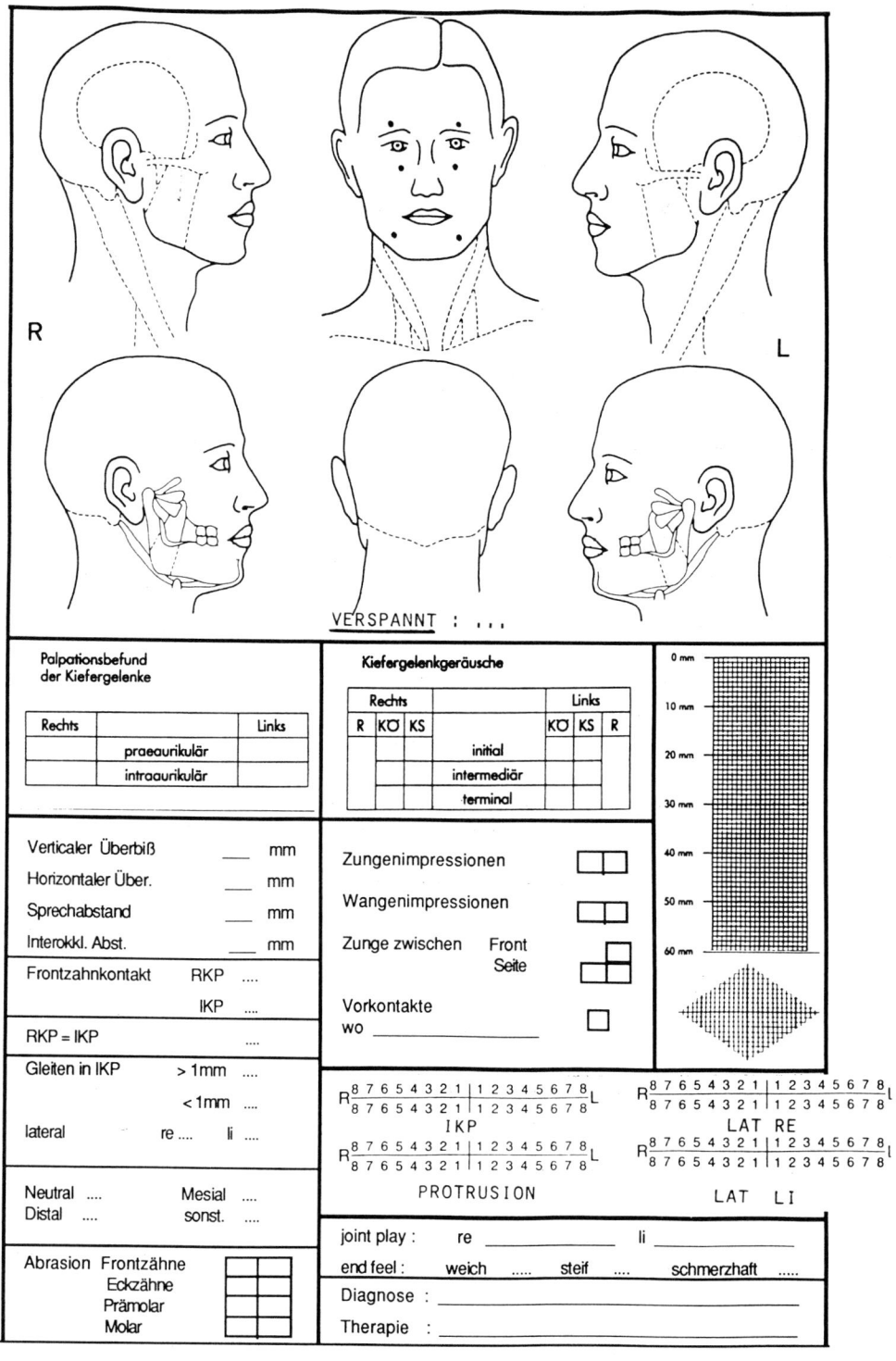

VERSPANNT : ...

Palpationsbefund der Kiefergelenke

Rechts		Links
	praeaurikulär	
	intraaurikulär	

Kiefergelenkgeräusche

Rechts				Links		
R	Kʊ	KS		Kʊ	KS	R
			initial			
			intermediär			
			terminal			

```
0 mm
10 mm
20 mm
30 mm
40 mm
50 mm
60 mm
```

Verticaler Überbiß ___ mm

Horizontaler Über. ___ mm

Sprechabstand ___ mm

Interokkl. Abst. ___ mm

Frontzahnkontakt RKP ....

                  IKP ....

RKP = IKP ....

Gleiten in IKP > 1mm ....

                < 1mm ....

lateral re .... li ....

Neutral ....   Mesial ....

Distal ....   sonst. ....

Abrasion Frontzähne
         Eckzähne
         Prämolar
         Molar

Zungenimpressionen

Wangenimpressionen

Zunge zwischen   Front
                  Seite

Vorkontakte
wo _____

```
  8 7 6 5 4 3 2 1 | 1 2 3 4 5 6 7 8
R ─────────────────┼──────────────── L
  8 7 6 5 4 3 2 1 | 1 2 3 4 5 6 7 8
            I K P
  8 7 6 5 4 3 2 1 | 1 2 3 4 5 6 7 8
R ─────────────────┼──────────────── L
  8 7 6 5 4 3 2 1 | 1 2 3 4 5 6 7 8
         PROTRUSION
```

```
  8 7 6 5 4 3 2 1 | 1 2 3 4 5 6 7 8
R ─────────────────┼──────────────── L
  8 7 6 5 4 3 2 1 | 1 2 3 4 5 6 7 8
            LAT RE
  8 7 6 5 4 3 2 1 | 1 2 3 4 5 6 7 8
R ─────────────────┼──────────────── L
  8 7 6 5 4 3 2 1 | 1 2 3 4 5 6 7 8
          LAT   LI
```

joint play :   re _____   li _____

end feel :   weich .....   steif ....   schmerzhaft .....

Diagnose : _____

Therapie : _____

Literatur

[1] *Adams, S.H., Zander, H.A.:* Functional tooth contacts in lateral and in centric occlusion. J Am Dent Ass 69, 465–473 (1964)

[2] *Adler, Ch.S., Adler, Sh.M.:* Biofeedback psychotherapy for treatment of headaches: A 5years follow-up. Headache 16, 189 (1976)

[3] *Adler, R.H.:* Schmerz bei Tumorpatienten, Diagnostik und medikamentöse Therapie. Schweiz Rundsch Med 72, 1301 (1983)

[4] *Agerberg, G., Helkimo, M.:* Symptomatology of patients referred for mandibular dysfunction: evaluation with the aid of a questionnaire. J Craniomandibular Pract 5, 157–169 (1987)

[5] *Ahlgren, J.:* Pattern of chewing and malocclusion of teeth. A clinical study. Acta Odont Scand 25, 3–13 (1967)

[6] *Ahlgren, J., Öwall, B.:* Muscular activity and chewing force: A polygraphic study of human mandibular movements. Arch Oral Biol 15, 271–280 (1970)

[7] *Anderson, B.:* Stretching. Heyne, München 1980

[8] *Anderson, D.J.:* Measurement of stress in mastication. Part II J Dent Res 35, 671–673 (1956)

[9] *Anderson, D.J.:* Tooth contact during chewing. J Dent Res 36, 21–26 (1957)

[10] *Anderson, G.C., Schulte, J.K., Goodkind, R.J.:* Comperative study of two treatment methods for internal derangement of the temporomandibular joint. J Prosthet Dent 53, 392 (1985)

[11] *Arnaudow, M.:* Grundsätzliches zur deformierenden Arthropathie des Kiefergelenks. Dtsch Zahnärztl Z 18, 369–373 (1962)

[12] *Arnaudow, M.:* Über pathogenetische Zusammenhänge zwischen Gebiß und Arthrosis deformans des Kiefergelenks. Dtsch Zahnärztl Z 17, 1392–1398 (1963)

[13] *Axhausen, G.:* Pathologie und Therapie des Kiefergelenks. Fortschr Zahnheilk 7, 199–215 (1931)

[14] *Bahnemann, F.:* Über Para- und Dysfunktionen beim Gnatho-Vertebral-Syndrom und die Möglichkeiten ihrer Therapie. Zahnärztl Mitt 20, 1005–1010 (1973)

[15] *Bahr, F. R.:* Ohr-Akupunktur. Schweizer Verlagshaus, Zürich 1976

[16] *Balters, W.:* Ausgewählte Schriften und Vorträge. Haug, Heidelberg 1973

[17] *Beck, Chl.:* Anatomie und Histologie des Ohres. In: Hals-Nasen-Ohrenheilkunde in Praxis und Klinik. Thieme, Stuttgart 1979

[18] *Beck, H., Schadbauer, E.:* Der Einfluß von Elastics auf das Kiefergelenk. Z Stomatol 87, 23 (1990)

[19] *Bergersen, E.O.:* The directions of facial growth from infancy to adulthood. Angle Orthodont 36, 18–43 (1966)

[20] *Bickert-Müller, R.:* Klinische Ergebnisse der temporären Entlastungstherapie bei Funktionsstörungen der Kiefergelenke. Dtsch Zahnärztl Z 31, 706–711 (1976)

[21] *Björk, A.:* Prediction of mandibular growth rotation. Am J Orthod 55, 585 (1969)

[22] *Blackwood, H.J.:* Cellular remodelling articular tissue. J Dent Res 45, 480–489 (1966)

[23] *Boos, R.:* Intermaxillary relation established by biting power. J Am Dent Assoc 2, 1192–1199 (1940)

[24] *Broderson, St.P.:* Anterior guidance – the key to successful occlusal treatment. J Prosthet Dent 39, 396–400 (1978)

[25] *Brune, G.G., Richter, H.W.:* Der Gesichtsschmerz aus der Sicht des Neurologen. Dtsch Zahnärztl Z 28, 957–955 (1973)

[26] *Budyznski, Th., Stoyva, J.:* An elektromyographic feedback technique for teaching voluntary relaxation of the masseter muscle. J Dent Res 52, 116–119 (1973)

[27] *Bühring, M.:* Hyperthermie (Überwärmungstherapie). In: Hildebrandt, G. (Hrsg.): Physikalische Medizin. Bd. I. Hippokrates, Stuttgart 1990

[28] *Bumann, A., Kopp, S., Ewers, R.:* Langzeitresultate nach konservativer Behandlung von Funktionsstörungen im stomatognathen System. Dtsch Zahnärztl Z 43, 610–616 (1988)

[29] *Bumann, A., Kopp, S., Ewers, R.:* Das Kompressionsgelenk als Differentialdiagnose bei chronischen Gesichtsschmerzen. Dtsch Zahnärztl Z 44, 962–963 (1989)

[30] *Bumann, A., Kopp, S., Ewers, R.:* Die perioperative Behandlung von Patienten mit chronischen Kiefergelenkerkrankungen. Dtsch Zahnärztl Z 44, 30–32 (1989)

[31] *Bumann, A., Groot Landeweer, G.:* Zur Diagnostik und Therapie des Kompressionsgelenkes. Dtsch Zahnärztl Z 45, 4–6 (1990)

[32] *Butler, J.H., Stallard, R.E.:* Physiologic stress and tooth contact. J Periodont Res 4, 152–158 (1969)

[33] *Buxo, J.:* Cybernetic occlusion. J Prosthet Dent 30, 655–659 (1973)

[34] *Blaschke, D.D., Blaschke, Th.J.:* A method for quantitatively determining temporomandibular joint bony relationships. J Dent Res 60, 35–43 (1981)

[35] *Camrath, J.E.:* Physiotherapie. Thieme, Suttgart 1983

[36] *Carlsson, G.E.:* Mandibular dysfunction and temporomandibular joint pathosis. J Prosthet Dent 43, 658–662 (1980)

[37] *Carlsson, G.E.:* Long term effects of treatment of craniomandibular disorders. J Craniomandibular Pract 3, 337–342 (1985)

[38] *Carlsson, G.E.:* Langzeitauswirkungen der Behandlung craniomandibulärer Störungen. Phillip Journal 5, 141–146 (1988)

[39] *Cathomen-Rötheli, M., Hobi, V., Graber, G.:* Untersuchungen über die Persönlichkeitsstruktur an Myoarthropathie erkrankter Patienten. Schweiz Monatsschr Zahnheilk 86, 29–40 (1976)

[40] *Celenza, F.V., Nasedkin, J. N.:* Okklusion. Der Stand der Wissenschaft. Quintessenz, Berlin 1979

[41] *Ciancaglini, R., Sorini, M., de Cicco, L., Brodoloni, F.:* Digital phonoarthrometry of temporomandibular joint sounds: a preliminary report. J Oral Rehabil 14, 385–392 (1987)

[42] *Clark, G.T., Solberg, W.K.:* Perspektiven der Kiefergelenksstörungen. Quintessenz, Berlin 1988

[43] *Clark, G.T., Lanham, R., Flack, V.F.:* Treatment outcome results for consecutive TMJ clinic patients. J Craniomandib Disord 2, 87–95 (1988)

[44] *Clayton, J.A.:* Pantographische Aufzeichnung der Unterkieferbewegung. In: Schmidseder, Motsch: Registrierung der Unterkieferbewegung. Quintessenz, Berlin 1982

[45] *Costen, J.B.:* A syndrom of ear and sinus symptoms dependend upon disturbed function of the temporomandibular joint. Ann Otol Rhin 43, 1 (1934)

[46] *Crawford, J.G., Thesis, M.S:* Jaw growth and tooth movement of neutro-occlusion. Univ of Illinois, 1974

[47] *Cross, L.:* Persönliche Mitteilung

[48] *Cross, L., Stute, W.:* Acromiopelvimeter. Eigenverlag, Bückeburg – Bielefeld 1991

[49] *Dauber, W.:* Die Nachbarschaftsbeziehung des Discus articularis des Kiefergelenks und ihre funktionelle Deutung. Schweiz Monatsschr Zahnmed 97, 427 (1987)

[50] *Davies, P.L.:* Electromyographic study of superficial neck muscles in mandibular function. J Dent Res 58, 537–538 (1979)

[51] *Dawson, P.E.:* Grundzüge der Okklusion. Auswertung, Diagnose und Behandlung okklusaler Problemfälle. Zahnärztl. Med. Schrifttum, München 1976

[52] *Debrunner, A.M.:* Orthopädie. 2. Aufl. Huber, Bern 1985

[53] *Diamond, J.:* Die heilende Kraft der Emotionen. Angewandte Kinesiologie, Freiburg 1987

[54] *Diamond, J.:* Der Körper lügt nicht. Eine neue, revolutionäre Wissenschaft, die Ihr Leben verändern wird. Angewandte Kinesiologie, Freiburg 1987

[55] *Dieter, H.:* Untersuchung über Zusammmenhänge der Gelenkbewegungen und den Frontzahnbeziehungen. Med Diss, Tübingen 1984

[56] *d'Hoedt, B.:* Eine miniaturistische Biofeedback-Meldeeinrichtung für Parafunktionen der Kaumuskulatur. Med Diss, Tübingen 1978

[57] *Dohrmann, R.J., Laskin, D.M.:* An evaluation of electromyographic biofeedback in the treatment of myofascial pain-dysfunction syndrome. J Am Dent Assoc 96, 656–662 (1978)

[58] *Dolwick, M.F., Riggs, R.R.:* Diagnosis and treatment of the internal derangements of the temporomandibular joint. Dent Clin N Am 27, 515 (1983)

[59] *Dolwick, M.F., Sanders, B.:* TMJ. Internal derangement and arthrosis. Surgical atlas. Mosby, St. Louis, 162 (1985)

[60] *Drücke, W., Klemt, B.:* Kiefergelenk und Okklusion. Quintessenz, Berlin 1980

[61] *Drum, W.:* Kaumuskelspasmus und Neuralpathologie. Zahnärztl Welt 6, 155–157 (1950)

[62] *Drum, W.:* Klassifikation und Parafunktion. Dtsch Zahnärztl Z 17, 411–415 (1962)

[63] *Drum, W.:* Die Drum-Miniplast-Schiene. Dtsch Zahnärztl Z 21, 109–111 (1966)

[64] *Eagle, W.W.:* Elongated styloid process: symptoms and treatment. Arch Otolaryngol 67, 127 (1958)

[65] *Egli, U.:* Das Röntgenbild in der kiefergelenkbezüglichen Okklusionsdiagnostik. Schweiz Monatsschr Zahnmed 79, 1220 (1969)

[66] *Eder, M., Tilscher, H.:* Schmerzsyndrome der Wirbelsäule. Grundlagen, Diagnostik, Therapie. 4. Aufl. Hippokrates, Stuttgart 1988

[67] *Einsingbach, Th., Klümper, A., Biedermann, L.:* Sportphysiotherapie und Rehabilitation. Thieme, Stuttgart 1988

[68] *Enlow, D.H., Harris, D.B.:* Study of the postnatal growth of the human mandible. Am J Orthod 50, 25–50 (1964)

[69] *Eriksson, L., Westersson, P.L.:* Clinical and radiological study of patients with anterior disc displacement of the temporomandibular joint. Swed Dent J 7, 55–64 (1983)

[70] *Eriksson, M.B.E., Sjölund, B.H.:* Transkutane Nervenstimulierung zur Schmerzlinderung. Verlag für Medizin Dr. Ewald Fischer, Heidelberg 1989

[71] *Ewers, R.:* Die temporomandibulären Strukturen Erwachsener und ihre Reaktion auf operative Verlagerung. Med Habil, Freiburg 1980

[72] *Ewers, R.:* Zur Terminologie der intrakapsulären Funktionsstörungen des Kiefergelenkes. Dtsch Zahnärztl Z, 42, 772–777 (1987)

[73] *Ewers, R., Hupfauf, L., Klötzer, W.T., Komposch, G., Kubein-Meesenburg, D., Lehmann, K.M., Meyer, G., Motsch, A., Nägerl, H., Sassen, H.:* Das funktionsgestörte Kauorgan. Schriftenreihe der Akademie Praxis und Wissenschaft. Hanser, München 1987

[74] *Farrar, W.B.:* Diagnosis and treatment of anterior dislocation of the articular disc. J Prosthet Dent, 41, 348–351 (1971)

[75] *Farrar, W.B.:* Differentiation of temporomandibular joint dysfunction to simplify treatment. J Prosthet Dent 28, 626–636 (1972)

[76] *Farrar, W.:* Characteristics of the condylar path in internal derangements of the TMJ. J Prosthet Dent 39, 319–323 (1978)

[77] *Feldenkrais, M.:* Bewußtsein durch Bewegung. Suhrkamp, Frankfurt a. M. 1968

[78] *Feldenkrais, M.:* Bewußtsein durch Bewegung. Der aufrechte Gang. Suhrkamp, Frankfurt a. M. 1978

[79] *Ferger, P.:* Myopathien. Zahnärztl Welt 84, 572–574 (1975)

[80] *Forsberg, C.-M., Hellsing, E., Linder-Aronson, S., Sheikholeslam, A.:* EMG activity in neck and masticatory muscles in relation to extension and flexion of the head. Europ J Orthodont 7, 177–184 (1985)

[81] *Forth, W., Henschler, D., Rummel, W.:* Allgemeine und spezielle Pharmakologie und Toxikologie. 5. Aufl. Bibliographisches Institut, Mannheim – Wien – Zürich 1987

[82] *Fox, C.W., Abrams, B.L., Williams, B., Doukoudakis, A.:* Protrusive positioners. J Prosthet Dent 54, 258–262 (1985)

[83] *Freesmeyer, W.B., Luckenbach, A., Müller, Th., Hüls, A.:* Vergleichende Untersuchungen zwischen mechanisch und elektronisch registrierter Unterkieferbewegung in Beziehung zur Gelenktopographie. Dtsch Zahnärztl Z 39, 870 (1984)

[84] *Freesmeyer, W.B., Manns, A.:* Einfluß experimenteller Okklusionsstörungen auf die elektromyographische Aktivität der Elevatoren. Dtsch Zahnärztl Z 40, 876 (1985)

[85] *Freesmeyer, W.B.:* Funktionelle Befunde im orofazialen System und deren Wechselwirkung. Hanser, München 1987

[86] *Freesmeyer, W.B., Luckenbach, A.:* ECR-System-Analyse der Zusammenhänge zwischen anteriorer und posteriorer Führung. Dtsch Zahnärztl Z 42, 17 (1987)

[87] *Freesmeyer, W.B., Hüls, A., Lutz, R., Vogel, J.:* Änderung der elektromyographisch aufgezeichneten Aktivität der Elevatoren durch experimentelle Okklusions- und Artikulationsstörungen. Dtsch Zahnheilk Z 42, 374 (1987)

[88] *Freesmeyer, W.B., Luckenbach, A.:* Kiefergelenkdiagnostik und Therapie mit computergestütztem Registrierverfahren. Zahnärztl Mitt 77, 692 (1987)

[89] *Freesmeyer, W.B., Kieselmann, H., Pröbster, L.:* Untersuchung zur Bestimmung der Vertikaldimension mit dem »Horie bitegauge system«. Zahnärztl Prax 38, 246–249 (1987)

[90] *Freesmeyer, W.B., Körber, E., Pielsticker, W.:* Die Stützstiftregistrierung. Dent Labor 35, 753 (1987)

[91] *Freesmeyer, W.B., Jenaschke, F.:* Der »freischwebende Aktivator« zur Kiefergelenkbehandlung bei jugendlichen Patienten. Prakt Kieferorthop 1, 43 (1987)

[92] *Freesmeyer, W.B., Stehle, Ch.M.:* Zur Biomechanik der Kiefergelenkbewegung. Dtsch Zahnärztl Z 43, 199–208 (1988)

[93] *Freesmeyer, W.B., Luckenbach, A.:* Gestaltung künstlicher Kauflächen – Eine Standortbestimmung aus klinischer Sicht. Quintessenz 39, 1695 (1988)

[94] *Freesmeyer, W.B.:* Kiefergelenkpositionierung – Indikation und Erfolgsbewertung. Vortrag Arbeitsgemeinschaft für Funktionsdiagnostik, Bad Nauheim 1989

[95]   *Freesmeyer, W.B., Jenatschke, F.:* Kiefergelenkerkrankungen, deren Vermeidung und Behandlung in der Kieferorthopädie. Prakt Kieferorthop 2, 241 (1989)

[96]   *Freesmeyer, W.B., Tobien, M.:* Phonognathographie in der Kiefergelenkdiagnostik. Dtsch Zahnärztl Z 44, 169 (1989)

[97]   *Frentzen, M., Pfäffle, W., Nolden, R.:* Gingivarezessionen bei jungen Erwachsenen als Folge einer intensiven Zahnpflege? Dtsch Zahnärztl Z 44, 373–374 (1989)

[98]   *Fricke, R.:* Kryotherapie. In: Hildebrandt, G. (Hrsg.): Physikalische Medizin. Bd I. Hippokrates, Stuttgart 1990

[99]   *Fröhlich, E.:* Die Parafunktion – Symptomatologie, Ätiologie und Therapie. Dtsch Zahnärztl Z 21, 536–547 (1966)

[100]   *Frymann, V.M.:* Cranial osteopathy and its role in disorders of the temporomandibular joint. Dent Clin N America 27, 595–611 (1983)

[101]   *Fuchs, P.:* Über die Relation zwischen Kaumuskelkraft und Elektromyogramm. Dtsch Zahnärztl Z 24, 863–870 (1969)

[102]   *Fuchs, P.:* Neue Untersuchungen über die Kaumuskeltätigkeit während des Nachtschlafs. Dtsch Zahnärztl Z 24, 563–564 (1969)

[103]   *Fuchs, P.:* Nachtschlafuntersuchungen und ihre Bedeutung für die Zahnheilkunde: Experimentelle elektromyographische Untersuchungen. Schweiz Monatsschr Zahnheilk 81, 645–662 (1971)

[104]   *Fuchs, P. Boos, W. Laub, M.:* Experimentelle Untersuchungen zur Behandlung von funktionellen Kiefergelenkbeschwerden mit Aufbißplatten. Dtsch Zahnärztl Z 27, 383–393 (1972)

[105]   *Fuchs, P., Weidlich, V.:* Experimentelle Untersuchungen über die Beeinflussung der nächtlichen Kaumuskelaktivität durch Okklusionsstörungen. Dtsch Zahnärztl Z 28, 1064–1072 (1973)

[106]   *Funakoshi, M., Amano, N.:* Effects of the tonic neck reflex on the jaw muscles of the rat. J Dent Res 52, 668–673 (1973)

[107]   *Garliner, D.:* Myofunktionelle Diagnose und Therapie der gestörten Gesichtsmuskulatur. Zahnärztl. Med. Schrifttum, München 1979

[108]   *Garliner, D.:* Myofunktionelle Therapie in der Praxis. Zahnärztl. Med. Schrifttum, München 1982

[109]   *Gausch, K., Kulmer, S.:* Funktionelle Arthropathie als Ausdruck einer okklusalen Störung. Zahnärztl Prax 21, 265–266 (1970)

[110]   *Gausch, K., Koch, W., Kulmer, S.:* Die Lage der Kondylen bei habitueller und therapeutischer Okklusion. Dtsch Zahnärztl Z 30, 37–43 (1975)

[111]   *Gausch, K.:* Schmerzpatient, Schmerzprojektion und initiale Funktionstherapie. Dtsch Zahnärztl. Z 35, 587–591 (1980)

[112]   *Gay, T., Piecuch, J.F.:* An elektromyographic analysis of jaw movements in man. Elektromyogr Clin Neurophysiol 26, 365–384 (1986)

[113]   *Geburtig, T.:* Untersuchung des Einflusses manueller Therapie auf die Aktivität der Kaumuskulatur. Med Diss, Tübingen 1992

[114]   *Geering, A.H.:* Das Kiefergelenk im zahnärztlich-prothetischen Fall. Eine anatomisch-radiologische Untersuchung. Karger, Basel 1978

[115]   *Gelb, H.:* Clinical management of head, neck and TMJ pain and dysfunction. Saunders, Philadelphia 1977

[116]   *Gerber, A.:* Logik und Mystik der Kiefergelenkbeschwerden. Schweiz Monatsschr Zahnheilk 74, 687–697 (1964)

[117]   *Gerber, A.:* Okklusionslehre, Okklusionsdiagnostik und Okklusionsbehandlung im Wandel unserer Aspekte. Schweiz Monatsschr Zahnheilk 80, 447–470 (1970)

[118]   *Gerber, A.:* Registriertechnik für Prothetik, Okklusionsdiagnostik, Okklusionstherapie. Condylar-Service, 1970

[119]   *Gerber, A.:* Kiefergelenk und Zahnokklusion. Dtsch Zahnärztl Z 26, 119–141 (1971)

[120]   *Gerber, A., Steinhardt, G.:* Kiefergelenkstörungen – Diagnostik und Therapie. Quintessenz, Berlin 1989

[121]   *Gessel, A.:* Electromyographic biofeedback and tricyclic antidepressants in myofascial pain-dysfunction syndrome: psychological predictors of outcome. J Am Dent Assoc 91, 1048–1052 (1975)

[122]   *Gibbs, C.H., Messerman, Th., Reswick, J.B. et al.:* Functional movements of the mandible. J Prosthet Dent 26, 604–620 (1971)

[123]   *Gibbs, C.H., Mahan, P.E., Lundeen, H.C. et al.:* Occlusal forces during chewing and swallowing as measured by sound transmission. J Prosthet Dent 46, 443–449 (1981)

[124] *Goldberg, L.J.:* Masseter muscle excitation induced by stimulation of periodontal and gingival receptors in man. Brain Res 32, 369–381 (1971)

[125] *Graber, G.:* Psychisch motivierte Parafunktion auf Grund von Aggressionen und Myoarthropathien des Kauorgans. Schweiz Monatsschr Zahnheilk 81, 713–718 (1971)

[126] *Graber, G.:* Parafunktionen. Psychische Aspekte. Zahnarzt 24, 618–628 (1980)

[127] *Graber, G.:* Psychomotorik und fronto-lateraler Bruxismus: Myofunktionelle Aspekte der Therapie. Dtsch Zahnärztl Z 35, 592–594 (1980)

[128] *Graber, G., Vogt, H.P., Müller, W., Bahous, J.:* Weichteilrheumatismus und Myoarthropathien des Kiefer- und Gesichtsbereichs. Schweiz Monatsschr Zahnheilk 90, 609–626 (1980)

[129] *Graber, G.:* Die Funktionsstörungen im stomatognathen System und ihre Prophylaxe. Zahnärztl Prax 32, 282–284 (1981)

[130] *Graber, G.:* Gnathologie. Basel 1981

[131] *Graber, G.:* Psychosomatische Faktoren bei Kiefergelenkerkrankungen. Schweiz Monatsschr Zahnheilk 93, 880 (1983)

[132] *Graber, G.:* Was leistet die funktionelle Therapie und wo findet sie ihre Grenzen? Dtsch Zahnärztl Z 40, 165–169 (1985)

[133] *Graber, G.:* Psychosomatik und Biofeedback bei Kiefergelenkbeschwerden. Zahnarzt 29, 17–27 (1985)

[134] *Graf, H.:* Kiefergelenkröntgenbogen »TMX«. Firmeninformation Vandaux AG, Basel

[135] *Graf, H., Zander, H.A.:* Okklusale Zahnkontakte und Muskelaktivität beim Kauen und Schlucken. Schweiz Monatsschr Zahnheilk 74, 495–510 (1964)

[136] *Greenfield, B.:* Elektromyographic studies of some of the muscles of mastication. Br Dent J 100, 129–143 (1956)

[137] *Griffin, C.J., Sharpe, C.J.:* Distribution of the synovial membrane and mechanism of its blood supply in the adult human temporomandibular joint. Aust Dent J 5, 367–372 (1960)

[138] *Griffin, C.J.:* Elektromyography of the jaw-closing muscles in the open-close-clench cycle in man. Arch Oral Biol 14, 141–149 (1969)

[139] *Griffin, C.J., Munro, R.:* Electromyography of the masseter and anterior temporalis muscles in patients with temporomandibular dysfunction. Arch Oral Biol 16, 929–949 (1971)

[140] *Groot Landeweer, G., Bumann, A.:* Die funktionelle Betrachtung des Kausystems als Grundlage der Manuellen Funktionsanalyse. 1. Theoretische Ausführungen zur Basisuntersuchung. Z Stomatol 88/9, 473–483 (1991)

[141] *Guichet, N.F.:* Classification of occlusal carvings. J Prosthet Dent 35, 97–100 (1976)

[142] *Guichet, N.F.:* Occlusion – a teaching manual. Anaheim, California 1967

[143] *Guichet, N.F.:* Synopsis for continuing education programs. Anaheim, California 1977

[144] *Gysi, A., Köhler, L.:* Zahnersatzkunde. In: Schott, J. (Hrgs.): Handbuch der Zahnheilkunde. Band IV. Urban & Schwarzenberg, Berlin – Wien 1929

[145] *Haage, J.:* Die Beziehung morphologischer Kieferbefunde zur Okklusion. Eine Varianzanalyse. Med Diss, Tübingen 1982

[146] *Hanau, R.L.:* Articulation defined, analyzed and formulated. J Am Dent Assoc 13, 1694–1709 (1926)

[147] *Hansson, T., Öberg, T.:* Arthrosis and deviation in form in the temporomandibular joint. A macroscopic study on a human autopsy material. Acta Odont Scand 35, 167–174 (1976)

[148] *Hansson, T., Nordström, B.:* Thickness of the soft tissue layers and articular disk in temporomandibular joints with deviations in form. Acta Odont Scand 35, 281–288 (1977)

[149] *Hansson, T.L.:* Der Einfluß der Okklusion auf das Kiefergelenk. In: Solberg, Clark (Hrsg.): Das Kiefergelenk. Quintessenz, Berlin 1983

[150] *Hansson, T.L., Honee, W., Hesse, J.:* Funktionsstörungen im Kausystem. Hüthig, Heidelberg 1987

[151] *Hansson, T.L.:* Some information about the effect of therapeutic laser in patients with craniomandibular disorders. Sonderschrift, Europ Academy Craniomandib Disord 1988

[152] *Hausamen, J.-E., Reich, R.:* Chirurgische Maßnahmen bei Myoarthropathien. In: Funktionsstörungen des Kausystems. Urban & Schwarzenberg, München 1989

[153] *Heers, H., Reuter, E.:* Gesichtsschmerz – Dysfunktion der Kopfgelenke. Dtsch Zahnärztl Z 44, 964–965 (1989)

[154] *Heiser, W., Slavicek, R.:* Grundlagenuntersuchung über den Funktionszustand dysgnather Patienten vor Beginn der orthopädischen Therapie. Inf Orthod Kieferorthop 18, 7 (1986)

[155] *Heiser, W., Diernberg, R.:* Nachuntersuchung von kieferorthopädisch behandelten Patienten mit Hilfe der Axiographie zwei Jahre nach Abschluß der Retention. Inf Orthod Kieferorthop 18, 25 (1986)

[156] *Heiser, W., Diernberg, R.:* Studie über den Funktionszustand des stomatognathen Systems kieferorthopädisch behandelter Patienten nach Abschluß der Retention. Inf Orthod Kieferorthop 18, 63 (1986)

[157] *Hellsing, E., Forsberg, C.-M., Linder-Aronson, S., Sheikholeslam, A.:* Changes in postural EMG activity in the neck and masticatory muscles following obstruction of the nasal airways. Europ J Orthodont 8, 247–253 (1986)

[158] *Helms, C.A., Richardson, M.L., Moon, K.L. et al.:* Nuclear magnetic resonance imaging of the temporomandibular joint: preliminary observations. J Craniomandibular Pract 2, 219–224 (1984)

[159] *Helms, C.A., Vogler, J.B., Morrish, R.B.Jr., Goldmann, S.M., Capra, R.E., Proctor, E.:* Temporomandibular joint internal derangments. CT-diagnosis. Radiology 152, 459–462 (1984)

[160] *Heners, M.:* Ein elektronisches Verfahren zur Registrierung von sagittalen Grenzbewegungen des Unterkiefers. Dtsch Zahnärztl Z 28, 532–540 (1973)

[161] *Hertrich, K.:* Zur Behandlung von Myoarthropathien mit funktionskieferorthopädischen Geräten. Fortschr Kieferorthop 48, 516–526 (1987)

[162] *Hesse, J.R.:* Persönliche Mitteilung

[163] *Hesse, J.R., Hansson, T.L.:* Factors influencing joint mobility in general and in particular respect of the craniomandibular articulation: a literature review. J Craniomandib Disord 2, 19–28 (1988)

[164] *Hesse, J.R., Naeije, M.:* Craniomandibular stiffness toward maximum mouth openig in healthy subjects. J Craniomandib Disord 4, 257–265 (1990)

[165] *Hopfensitz, M.:* Einfluß experimenteller Funktionsstörungen auf die suprahyoidale Muskulatur – ein Langzeitversuch. Med Diss, Tübingen 1990

[166] *Hotz, R.:* Die Extraktion bleibender Zähne im Rahmen kieferorthopädischer Behandlung. Dtsch Zahnärztl Z 29, 690 (1974)

[167] *Hüls, A., Küper, K., Walter, E. et al.:* Kernspintomographie des Kiefergelenks. Dtsch Zahnärztl Z 41, 1053–1057 (1986)

[168] *Hupfauf, L.:* Funktionsstörungen des Kauorgans. Urban & Schwarzenberg, München 1989

[169] *Isberg-Holm, A.M.:* Temporomandibular joint clicking. Habil-Schrift, Stockholm 1980

[170] *Isberg-Holm, A.M., Westesson, P.L.:* Movements of the disc and condyle in temporomandibular joints with clicking. An arthrographic and cineradiographic study on autopsy specimens. Acta Odontol Scand 40, 151–164 (1982)

[171] *Jäger, K., Graber, G., Humar, U.:* Die Therapie der dysfunktionellen Erkrankungen des Kausystems. Dtsch Zahnärztl Z 45, 9–13 (1990)

[172] *Jähnig, A., Kubein, D.:* Über das gekoppelte Öffnungs- und Schließknacken des Kiefergelenks (reziprokes Knacken). Dtsch Zahnärztl Z 39, 242–249 (1984)

[173] *Jankelson, B., Radke, J.:* Der Myomonitor: Seine Anwendung und sein Mißbrauch (I). Quintessenz 30, 37–42 (1979)

[174] *Jankelson, B., Radke, J.:* Der Myomonitor: Seine Anwendung und sein Mißbrauch (II). Quintessenz 30, 73–77 (1979)

[175] *Jacobsen, E.:* Progressive Relaxation. University of Chicago Press, Chicago 1938

[176] *Kappler, H.-T.:* Elektromyografische Untersuchungen der Mm. masseteres und Mm. temporales bei Verlagerungen des Unterkiefers in die retrale Kontaktposition. Med Diss, Tübingen 1980

[177] *Karlins, M., Andrews, L.M.:* Biofeedback, die Technik der Selbstkontrolle. Deutsche Verlagsanstalt, Stuttgart 1973

[178] *Katzberg, R.W., Schenck, J., Roberts, et al.:* Magnetic resonance imaging of the temporomandibular joint meniscus. Oral Surg Oral Med Oral Pathol 59, 332 (1985)

[179] *Kaufmann, Ch.:* Körperharmonie. Drömer-Knaur, München 1985

[180] *Kawamura, Y., Tsukamato, S., Miyoshi, K.:* Experimental studies on neural mechanisms of bruxism. J Dent Res 40, 217 (1961)

[181] *Kawamura, Y.:* Recent advance in the physiology of mastication. Immelin & Zottermann, Oxford 1972

[182] *Kawamura, Y., Dubner, R.:* Oral-facial sensory and motor function. Quintessenz, Berlin – Tokyo 1981

[183] *Kielholz, P.:* Der Allgemeinpraktiker und sein depressiver Patient. Huber, Bern 1981

[184] *Kieselmann, H.:* Vergleichende klinisch-röntgenologische Untersuchung der Differenz zwischen retraler Kontaktposition und habitueller Interkuspidation. Med Diss, Tübingen 1986

[185] *Klett, R.:* Elektronisches Registrierverfahren für die Kiefergelenksdiagnostik. Dtsch Zahnärztl Z 37, 991–998 (1982)

[186] *Klett, R.:* Projektionsfehler bei der Winkelmessung mit Scharnierachsenschreibern. Dtsch Zahnärztl Z 37, 482–486 (1982)

[187] *Klett, R.:* Zur Biomechanik des Kiefergelenkknackens. I Dtsch Zahnärztl Z 40, 206–210 (1985), II Dtsch Zahnärztl Z 41, 308–312 (1986), III Dtsch Zahnärztl Z 41, 684–692 (1986)

[188] *Klett, R.:* Therapie der exzentrischen und zentrischen Diskusluxation. Dtsch Zahnärztl Z 43, 33–38 (1988)

[189] *Koeck, B.:* Experimentelle Untersuchungen zur Dynamik des Unterkiefers während des Nachtschlafes. Med Habil, Bonn 1980

[190] *Koeck, B.:* Die Abrasion der Kaufläche – ein Zeichen funktioneller Anpassung? Zahnärztl Welt 90, 50–61 (1981)

[191] *Koeck, B., Bierwirth, J.T.:* Die Veränderung der Ruheschwebe des Unterkiefers in Abhängigkeit von Schwerkraft, Kopf- und Körperhaltung. Dtsch Zahnärztl Z 41, 1161–1165 (1986)

[192] *Körber, E.:* Grundlage der funktionellen Gebißanalyse. Dtsch Zahnärztl Z 26, 98–105 (1971)

[193] *Körber, E., Luckenbach, A.:* Dreidimensionale Darstellung der Bewegung einzelner Punkte eines Kiefermodells im Artikulator. Dtsch Zahnärztl Z 36, 462 (1981)

[194] *Körber, E.:* Die prothetische Versorgung des Lückengebisses. 3. Aufl. Hanser, München 1987

[195] *Körber, E., Freesmeyer, W.B., Hüls, A.:* Betrachtungen zu funktionsanalytischen Maßnahmen. Zahnärztl Prax 38, 6 (1987)

[196] *Körber, K.H.:* Elektronische Registrierung der Unterkieferbewegung im normalen und okklusionsgestörten Gebiß. Dtsch Zahnärztl Z 26, 167–176 (1971)

[197] *Körber, K.H.:* Zahnärztliche Prothetik. Bd. I und II. Thieme, Stuttgart 1975

[198] *Köper, L., Reuter, E.:* Der seitliche Kiefer-Gesichtsschmerz als interdisziplinäres Feld zwischen Zahn-, Mund- und Kieferheilkunde und Hals-, Nasen-, Ohrenheilkunde. In: Sehhati-Chafai, Gh. (Hrsg.): Schmerzdiagnostik und Therapie. Winkler, Bochum 1986

[199] *Kohler, A.M.A.:* Die operative Revision des strukturell veränderten Kiefergelenks im Rahmen der funktionellen Rehabilitation. Med Diss, Tübingen 1987

[200] *Kohno, Sh.:* Unterkieferposition nach Kaumuskelfunktion. Zahnärztl Prax 34, 456–462 (1983)

[201] *Kohno, Sh., Freesmeyer, W.B., Lindemann, W.:* Die Veränderung der »Silent Period« bei wiederholten schnellen Bewegungen in die maximale Interkuspidation. Dtsch Zahnärztl Z 38, 560–563 (1983)

[202] *Kohno, Sh., Nakano, M.:* Kinesiologische Beziehung zwischen der Schneidezahnführung und der Kondylenbahn bei der Vorschubbewegung. Dtsch Zahnärztl Z 38, 643–649 (1983)

[203] *Kopp, S., Plato, G., Bumann, A.:* Die Bedeutung der oberen Kopfgelenke bei der Ätiologie von Schmerzen im Kopf-, Hals-, Nackenbereich. Dtsch Zahnärztl Z 44, 966–967 (1989)

[204] *Korn, M.:* Theorie des Kiefergelenks und ein funktionell orthodontischer Ansatz zur Behandlung von Kiefergelenk-Dysfunktionen. Fortbildung, Tübingen 1989

[205] *Kraft, H.:* Autogenes Training. Hippokrates, Stuttgart 1989

[206] *Kraus, S.L.:* Influences of the cervical spine on the stomatognathic System. Orthop Phys Therap, 59–70 (1989)

[207] *Krogh-Poulsen, W.G.:* Occlusal disharmonie and dysfunction of the stomatognathic system. Dent Clin N Am 10, 627–635 (1966)

[208] *Krogh-Poulsen, W.G.:* From occlusion theory to oral physiotherapy. In: Temporomandibular joint problems. Quintessenz, Berlin 15–19 (1980)

[209] *Krogh-Poulsen, W.G.:* Persönliche Mitteilungen

[210] *Kubein, D., Krüger, W.:* Probleme der Frontzahnführung – Bewegungs– und Kraftmodelle an den palatinalen Konkavitäten der oberen Frontzähne. Zahnärztl Welt 87, 382 (1978)

[211] *Kubein, D., Wenzel, B.:* Untersuchung zur neutralen Frontverzahnung. Dtsch Zahnärztl Z 37, 479–481 (1982)

[212] *Kubein-Meesenburg, D.:* Die kranialen Grenzfunktionen des stomatognathen Systems des Menschen. Hanser, München 1985

[213] *Kubein-Meesenburg, D., Meyer, G., Bücking, W.:* Die praktische Anwendung des individuellen Frontzahn-Rekonstruktionskonzepts: Handhabung des Kontur-Kurven-Formers. Teil I: Quintessenz 38, 243–260 (1987), Teil II: Quintessenz 38, 497–505 (1987)

[214] *Kulmer, S.:* Zahnokklusion und Stress. Österr Z Stomat 69, 466–471 (1972)

[215] *Lässig, E., Müller, R.E.:* Die Zahnheilkunde in Kunst- und Kulturgeschichte. Du Mont, Köln 1983

[216] *Lapeer, G.L., King, R.E.:* The sterling silver splint as a treatment modality for craniomandibular problems. J Craniomandibular Pract 5, 165 (1987)

[217] *Lauffs, H-J., Martens, Th., Moritz, Th., Ewers, R.:* Die Kiefergelenkstrukturen zahnloser und teilbezahnter Erwachsener – eine histologische und röntgenologische Studie an menschlichem Selektionsgut. Kiel 1987

[218] *Lauritzen, A.G.:* Arbeitsanleitung für die Lauritzen-Technik. Seattle, Washington 1972

[219] *Lee, R.L.:* Frontzahnführung. Hanser, München 1985

[220] *Lehmann, K.M.:* Einführung in die Zahnersatzkunde. Urban & Schwarzenberg, München 1982

[221] *Le Pera, F.:* Understanding graphic records of mandibular movements. J Prosthet Dent 18, 417–424 (1967)

[222] *Leonhardt, H.:* Histologie, Zytologie und Mikroanatomie des Menschen. Thieme, Stuttgart 1981

[223] *Lindblom, G.:* Technique for röntgen-photographic registration of the different condyle position in the temporomandibular joint. Dent Cosmos 78, 1227 (1936)

[224] *Lindqvist, B.:* Bruxism and emotional disturbance. Odont Revy 23, 231–242 (1972)

[225] *Lindqvist, B.:* Bruxism in twins. Acta Odont Scand 32, 177–187 (1974)

[226] *Loevy, H.T.:* Grundlage und Praxis zahnärztlicher Kinderbehandlung. Medizinische, psychologische und zahnmedizinische Aspekte. Quintessenz, Berlin 1984

[227] *Luckenbach, A.:* Untersuchungen zur Unterkieferbewegung mit Hilfe eines elektronischen, computergestützten Registriersystems (ECRS). Med Diss, Tübingen 1983

[228] *Luckenbach, A., Körber, E., Müller, Th.:* Die Bewegungen des Kondylen- und des Unterkieferinzisalpunktes bei zahngeführten Bewegungen und nach Erhöhung des interokklusalen Abstandes. Dtsch Zahnärztl Z 39, 899–904 (1984)

[229] *Luckenbach, A., Freesmeyer, W.B.:* Positionsüberprüfung einer Aufbißschiene mit Hilfe eines elektronischen Registriersystems (ECRS). Dtsch Zahnärztl Z 40, 1219–1222 (1985)

[230] *Luckenbach, A., Freesmeyer, W.B.:* Übertragung elektronisch registrierter Unterkieferbewegungen auf einen individuellen Artikulator. Zahnärztl Welt 96, 538 (1987)

[231] *Luckenbach, A., Ehrenfeld, M.:* Auswirkungen unterschiedlicher Osteosyntheseverfahren auf die Funktion des Kiefergelenks unter besonderer Berücksichtigung gnathologischer Aspekte. Persönliche Mitteilung

[232] *Ludwig, P.:* Funktionelle Kiefergelenkbelastung und Unterkiefer-Deformation. Habil-Schrift, Erlangen 1976

[233] *Lückerath, W., Leiendecker, U., Krahe, Th., Gieseke, J., Dewes, W.:* Zur Diagnostik funktioneller Störungen des Kiefergelenkes. Dtsch Zahnärztl Z 43, 71 (1988)

[234] *Lückerath, W., Klett, R., Scholaut, K.-H.:* Zur Ätiologie exzentrisch-posteriorer und zentrisch-anteriorer Verlagerungen des Discus articularis. Dtsch Zahnärztl Z 44, 41–45 (1989)

[235] *Lückerath, W., Helfgen, E.-H., Schlolaut, K.-H.:* Formen exzentrisch-posteriorer Verlagerungen des Discus articularis. Dtsch Zahnärztl Z 44, 45–48 (1989)

[236] *Luhr, H.G., Schauer, W., Jäger, A., Kubein-Meesenburg, D.:* Formveränderung des Unterkiefers durch kieferorthopädisch-chirurgische Maßnahmen mit stabiler Fixation der Segmente. Fortschr Kieferorthop 47, 39–47 (1986)

[237] *Lundeen, H.C.:* Einführung in die okklusale Anatomie. Lexington, Kentucky 1972

[238] *Lundeen, H.C., Gibbs, Ch.H.:* Advances in occlusion. Wright, Boston 1982

[239] *Magnusson, T., Carlsson, G.:* Comparison between two groups of patients in respect of headache and mandibular dysfunction. Swed Dent J 2, 85–92 (1978)

[240] *Mahlendorff, M., Stratmann, U.:* Zur Frage der Palpierbarkeit des Musculus pterygoideus inferior. Dtsch Zahnärztl Z 44, 78–81 (1989)

[241] *Maier, Ch., Hoffmeister, B.:* Führung und Behandlung von Patienten mit atypischem Gesichtsschmerz. Dtsch Zahnärztl Z 44, 977–983 (1989)

[242] *Mahan, P.E.:* Normale und anormale Funktion des Kiefergelenks. In: Solberg, Clark: Das Kiefergelenk. Quintessenz, Berlin 1983

[243] *Mandel, P.:* Lichtblicke in der ganzheitlichen (Zahn-) Medizin. Energetik, Bruchsal 1989

[244] *Manns, A., Miralles, R., Palazzi, C.:* EMG, bite force, and elongation of the masseter muscle under isometric voluntary contractions and variations of vertical dimension. J Prosthet Dent 42, 647–682 (1979)

[245] *Manns, A. Miralles, R., Valdivia, J., Santander, H.:* Influence of occlusal splint adjusted to different vertical dimension on electromyographic activity, during maximum clenching in patients with MPD syndrome. ICRS Medical Sciene 9, 848–849 (1981)

[246] *Manns, A., Miralles, R., Cumsille, F.:* Influence of vertical dimension on masseter muscle electromyographic activity in patients with mandibular dysfunction. J Prosthet Dent 53, 243–247 (1985)

[247] *McCollum, B.B., Stuart, C.E.:* A research report. Ventura 1955

[248] *McNamara, J.A.:* Determinants of mandibular form and growth. Skript of University of Michigan 1975

[249] *Melsen, B., Bjerregaard, J., Bundgaard, M.:* The effect of treatment with functional appliance on an pathologic growth pattern of the condyle. Am J Orthod 90, 503–512 (1986)

[250] *Melsen, B., Agerback, N., Markenstam, G.:* Intrusion of incisors in adult patients with marginal bone loss. Am J Orthod Orthop 96, 232–241 (1989)

[251] *Meyer, G., dal Ri, H.:* Dreidimensionale elektronische Messung der Bewegung des Kondylus über die Scharnierachse des Unterkiefers. Dtsch Zahnärztl Z 40, 881–886 (1985)

[252] *Meyer, G., Lotzmann, U.:* Physikalische und medikamentöse Therapie, Muskelentspannung und Feedback. In: Funktionsstörungen des Kauorgans. Urban & Schwarzenberg, München 1989

[253] *Mierau, H.D., Fiebig, A.:* Zur Epidemiologie der Gingivarezessionen und möglicher klinischer Begleiterscheinungen. Untersuchungen an 2410 18–22jährigen. Dtsch Zahnärztl Z 41, 640–644 (1986)

[254] *Mierau, H.D., Spindler, T.:* Beitrag zur Ätiologie der Gingivarezessionen. Dtsch Zahnärztl Z 39, 634–639 (1984)

[255] *Møller, E.:* Neuromuskuläre Aspekte der normalen und der gestörten Funktion des mastikatorischen Systems. In: Drücke, Klemt (Hrsg.): Kiefergelenk und Okklusion. Quintessenz, Berlin 1980

[256] *Mörike, K.D., Kiss, F., Szentagathai, J.:* Lehrbuch und Atlas der makroskopischen Anatomie. Fischer, Suttgart 1969

[257] *Mohl, V.D., Zarb, G.A., Carlsson, G.E., Rugh, J.D.:* Lehrbuch der Okklusion. Quintessenz, Berlin 1990

[258] *Mongini, R.:* Das stomatognathe System. Quintessenz, Berlin 1987

[259] *Morgan, D.H., House, L.R., Hall, W.P., Vamvas, S.J.:* Das Kiefergelenk und seine Erkrankungen. Quintessenz, Berlin 1985

[260] *Motsch, A.:* Die traumatisierende Okklusion – ihre Diagnose und Therapie. Zahnärztl Prax 29, 6–7 (1978)

[261] *Motsch, A.:* Funktionsorientierte Einschleiftechnik für das natürliche Gebiß. Hanser, München 1977

[262] *Motsch, A.:* Epidemiologie funktioneller Störungen. Dtsch Zahnärztl Z 40, 147–155 (1985)

[263] *Müller, F.:* Biofeedback im Rahmen der Myoarthropathiebehandlung. Med Diss, Bonn 1987

[264] *Müller, J., Bruckner, G., Schmid, Ch.:* Untersuchung zur Pathogenese von Diskusverlagerungen im Kiefergelenk. Vortrag auf der 24. Jahrestagung der Arbeitsgemeinschaft für Funktionsdiagnostik, 1991

[265] *Müller, J., Schmid, Ch., Bruckner, G., Vogl, Th.:* Morphologisch nachweisbare Formen von intraartikulären Dysfunktionen der Kiefergelenke. Dtsch Zahnärztl Z 47, 416–423 (1992)

[266] *Müller, J., Götz, G., Kraft, E.:* Werkstoffkundliche Untersuchung zur dreidimensionalen Veränderung der Kieferrelation durch verschiedene Registriermaterialien. Dtsch Zahnärztl Z 43, 1112–1115 (1988)

[267] *Müller, Th.:* Einfluß okklusaler Disharmonien auf die Lage der Kondylen. Med Diss, Tübingen 1982

[268] *Müller, Th., Luckenbach, A., Körber, E.:* Untersuchung zur Kaubewegung. Dtsch Zahnärztl Z 39, 452 (1984)

[269] *Müller-Fahlbusch, H., Sone, K., Struckmeyer, D.:* Ganzheitliche und mehrdimensionale Diagnostik und Therapie in der Zahnheilkunde. Dtsch Zahnärztl Z 39, 194–198 (1984)

[270] *Naejie, M., Hansson, T.L.:* Electromyographic screening of myogenous and arthrogenous TMJ dysfunction patients. J Oral Rehabil Z 13, 433–441 (1986)

[271] *Naeije, M.:* Muscle physiology relevant in craniomandibular disorders. J Craniomandib Disord Facial Oral Pain 2, 153–157 (1988)

[272] *Norman, J.E., Bramley, P.:* Temporomandibular joint. Wolfe, London 1990

[273] *Öberg, T., Carlsson, G.E., Fajers, C.-M.:* The temporomandibular joint. A morphologic study on a human autopsy material. Acta Odont Scand 29, 349–384 (1971)

[274] *Ohnishi, M., Nakayama, E., Ohtsuki, K.:* Arthroscopic surgery for habitual dislocation of the temporomandibular joint. Arthroscopy 12, 103–105 (1987)

[275] *Ott, R.W.:* Über die Reaktionen der Kaumuskulatur auf okklusal bedingte Funktionsstörungen. Eine elektromyographische Studie. Dtsch Zahnärztl Z 40, 211–217 (1985)

[276] *Ott, R.W., Pröschel, P.:* Zur Ätiologie des keilförmigen Defektes. Dtsch Zahnärztl Z 40, 1223–1227 (1985)

[277] *Peter, B., Geissler, A.:* Muskelentspannung. Mosaik, München 1988

[278] *Plato, G.:* Persönliche Mitteilung

[279] *Prein, H.-U.:* Anatomische und röntgenologische Untersuchungen zur Erfassung von Lage- und Formänderungen des Discus articularis. Med Diss, Tübingen 1988

[280] *Pröbster, L.:* Gegossene adhäsive Kauflächenelemente zur Okklusionskorrektur bei seitlich offenem Biß. Quintessenz 41, 497 (1990)

[281] *Prokop, L.:* Einführung in die Sportmedizin. 3. Aufl. Fischer, Stuttgart 1983

[282] *Pullinger, A.G., Seligmann, D.A.:* TMJ Osteoarthrosis: a differentiation of diagnostic subgroups by symptom history and demographics. J Craniomandib Disord Facial Oral Pain 1, 251–256 (1987)

[283] *Radvila, A., Adler, R.H., Galeazzi, R.L., Vorkauf, H.:* The development of a German language (Berne) pain questionnaire and its application in a situation causing acute pain. Pain 28, 185–195 (1987)

[284] *Ramfjord, S.P. :* Dysfunctional temporomandibular joint and muscle pain. J Prosthet Dent 11, 353–374 (1961)

[285] *Ramfjord, S.P.:* Bruxism, a clinical and electromyographic study. J Am Dent Ass 62, 21–44 (1961)

[286] *Ramfjord, S.P., Ash, M.M.:* Physiologie und Therapie der Okklusion. Quintessenz, Berlin 1968

[287] *Rammelsberg, P., Gernet, W., Neumaier, U.:* Zur Differentialdiagnose reziproker Knackphänomene mit Hilfe der elektronischen Achsiographie (SAS). Dtsch Zahnärztl Z 45, 61 (1990)

[288] *Rateitschak, K.H.:* Parodontologie. Thieme, Stuttgart 1984

[289] *Reich, R.H., Dolwick, M.F.:* Kiefergelenkbeschwerden bei Patienten mit Form- und Lageveränderungen des Discus articularis. Überlegungen zur Diagnostik und chirurgische Therapie. Dtsch Z Mund Kiefer Gesichtschir 8, 317 (1984)

[290] *Renggli, H., Mühlemann, H.R., Rateitschak, K.H.:* Parodontologie. Thieme, 1984

[291] *Revenstorf, D., Schmierer, A., Kunzelmann, K.H.:* Lehrbuch klinische Hypnose. Springer, Heidelberg 1990

[292] *Ricketts, R.M.:* Occlusion – the medium of dentistry. J Prosthet Dent 21, 39–60 (1969)

[293] *Riethe, P., Schmelzle, R., Schwenzer, N.:* Arzneimitteltherapie in der Zahn-, Mund- und Kieferheilkunde. Thieme, Stuttgart 1980

[294] *Riediger, D., Ehrenfeld, M.:* Zur Pathogenese und Klinik des Styloidsyndroms Dtsch Zahnärztl Z 44, 968–970 (1989)

[295] *Rocabado, M.:* Biomechanical relationship of the cranial, cervical, and hyoid regions. J Craniomandib Pract 1, 62–66 (1983)

[296] *Rocabado, M., Blakney, M.G.:* Physical therapy and dentistry: an overview. J Craniomandib Pract 1 (1983)

[297] *Rocabado, M.:* The importance of soft tissue mechanics in stability and instability of cervical spine: a functional diagnosis for treatment planning. J Craniomandib Pract 5, 130–138 (1987)

[298] *Ross, J.B.:* Arthrographie des Kiefergelenks. In: Clark/Solberg (Hrsg.): Perspektiven der Kiefergelenkstörungen. Quintessenz, Berlin 1988

[299] *Roth, R.H., Rolfs, D.A.:* Die Repositionierungsschiene. Inf Orthod Kieferorthop 13, 99–124 (1981)

[300] *Roth, R.H.:* Dysfunktionelle Kiefergelenksbeschwerden und okklusale Verhältnisse. Informationen 13, 149 (1981)

[301] *Ruegg, J.C.:* Muskel. In: Schmidt, R.F., Thews, G. (Hrsg.): Physiologie des Menschen. Springer, Berlin 1985

[302] *Sassen, H., Zeisler, J., Windecker, D.:* Zur Notwendigkeit klinischer Funktionsdiagnostik. Dtsch Zahnärztl Z 40, 177–181 (1985)

[303] *Schärer, P.:* Praktische Aspekte der Physiologie des Kauapparates. Schweiz Monatsschr Zahnheilk 79, 1053–1065 (1969)

[304] *Schlagenhauf, U., Rau, G.:* Gingivalchirurgische Maßnahmen vor konservierender oder prothetischer Versorgung approximal tief kariös zerstörter Zähne. Quintessenz 38, 2019–2024 (1987)

[305] *Schmidseder, J., Motsch, A.:* Registrierung der Unterkieferbewegung. Quintessenz, Berlin 1982

[306] *Schmelzle, R., Schwenzer, N.:* Extraorale Injektionen in der Zahn-, Mund- und Kieferheilkunde. Hanser, München 1986

[307] *Schmelzle, R., Schwenzer, N., Freesmeyer, W.B., Hüls, A., Walter, E.:* Bedeutung der Computer- und Kernspintomographie für die Chirurgie der Kiefergelenke. Fortschr Kiefer Gesichtschir 32, 110–113 (1987)

[308] *Schmid, Ch., Müller, J., Randzio, J., Bruckner, G., Vogl, Th.:* Magnetresonanztomographische Befunde bei Patienten mit Diskusverlagerung im Kiefergelenk. Dtsch Zahnärztl Z 47, 497–504 (1992)

[309] *Schmierer, A., Freesmeyer, W.B.:* Veränderung der Vertikaldimension durch das Einschleifen aufgewachster Kauflächen. Quintessenz Zahntech 7, 681–686 (1981)

[310] *Schmierer, A., Schmierer, G.:* Möglichkeiten der Hypnose für die zahnärztliche Praxis. Zahnärztl Praxis Z 5, 178–181 (1990)

[311] *Schmidt, R.F., Thews, G.:* Physiologie des Menschen. Springer, Berlin 1985

[312] *Schöttl, W.:* Das TMR-System. Quintessenz, Berlin 1978

[313] *Schöttl, W.:* Gezielte und kontrollierte Vorbehandlung bei Myoarthropathien. Dtsch Zahnärztl Z 35, 666–669 (1980)

[314] *Schöttl, W.:* Die craniomandibuläre Regulation. Hüthig, Heidelberg 1991

[315] *Schröder, H.:* Orale Strukturbiologie. Thieme, Stuttgart 1976

[316] *Schulte, W.:* Die Muskelentspannung zur Therapie der Arthropathien des Kiefergelenks – ein Beitrag zur Steuerung des muskulo-mandibulären Bewegungssystems. Dtsch Zahnärztl Z 22, 858–873 (1967)

[317] *Schulte, W.:* Zur funktionellen Behandlung der Myoarthropathien des Kauorgans: ein diagnostisches und physiotherapeutisches Programm. Dtsch Zahnärztl Z 25, 422–449 (1970)

[318] *Schulte, W.:* Gezielte Funktionsanalyse und Physio-Therapie-Erfahrungen bei 442 Patienten mit Myoarthropathien. Dtsch Zahnärztl Z 27, 779–795 (1972)

[319] *Schulte, W. :* Die exzentrische Okklusion. Quintessenz, Berlin 1983

[320] *Schulte, W.:* Was leistet die klinische Funktionsanalyse? Dtsch Zahnärztl Z 40, 156–160 (1985)

[321] *Schulz, J.H.:* Das autogene Training – Konzentrative Selbstentspannung. Thieme, Stuttgart 1978

[322] *Siebert, G.:* Disklusion und okklusionsbedingte Kinetik von Einzelzähnen: klinisch-experimentelle Untersuchung. Hanser, München – Wien 1980

[323] *Siebert, G.K.:* Zahnärztliche Funktionsdiagnostik mit und ohne Hilfsmittel. Hanser, München – Wien 1987

[324] *Slavicek, R.:* Axiographie. In: Drücke, Klemt (Hrsg.): Kiefergelenk und Okklusion. Quintessenz, Berlin 1980

[325] *Slavicek, R.:* Prinzipien der Okklusion. Inf Orthod Kieferorthop 14, 171–214 (1982)

[326] *Slavicek, R.:* Die funktionellen Determinanten des Kauorgans. Zahnärztl Med Schrifttum, München 1984

[327] *Slavicek, R.:* Persönliche Mitteilung

[328] *Sörgel, W.:* Okklusale Differenzen bei fehlregistrierten Scharnierachspunkten. Med Diss, Tübingen 1978

[329] *Solberg, W.K., Clark, G.T.:* Das Kiefergelenk. Quintessenz, Berlin 1983

[330] *Solberg, W.K., Clark, G.T.:* Kiefergelenkfunktion. Diagnostik und Therapie. Quintessenz, Berlin 1985

[331] *Solberg, W.K.:* Temporomandibular disorders: masticatory myalgia and its management. Br Dent J 160, 351–356 (1986)

[332] *Spitzer, W.J., Lenz, M., Sauter, R.:* Darstellung des Discus articularis der Kiefergelenke mit Hilfe der Kernspintomographie – vorläufige Mitteilungen. Dtsch Zahnärztl Z 41, 693–696 (1986)

[333] *Stachniss, V.:* Möglichkeiten und Grenzen für die Diagnostik und Therapie occlusionsbedingter Störungen der Kiefergelenksfunktion. Med Habil, Göttingen 1981

[334] *Stallard, R.E.:* Die Verwendung von Schall bei Okklusions-Korrekturen. Quintessenz 10, 95–101 (1978)

[335] *Standlee, J.P., Caputo, A.A., Ralph, J.P.:* Stress transfer to the mandible during anterior guidance and group function eccentric movements. J Prosthet Dent 41, 35–39 (1979)

[336] *Steinhardt, G.:* Die Bedeutung der Diskusexzision für das Kiefergelenk (Eine experimentelle Studie). Dtsch Kieferchir 1, 71–78 (1934)

[337] *Steinhardt, G.:* Untersuchungen über die Beanspruchung der Kiefergelenke und ihre geweblichen Folgen. Habil-Schrift, Leipzig 1934

[338] *Steinhardt, G., Langen, P.H.:* Röntgenologische und vergleichend anatomische Untersuchungen zur Diagnostik des gesunden und kranken Kiefergelenks. Dtsch Zahnärztl Wochenschr 37, 30–31 (1934)

[339] *Steinhardt, G.:* Zur Pathologie und Therapie des Gelenkknackens bei Kieferschließbewegungen. Dtsch Zahnärztl Wochenschr 37, 1013–1019 (1934)

[340] *Steinhardt, G.:* Die Bedeutung funktioneller Einflüsse für die Entwicklung und Formung der Kiefergelenke. I. Teil. Dtsch Zahn Mund Kieferheilkd 2, 711–722 (1935)

[341] *Steinhardt, G.:* Die Bedeutung funktioneller Einflüsse für die Entwicklung und Formung der Kiefergelenke. II. Teil. Dtsch Zahn Mund Kieferheilkd 3, 173–185 (1936)

[342] *Steinhardt, G.:* Die Bedeutung der Form und Funktion der Kiefergelenke für die Herstellung der totalen Prothese. Zahn-Mund-Kieferheilkunde 1938

[343] *Steinhardt, G.:* Über die gegenseitige Abhängigkeit zwischen Parodontium und Kiefergelenk beim Kauvorgang. Dtsch Zahnärztl Z 5, 1157–1173 (1950)

[344] *Steinhardt, G.:* Schmerzausschaltung durch Injektionsanästhesie bei chirurgischen Eingriffen des Kieferbereiches. Vortrag auf der Fortbildungstagung in Hahnenklee, 1957

[345] *Steinhardt, G.:* Die Bedeutung funktioneller Einflüsse auf das jugendliche Kiefergelenk. Fortschr Kieferorthop 18, 296–303 (1957)

[346] *Steinhardt, G.:* Anatomy and physiology of the temporo-mandibular joint. Int Dent J 2 (1958)

[347] *Steinhardt, G.:* Periphere Eingriffe bei Trigeminusneuralgie. Fortschr Kiefer Gesichtschir 5 (1958)

[348] *Steinhardt, G.:* Auswirkung der Funktion am Kiefergelenk und funktionelle Inkoordinationen. Österr Z Stomat 65, 442–449 (1968)

[349] *Stongohr, U., Kopp, S., Bumann, A., Ewers, R.:* Effizienz der Schienentherapie bei Funktionsstörungen im Kausystem. Vortrag Arbeitsgemeinschaft für Funktionsdiagnostik, Bad Nauheim 1988

[350] *Stotz, H.:* Elektromyographische Untersuchungen über die Wirkung von Wärme- und Kryotherapie auf die Muskelaktivität der Unterkieferelevatoren. Med Diss, Tübingen 1992

[351] *Stuart, Ch.E.:* Gnathologische Zahnpräparation. Quintessenz, Berlin 1986

[352] *Stux, G., Stiller, N., Pothmann, R., Jayasutiya, A.:* Akupunktur. Springer, Berlin 1985

[353] *Tallents, R.H., Katzberg, R.W., Macher, D.J., Roberts, Ch.A.:* Use of protrusive splint therapy in anterior disk displacement of the temporomandibular joint: A 1- to 3-year follow-up. J Prosthet Dent 3, 336–341 (1990)

[354] *Thielemann, K.:* Biomechanik der Parodontose. Hermann Meusser, Leipzig 1938

[355] *Thomas, P.K.:* Sylabus on full month waxing technique for rehabilitation tooth to tooth cusp-fossa concept of organic occlusion. 4th ed. Ch.E. Stuart, Medical Center, San Francisco 1978

[356] *Thompson, J.R., Brodie, A.G.:* Factors in the position of the mandible. J Am Dent Assoc 29, 925–941 (1942)

[357] *Thomson, H.:* Mandibular dysfunction syndrome. Br Dent J 130, 187–193 (1971)

[358] *Tilscher, H., Eder, M.:* Reflextherapie. 2. Aufl. Hippokrates, Stuttgart 1989

[359] *Tobien, M.:* Untersuchung der Kiefergelenkgeräusche mit Hilfe phonognathographischer und frequenzanalytischer Verfahren. Med Diss, Tübingen 1990

[360] *Travell, J.G, Simons, D.G.:* Myofacial pain and dysfunktion – the trigger point manual. Williams & Wilkins, Baltimore – London 1984

[361] *Turell, J., Ruiz, H.G.:* Normal and abnormal findings in temporomandibular joints in autopsy specimens. J Craniomandib Disord Facial Oral Pain 1, 257–275 (1987)

[362] *Upledger, J.E., Vredevoogd, J.D.:* Lehrbuch der Kraniosakral-Therapie. Haug, Heidelberg 1991

[363] *Voß, R., Meiners, H. (Hrsg.):* Fortschritte der zahnärztlichen Prothetik und Werkstoffkunde. Band 3. Hanser, München 1987

[364] *Wedel, A., Carlsson, G.E.:* Long-term clinical follow-up of craniomandibular disorder patients with different treatment outcomes. J Craniomandib Disord Facial Oral Pain 2, 185–190 (1988)

[365] *Weinberg, L.A.:* Temporomandibular joint function and its effect on concepts of occlusion. J Prosthet Dent 35, 553–566 (1976)

[366] *Weinberg, L.A.:* Role of condylar position in TMJ dysfunction-pain syndrome. J Prosthet Dent 41, 636–643 (1979)

[367] *Weinberg, L.A.:* The etiology, diagnosis and treatment of TMJ dysfunction-pain syndrome. Part I: J Prosthet Dent 42, 654–664 (1976), Part II: J Prosthet Dent 43, 58–70 (1980), Part III: J Prosthet Dent 43, 186–196 (1980)

[368] *Westesson, P.L.:* Arthrography of the temporomandibular joint. J Prosthet Dent 51, 535–543 (1984)

[369] *Westesson, P.L., Bronstein, S.L., Liedberg, J.:* Internal derangement of the temporomandibular joint: Morphologic description with correlation to joint function. Oral Surg Oral Med Oral Pathol 59, 323–331 (1985)

[370] *Wieselmann, G., Permann, R.:* Elektromyographische Untersuchungen bei Bruxismus. Zahn Mund Kieferheilk 75, 260–269 (1987)

[371] *Williamson, E.H., Sheffield, J.W.:* The treatment of internal derangement of the temporomandibular joint. J Craniomandibular Pract 5, 120–124 (1987)

[372] *Winnberg, A., Panchesz, H.:* Head posture and masticatory muscle function. An EMG investigation. Europ J Orthodont 5, 209–217 (1983)

[373] *Wolf, M.:* Einfluß der Myomonitor-Therapie auf das Reflexverhalten der Kaumuskulatur. Med Diss, Tübingen 1992

[374] *Yemm, R.:* A comparison of the electrical activity of masseter and temporal muscles of human subjects during experimental stress. Arch Oral Biol 16, 269–273 (1971)

[375] *Zarb, G.A., Carlsson, G.E.:* Physiologie und Pathologie des Kiefergelenks. Quintessenz, Berlin 1985

[376] *Zarb, G.A., Carlsson, G.E.:* Physiologie und Pathologie des Kiefergelenks. 2. Aufl. Quintessenz, Berlin 1990

[377] *Zimmermann, M.:* Pathogenetische Mechanismen des Schmerzes. In: Sehhati-Chafai, Gh. (Hrsg.): Schmerzdiagnostik und Therapie. Bd. 2. Winkler, Bochum 1986

Register